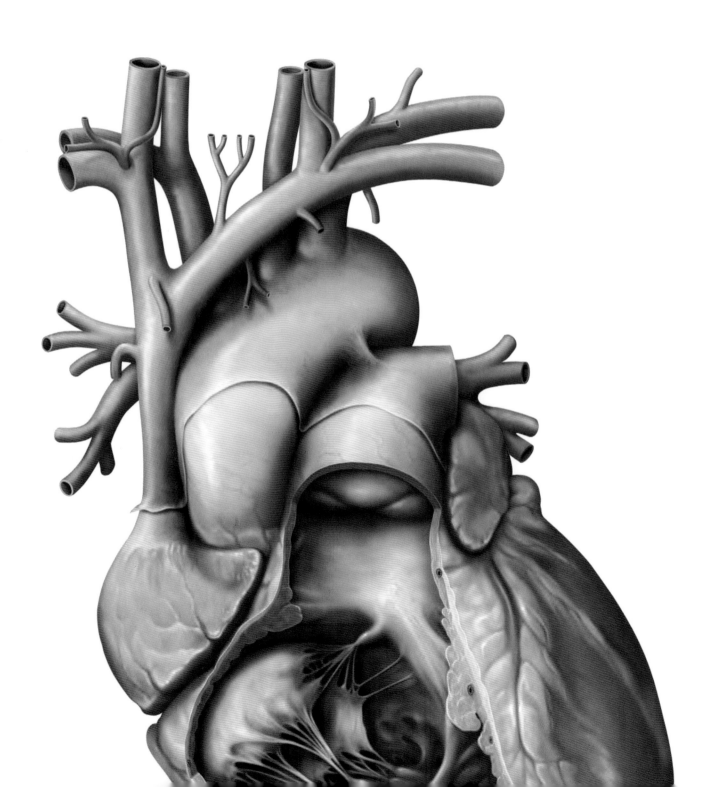

编著 · Michael Schünke　Erik Schulte　Udo Schumacher
绘图 · Markus Voll　Karl Wesker

人体解剖学图谱
内脏器官

PROMETHEUS

5., vollständig überarbeitete Auflage
LernAtlas der Anatomie
Innere Organe

总主译　欧阳钧

本卷主译　戴景兴

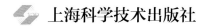
上海科学技术出版社

图书在版编目（CIP）数据

人体解剖学图谱. 内脏器官 ／（德）米夏埃尔·许默，（德）埃里克·舒尔特，（德）乌多·舒马赫编著；欧阳钧总主译；戴景兴本卷主译. -- 上海 ：上海科学技术出版社，2024.7
ISBN 978-7-5478-6503-3

Ⅰ. ①人… Ⅱ. ①米… ②埃… ③乌… ④欧… ⑤戴… Ⅲ. ①人体解剖学－图谱 Ⅳ. ①R322-64

中国国家版本馆CIP数据核字（2024）第024368号

上海市版权局著作权合同登记号 图字：09-2019-163 号

人体解剖学图谱：内脏器官

编　　著	Michael Schünke　Erik Schulte　Udo Schumacher
绘　　图	Markus Voll　Karl Wesker
总 主 译	欧阳钧
本卷主译	戴景兴

上海世纪出版（集团）有限公司
上 海 科 学 技 术 出 版 社　出版、发行
（上海市闵行区号景路 159 弄 A 座 9F–10F）
邮政编码 201101　www.sstp.cn
山东韵杰文化科技有限公司印刷
开本 889×1194　1/16　印张 30
字数：670 千字
2024 年 7 月第 1 版　2024 年 7 月第 1 次印刷
ISBN 978-7-5478-6503-3/R·2941
定价：398.00 元

内容提要

    本套图谱是由德国 Thieme 出版社出版的《人体解剖图谱》丛书（共三卷），不仅深入讲解人体各系统的解剖结构，而且详细介绍相关的临床知识，通过学习本套图谱，可以"将解剖学知识灵活地应用于临床实践"。

    本图谱是丛书的第二卷，重点介绍了内脏器官的发育和解剖。本图谱每两页为一个主题，将精美的插图与图注内容相结合，并配有大量总结关键信息的表格，其编排方式独具匠心。此外，每一解剖区域的展示方式也颇有特色，首先系统呈现大体解剖结构（例如消化系统、泌尿系统的系统解剖），然后呈现其局部解剖，有助于读者循序渐进地了解并掌握相关解剖知识。

    本图谱适合医学生、各年资临床医师及解剖学教师学习和参考。

译者名单

总主译

欧阳钧

本卷主译

戴景兴

参译人员

(以姓氏笔画为序)

王亚云（空军军医大学）

庄跃宏（福建医科大学）

李七渝（陆军军医大学）

欧阳钧（南方医科大学）

郭家松（南方医科大学）

戴景兴（南方医科大学）

为什么取名 PROMETHEUS

在希腊神话中，普罗米修斯（Prometheus）是神的儿子，他按照自己的想法造人，他的父亲宙斯因此非常愤怒。但是，根据传说，宙斯仍不得不无奈地看着普罗米修斯给人类带来火种和光明。

普罗米修斯在希腊语中也有"先知"的意思，所以我们只有彻底创新，才能使本套图谱名副其实。在设计之初，我们就采用了"新"的思路，基于出版社对德语国家和美国学生、讲师的调查及访谈——理想的解剖学图谱应该是什么样子的。本书非常适合想要通过学习图谱在短时间内快速掌握解剖学知识的学生。

新生们会很快意识到，充分掌握解剖学知识是成为合格医生的先决条件，并且这种观念会在学习的过程中不断增强。同样无可争议的是，解剖学——尤其是大体解剖学——大量的专业名词和结构使学生望而却步，这与其他医学学科都不同。实际上，学生在刚接受医学教育的时候就要学习解剖学，而此时他们通常还没有足够的学习经验和适用的学习方法。因此，他们很难区分重要与次要的内容，最后也很难建立其与生理学等其他医学学科的联系。

在这种背景下，我们编写了本套图谱，想要为学生创造一个良好的"学习环境"，编写过程中特别考虑了上文提到的困难。一方面，我们精心挑选了主题，它们要么对于学习大体解剖必不可少，要么与临床实践密切相关，而不单单以"完整性"作为选择标准。此外，考虑到主题与考试的相关性，我们为不同主题安排了不同的篇幅。另一方面，我们特别注意图片的注释，没有简单地呈现一些没有注释或注释很少的图片，而是使图片中的信息与注释中的文字紧密联系在一起。即使有的图片可以"不言自明"，附加的文字也可以通过解释图片、讲解学习技巧以及提供跨学科知识和临床意义等加深读者的理解。在图片注释的引导下，读者可以逐步浏览图像，以便更深入地理解其中复杂的关系。设计注释的指导原则为"从简单到复杂"。

除了神经解剖学，在许多领域大体解剖学被认为是"封闭"的学科，真正的内容创新相当少见。这是因为大体解剖学内容在许多领域是确定的专业知识，只会随着变化的临床需求形成新的认知。例如，解剖学家在80余年前就已经熟知断层解剖学，但其几乎没有得到应用。随着 CT 和 MRI 等现代成像技术的发展，如果不全面掌握断层解剖学，就根本无法解释得到的影像。"新"在这里不是解剖学本身的创新，而是如同"现代（modern）"和"当代（contemporary）"，是教学方式变化带来的。

编写本套图谱的基本程序为：制订主题并提供一个由图片、图例和表格构成的"学习环境"，以及为涉及相关主题的内容添加备注。由于本书编写的起点是制订学习主题，而不是准备图片或模板，因此所有图片都必须重新设计、创作，仅绘图就耗时 8 年。绘图的重点并没有放在对标本 1:1 的复制上，而是让图片以便于教学、学习的方式呈现解剖结构，以便读者更轻松地掌握复杂的图片内容。

我们的目标是编写一套帮助学生学习解剖学课程的图谱，增加他们学习这门学科的热情；为那些刚开始学习解剖学的学生提供可以自信地学习的教学指导，为有经验的学生提供可靠的学习资料，为医生提供一本值得常备的参考书。

"只有做别人想不到的事情的人，才有可能达成不可能之事（Wenn Du das Mögliche erreichen willst, musst Du das Unmögliche versuchen）。"——Rabindranath Tagore。

Michael Schünke，Erik Schulte，Udo Schumacher，
Markus Voll und Karl Wesker
Kiel, Mainz, Hamburg, München und Berlin
2005 年 8 月

致　谢

首先，最为重要的是感谢我们的家人，我们将 PROMETHEUS 献给他们。

自 PROMETHEUS 第 1 版于 2005 年出版以来，我们收到了许多有关补充内容的参考资料和建议。我们要借此机会由衷地感谢多年来以任何方式帮助过 PROMETHEUS 的每一个人。

特别是以下诸位：

Kirsten Hattermann 医师，Runhild Lucius 医师，Renate Lüllmann-Rauch 医师、教授，Jobst Sievers 医师、教授，Ali Therany 医师，Thilo Wedel 医师、教授（基尔 Christian-Albrechts 大学解剖学研究所），以及 Christian Friedrichs 医师（基尔的牙齿保护和牙髓治疗医师），Reinhart Gossrau 医师、教授（柏林 Charité 解剖学研究所），Paul Peter Lunkenheimer 医师、教授（明斯特 Westfälische Wilhelms 大学），私人讲师 Thomas Müller 医师（美因茨 Johannes Gutenberg 大学功能与临床解剖学研究所），Kai-Hinrich Olms 医师，巴特施瓦尔陶的足外科医师 Daniel Paech 先生（Heidelberg 大学医院神经放射学系），Thilo Schwalenberg 医师（Leipzig 大学医院泌尿外科），Katharina Spanel-Borowski 医师、教授（Leipzig 大学），Christoph Viebahn 医师、教授（哥廷根 Georg-August 大学）。

同样，还要感谢生物学家 Gabriele Schünke 博士、Jakob Fay 博士，以及博士生 Claudia Dücker、Simin Rassouli、Heike Teichmann、Susanne Tippmann 和 Sylvia Zilles，并且特别感谢帮助我们处理文字的 Julia Jörns-Kuhnke 医师。

此外，特别感谢我们的两位排版师 Stephanie Gay 和 Bert Sender，他们凭借各自专业的能力完美地将图片和文字整合到一起，使得每两页清晰地呈现一个主题，极大地提升了本图谱的教学价值和视觉质量。

如果没有出版社，PROMETHEUS 是不可能出版的，但是使该项目顺利完成的总是人而不是机构，所以我们要特别感谢那些来自出版社的项目监督人。

感谢"使不可能变为可能"的 Jürgen Lüthje 博士，Thieme 出版社的项目策划者。他不仅成功地将编者的设想与绘图师实际可以完成的工作适宜地结合起来，而且这么多年他的团队（由 5 个人组成）一直参与本套图谱的制作。最初，我们仅知道本套图谱的目标，在后来的工作中我们才逐渐感受到其更广泛、更深刻的意义。特别值得称赞的是，无论遇到多少障碍，他想要实现目标的动力从未消失。在与他进行的无数次讨论中，他向我们展示了令人钦佩的耐心和处理难题的能力。在此，我们向他表示衷心的感谢。

从某种意义上说，Sabine Bartl 女士是作品的"试金石"。作为人文学科的学者，而不是医师，她审阅了全书的文字以及文字与图片的相关性，判断其呈现形式对于非医师是否清晰明了——因为这本书是为初学者设计的。她能立即发现编者编写思路上的跳跃，让编者必须从不同的角度看待某一主题，并提出丰富的建议以修订文本。根据她的建议，我们得以重新设计、重新阐述了某些主题。不仅是编者对她充满感激之情，得益于她的教学才能的读者们现在也充分感受到她的贡献。

Thieme 出版社的研究与教学主管 Martin Spencker 先生是本项目的主要负责人，也是出版社与编者和绘图师之间的最高负责人。本项目可以成功推进，要归功于他在其他人遇到困难和面对模棱两可的问题时能够做出快速的、突破传统的决策。他对编者和绘图师的所有疑问都持开放态度，在所有讨论中都保持透明和公正，这为项目的推进提供了动力，并为促成开放的合作关系创造了条件。我们也非常感谢他。

毫无疑问，与 Thieme 出版社的所有员工一起工作始终是愉快而友好的。遗憾的是由于篇幅所限，我们无法列出参与 PROMETHEUS 项目的所有人员。因此，我们将致谢限定在与这本书特别相关的部分员工身上。在此前提下，我们要感谢最初担任项目助理的 Antje Bühl 先生，他作为"幕后精灵（guter Geist im Hintergrund）"承担了许多任务，例如与 Yvonne Straßburg、Michael Zepf 和 Laura Diemand 一起反复校对并协助输入文字，确保 PROMETHEUS 能够以最佳的质量按时印刷、装订；向 Susanne Daughtermann-Wenzel 和 Anja Jahn 寻求与插图相关的技术问题的解决办法；向 Julia Fersch 提供支持，确保 PROMETHEUS 也可以通过 eRef 访问。此外，感谢 MarieLuise Kürschner 和 Nina Jentschke 设计出精美的封面，感谢 Thomas Krimmer 博士、Liesa Arendt、Birgit Carlsen、Stephanie Eilmann 和 Anne Döbler 等在营销、销售和公共关系方面做出的贡献。

编者
2018 年 8 月

PROMETHEUS 背后的人们

只有参与人员齐心协力，才能创作出像PROMETHEUS这样的作品。解剖学教授 Michael Schünke、Erik Schute 和 Udo Schumacher 与解剖插画家 Markus Voll 和 Karl Wesker 之间积极的互动，促成了现在呈现在您面前的这部兼具教学价值和艺术性的杰作。

创建始终能够在两个相对的页面上呈现某个主题的学习单元，本身就是一个特殊的挑战。作者必须精选内容，并提供解释性图例。如何将这些内容呈现在图谱中，如何使图谱更吸引人，更易于记忆、学习，很大程度上取决于图片本身——PROMETHEUS 呈现了 5 000 幅优秀的解剖图！

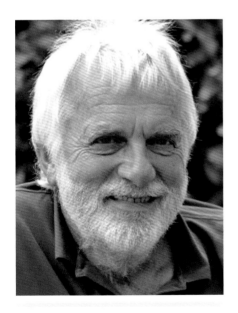

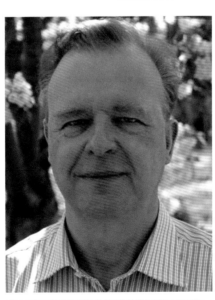

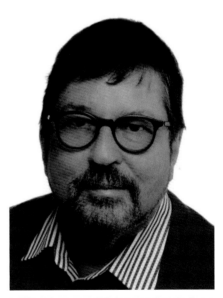

Michael Schünke 教授

- 哲学博士，医学博士
- Kiel 大学解剖学研究所
- 曾在图宾根和基尔学习生物学和医学
- 从事医学生和物理治疗师的教学活动
- 是其他教科书的作者和译者

Eric Schulte 教授

- 医学博士
- Mainz 大学医学中心功能与临床解剖学研究所
- 曾在弗莱堡学习医学
- 从事医学生教学活动
- 获得美因茨教学杰出成就奖

Udo Schumacher 教授

- 医学博士
- Hamburg 大学解剖学研究所
- 曾在基尔学习医学，在费城 Wistar 学院学习解剖学和生物学
- 从事医学生、物理治疗师和医学预科生的教学活动
- 在南安普敦工作多年，具有多学科整合教学经验

Markus Voll 和 Karl Wesker 拥有数十年的解剖图谱绘制经验，在创作过程中他们一直坚持收集图稿、观摩解剖标本、学习解剖学的基本知识和新进展。PROMETHEUS 就是在此基础上创作的。

这些图片将指导您逐步且顺利地完成解剖学知识的学习，并向您展示解剖学在实际工作中的重要意义。我们尤为重视这一点。无论是进行肠道手术治疗肿瘤、鼓膜穿刺治疗中耳感染还是孕妇体检，没有解剖学知识的医生就不是好医生。

编者和绘图师向您保证，虽然 PROMETHEUS 不能让你免于学习，但它可以让学习更轻松。

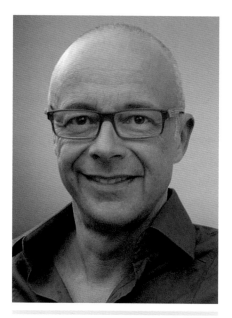

Markus Voll

- 慕尼黑的自由插画家和平面设计师
- 曾在慕尼黑 Blocherer 设计学校学习图形设计
- 在 München 大学学习医学
- 从事科学研究 25 年
- 许多书籍的插画师

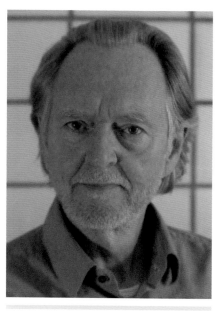

Karl Wesker

- 柏林自由画家和平面设计师
- 曾为蚀刻师和平版印刷师的学徒
- 在 FH Münster 大学和 Künste Berlin 大学学习视觉传达
- 在 TU Berlin 大学学习艺术学
- 从事自由绘画、科学插图和解剖书籍专题插图绘制工作 30 余年

翻译说明

　　海外的解剖学图谱众多，按照地域大致可以分为北美体系和欧陆体系。Thieme 出版社出版的三卷本的 *Prometheus LernAtlas der Anatomie* 无疑是欧陆体系解剖学图谱的杰出代表，在出版界屡获殊荣。"解剖艺术家"耗时 8 年才绘制完全部的图片，从而奉献给读者一部制作精良的经典大作。与单卷本的 *Thieme Atlas of Anatomy* 不同，三卷本的 *Prometheus LernAtlas der Anatomie* 采用了"教科书 + 图谱"的编撰方式，以由数个"学习主题"组成的单元为学生提供了一个结构良好的"学习环境"。本套图谱也秉承了国外将解剖学与组织胚胎学作为一个学科的特点，也包含了人体器官发育的胚胎学知识，并将内容合理地分为三卷：解剖学总论和肌肉骨骼系统，内脏器官，头部、颈部和神经解剖。此外，本套图谱引入了大量临床相关知识和影像学、断层解剖学的内容，为刚刚接触医学的新生提供了提前了解临床病例和知识的机会。

　　在本套图谱的翻译过程中，我们邀请了全国知名高校的众多解剖学专家加入团队，旨在为中国的医学生和医务工作者提供一套插图具有现代科技感、内容翔实的解剖学参考书。

欧阳钧

2023 年 10 月 15 日

目　录

胸部

腹部和盆部

203

器官的神经血管结构供应

407

器官总结表

427

参考文献

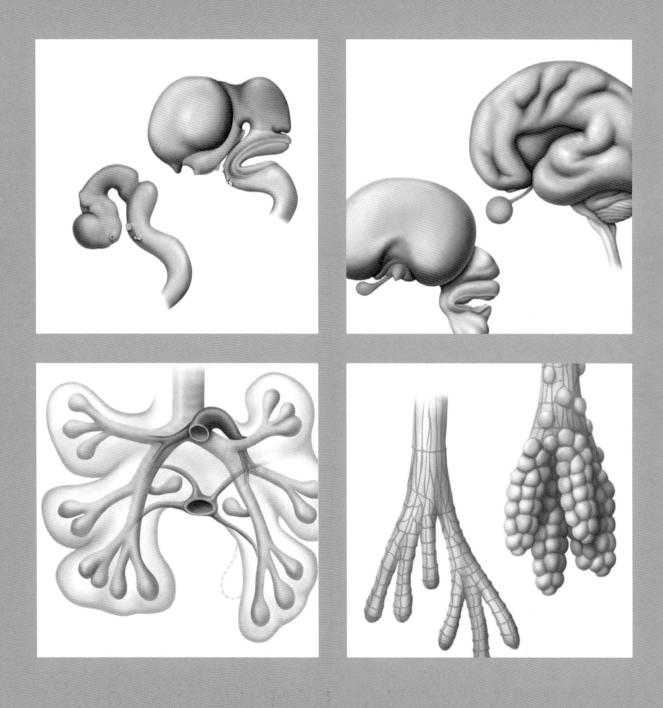

A

器官系统的结构与发育

1.1 体腔的定义、概述和进化

定义

与其他高级生物体类似，人体由不同水平的结构有序组成。

- **细胞**是生命的最小组成单位，原则上可以单独存活。
- **组织**由相同来源的细胞与细胞分泌的细胞外基质组成。组织是从事特定功能的细胞的集合体。
- **器官**是由不同组织构成的结构单元，因此，其功能是各种组织功能的总和。

- 器官系统由执行特定功能的多个器官组成。例如，消化器官组成消化系统。很大程度上，系统中各器官在形态上互相关联。
- 生物体由多个系统组成。

A. 人体内脏概况

人体前面观，显示内脏。为了显示清楚，未显示神经系统、大部分小肠及内分泌器官。

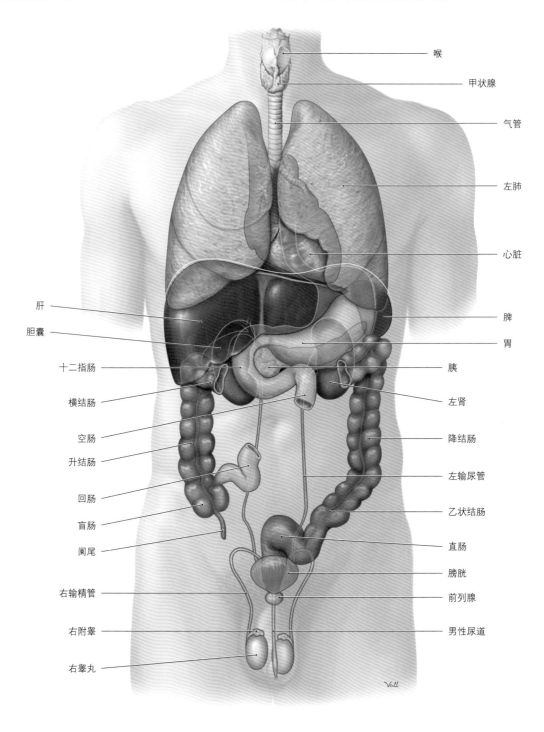

左侧标注（从上到下）：肝、胆囊、十二指肠、横结肠、空肠、升结肠、回肠、盲肠、阑尾、右输精管、右附睾、右睾丸

右侧标注（从上到下）：喉、甲状腺、气管、左肺、心脏、脾、胃、胰、左肾、降结肠、左输尿管、乙状结肠、直肠、膀胱、前列腺、男性尿道

B. 器官系统概述

根据定义，由不同组织所构成的每一个结构单位被称为器官（依此定义，每一块肌肉都是一个器官），这个定义一般适用于头部、颈部和体腔内的结构。位于体腔内的器官也称为内脏器官或脏器。本图谱是学习大体解剖学的辅助工具。因此，也会讨论单个器官的局部解剖学。然而，由于胚胎发育的原因，有一些器官所构成的形态和功能系统与局部解剖学不一致，我们需要先讨论这些器官系统的胚胎学内容。本概述旨在了解生物体在发育过程中的内脏器官的位置、形状和功能。

注意：周围神经、骨髓和血液通常不被认为是"器官"，为了完整起见，我们将其作为整个器官系统的一部分进行讨论。

系统	器官*
消化系统	*口腔（牙齿和唾液腺）、咽、食管*、胃、小肠、大肠、直肠、胰、肝和胆囊
呼吸系统	*鼻腔及鼻旁窦、喉*、气管、肺
泌尿系统	肾、输尿管、膀胱、尿道
生殖系统	♀子宫、输卵管、卵巢、阴道、前庭大腺 ♂睾丸、附睾、输精管、精囊腺、前列腺、尿道球腺
循环系统	心脏、血管、血液和骨髓
免疫系统	骨髓、*扁桃体*、胸腺、*垂体*、脾、淋巴结、胸导管
内分泌系统	*甲状腺、甲状旁腺*、肾上腺、副神经节、胰（胰岛）、卵巢、睾丸、*垂体、下丘脑*
神经系统	*脑*、脊髓、周围神经系统（包括躯体神经和自主神经）

*用斜体字标注的器官位于头颈部，我们不在本册内讨论

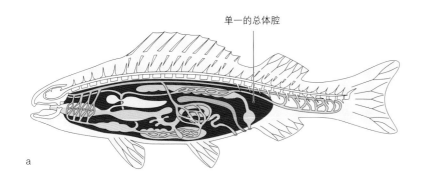

单一的总体腔

a

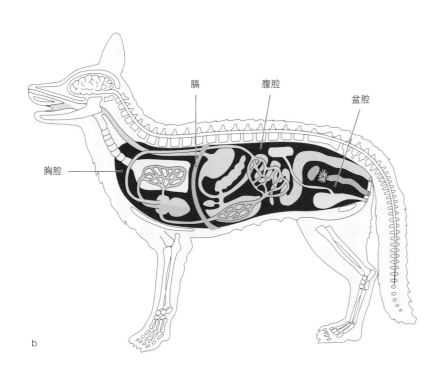

膈　　腹腔　　盆腔

胸腔

b

C. 体腔的进化

鱼（a）仅有一个总体腔，而膈将哺乳动物（b）的胸腔和腹腔分开。由于进化历程相同，这两个体腔的结构基本相同。用不同的解剖学名称来描述相似的结构（如胸膜、腹膜）在功能上没有意义。哺乳动物的腹腔与盆腔之间没有物理上的结构分隔，腹腔和盆腔是一个连续的体腔，就局部解剖学而言，仅借骨盆上缘分界。腹腔和盆腔作为一个解剖结构的临床意义在于，没有解剖学屏障来限制炎症或肿瘤在这两个腔隙内扩散。膈是阻止肿瘤或炎症从腹腔向胸腔扩散的屏障，反之亦然。

1.2 人体器官及体腔的发育

A. 胚层的分化（引自 Christ 和 Wachtler）

第 3 周末胚胎形成三胚层后（见 B），不同组织和器官原基（将发育为特定组织或器官的前体细胞）定向分化。随后的胚胎期（第 4~8 周）中，三个胚层（外胚层、中胚层和内胚层）分别分化形成人体所有主要的内、外器官（器官发生）。同时，三个胚层开始卷曲折叠，胚胎外形和内部构造发生重大变化。胚胎期结束时，胚胎已具婴儿雏形，器官迁移至体腔内外的最终位置。

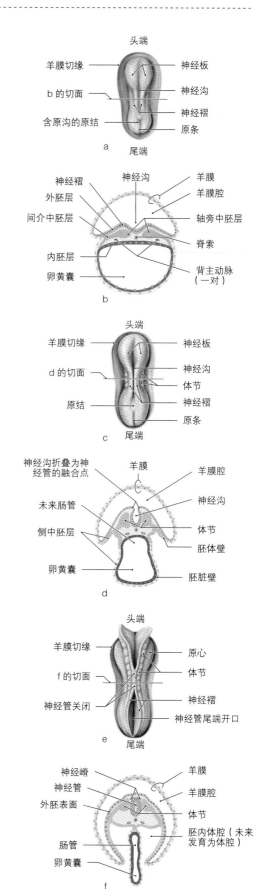

外胚层	神经管		大脑、视网膜、脊髓
	神经嵴	头段	感觉神经节和副交感神经节，肠壁内神经系统，滤泡旁细胞，平滑肌，色素细胞，颈动脉体，骨，软骨，结缔组织，牙本质及牙骨质，头部的真皮和皮下组织
		躯干段	感觉神经节和自主神经节，周围神经胶质，肾上腺髓质，色素细胞，壁内丛
	表面外胚层		垂体前叶，脑感觉神经节，嗅上皮，内耳，晶状体
		外胚层基板	牙釉质，口腔上皮，唾液腺，鼻腔，鼻旁窦，泪道，外耳道，表皮，毛发，指甲，皮肤腺体
中胚层	轴	脊索，脊索前中胚层	眼外肌
	轴旁中胚层		脊柱，肋，骨骼肌，结缔组织，背部和部分头部的真皮和皮下组织，平滑肌，血管
	间介中胚层		肾，性腺，肾和生殖排泄管
	侧中胚层	脏壁	心，血管，平滑肌，肠壁，血液，肾上腺皮质，内脏浆膜
		体壁	胸骨，四肢（软骨，骨骼和韧带），前外侧体壁真皮和皮下组织，平滑肌，结缔组织，壁层浆膜
内胚层			肠上皮，呼吸道，消化腺，咽腺，咽鼓管（听觉）管，鼓室，膀胱，胸腺，甲状旁腺，甲状腺

B. 神经胚和体节的形成（引自 Sadler）

a、c 和 e. 移除羊膜后的胚盘背面观。

b、d 和 f. 分别为 a、c 和 e 相应胚盘中标记的横切面的示意图；胚龄以排卵起始计算。

在神经胚形成过程中（即神经板形成神经管），在脊索诱导作用下，表面外胚层分化为神经外胚层，神经管和神经嵴细胞迁移至胚胎内部。

a 和 b. 19 天胚盘，在神经板处形成神经沟。

c 和 d. 20 天胚盘，在轴旁中胚层的神经沟和脊索两侧，形成了第一体节（含有将分化为脊柱，肌肉和皮下组织的细胞）。间介中胚层紧邻轴旁中胚层外侧，最外侧为侧中胚层。胚盘开始卷折，神经沟开始关闭逐渐形成神经管。

e 和 f. 22 天胚盘，尚未闭合完全的神经管侧面处可见 8 对体节凹入外胚层；侧中胚层处，逐渐形成胚内体腔，即未来的体腔，随后会发育为胚体壁和胚脏壁。在胚内体腔对侧，胚体壁和胚脏壁形成一层内衬间皮，未来发育为内衬在心包腔、胸膜腔和腹膜腔的浆膜。神经管进一步下陷至中胚层，体节分化为生骨节、生肌节和生皮节。

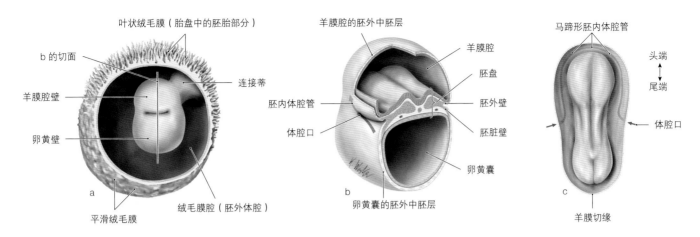

图顶部标注（左图 a、b）：
叶状绒毛膜（胎盘中的胚胎部分）
b 的切面
连接蒂
羊膜腔壁
卵黄壁
a
平滑绒毛膜
绒毛膜腔（胚外体腔）

（中图 b）：
羊膜腔的胚外中胚层
羊膜腔
胚盘
胚内体腔管
体腔口
胚外壁
胚脏壁
卵黄囊
b
卵黄囊的胚外中胚层

（右图 c）：
马蹄形胚内体腔管
头端
尾端
体腔口
c
羊膜切缘

C. 胚内体腔的形成（引自 Waldeyer）

a. 绒毛膜腔（胚外体腔）内视图。b. 羊膜腔、胚盘和卵黄囊（已切除绒毛膜腔）的纵切面观。c. 胚盘视图（胚内体腔管被标注为红色）。

4 周胚时，侧中胚层处出现细胞间裂（图中未画出），此时胚内体腔开始形成，最终将发育为成熟的浆膜腔（心包腔、胸膜腔和腹膜腔）（见 B）。胚内体腔将侧中胚层分隔为壁层和脏层（胚体壁和胚脏壁）。胚盘边缘处，与表面外胚层相邻的胚体壁延续为羊膜的胚外中胚层，而与内胚层相邻的胚脏壁延续为卵黄囊的胚外中胚层。因此，胚内体腔环绕卵黄囊开口，宛如环状（体腔环）。在胚胎头侧，体腔环因胚外体腔（绒毛膜腔）封闭而关闭，并形成一马蹄状的胚内体腔管，从上图可见。尾侧的胚内体腔和胚外体腔仍借体腔口相互连通（见 D）。随着胚胎卷折，两者被分隔开。在胚胎发育过程中，胚内体腔分为由头部发育而来的单个心包腔和由体腔侧肢发育而来的成对的胸膜腔和腹膜腔。

头尾折叠　　**侧面折叠**

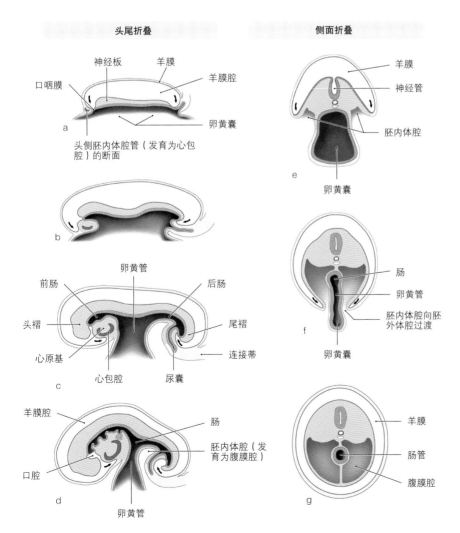

（头尾折叠 a）：
神经板
羊膜
口咽膜
羊膜腔
卵黄囊
a
头侧胚内体腔管（发育为心包腔）的断面

（b）

（c）：
卵黄管
前肠
后肠
头褶
尾褶
连接蒂
心原基
心包腔
尿囊

（d）：
羊膜腔
肠
口腔
胚内体腔（发育为腹膜腔）
卵黄管

（侧面折叠 e）：
羊膜
神经管
胚内体腔
卵黄囊

（f）：
肠
卵黄管
胚内体腔向胚外体腔过渡
卵黄囊

（g）：
羊膜
肠管
腹膜腔

D. 胚胎卷折

a~d. 正中矢状切面。e~g. 卵黄囊处的冠状切面。

胚胎在卷折过程中迅速生长，从胚盘表面隆起。神经板快速生长并向头侧和尾侧延伸。因此，胚胎自身形成弯曲（a~d）。卵黄囊上方胚胎由于体节形成而侧向卷折（侧褶）（e~g），由此胚内体腔管向腹侧移动。随后，由于胚胎头侧的胚盘卷折（头褶），胚内体腔管头侧部迁移至前肠腹侧，并扩展为心包腔。连接蒂（发育为脐带）和尿囊随胚胎尾侧胚盘卷折（尾褶）将移动到胚胎腹侧。侧褶过程中，胚内体腔逐渐与胚外体腔分开。这个过程使得胚胎内胚层（原肠管）和卵黄囊（未来的卵黄柄）的连接部位越来越窄。与此同时，胚内体腔的左、右尾侧部互相融合，形成一个单独的、较大的体腔，即未来的腹膜腔（胸膜腔位置见第 6 页）。

1.3 胚内体腔的区室化划分

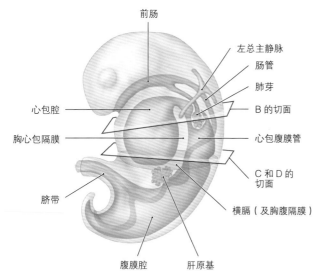

前肠
左总主静脉
肠管
肺芽
B 的切面
心包腔
心包腹膜管
胸心包隔膜
C 和 D 的切面
脐带
横膈（及胸腹隔膜）
腹膜腔
肝原基

A. 胚内体腔区室化划分概述（引自 Drews）

4 周胚（左侧面观）。

由于头端卷折，头侧部的胚内体腔迁移至前肠腹侧，并扩展为心包腔。心包腔位于肠管一侧借心包腹膜管与尾部的腹膜腔相通。尚未卷折的腹膜腔在侧面开口与绒毛膜腔连通。肺芽从肠管推入至心包腹膜管，随后进入未来的成对的胸膜腔继续发育。胚内体腔区室化过程中，胸膜腔从心包腔（胸膜心包膜或褶）和腹膜腔（横膈和胸膜腹膜膜或褶）分离出来（见 B）。胚胎冠状面上，胸膜腹膜褶起源于两个心包腹膜管头端侧方的总主静脉周围区，它们与肠管（未来的食道）腹侧的中胚层融合。胸膜腹膜褶在心包腹膜管尾端外侧壁上发育，并与食管背侧系膜和横膈一起发育为膈（见 D）。

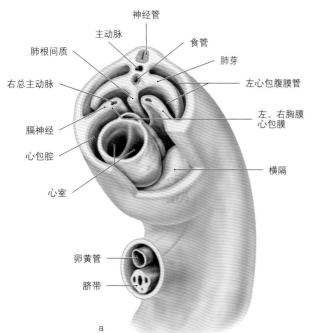

神经管
主动脉
食管
肺根间质
肺芽
右总主动脉
左心包腹膜管
膈神经
左、右胸膜心包膜
心包腔
横隔
心室
卵黄管
脐带
a

B. 心包腔与胸膜腔分隔（引自 Sadler）

5 周胚。经未来心包腔的冠状切面；对应切面见 A。

5 周胚时，在单个的心包腔和两个心包腹膜管连接处，两个薄的中胚层褶（胸膜心包褶）由两侧相向生长延展，其中包含了总主静脉干和膈神经。肺芽长入心包腹膜管后（见第 26 页肺的发育）形成胸膜腔。在随后的发育过程中，胸膜腔进一步扩展并开始与心包腔分离，在两侧的胸膜心包褶与肺根间质融合后完全分离。前主静脉汇合形成上腔静脉；且两个胸膜心包褶发长出未来的纤维心包（见第 14 页，心的发育）。

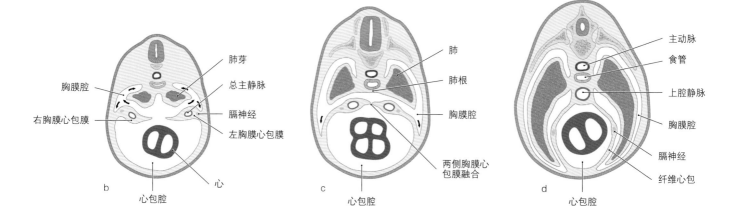

肺芽
总主静脉
胸膜腔
右胸膜心包膜
膈神经
左胸膜心包膜
心
心包腔
b

肺
肺根
胸膜腔
两侧胸膜心包膜融合
心包腔
c

主动脉
食管
上腔静脉
胸膜腔
膈神经
纤维心包
心包腔
d

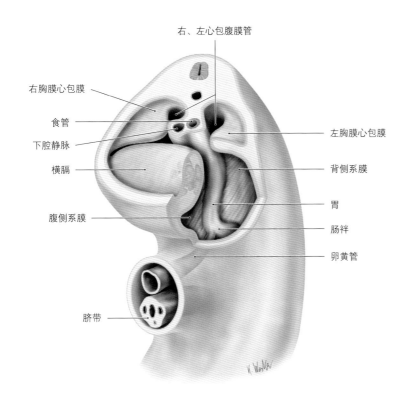

右、左心包腹膜管

右胸膜心包膜

食管

下腔静脉

横膈

腹侧系膜

左胸膜心包膜

背侧系膜

胃

肠袢

卵黄管

脐带

C. 胸膜腔与腹膜腔分隔（引自 Sadler）

胸膜腔与心包腔分隔后，仍可通过心包腹膜管与腹膜腔暂时连通。在 7 周胚后，随着几个不同结构发育为膈（见 D），胸膜腔和腹膜腔完全分隔。心包腹膜管未正常闭合可导致先天性膈疝（如 Bochdalek 疝），可见腹腔脏器疝入胸膜腔。

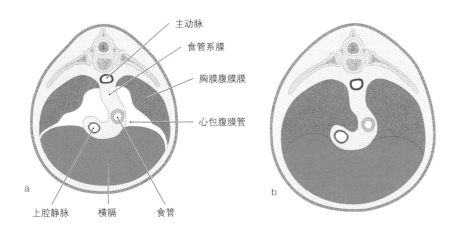

主动脉

食管系膜

胸膜腹膜膜

心包腹膜管

上腔静脉　横膈　食管

D. 膈的发育（引自 Sadler）

膈来源于四个不同结构。

- 横膈
- 左、右胸膜腹膜褶
- 食管背侧系膜
- 体壁肌组织

4 周胚时，横膈在心包腔和卵黄带之间发育为较厚的间充质板。6 周胚时，横膈向尾侧移动（a），肝在其下方的腹侧系膜中开始形成。随后的发育过程中横膈和胸腹腹膜褶融合，并形成未来的中心腱（b）。食管背侧肠系膜及其相邻体壁肌肉组织共同组成膈的肌部（c）。

注意：在胸膜心包褶中，毗邻总主静脉干的膈神经（C3、C4 和 C5）是支配膈的运动神经。膈的横纹肌（来自体节）和横膈最初均起源于颈区，这就解释了为什么膈的支配神经（膈神经）来自脊髓颈段。

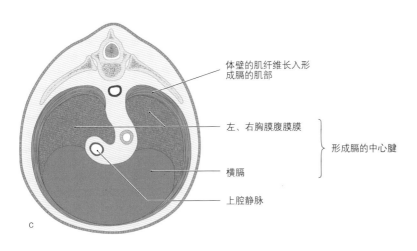

体壁的肌纤维长入形成膈的肌部

左、右胸膜腹膜膜

横膈

上腔静脉

}形成膈的中心腱

1.4 体腔结构与构成

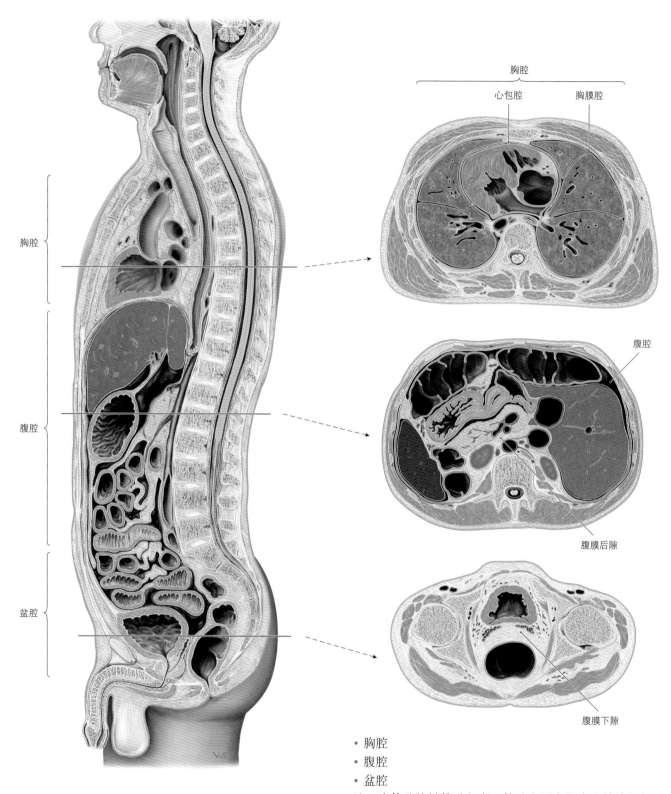

A. 体腔构成

正中矢状面，右侧面观。可以看到 3 个大的体腔。从上向下依次如下。

• 胸腔
• 腹腔
• 盆腔

这三个体腔均被体壁包裹。体壁主要由肌肉和结缔组织构成，此外，胸腔周围有肋骨，盆腔周围有骨盆。胸腔上部的结缔组织间隙与颈部的结缔组织间隙相续，而盆底肌封闭盆腔下口。根据器官在三个体腔的位置，可分别归为胸腔脏器、腹腔脏器和盆腔脏器（见 C）。

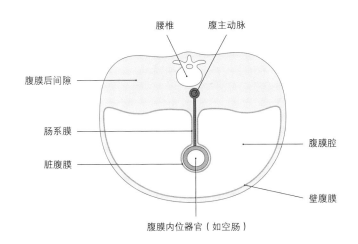

B. 体腔的构造

人体横断面简化示意图（上面观）。每个体腔均可分为两个结构间隙。

- 中空**间隙**：光滑、湿润的上皮层，即浆膜覆盖体腔的内壁和毗邻器官的外壁。覆盖器官的浆膜部称为脏层，而覆盖体腔的腹膜称为壁层。位于体腔内的脏器有一定的活动性，器官借浆膜覆盖的结缔组织蒂（系膜）附着于结缔组织间隙（见后面）。
- **结缔组织间隙**内往往有通向器官的通道。位于这些间隙内的器官被结缔组织包围，活动度受到限制。

虽然一般的结构适用于所有 3 个体腔，但各个区域的术语有所不同（见 C）。

- 在**胸腔**，大部分结缔组织位于胸腔的中央部分，即纵隔。其中，心包腔（内衬浆膜的中空腔隙）位于纵隔中，胸膜腔位于纵隔外侧。

- 在**腹腔**，结缔组织位于腹膜后间隙（腹膜外腔），腹膜腔后方。
- 在**盆腔**，结缔组织位于腹膜腔的后面和下面，也就是位于腹膜后间隙和腹膜下间隙（腹膜外间隙）。

相应地，胸腔、腹腔和盆腔的所有器官都可以根据它们在结缔组织间隙或浆膜内衬的位置进行分类（见 C）。

注意：膈是胸腔和腹腔之间的明确分界，而腹腔和盆腔之间的分隔往往只由体壁上的骨性参考点来界定。因此，腹腔和盆腔基本上仍然是一个腔，因此作为一个局部，疾病可以从一个腔播散到另一个腔。

系膜是被一层腹膜覆盖的结缔组织，其内走行着器官的神经血管结构（血管、淋巴管、神经等）。器官的系膜是在器官名词前面加上 "meso" 前缀命名（例如，横结肠系膜的英文名称为 transverse mesocolon）。

C. 胸腔、腹腔、盆腔的间隙及各自的脏器

体腔及其内容	浆膜腔及其内的脏器	浆膜	结缔组织间隙及其内的脏器
胸腔 胸腔脏器	· 成对的胸膜腔和肺：胸膜内脏器 · 心包腔 心包内脏器	· 脏胸膜和壁胸膜 · 心包脏层与壁层	· 纵隔（胸腔中间的部分），位于成对的胸膜腔之间和不成对的心包腔后方纵隔脏器：食管、气管、胸腺及血管和神经 －纵隔脏器
腹腔 腹腔脏器	· 腹膜腔的胃、部分小肠和大肠、脾、肝、胆囊及盲肠和阑尾：腹膜内位器官	· 脏腹膜和壁腹膜	· 腹膜腔后方的腹膜外间隙内的肾、输尿管、胰和部分十二指肠、大肠及直肠 －腹膜外位器官
盆腔 盆腔脏器	· 盆腹膜腔的子宫底和体、卵巢、输尿管和直肠上段：腹膜内位器官	· 脏腹膜和壁腹膜	· 腹膜腔后方和下方的腹膜外间隙内的膀胱及其毗邻的输尿管、前列腺、精囊、子宫颈、阴道和部分直肠 －腹膜外位器官

2.1 基本壁结构和概述

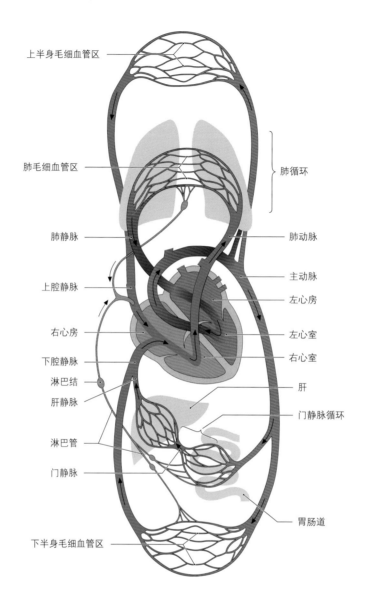

上半身毛细血管区

肺毛细血管区

肺循环

肺静脉

肺动脉

上腔静脉

主动脉

左心房

右心房

下腔静脉

左心室

淋巴结

右心室

肝静脉

肝

门静脉循环

淋巴管

门静脉

胃肠道

下半身毛细血管区

A. 心血管系统概述

　　心血管系统是一个封闭的管道，功能是运输血液。该循环为器官提供氧气、营养物质和激素，并将二氧化碳和其他代谢废物运至排泄器官，是人体所必需的。此外，免疫系统的细胞和蛋白质也通过血液循环，以血液作为运输媒介，通过在体内不断地"巡逻"来寻找病原体。血液也能输送热量，因此血液循环有助于调节体温。除了这些功能外，血液还可以帮助封闭渗漏。它含有凝血因子，当血管受损时，凝血因子激活。血液循环由心脏提供动力，心脏起到压力泵的作用。

　　循环系统可分为两个主要循环。

- 体循环（高压系统，主要动脉的平均血压为 100 mmHg）。
- 肺循环（低压系统，平均血压 12 mmHg，与体循环之间的压力差接近 10 倍）。

　　关于血管和压力泵，这两个循环系统均可分为四个部分。

- 动脉和小动脉：远离心，将血液分配给器官。
- 毛细血管：将小动脉与小静脉连接起来，使器官中的物质得以交换。
- 小静脉和静脉：接受毛细血管的血液并将其带回心。
- 心：作为循环泵，将血液送入动脉。

　　淋巴管系统是将液体从器官中运走的辅助循环系统。它始于器官中的淋巴毛细血管，并将淋巴运回静脉系统。

　　注意：血管命名为动脉还是静脉取决于血流的方向，而不是血氧水平。动脉将血液从心输送出去，静脉将血液输送回心。因此，在图中，肺动脉含有低氧血液（蓝色），而肺静脉则含有富氧血液（红色）。

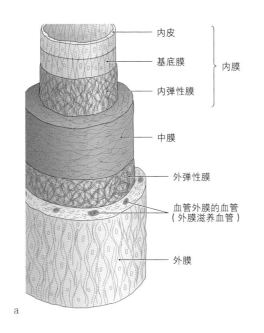

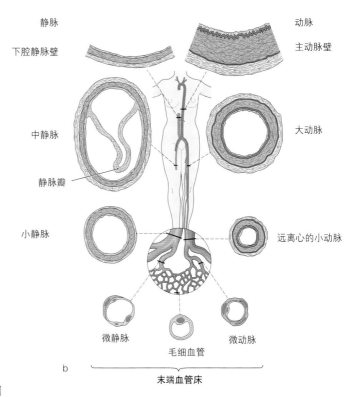

B. 大血管壁的基本结构

a. 大血管（动脉和静脉）通常由三层组成。

- 血管内膜：内皮由沿血流方向排列的单层鳞状上皮细胞和一薄层内皮下结缔组织构成。
- 血管中膜：由环状排列的平滑肌细胞和内弹性膜的弹性纤维（内膜与中膜的分界）和外弹性膜（中膜与外膜的分界）组成。
- 血管外膜：主要由松散的结缔组织组成，结缔组织将血管与周围结构相连，使得血管可以随器官运动。结缔组织中可以包含血管、淋巴管及神经。

b. 虽然静脉具有与动脉相似的三层结构，但其平滑肌细胞层少而疏松，因此静脉中膜的结构也更加松散。这些结构特征是静脉血压低于动脉血压导致的。四肢的外周静脉含有静脉瓣，以帮助将血液输送回心。小的交换血管和毛细血管无肌组织，仅由内皮和基底膜组成。

C. 心血管系统不同部位的血压

心血管系统的功能和结构是紧密联系的，因为较高的血压会导致血管壁的增厚，而较低血压的血管的壁较薄。因此，了解血压机制对理解血管形态具有重要意义。在心和最接近心的大动脉中，血压在每一个心动周期中都大幅度波动。在收缩期，左心室血压达到 120 mmHg，在舒张期，血压降至 0 mmHg。由于靠近心的动脉血管壁的特性，动脉在心动周期中的血压变化并非那么极端。阻力血管进一步辅助调节毛细管压使其保持恒定。最接近心的中心静脉压力最低，因为血管壁薄，可以扩张和储存血液。

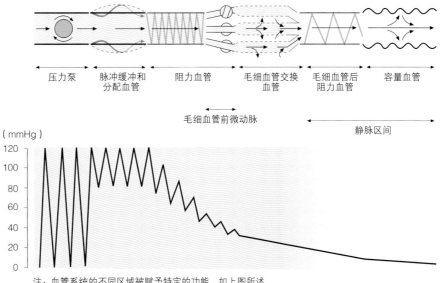

注：血管系统的不同区域被赋予特定的功能，如上图所述

2.2 终末血管及大血管概述

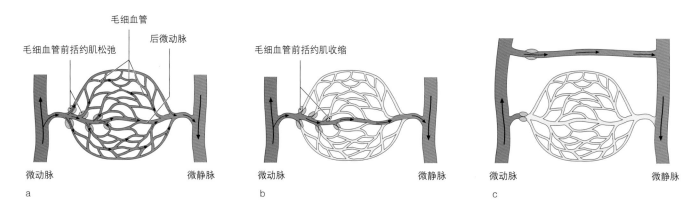

A. 末梢血管

a. 动脉和静脉的主要功能是输送血液，末梢血管的功能是血液与组织之间的物质交换，也被称为微循环。

末端血管床包括：

- 微动脉
- 毛细血管
- 微静脉

b. 应该指出的是，器官内毛细血管的灌注情况可以有很大差异。由平滑肌细胞组成的毛细血管前括约肌可以调节一条毛细血管的灌注。特定器官内的末梢血管灌注与器官的功能有关，并随器官的不同而变化。

c. 此外，动静脉吻合可以调节一组邻近毛细血管的循环，这些毛细血管构成一个功能单位。因此，整个毛细管床可以被关闭。

当患者休克时，微循环的精细调节受到干扰是一个主要问题，因为血液可以聚集在毛细血管中。

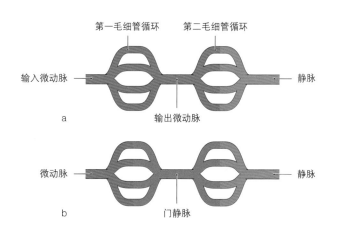

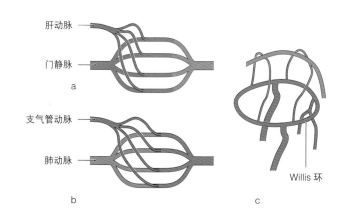

B. 血管关系

除了上面提到的典型器官循环描述（动脉－毛细血管－静脉），在某些器官中还有其他的循环模式。

a. **动脉血流通过两个串联毛细管床：** 肾内有两个串联的毛细管床，动脉血液最初流经肾小体（肾小球），然后进入肾髓质的毛细血管。

b. **流经两个静脉回路（门静脉系统）：** 静脉血液流经两个串联的毛细管床被称为门静脉系统。为清楚说明，第一个毛细管床的血液用紫色表示，因为血液还没有完全去氧。这种门静脉系统存在于消化道，门静脉从不成对的腹腔脏器（胃、肠、脾）收集静脉血，然后汇入肝的毛细血管。

C. 双器官循环

肝从肝动脉和肝门静脉接受血液供应（a）。肝动脉为肝组织提供富氧血，门静脉为肝提供含代谢物质的血液。**肺**也有双重动脉供应（b），肺动脉含低氧血，支气管动脉含富氧血。在**脑**中有另一种多血管供应模式。4条动脉构成一个封闭的环（Willis 环），从这个环发出供应大脑的血管（c）。这三种形式的多血管供血都允许在一条供血血管失效的情况下，给予一定程度的代偿。

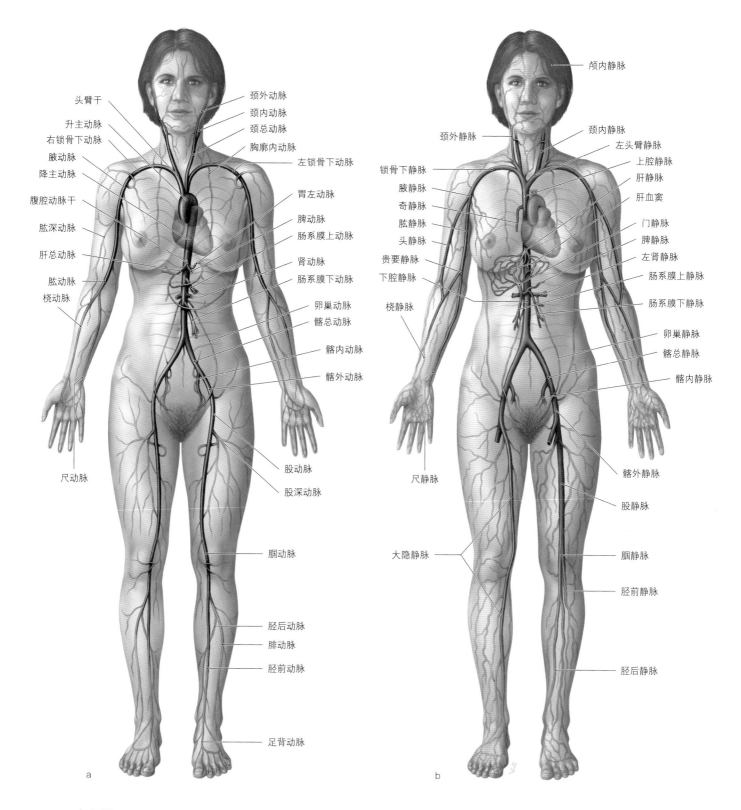

颅内静脉

头臂干　　　　　　　颈外动脉
升主动脉　　　　　　颈内动脉
右锁骨下动脉　　　　颈总动脉
腋动脉　　　　　　　胸廓内动脉
降主动脉　　　　　　　左锁骨下动脉
腹腔动脉干
肱深动脉　　　　　　胃左动脉
肝总动脉　　　　　　脾动脉
肱动脉　　　　　　　肠系膜上动脉
桡动脉　　　　　　　肾动脉
　　　　　　　　　　肠系膜下动脉
　　　　　　　　　　卵巢动脉
　　　　　　　　　　髂总动脉
　　　　　　　　　　髂内动脉
　　　　　　　　　　髂外动脉
尺动脉
　　　　　　　　　　股动脉
　　　　　　　　　　股深动脉
腘动脉
胫后动脉
腓动脉
胫前动脉
足背动脉

颈外静脉　　　　　　颈内静脉
锁骨下静脉　　　　　左头臂静脉
腋静脉　　　　　　　上腔静脉
奇静脉　　　　　　　肝静脉
肱静脉　　　　　　　肝血窦
头静脉　　　　　　　门静脉
贵要静脉　　　　　　脾静脉
下腔静脉　　　　　　左肾静脉
　　　　　　　　　　肠系膜上静脉
桡静脉　　　　　　　肠系膜下静脉
　　　　　　　　　　卵巢静脉
　　　　　　　　　　髂总静脉
　　　　　　　　　　髂内静脉
尺静脉
　　　　　　　　　　髂外静脉
　　　　　　　　　　股静脉
大隐静脉　　　　　　腘静脉
　　　　　　　　　　胫前静脉
　　　　　　　　　　胫后静脉

a　　　　　　　　　　b

D. 大血管

　　此处概述了人体的大动脉 (a) 和静脉 (b)。在后续的器官
描述中，假定已经掌握了大血管的知识，主要讨论各器官的
小的器官供应血管。

2.3 生心区，心管的发育

特征

在许多方面，心血管系统非同寻常。它是人类胚胎中第一个发挥作用的系统；在第 3 周末时已经具有功能（原始心管的第一次收缩）。此外，心祥是人体第一个不对称结构。由于卵黄对人类胚胎的供应不足，仅在有限的时间内通过扩散来保证营养，所以比较早期的胚胎依赖于胚胎外循环。虽然卵黄囊循环出现的更早，但最终是胎盘循环为胚胎和胎儿的发育提供了营养物质并清除废物（见 D）。

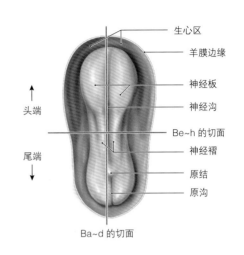

A. 心组织的起源（生心区）

自羊膜腔的胚盘背面观。在发育的第 3 周（前原节期），将发育为心的心源性中胚层形成马蹄状区（即生心区），由一厚层间充质细胞构成，位于神经板的前外侧。在此发育阶段，间充质仍位于形似马靴的胚内体腔中。生心区由胚脏壁（朝向内脏的侧中胚层）组成且邻近未来的心包腔（见 Be）。在胚胎头尾卷折和侧位卷折期间，生心区最初位于胚盘的前外侧部，随着体腔裂旁的前肠发育而向腹侧移动（见 Bc）。

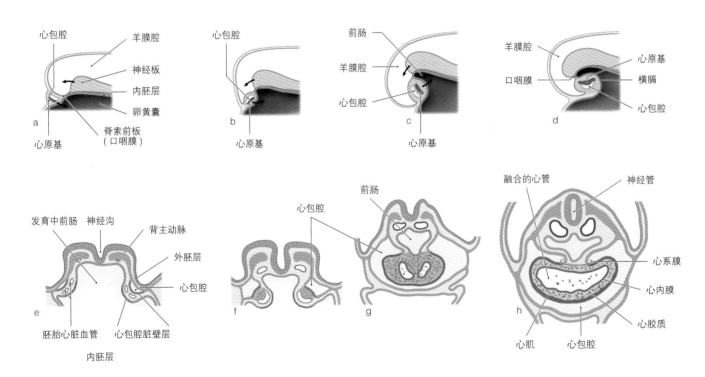

B. 心的发育

a~d. 矢状切面。e~h. 横切面（21~23 天 /4~12 体节）。侧面观（a~d）和上面观（e~h）；各自截面位置见 A。

由于头尾卷折（a~d），心原基和相邻的心包腔旋转 180°，迁移至前肠下方（心下降）。之前位于尾侧的脊索前板（未来口腔所在位置），现在位于发育中的心的头侧。横膈（未来的膈中心腱）也在心和心包腔下方向尾侧迁移。在轻微延迟发生的侧向卷折过程中（e~h），最初成对的心原基融合形成单个的心管（h）。

在融合过程中，由生心区的成血管细胞发育而来的胚胎血管（心内膜管）内衬上皮在心管中融合形成单腔。与对侧融合后，相邻的胚脏壁增厚并发育为心肌。心内膜和心肌层之间形成由凝胶状细胞外基质（心胶质）组成的基底膜样结构。因此，融合后的胚胎心管从内到外由 3 层结构组成：心内膜、心胶质和心肌。由静脉窦周围区前体细胞发育而来的心包脏层，即心外膜上有心肌开始发育、生长。

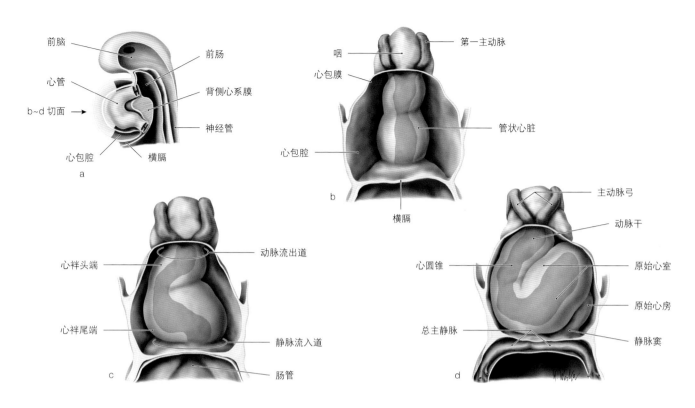

C. 心袢的形成

a. 左侧面观。b~d. 前面观（打开心包腔）。

在胚胎头端卷折过程中，发育中的心脏和心包腔向腹侧和尾侧方向迁移。从第 4 周开始，心管增长并弯曲形成心袢，在此过程中，心袢由背侧心系膜连接到心包腔的后壁。在发育过程中，这种连接退化（逐渐形成心包横窦），因此只有静脉流入道和动脉流出道将心管连于心包膜（c）。在心袢形成过程中，心管的头端部分向腹尾侧和右侧迁移，而尾端部分向背侧头侧和左侧迁移（d）。因此，静脉流入道位于背侧，动脉流出道位于腹侧。同时，心袢通过收缩和扩张，又形成以下多个部分。

- 动脉干
- 心圆锥
- 原始心室
- 原始心房
- 静脉窦

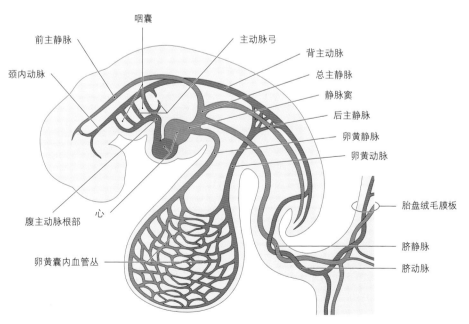

D. 早期胚胎循环（引自 Drews）

侧面观。3~4 周龄胚胎的心血管系统由可收缩的肌性心管和三个不同的循环系统组成。

- 胚内体循环（腹主动脉和背主动脉、鳃弓和主动脉弓、前主静脉和后主静脉）
- 胚外卵黄循环（脐肠系膜动脉和静脉）
- 胎盘循环（脐动脉和脐静脉）

6 条主要静脉干（2 条卵黄静脉或脐肠系膜静脉、2 条脐静脉和 2 条总主静脉）中部分氧合的血液（卵黄囊或胎盘）流入靠近心的总静脉腔（称为静脉窦），然后流经心管，从成对的背主动脉流出，进入体循环、卵黄囊或胎盘（静脉窦的发育见第 17 页）。

2.4 心内腔的发育及静脉窦的转归

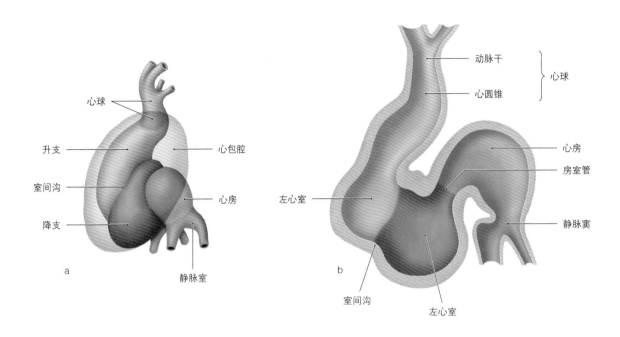

A. 心袢及其发育的心的部分结构

a. 心袢，左侧面观。b. 心袢的矢状切面。

在第 3 周末或第 4 周始，心最后形态的雏形清晰可见。

- 心球（动脉干和心圆锥）分化为以平滑肌为壁的左、右心室流出道，以及升主动脉和肺动脉干的近侧部。
- 心袢的升支形成右心室。

- 心袢的降支形成左心室。
- 室间沟标志着最终左、右心室间的分界。
- 未来的房室瓣将在房室管水平形成。

在发育的第 27~37 天，心袢中发生一系列复杂的发育步骤，形成心房、心室和流出道的隔膜（见第 18 页），将心分为左、右两侧。

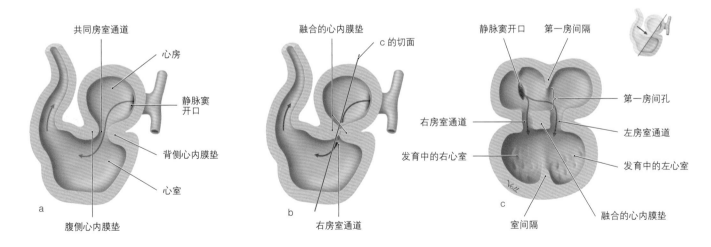

B. 心内膜垫的形成和心内腔的发育

a、b. 心袢的矢状切面。c. 心内膜垫水平的前面观（切面位置见 b）。

第 4 周，心管在心房、心室和房室管（AV 管）交界处变窄，这种狭窄是由背侧和腹侧心内膜垫的形成所致。

这些增厚的间质在心胶质区域发育。心内膜垫融合并继续发育，将 AV 管分为左、右两个部分（左、右房室管）。然后，融合的心内膜垫形成房室瓣（三尖瓣和二尖瓣），将心房与心室分隔。同时，心房开始分隔为两个腔室（见第 18 页）。

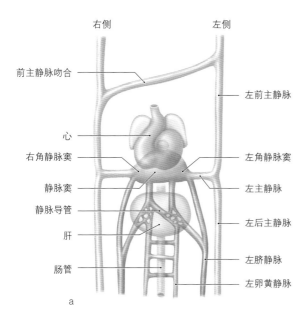

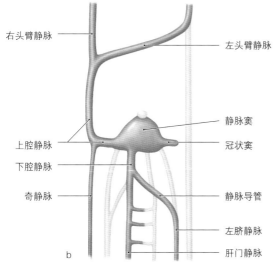

C. 静脉窦的转归和汇入的静脉

a. 第 4 周。b. 第 3 个月；腹面观。

第 4 周初，静脉窦是心的静脉流入道开口处的一个独立部分，开口于尚未分隔的心房。三对大静脉，分别为卵黄静脉、脐静脉和总主静脉，通过左、右角静脉窦开口于心房的两侧。通过两个左、右回路（见下文），流入道逐渐迁移到身体右侧。左侧的这些静脉大部分消失（见 E）。

（1）左 - 右回路：从胎盘流出的血液经左脐静脉和静脉导管，从右侧入肝。在此血液经右卵黄静脉的近侧部（未来的下腔静脉）汇入静脉窦右角。

（2）左 - 右回路：两侧前主静脉借吻合支连通。体循环的血液经右总主静脉（未来的上腔静脉）进入静脉窦右角。静脉窦右角增大并逐渐并入右心房壁（b）。然而，静脉窦左角逐渐退化形成冠状窦。

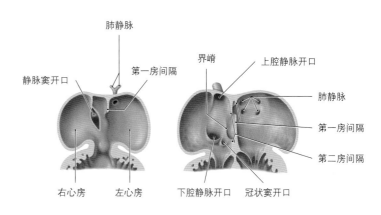

D. 心房的转化

第 5 周开始第一房间隔形成，将共同心房分隔为左、右心房（见第 18 页）。同时，心房腔由于并入了静脉壁组织而扩大。在右侧，部分静脉窦右角并入心房壁。在左侧，大部分左心房是由原始肺静脉并入、发育而成。心房的起源在成熟的心中仍可观察到。

- 心房的光滑壁部分由静脉壁组织（静脉窦、肺静脉）发育而来。
- 小梁部分（主要是左、右心房）由以前的共同心房发育而来。

在右心房，光滑壁与小梁部分之间以垂直嵴分界，称为界嵴。它的头侧部为前右静脉窦瓣，尾端部是下腔静脉瓣和冠状窦瓣。

E. 第 4 周末静脉窦的转化和汇入的静脉（也见 Cb）

第 4 周的静脉窦和汇入静脉	第 4 周后仍保留在身体右侧的结构	第 4 周左右仍保留在身体左侧的结构
左、右静脉窦角	右心房的光滑壁部分	冠状窦
左、右总主静脉	右静脉发育为一部分上腔静脉	左静脉发育为部分冠状窦
左、右前主静脉	右静脉也发育为上腔静脉的一部分	左静脉退化
左、右后主静脉	右静脉发育为奇静脉	左静脉退化
左、右脐静脉	右静脉退化	左侧远端部分保留至出生
左、右卵黄静脉	• 右静脉近端发育为下腔静脉的一部分 • 右静脉远端发育为肝门静脉	左静脉退化

2.5 心的分隔（房间隔、室间隔和主动脉肺动脉隔的形成）

心间隔的发育——基本情况

心的分隔始于第 4 周末，在接下来的 3 周内完成。在此期间，胚胎长度从 5 mm 增长到 17 mm。不同心间隔的发育使得心管分为两侧，且左、右两侧各有一个循环回路。两条回路在出生时随着卵圆孔的闭合彻底分隔开（见第 20 页）。卵圆孔闭合的部分原因是流向婴儿肺的血流增加，导致右心循环压力降低。

A. 心房的分隔（房间隔的形成）

a、c、e、g、i、k.冠状切面，腹侧面观。b、d、f、h、j.矢状切面，右侧面观。

第一房间隔和第二房间孔： 第 4 周后，共同心房逐渐分为两腔。新月形的第一房间隔从未分隔的心房顶部向已经融合的房室管心内膜垫生长和伸展（a 和 b）。隔的边缘和心内膜垫之间仍保留一个开口，即第一房间孔。随着第一房间隔继续生长，第一房间孔逐渐变小最后消失。同时，在第一房间隔的中央部分，因细胞凋亡而出现一些穿孔。这些穿孔逐渐融合在两个心房间，形成一个新的更大的开口，即第二房间孔（c 和 d）。这个新的开口一直保留到出生时，保证了含氧血从右心房持续流向左心房。

第二房间隔和卵圆孔： 第 5 周末，第 2 个新月形的间隔从右心房的腹侧壁向融合的心内膜垫（g 和 h）生长，称为第二房间隔。第二房间隔未完全到达心内膜垫，从而在隔膜上仍保留了一个孔，即卵圆孔。生长的第二房间隔逐渐覆盖第一房间隔上的第二房间孔（i 和 j）。但由于两侧血压不同，血液可继续从右心房流向左心房。出生前，右心房内的压力高于左心房，从下腔静脉进入右心房的血液流入左心房。由于血压足以像开门一样将第一房间隔推开，这样血液就可以通过卵圆孔进入第二房间隔与第一房间隔之间的间隙，再经第二房间孔进入左心房（i 和 j）。

卵圆孔关闭和心房的最终分隔： 由于出生后肺循环发生变化，左心房内的血压增加，导致第一房间隔被推向第二房间隔。卵圆孔闭合使两侧心房彼此完全分隔（k）。第一房间隔构成未来的卵圆窝，第二房间隔的游离边缘发育为卵圆窝的缘（界）。一旦这两个间隔融合，卵圆孔就会永久闭合。

注意： 间隔未能融合会导致卵圆孔保持开放（卵圆孔未闭）。然而，由于心房的压力差不大，因此并没有什么意义（见第 21 页）。左心房内的高压将第一房间隔向第二房间隔压紧。

注意： 分隔缺损在许多心脏畸形中扮演重要角色（如房间隔缺损和室间隔缺损、大血管错位、法洛四联症，见第 21 页）。新生儿心脏畸形的发病率为 7.5/1 000，是最常见的先天性疾病。在德国，每年有 6 000 名儿童出生时患有心脏病。

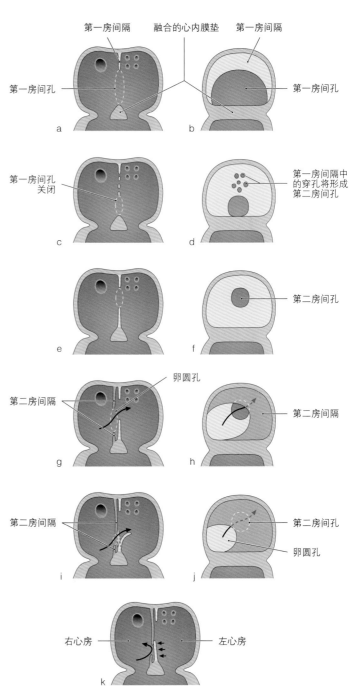

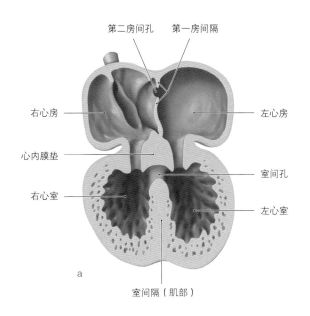

第二房间孔　第一房间隔

右心房

心内膜垫

右心室

左心房

室间孔

左心室

a

室间隔（肌部）

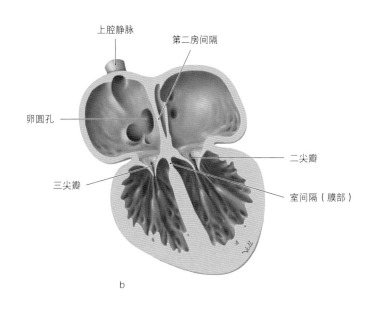

上腔静脉

第二房间隔

卵圆孔

三尖瓣

二尖瓣

室间隔（膜部）

b

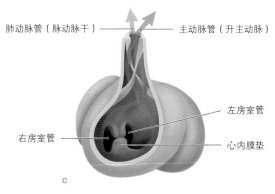

肺动脉管（脉动脉干）

右房室管

主动脉管（升主动脉）

左房室管

心内膜垫

c

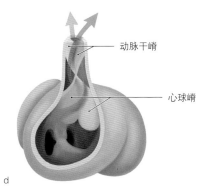

动脉干嵴

心球嵴

d

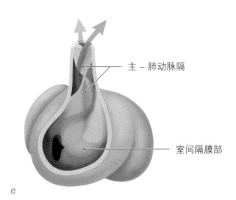

主 - 肺动脉隔

室间隔膜部

e

B. 心室和流出道的分隔（室间隔和主动脉肺动脉隔的形成）（引自 Sadler）

心室的分隔也始于第 4 周末，在心袢升支和降支之间形成心肌壁。

室间隔（a 和 b）：室间隔的肌部呈新月形，从心室壁伸入心室腔。在继续发育的过程中，两个支与房室管的心内膜垫融合（但新月形嵴底部不与心内膜垫融合）。两个心室之间的残余开口称为室间孔。在第 7 周，室间孔被来自心内膜垫和心球嵴近端的室间隔膜部完全封闭（见下文）。

流出道分隔（c~e）：在室间隔形成的同时，两个心室（心球）的共同流出道开始分化为升主动脉和肺动脉干。流出道的下部（心圆锥）和上部（动脉干）形成两个相对的纵嵴。这些心球嵴和动脉干嵴通过间质的快速增殖而发育。其前体细胞从咽弓的脑神经嵴细胞迁移而来。

注意：神经嵴细胞参与周围神经系统的发育，也参与心血管的发育。因此，脑神经嵴细胞对于心流出道的正常发育具有重要意义。

在隔的形成过程中，心球嵴和动脉干嵴完成了 180°旋转。这种融合方式形成了螺旋形的主动脉肺动脉隔，分隔两个心室的共同流出道。

心瓣膜的形成：主动脉与肺动脉半月瓣的形成与主动脉肺动脉隔的形成有关。主动脉与肺动脉半月瓣发育自三个心内膜下嵴（心内膜垫），它们位于心圆锥漏斗和动脉干交界处（因此位于主动脉干和肺动脉干的根部）。

2.6 出生前和出生后血液循环和常见先天性心脏病

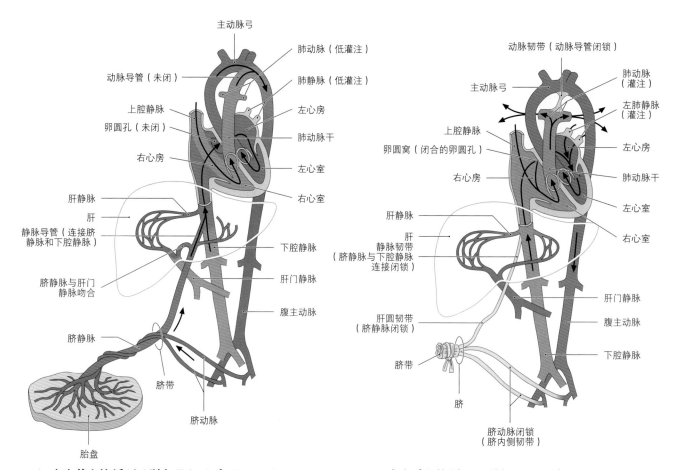

A. 出生前血液循环（引自 Fritsch 和 Kuhnel）

出生前血液循环的特点如下。

- 肺血流量极少。
- 在胎盘中气体交换。
- 通过胎盘向胎儿输送氧气和营养物质。
- 心血流从右至左分流。

胎儿的**肺**尚未扩张和充气，血流量极少。因此 O_2 和 CO_2 在胎儿体外的胎盘中进行交换。来自胎盘中的含氧且营养丰富的胎儿血流经单条脐静脉传送给胎儿。脐静脉在肝附近通过静脉导管（静脉-静脉吻合）注入下腔静脉。富氧血（来自脐静脉）与少氧血（来自下腔静脉）在此混合。同时，脐静脉将营养丰富的血液通过另一静脉吻合运送到肝门静脉，后者将其运送到肝进行代谢处理。

心血流的特点是从右向左分流。来自两个腔静脉的血流入右心房。来自下腔静脉的血液经卵圆孔进入左心房（见第18页）。来自上腔静脉的血液则大部分通过右心房到达右心室，然后进入肺动脉干。但它不进入未扩张的胎肺，而是通过动脉导管（动脉-动脉吻合）进入主动脉，然后到达胎儿外周血管。血液通过成对的脐动脉（髂内动脉的分支）返回胎盘。由于肺循环大大减少，从肺静脉回流入左心房的血液极少。

B. 出生后血液循环（引自 Fritsch 和 Kuhnel）

出生后气体交换和血流发生根本性变化。出生后血液循环的特点如下。

- 胎盘循环丧失。
- 肺呼吸且伴肺气体交换。
- 血液从右至左分流和所有胎儿期循环功能均关闭。

当开始呼吸时，肺扩张充气并负责气体交换，肺内血管的阻力骤然下降。右心房血压的骤然下降（现在左心房的压力高于右心房）使卵圆孔闭合（见第18页）。动脉导管中的血管平滑肌收缩使动脉导管功能闭锁，此后因瘢痕形成而完全闭合，形成动脉韧带。右心室泵出的血通过肺动脉进入扩张的肺，而来自左心室的血液通过主动脉分布到全身各部，并通过上腔静脉和下腔静脉返回右心房。至此，左、右心的血流动力学完全分开。脐静脉不再灌注，连接脐静脉和下腔静脉的静脉导管逐渐闭塞，最终瘢痕化形成静脉韧带。脐静脉全长也逐渐闭锁和纤维化，形成肝圆韧带。脐动脉的近端部分保持通畅，而其远端则闭塞形成左、右两侧的脐内侧韧带。

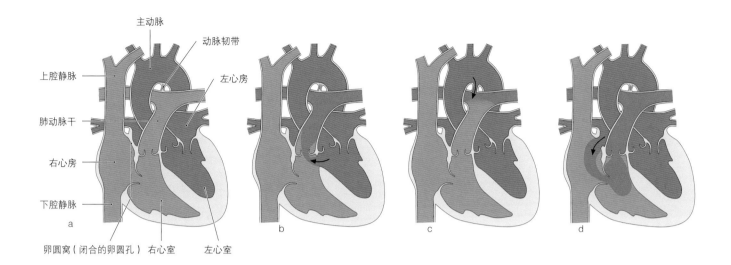

主动脉
动脉韧带
上腔静脉
左心房
肺动脉干
右心房
下腔静脉
a
卵圆窝（闭合的卵圆孔）　右心室　左心室
b
c
d

C. 先天性心脏病

心脏病是最常见的出生缺陷（活产婴儿的发生率为 7.5/1 000）。这些因素通常是遗传因素（21 三体综合征）或外源因素（如病毒感染 / 风疹、酒精、药物、细胞抑制剂、电离辐射）。

注意：心对致畸源最敏感的时期是在第 4 周至第 7 周，在这段时间内女性可能还不知道自己怀孕了。

得益于诊断和治疗手段的巨大进步，如今出生的先天性心脏病患儿中，85% 以上存活到成年。最常见的先天性心脏病是非紫绀型心脏病（紫绀：由于血氧饱和度低导致皮肤 / 黏膜呈青紫色），其病因包括室间隔缺损（31%）、房间隔缺损（10%）和动脉导管未闭（9%），即心的左、右两腔之间存在非生理性联系。由于血液总是从高压流向低压，并且左心在出生后循环中具有较高压力，因此心血流异常的特征为从左至右分流。这种分流导致右心压力较高。为适应增加的血压，右心室和肺动脉壁增厚，导致肺循环阻力和压力持续升高（肺动脉高压）。随着时间的推移，肺循环中的压力高于体循环中的压力，从而导致分流方向逆转 [这个阶段为从右至左分流（Eisenmenger 反应）] 和失代偿性右心功能衰竭。由于流经肺动脉的血液较少，血氧饱和度下降，导致继发性紫绀。在儿童期，非紫绀型心脏病通常耐受良好并在晚年才出现症状。如果在并发症发生前将动脉导管通过手术（如使用内窥镜）闭合，则预期寿命正常。

a. 正常的出生后心脏： 卵圆孔闭合，动脉导管萎缩，体循环和肺循环完全分离。

b. 室间隔缺损： 通常位于室间隔的膜部，源于室间隔肌部与近端的主动脉肺动脉隔融合失败。其结果是室间孔保持开放，随着每次收缩，来自左心室的血液进入右心室。室间隔缺损常合并流出道的不对称分隔，如肺动脉干狭窄、主动脉"骑跨"室间隔和肺动脉狭窄引起的右心室肥大（法洛四

联症，最常见的紫绀型心脏病）。由于通过肺循环进行充分氧合的血液太少，婴儿的黏膜、唇和手指呈青紫色。

c. 动脉导管未闭： 常发生于早产儿（75% 会在一周内自行闭合）可见主动脉血液回流至肺动脉干增加，导致肺循环容量超负荷（见上文）。如果手术（如使用内窥镜）使动脉导管闭合，预期寿命正常。

d. 房间隔缺损： 根据缺损部位，房间隔缺损分为三种类型：原发孔型房间隔缺损（primum atrial septal defects，ASD Ⅰ）、继发孔型房间隔缺损（secundum atrial septal defects，ASD Ⅱ）和静脉窦型房间隔缺损（sinus venosus atrial septal defects，SV）。最常见的类型是 ASD Ⅱ（占所有病例的 75%），其特征是位于卵圆孔部位的第一房间隔组织过度吸收（第二房间孔过大）或第二房间隔发育异常（第二房间孔未被完全覆盖，见第 18 页）。因此，在出生后循环中血液从左心房流向右心房，导致肺循环中容量负荷的情况取决于分流血流的多少，当分流血量达到一定程度就会出现明显症状。因此，即使 ASD Ⅱ 型患者尚未出现症状，也有必要进行矫正。ASD Ⅱ 的封堵一般采用带支架的介入方法和镍钛合金制成的自膨式双伞装置。

注意：出生后由于第一房间隔和第二房间隔融合失败，形成一个解剖学上开口（探针可以通过），即卵圆孔（"探针"式开放卵圆孔）。由于阀门机制和存在的压力差，这种缺损并无临床意义（见第 18 页），因此它不算真正的心脏病，属于一种正常变异（见于 约 30% 的成人）。但是，在病理状态下（例如急性血流动力学相关的肺栓塞），可导致血液从右心向左心分流，这会导致本该在肺中被过滤掉的血凝块（血栓）进入体循环引起缺血性卒中（反常栓塞或交叉性栓塞）。即便是很小的血凝块也可能危及生命。甚至常规活动（提重物、咳嗽等）也会导致胸腔内压力快速变化，卵圆孔未闭会暂时引发血液从右至左分流。

3.1 血液组成

A. 血液的组成

血液是一种独特的组织，因为它是液体。然而，与其他组织一样，它由细胞外基质（血浆）和细胞成分（红细胞、白细胞以及血小板）组成。作为一个运输和通信器官，血液包含在一个连接所有器官系统的封闭的血管系统内。因此，它的功能多种多样：气体和物质的运输、保护，体温调节，调节 pH 和凝血。当血管壁受损时，凝血可以防止所有血液从心血管系统中流出。含蛋白质的液体（血浆）占血液体积的50%~63%；血细胞占37%~50%。红细胞体积与血液总体积之比称为红细胞压积。**血浆**是通过离心全血获得的，而全血已通过添加肝素等物质防止凝结。**血清**是先让血液凝固，然后离心得到的。因此，血清是不含凝血因子的血浆。大约90%的血浆由水组成，其余的成分包括蛋白质、电解质和低分子量的代谢物和代谢调节物质（激素）。大多数血浆蛋白是由肝合成的。绝大多数**血细胞**（见第24页）是无核红细胞，占红细胞压积的99%，其细胞质中充满了血红蛋白，血红蛋白起到输送氧气和缓冲血液的作用。白细胞具有保护功能，血小板促进血液凝固。所有的血细胞都由红骨髓的干细胞不断地产生而来（见第27页）。

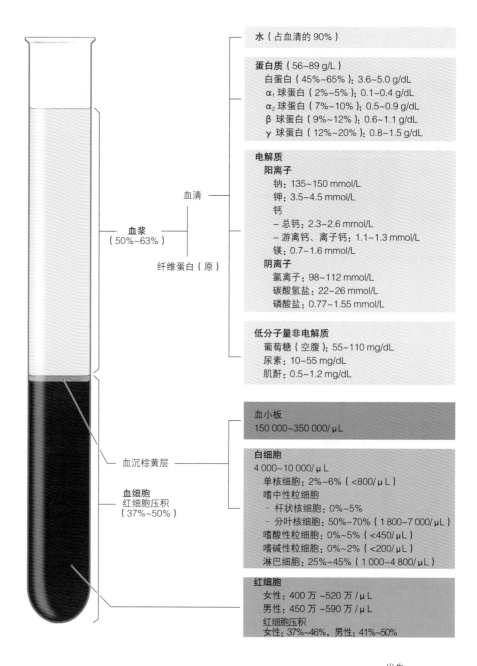

血浆
（50%~63%）

血清

纤维蛋白（原）

血沉棕黄层

血细胞
红细胞压积
（37%~50%）

水（占血清的90%）

蛋白质（56~89 g/L）
白蛋白（45%~65%）：3.6~5.0 g/dL
α₁ 球蛋白（2%~5%）：0.1~0.4 g/dL
α₂ 球蛋白（7%~10%）：0.5~0.9 g/dL
β 球蛋白（9%~12%）：0.6~1.1 g/dL
γ 球蛋白（12%~20%）：0.8~1.5 g/dL

电解质
阳离子
钠：135~150 mmol/L
钾：3.5~4.5 mmol/L
钙
－ 总钙：2.3~2.6 mmol/L
－ 游离钙、离子钙：1.1~1.3 mmol/L
镁：0.7~1.6 mmol/L
阴离子
氯离子：98~112 mmol/L
碳酸氢盐：22~26 mmol/L
磷酸盐：0.77~1.55 mmol/L

低分子量非电解质
葡萄糖（空腹）：55~110 mg/dL
尿素：10~55 mg/dL
肌酐：0.5~1.2 mg/dL

血小板
150 000~350 000/μL

白细胞
4 000~10 000/μL
单核细胞：2%~6%（<800/μL）
嗜中性粒细胞
－ 杆状核细胞：0%~5%
－ 分叶核细胞：50%~70%（1 800~7 000/μL）
嗜酸性粒细胞：0%~5%（<450/μL）
嗜碱性粒细胞：0%~2%（<200/μL）
淋巴细胞：25%~45%（1 000~4 800/μL）

红细胞
女性：400 万 ~520 万/μL
男性：450 万 ~590 万/μL
红细胞压积
女性：37%~46%，男性：41%~50%

B. 发育过程中血液形成的不同阶段

出生前，甚至在形成红骨髓之前，就需要血液。因此，血液最初在别处形成：卵黄囊（岛状）、肝、脾，然后是次级骨髓（髓质）。血液和免疫系统的恶性系统性疾病"记住"这些有利生长的部位，然后以某些形式侵占肝和脾。

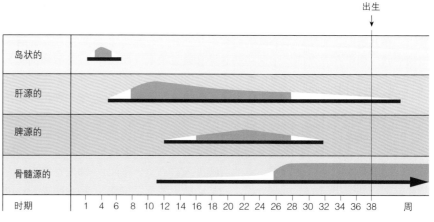

出生

岛状的																			
肝源的																			
脾源的																			
骨髓源的																			

时期　1 4 6 8 10 12 14 16 18 20 22 24 26 28 30 32 34 36 38　周

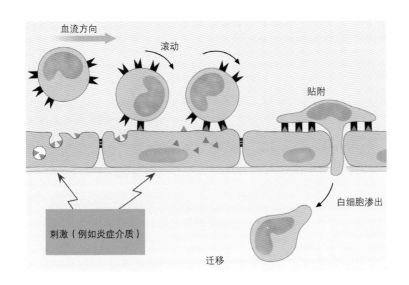

C.血液作为血细胞的运输媒介（修改自 Lüllmann-Rauch，Thieme；2012）

白细胞通过血液循环最终分布至全身。它们不断地从血流中迁移出去，进入器官的结缔组织，并在此攻击细菌或癌细胞。迁移（渗出）通过白细胞黏附级联发生。当受到刺激时，内皮细胞在其管腔表面表达细胞黏附分子。这些分子通过细胞质中的囊泡或应激合成后立即到达细胞表面。白细胞细胞膜上的配体与这些分子结合。这种结合（键合）导致白细胞沿着内皮滚动。有时它们会停下来；有时则会断开连接，然后重新进入血流。当白细胞停止运动时，内皮细胞会减少细胞间的连接，使白细胞能够通过其间的缝隙。

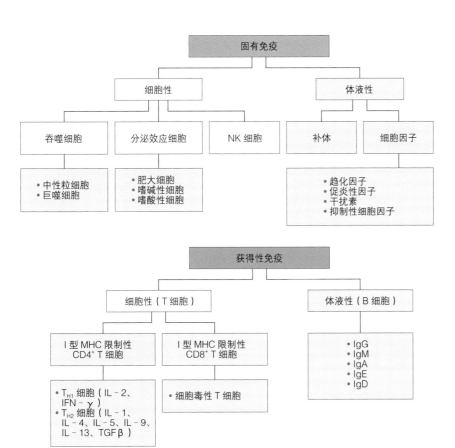

D.固有免疫和获得性免疫

由于血液可以到达所有器官，其在免疫系统抵御感染和恶性细胞时起到重要作用。因此，免疫系统和血液紧密结合在一起。固有免疫系统对适当的刺激会立即做出非特异性的反应，因为它必须对许多可能的攻击做出反应。细胞成分（细胞通过血液运输）和体液成分是不同的。体液成分包括血液中的补体和细胞因子。获得性免疫是特异性的，针对特定的有害物质，如某种病毒。获得性免疫系统包括在血液中循环的T细胞和B细胞。T细胞通过直接接触杀死癌细胞或被病毒感染的细胞（细胞免疫）；B细胞分泌各种抗体（体液免疫）。

E. 血细胞的生命周期

细胞类型	血液中的存留时间	间质中的寿命	骨髓中新细胞的产生
红细胞	120 天	—	约 8 天
血小板	10 天，除非提前消耗	—	约 8 天
中性粒细胞	<1 天	1~2 天	约 8 天
单核细胞	约 1~3 天	数月（作为巨噬细胞）	约 8 天

3.2 血液细胞

本单元讨论的血细胞在正常血液涂片中可以从形态学上区分。经典的血液涂片用 Pappenheim 染色。红细胞、白细胞以及血小板在涂片中易于识别。血液中红细胞的正常值见第 22 页。

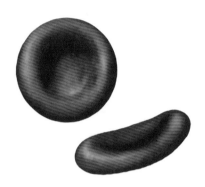

脾中的巨噬细胞清除。由于缺乏线粒体，它们必须从无氧糖酵解中获取能量。因此，它们依赖葡萄糖作为能量来源。红细胞内部的 95% 为血红蛋白，它能结合 O_2，也能以较小程度结合 CO_2。红细胞由含有细胞核的前体细胞发育而来，经过了一系列形态不同的阶段（见第 27 页）。网织红细胞是紧邻成熟红细胞之前的阶段，可以用甲酚紫染色法显示。该染色剂与红细胞粗面内质网上的 RNA 结合，其前体细胞在 1~2 天前排出细胞核，但仍含有残留的内质网痕迹。每秒大约有 250 万个网织红细胞离开骨髓。它们在一天内成熟为红细胞。血液中大约 1% 的红细胞是网织红细胞。因此，网织红细胞特别适合监测红细胞的生成。当网织红细胞数量增加时，如急性出血后可能发生的情况，称为网织红细胞危象。这表明骨髓对失血的反应是增加新红细胞的生成。在这里，"危象"一词具有积极意义，表示骨髓的再生输出。

A. 红细胞

红细胞（约 $5 \times 10^6/\mu L$）是直径约 7.5 μm 的大双凹型细胞。哺乳动物的红细胞不含细胞核或胞浆细胞器。由于缺乏细胞器且细胞膜得到特别强化，因此红细胞能够很好地适应血液中不同的流动特性，甚至可以挤过狭窄的毛细血管。这种适应性使它们能够在血液中存活约 120 天。之后，被肝和脾

注意：由于红细胞的平均直径 7.5 μm 是一个可靠的参数，因此可以在组织切片中作为组织结构大小的内在标尺。

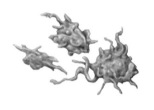

（巨核细胞）的无核片段，在血液中存活约 10 天，然后被肝和脾中的巨噬细胞吞噬，因此必须不断生成新的血小板。在流动的血液中，血小板呈直径为 2.5 μm 的双凹圆盘状。血小板是血液凝固的重要组成部分。血小板的增加、减少和异常可通过血液涂片进行诊断。低于 30 000/μL 会发生细毛细血管出血，称为瘀点出血。低于 10 000/μL 会发生危及生命的出血。血小板数量的变化是骨髓功能的敏感指标。血小板数量减少可能是骨髓功能恶化的早期指标。相反，血小板数量增加可能是骨髓功能增强的早期指标。

B. 血小板（凝血细胞）
血小板（约 250 000/μL）是存在于骨髓中的多核巨细胞

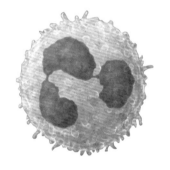

粒细胞直径为 10~12 μm，在血液中停留不超过一天。其特征是细胞核由 3~4 个片段组成，通过狭窄的核桥相互连接。因此，也被称为多形核。粒细胞的名字来源于 Pappenheim 染料对其颗粒的染色。中性粒细胞一词是因为它们的细胞质颗粒（<1 μm）不能很好地被嗜碱性染料或嗜酸性染料着色，因此它们是中性的。

中性粒细胞属于非特异性免疫系统，特别是可以吞噬细菌（也称为小吞噬细胞）。因此，它们的大部分颗粒是溶酶体，吞噬并分解细菌。中性粒细胞在骨髓中产生，并在急需时从骨髓释放到外周血液中（如细菌感染时）。在这种情况下，血液涂片将显示中性粒细胞前体（"幼稚"细胞）数量增加，其细胞核未分段或分段不清晰。因此，血液涂片中，中性粒细胞的反应性增加可能提示细菌感染。

C. 中性粒细胞
中性粒细胞（是常用的嗜中性粒细胞的简称）代表血液中最大比例的白细胞（4 000~10 000/μL），约占 60%。中性

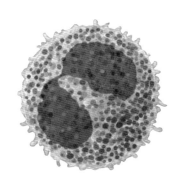

D. 嗜酸性粒细胞

嗜酸性粒细胞（直径 12 μm）有双叶核，含有 1.5 μm 的嗜酸性颗粒，是变性溶酶体，在脱颗粒过程中将其内容物释放到细胞外基质。阴离子染料曙红与颗粒中的阳离子蛋白结合（如主要碱性蛋白和嗜酸性阳离子蛋白）。嗜酸性粒细胞特异性地抵御蠕虫（小嗜酸性粒细胞不能完全吞噬大型多细胞寄生虫），这就是寄生虫病患者的嗜酸性粒细胞计数增加的原因。它们经常从血液迁移到胃肠道和肺的黏膜。它们的数量在过敏性疾病中也有所增加。

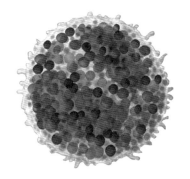

E. 嗜碱性粒细胞

嗜碱性粒细胞的分叶状核通常无法检测到，因为它被大小为 1μm 的深蓝紫色颗粒所遮蔽。颗粒中的聚阴离子肝素吸收阳离子染料（亚甲基蓝、天青）。这些颗粒还含有组胺，在过敏反应中释放。尽管嗜碱性粒细胞在形态和功能上与肥大细胞相似，但这两种细胞是由不同的干细胞产生的不同类型的细胞，它们不会相互融合。

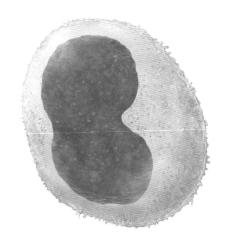

F. 单核细胞

单核细胞直径为 20~40 μm，是血液中最大的细胞。它们显示为淡灰蓝色的细胞质和锯齿状的豆状核，也可以是其他形状。这意味着单核细胞是血液涂片中变化最大的细胞类型。在细胞质中，特别是在细胞核的凹陷处，可以发现小得几乎看不见的蓝色颗粒。这些颗粒都是溶酶体。

单核细胞约在一天后离开血液，迁移到器官的结缔组织，在那里分化成巨噬细胞。巨噬细胞是一种单核细胞，驻留在组织间隙后会发生一系列的分化，尤其是溶酶体的数量大大增加。单核吞噬系统是 van Furth 提出的一个通用术语，包括所有单核细胞。

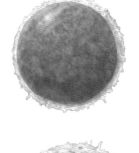

G. 淋巴细胞

淋巴细胞以富含异染色质的圆形细胞核为特征。小淋巴细胞（直径 4~7 μm）的细胞核被一个狭窄的环形细胞质包围；中等大小的淋巴细胞（直径可高达 15 μm），该细胞质环变宽且可含有颗粒（见 H）。淋巴细胞是获得性或特异性免疫系统的一部分，以 B 淋巴细胞和 T 淋巴细胞两种主要形式出现，在血液涂片中无法分辨。在流式细胞术中，借助单克隆抗体可对其进行分析（对艾滋病患者很重要）。B 淋巴细胞最终分化为产生抗体的浆细胞；T 淋巴细胞有助于提供特定的细胞介导免疫。淋巴细胞仅在短时间（约 1 小时）内利用血流作为运输介质进入淋巴器官和其他器官的间质。淋巴细胞的外观与单核细胞相似，这就是为什么这两种细胞通常被归为单核细胞。这些细胞与粒细胞（多形核细胞）不同。血液中淋巴细胞数量的反应性增加通常发生在病毒性疾病中。

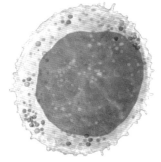

H. 嗜天青颗粒淋巴细胞

嗜天青颗粒淋巴细胞是一种特殊形式的大淋巴细胞，可通过其大的细胞质环和嗜天青颗粒（大颗粒淋巴细胞）进行区分。它们代表构成非特异性免疫系统一部分的自然杀伤细胞（NK 细胞），与病毒感染的细胞或血源性癌细胞接触后立即反应，通常在直接接触后破坏这些靶细胞。

3.3 骨髓

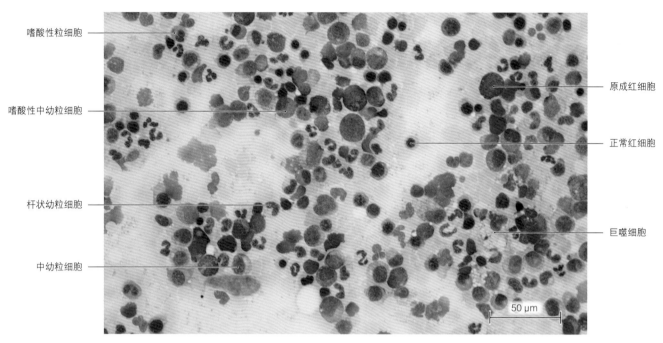

左侧标注（从上到下）：嗜酸性粒细胞、嗜酸性中幼粒细胞、杆状幼粒细胞、中幼粒细胞

右侧标注（从上到下）：原成红细胞、正常红细胞、巨噬细胞

50 μm

A. 骨髓细胞学

正常的骨髓中含有丰富多样的各种细胞。其原因是，从单个多能干细胞开始，红细胞生成、粒细胞生成和淋巴细胞生成都同时发生，并形成几个形态上不同的中间阶段。此处显示了一些细胞类型的发生（见 D，不同细胞系中的细胞类型分类）。

在骨髓细胞学中，穿刺物中的造血细胞涂在玻片上，作为一层分散的细胞被观察。因为这些细胞在一层涂片上展示了其细胞整体，所以细胞的细节比骨髓组织学中的细胞更容易辨识，因为骨髓组织学中的细胞大小不同，而切片只能切到部分细胞（样本由慕尼黑 Hans Peter Horny 教授提供）。

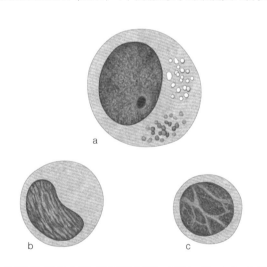

a

b　　c

B. 骨髓穿刺的细胞学评价标准（引自 Haferlach 等，Thieme；2012）

各种不同的染色质结构使我们能够识别不同的细胞类型：a 通过早幼粒细胞识别原始粒细胞；b 通过杆状幼粒细胞识别原始粒细胞；c 通过成簇染色质结构识别淋巴细胞。除了细胞核中染色质的结构外，还可以评估胞浆及其颗粒的结构。当颗粒存在时，它们对染料的亲和力可以有助于在特定系列的细胞中对它们进行分类，如中性粒细胞（不易着色的颗粒）或嗜酸性粒细胞（着红色的颗粒）。

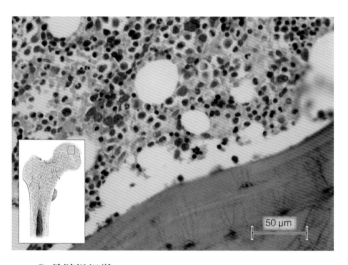

50 μm

C. 骨髓组织学

为了获得组织学标本，需要从股骨中取出一段红骨髓（在活体中，通过髂后上棘取活检）。红骨髓的细胞充满了骨小梁之间的间隙。与骨髓细胞学相反，骨髓组织学检查允许对造血细胞本身及其与骨髓小梁的关系进行局部分类。这种精确的分类可能会对某些分析检查有所帮助（样本由慕尼黑 Hans Peter Horny 教授提供）。

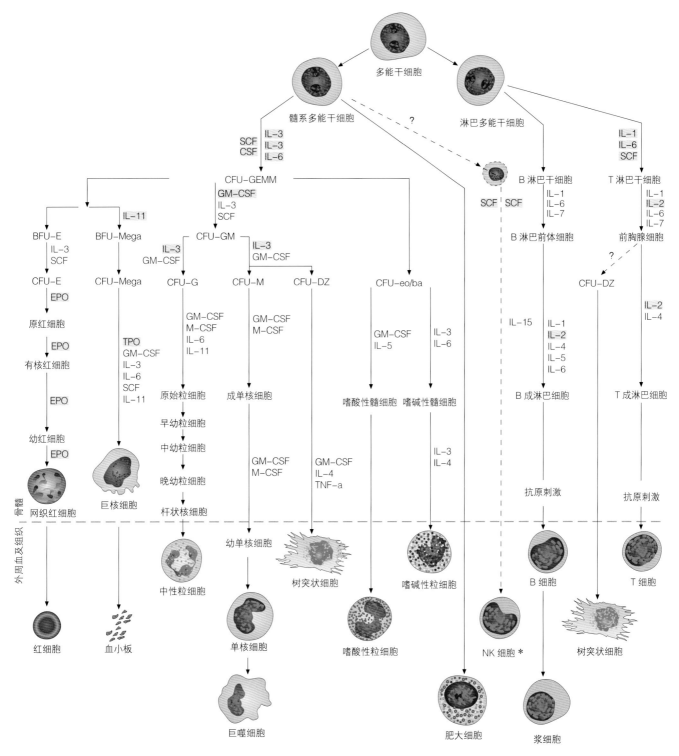

D. 造血作用

黄色标注的生长因子是细胞分化最重要的造血生长因子。

血液中的所有细胞都是多能干细胞的后代，它产生另外两种细胞，也称为多能干细胞：淋巴多能干细胞（右）和髓系多能干细胞（左）。无法在形态学上区分不同的干细胞群体。而从这两个多能干细胞中分离出来的干细胞是确定的，它们只分化出各自的细胞群体。造血系统需要如此复杂的干细胞层次，是因为功能和寿命最为广泛的细胞（红细胞存活120天，中性粒细胞存活数天）必须在同一个位置（骨髓）

持续产生。此外，失血时必须产生更多的红细胞，细菌感染时必须产生更多的中性粒细胞。这意味着系统需要高度的灵活性，以便生产功能不同、寿命不同的细胞。不同的干细胞系确保了这种灵活性。各种正常造血细胞的形态被用作白血病细胞（恶性退化细胞）分类的基础，例如早幼粒细胞白血病或红白血病。这种含有干细胞组织的分级结构可应用于其他类型的肿瘤，包括实体肿瘤（恶性干细胞的概念）。

*NK 细胞与干细胞的确切分类尚未完全阐明

4.1 淋巴系统概述

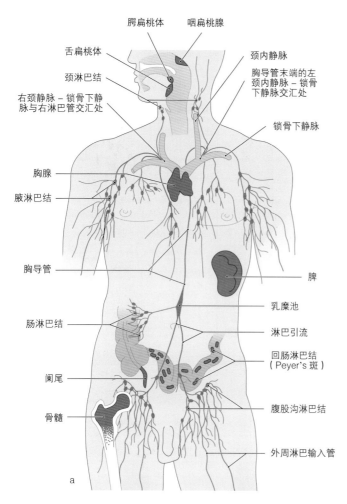

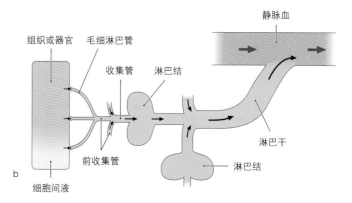

有两种类型的淋巴细胞，还可以进一步细分（详情见免疫学教科书）。

- B 淋巴细胞（"B" 代表骨髓，指细胞的来源）分化为浆细胞，产生抗体。抗体是体液免疫反应的重要组成部分。体液免疫是指血液中和组织间液中的抗体与抗原结合。因此，浆细胞不直接参与免疫反应。
- T 淋巴细胞（"T" 代表胸腺，细胞在此成熟）通过直接接触（细胞免疫反应）攻击和破坏异物（如病毒感染的细胞）。

初级淋巴器官（a 中红色器官）和次级淋巴器官（a 中的绿色器官）。

- 在初级淋巴器官中，从干细胞分化来的淋巴细胞成熟并转化为免疫活性细胞（意味着能够区分自体和异物）。
- 淋巴细胞从这些初级淋巴器官迁移到次级淋巴器官，在那里继续增殖和成熟。然后，它们就能够在免疫反应中发挥其特定的作用。淋巴细胞可以离开淋巴器官进入血流。

个体淋巴器官的结构和功能将在各自的器官章节中讨论。

b. 淋巴管： 淋巴管（a 中的绿色）是分布到身体所有部位的部分管道系统（中枢神经系统和肾髓质除外）。淋巴管负责从组织间隙吸收体液（现称为淋巴），并将其输送回静脉血。淋巴管最初是细小的薄壁毛细管，引流入更大的前收集管（pre-collecting vessel）和收集管（collecting vessel）（b），最终合并成淋巴干。这些干汇合成两条大的导管分别注入两侧的静脉角（颈内静脉和锁骨下静脉的交汇处）（见第 58 页）。淋巴结属于外周淋巴管系统。淋巴管汇聚到淋巴结，淋巴在淋巴结被过滤并被检查是否存在病原体。

A. 淋巴器官和淋巴管

淋巴系统广泛分布于全身，由淋巴器官和淋巴管组成。它有三项主要功能。

- 免疫防御（淋巴器官和淋巴管）。免疫应答的主要功能是区分 "自体" 和 "非自体"（或外来的）物质（如病原体或移植组织），并且杀伤 "非自体" 物质。
- 运输细胞间液回静脉（淋巴管）。
- 绕过肝门脉系统，从小肠吸收脂质。这样，甘油三酯就可以避免在肝代谢，直接运输到可以利用它们的器官。

a. 淋巴器官： 所有的淋巴器官都有一个基质部分，聚集了骨髓来源的淋巴细胞。它们直接或间接负责消除抗原（免疫反应）。抗原（蛋白质、碳水化合物、脂类）是一种免疫系统认为是外来的分子，由免疫系统对它们进行防御。

B. 淋巴引流概述

主要的血管（动脉和静脉）一般由三层组成。

淋巴引流在肿瘤的分类及其肿瘤细胞转移至淋巴结中起着重要的作用。由于淋巴结转移有时先于原发肿瘤的发现，所以可以从受累及的淋巴结确定肿瘤的原发器官。因此，了解器官和区域的淋巴引流是至关重要的。淋巴管及其相关淋巴结的分类如下图所示。如果沿着淋巴的起始位置至进入静脉血流的路径，那么其基本的分类就很明显了。

- 淋巴由结缔组织中毛细淋巴管的超滤形成（C）。
- 存在浅淋巴网和深淋巴网（D）。
- 5 个主要淋巴干引流全身各部位的淋巴（见第 30 页）。
- 淋巴系统中的淋巴结可以根据其位置进行分类（见第 31 页）。

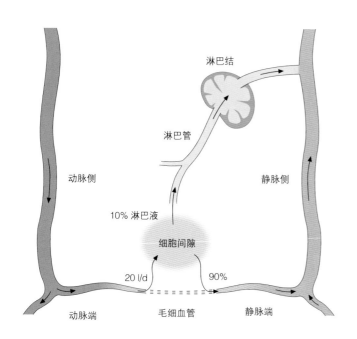

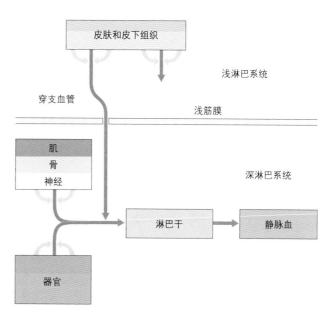

C. 淋巴液形成

淋巴通过血液超滤在毛细淋巴管中形成清亮的液体。血液通过毛细血管从动脉侧进入循环系统的静脉侧。毛细血管内血压大于毛细血管内的胶体渗透压。因此，来自毛细血管内 10% 的液体在细胞间隙内保留为细胞间液。这 1.8~2 L 的细胞间液（超过 24 小时）没有返回到毛细血管，而被毛细淋巴管吸收（见 Ab），然后收集到更大的淋巴管和淋巴干，再引流回静脉血。最终，体内所有淋巴都流入两条淋巴管[胸导管和右淋巴导管，分别注入颈胸交界处的左静脉角和右静脉角（见第 28 页，Aa）]。淋巴管将淋巴引流至淋巴结，淋巴结检查淋巴是否有细菌和毒素。在细菌引起的脓性感染中，可见红色的浅表淋巴管，用外行人的话来说，这被称为"血液中毒"。

注：在富含脂肪的餐后，小肠的淋巴液中含有大量乳化的脂蛋白颗粒（乳糜），因此呈乳白色外观。从小肠流出的淋巴称为乳糜，小肠的淋巴管有时被称为乳糜管。

D. 浅淋巴系统和深淋巴系统

人体有浅淋巴系统和深淋巴系统。

- 浅淋巴系统位于浅筋膜及其上方，收集皮肤和皮下组织的淋巴。
- 深淋巴系统位于浅筋膜下，收集器官、肌、骨骼和神经的淋巴。

只有深淋巴系统与主要淋巴干直接接触（见第 30 页）。浅淋巴系统通过穿支（穿透浅筋膜）将淋巴输送到深淋巴管。浅淋巴管和深淋巴管之间的联系在以下三个部位非常明显。

- 颈部两侧
- 腋窝
- 腹股沟

淋巴结在这些部位也特别多，在临床检查中很容易摸到。

4.2 淋巴引流的途径

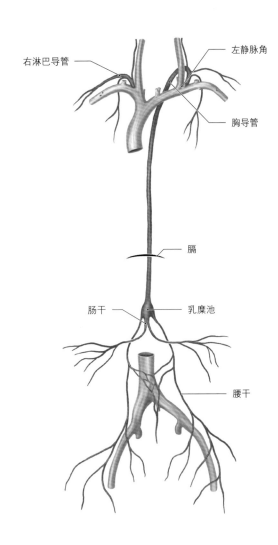

右淋巴导管　左静脉角
胸导管
膈
肠干　乳糜池
腰干

B. 淋巴干的构成及其引流的区域
淋巴干及其引流的身体区域的小结。

淋巴干	引流区域
头部、颈部和上肢	
· 左、右颈干	· 左、右两侧头颈部
· 左、右锁骨下干	· 左、右上肢
胸部	
· 左、右支气管纵隔干	· 左、右胸部的器官、内部结构和胸壁

位于右侧的淋巴干汇入并形成右淋巴导管。位于左侧的淋巴干流入胸导管（见下文）

腹部、盆部和下肢	

胸导管收集了全身大部分的淋巴循环。汇入胸导管的淋巴干有

· 肠干	· 不成对的腹腔脏器（消化道和脾）
· 左、右腰干	· 成对的腹腔脏器（肾、肾上腺）
	· 全部盆腔脏器
	· 左、右腹壁
	· 左、右盆壁
	· 左、右下肢

胸导管引流所有膈下区域和膈上身体左侧的淋巴。右淋巴导管只收集膈上方身体右侧的淋巴。因此，可以将身体分为 4 个淋巴引流象限（见 C）

A. 主要的淋巴干

有 5 个主要淋巴干，大部分成对，从身体的各个区域引流淋巴。表 B 列出了所有的淋巴干及其引流的区域。一般情况下，所有的主干都汇入胸导管或右淋巴导管，再流入静脉系统。腹部、盆部和下肢的三个主要淋巴干（肠干和两条腰干）在膈下合并成一个扩张的收集囊，即乳糜池。**胸导管**起源于乳糜池，穿过膈的主动脉裂孔，上行穿过胸腔，最终汇入左静脉角。在行程中，通常会接收左支气管纵隔干以及左颈干和左锁骨下干的淋巴。然而，所有这些淋巴干都可单独注入静脉系统。

右支气管纵隔干、右颈干和右锁骨下干汇合并形成**非常短的右淋巴导管**。右淋巴导管注入右静脉角。

注意：除了肠干，所有的淋巴干都是成对的，与它们引流的身体区域的组织相对应。肠干引流不成对的腹腔脏器（见 B）。虽然它是不成对的，但它通常可以分为多个（不单独命名的）子干，在术语中统称为肠干（复数）。

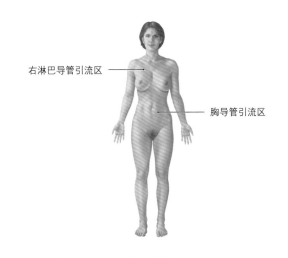

右淋巴导管引流区
胸导管引流区

C. 将身体按淋巴引流象限划分

全身的淋巴引流不对称。相反，它是由象限组成的。右淋巴导管引流右上象限，胸导管引流其他三个象限。

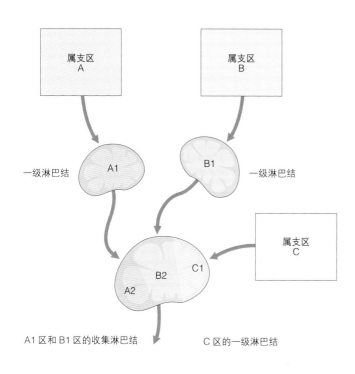

一级淋巴结　　A1　　　　B1　　一级淋巴结

属支区 C

A2　　B2　　C1

A1 区和 B1 区的收集淋巴结　　　　　C 区的一级淋巴结

（器官、肢体、躯干的一部分）收集淋巴，将其运输到特定一组初级淋巴结（蓝色或绿色淋巴结，A1 或 B1）的区域，称为该组淋巴结的属支区域（在图中标为 A~C）。

- 一旦淋巴离开初级淋巴结，就可以运输到后续（次级或三级）淋巴结。由于次级淋巴结通常收集多组初级淋巴结的淋巴，因此也被称为收集淋巴结（在图中标记为多种颜色的淋巴结）。

注意：一个属支区的一组初级淋巴结同时可以是另一个区域的次级淋巴结或收集淋巴结。因此，三色淋巴结是属支 C 区（黄色）的初级淋巴结，同时也是 A1 和 B1（蓝色和绿色）区初级淋巴结的收集淋巴结。

根据淋巴结相对于内脏的位置进行分类： 腹腔和盆腔的淋巴结根据其与主要血管和脏器的关系分为壁淋巴结或脏淋巴结。

- 腹腔和盆腔的壁淋巴结或位于主要血管（腹主动脉、下腔静脉或髂血管）附近或靠近腹壁。
- 腹腔脏淋巴结与 3 条不成对的动脉干所供养的不成对的腹腔脏器相关。脏淋巴结群也位于盆腔器官旁。这些淋巴结主要运输淋巴到髂淋巴结（壁淋巴结），髂淋巴结可被视为脏淋巴结群的收集淋巴结。

D. 淋巴结分类（修改自 Foeldi）

可以用不同的方式分类淋巴结：一种是根据淋巴流向进行分类，另一种是根据它们相对于内脏的位置进行分类。

根据淋巴流向进行分类： 如果根据淋巴的流向（从外周组织到静脉系统）分类，它通常会经过若干串联的淋巴结组。这些淋巴结被称为初级、次级和三级淋巴结。

- 初级淋巴结（区域淋巴结）直接从身体的边缘区域

淋巴结群		壁淋巴群	脏淋巴群
腹部		· 左、右、中腰淋巴结 · 腹壁下淋巴结 · 膈下淋巴结	· 以器官命名（见第 222 页）
盆腔		· 髂内淋巴结、髂外淋巴结 和髂总淋巴结	· 以器官命名（见第 223 页）

E. 淋巴器官和淋巴管的胚胎发育

淋巴器官和淋巴管主要来源于中胚层。

注意：胸腺的生长和发育要到出生后才能完成。当其他器官在既定的时间范围内发育时，它们的功能只在出生时（当免疫细胞能够在免疫上区分"自体"和"异体"）才成熟。

淋巴结构	时间范围	发育过程
淋巴管	大约 5~9 周	主静脉的内皮芽形成囊状扩张的淋巴管，在背体壁的附近连接为淋巴丛。主要导管由此丛发育而来
扁桃体	大约 12~16 周	第二咽囊的上皮内翻
脾	大约 5~24 周	胃背系膜的间充质细胞增殖。作为胃旋转的一部分结果，脾移向左上腹
胸腺	大约 4~16 周	第三咽囊腹侧内胚层和外胚层的上皮内翻

5.1 呼吸系统概述

简介与概述

　　呼吸器官是机体与空气进行气体交换的场所（外呼吸、内呼吸＝细胞呼吸）。此外，呼吸器官还辅助发声。

　　吸入的空气通过逐级分支的支气管网（气管、支气管和细支气管）到达肺泡。气体交换发生在肺泡内。吸入的空气在气道内温暖、湿润和过滤。血液通过同样逐级分支的血管网，即肺动脉及其分支，输送到肺部。二氧化碳是细胞新陈代谢的最终产物，随血液进入肺。在呼吸过程中，从空气中吸收的氧气与血红蛋白结合，同时排出二氧化碳。血液中的二氧化碳是碳酸氢盐缓冲系统的一个组成部分。因此，呼吸通过释放二氧化碳来影响身体的酸碱平衡。空气和血液之间的气体交换是由两种气体的分压差（血液和空气之间的气体压力差）驱动的扩散。血液不直接与空气接触，它们被血－气屏障隔开。血液从肺经肺静脉泵回到心，然后从心再次进入体循环。

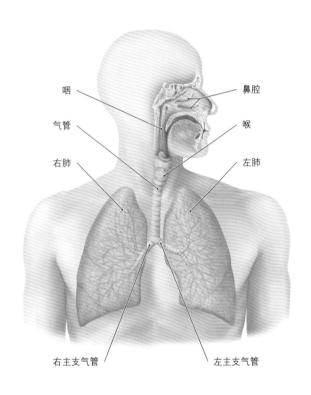

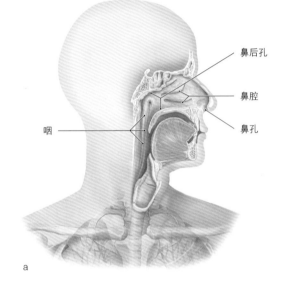

a

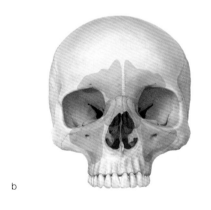

b

A. 气道的结构

呼吸系统分为上、下呼吸道。

- **上呼吸道**
  - 外鼻及鼻腔。
  - 鼻旁窦。
  - 咽部（只有上部，即鼻咽部，才完全是呼吸道的一部分；在咽的中部，既是呼吸道又是消化道的一部分）。
- **下呼吸道**
  - 喉，在吞咽时可暂时关闭气管，亦辅助发声。
  - 气管，分为两个主支气管。
  - 两个主支气管，逐级分支。
  - 肺泡，位于逐级分支的支气管末端，是气体交换的场所。

不同部位呼吸道的组织学将在器官章节中进一步讨论。

B. 上呼吸道：鼻、鼻腔和咽

　　a. 头左转，鼻腔和咽的右侧面观。b. 颅骨，鼻旁窦的前面观。空气通过鼻孔吸入鼻腔，再经鼻后孔进入咽，然后进入喉。鼻旁窦通过狭窄的开口连于鼻腔。

　　注意：鼻腔除了作为空气通道外，还参与嗅觉感知。

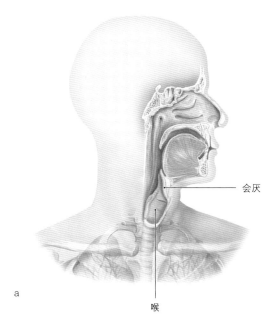

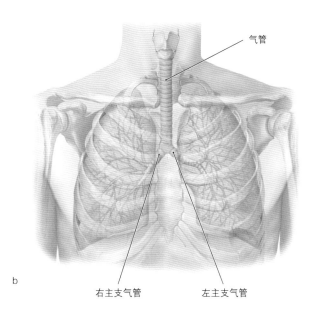

C. 下呼吸道：喉与气管

a. 喉的右侧面观。b. 气管的前面观。

喉是下呼吸道入口的标志。会厌是喉的一部分，在吞咽时可以暂时关闭呼吸道的入口。这有助于防止食物进入下呼吸道（可能导致窒息）。此外，喉参与发声。气管是喉的延续，位于颈部和胸腔，分为两个主支气管，将空气输送到两个肺。软骨是喉和气管的重要组成部分。

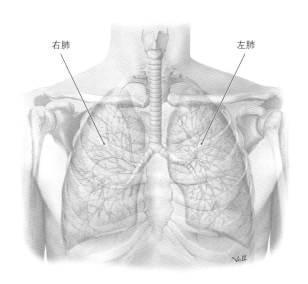

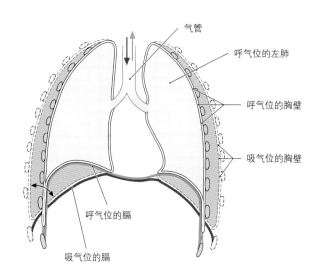

D. 下呼吸道：气管树和肺

气管树和肺的前面观。右肺的两个主支气管分为三个肺叶支气管，左侧则分为两个肺叶支气管。支气管进一步逐步分支，最后，细支气管终于肺泡，在那里发生气体交换。支气管树为肺提供了结构框架。每个肺位于一个独立的胸膜腔内，胸膜腔内衬一层胸膜。支气管树的功能是运送空气出入肺。

E. 呼吸力学

肺的前面观（冠状面示意图）。呼吸肌的节律性活动使胸腔扩张（向上、向下和向外侧）和收缩。胸腔容积的变化也导致肺有节律地扩张，然后弹性回缩。因此，肺周围胸壁的骨骼肌和膈在功能上就像一对风箱。

5.2 喉、气管及肺的发育

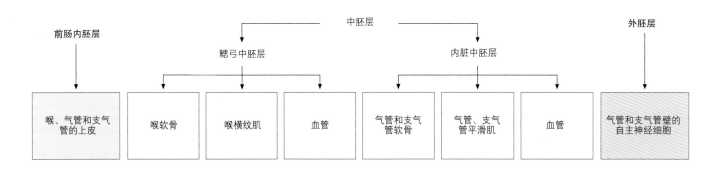

A. 呼吸道的发育起源于三胚层

三个胚层共同参与了喉、气管和支气管树的胚胎发育。在食管周围的前肠发生突起并发育为气管和支气管树。喉的软骨、肌肉、血管和神经大多起源于第四至第六鳃弓，喉上皮则由前肠分化而来。

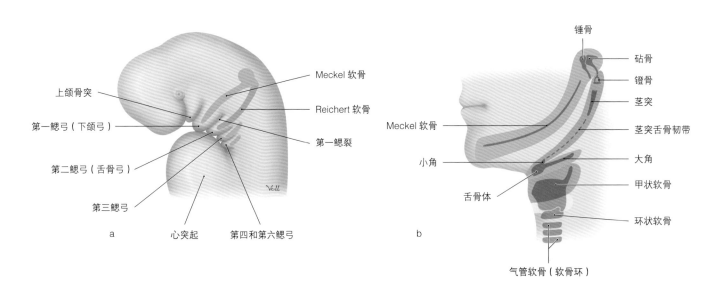

B. 喉的发育（引自 Sadler）

a. 胚胎左侧面观。b. 各鳃弓软骨衍生结构的位置，左侧面观。c. 6 周胚鳃弓冠状切面的背侧面观。

a 中可见胚胎鳃弓结构。第一和第二鳃弓发育为面颅。第三鳃弓发育为大部分舌骨。第四和第六鳃弓发育为喉软骨和喉肌。与胚胎起源相对应，喉横纹肌由脑神经（迷走神经）支配。

注意：喉上皮源自前肠内胚层，气管和支气管同样如此，并非由鳃弓发育而来。

6 周胚喉的背侧面观（c）显示喉入口的发育邻近第四和第六鳃弓。此处是食物和空气通道分开的部位，并继续向尾侧延伸发育为两个不同的系统（见 C）。

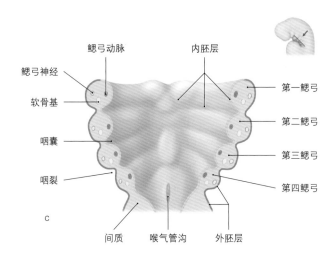

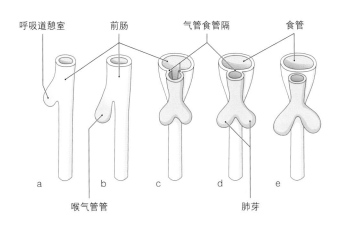

呼吸道憩室　　前肠　　气管食管隔　　食管

喉气管管　　　　　　肺芽

C. 气管和肺的发育：喉气管憩室及肺芽

前肠左侧面观（a 和 b）和腹侧面观（c~e）。胚胎发育第 4 周末，前肠的腹侧部隆起，发育为呼吸道（喉气管）憩室（a）。随后喉气管憩室伸长发育为喉气管管（b）。最初喉气管管上端开口于前肠。随后，由两个侧襞发育而来的气管食管隔很快将喉气管管与前肠完全分隔，由此原肠分隔为腹侧和背侧两部分（d）。

- 在隔的腹侧为发育中的呼吸道。
- 在隔的背侧为发育中的食管（前肠的位置见第 40 页）。

在未来的喉口附近，喉气管管最上端开口于原肠（见 b）。喉气管管的尾端分化出两个肺芽，左侧较小，右侧较大（d）。肺芽为两肺的原基，继续向下生长并向外侧扩张（e）。右肺芽分化出右主支气管，左肺芽分化为左主支气管。

D. 气管和肺的发育：支气管树

5 周胚（a）、6 周胚（b）和 8 周胚（c）的支气管树，腹侧面观；发育成熟的支气管树细节（d）。

肺芽最初分化为右主支气管和左主支气管，然后在右侧发出 3 条肺叶支气管，左侧发出 2 条，对应于相应的肺叶。这些肺叶支气管进一步伸长分出肺段支气管供应肺段（右肺有 10 个，左肺通常仅有 9 个）。肺段支气管进一步分支为亚肺段支气管，管径逐渐变细，最终形成终末支气管（d）。喉气管管从肺芽开始，经过约 23 级分支。前 17 级分支在胎儿期完成，并形成肺泡囊形式的初级肺泡（见第 37 页）。最后 6 级分支发生于出生后，由于成熟肺泡大量增多，双肺快速增大。肺的成熟始于上段，至出生后 8~10 年肺下段完全发育成熟。

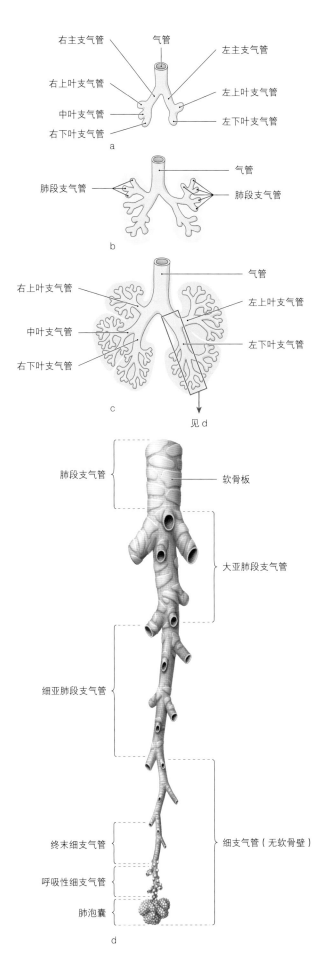

5.3 肺的发育与成熟

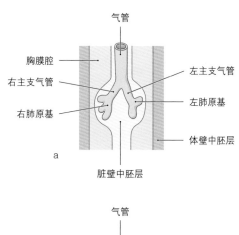

a

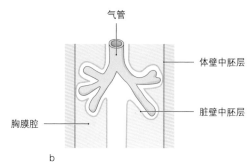

b

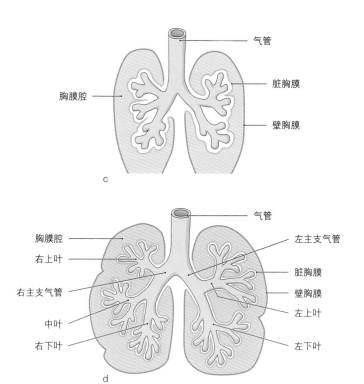

c

d

A. 气管和肺的发育：胸膜腔

5 周胚（a）和 6 周胚（b）胸膜腔示意图；支气管树的腹侧面观。

上面描述的支气管分支过程中，支气管树向侧方和腹腔方向的尾侧生长，并将脏壁中胚层（a）推移扩张至几乎接触体壁中胚层时停止（b）。肺芽附近的脏壁中胚层发育为脏胸膜，而体壁中胚层发育为衬于体腔内壁的壁胸膜。因此，被覆脏胸膜的肺组织不断扩张，逐渐填满内衬壁胸膜的体腔（c 和 d）。由于其通道样的外观，这个尚未分隔的腔隙称为心包腹膜管，因为其连接心包腔（上方）和腹膜腔（下

方）。两侧的胸膜心包膜分别向内生长融合，并与胸腔的中央室（即未来的纵隔，见第 79 页）相连，从而将一对胸膜腔与心包腔（见第 6 页）完全分开。横膈（即未来的膈，未显示）将胸膜腔从腹膜腔分隔出来，至此最初的单个体腔完全分隔。

B. 肺各个发育阶段概述

肺的发育大致可分为四个阶段：假腺期、小管期、终末囊泡期和肺泡期。前三个阶段发生于出生前或分娩（见 C）

注意：不同发育阶段可相互重叠。

肺发育分期	出生前（孕周）	发育阶段
· 假腺期	5~17 周	支气管分支形成终末支气管。呼吸性细支气管和肺泡尚未形成
· 小管期	16~25 周	终末支气管分支形成呼吸性细支气管，进一步分为肺泡管和肺泡
· 终末囊泡期	24 周至分娩	形成原始肺泡并接触毛细血管。上皮细胞开始分化成特殊的 I 型和 II 型细胞。肺可进行一定程度的呼吸
	出生后	
· 肺泡期	出生后至 8~10 年	大量肺泡形成并进一步分化。肺泡分化成熟，血－气屏障形成

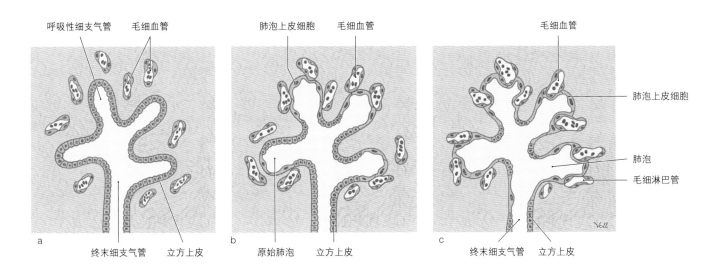

C. 肺的发育：肺泡形成和肺成熟

肺泡发育与上述肺发育同时发生（见 B）。从第 5 周肺芽形成到第 17 周终末支气管形成的过程中，原始肺形似内分泌腺（故此期称为假腺期，见 B）。此时肺泡仍未扩张，类似于具有开口的腺泡。在随后的小管期中，支气管树逐级分支至最小的呼吸性细支气管并出现肺泡前体。呼吸性细支气管的立方上皮细胞增殖并分化为肺泡扁平上皮细胞，并接触毛细血管（b；血 - 气屏障相关形态学结构），在这个过程中原始肺泡得以形成（b）。在第 7 个月末，双肺的肺泡数量足以供早产儿自主呼吸。出生前最后 2 个月（终末囊泡期），支气管树继续分支，呼吸性细支气管和肺泡数量增多，使得双肺增大。肺泡囊开始形成（见 D，第 35 页），毛细血管生长进入肺泡间隙（c）。肺泡的上皮细胞进一步分化为 Ⅰ 型和 Ⅱ 型上皮细胞（见第 155 页）。Ⅱ 型肺泡上皮细胞产生表面活性物质，是一种可以减少肺泡表面张力的磷脂，从而使新生儿初次呼吸时双肺易于扩张。成熟的双肺约含 3 亿肺泡，分娩时的胎儿只形成了 15%~20%，其余 80%~85% 的发育是在幼儿 8~10 岁期间持续形成新的肺泡（肺泡期）。

注意：胎肺内含液体（羊水和支气管分泌物）。新生儿首次呼吸时，空气替换了液体。肺的扩张是空气替代了肺内液体的结果，而不是肺体积的增大。表面活性物质将表面张力降低使得通气肺泡扩张并保持开放。先天性表面活性物质缺乏导致呼吸窘迫综合征，严重危及生命。呼吸窘迫综合征患者可通过直接肺内施用表面活性物质治疗。尽管如此，肺发育和成熟在胚胎发育阶段仍至关重要，肺发育缺陷是新生儿死亡的最常见原因之一。

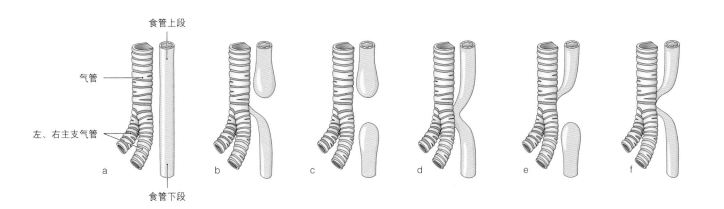

D. 气管和肺的发育：畸形

a. 正常。b~f. 畸形。

气管的发育畸形包括原始咽分隔异常导致气管和食管间连通或不通的各种畸形。常见的有食管上部闭锁（b 和 c），因婴儿无法将母乳吸入胃，需立即手术矫正。如果食管与气管仍有连通，即气管食管瘘。气管食管瘘有几种类型（b，d~f），可因牛奶吸入导致气管和肺持续炎症（婴儿喝奶后咳嗽）。气管食管瘘必须施以手术矫正。

6.1 消化系统概述

简介

功能、位置和术语：消化器官分解吞咽的固体和液体，吸收其中的营养并排出身体不能利用的剩余物质（消化）。这些器官构成从头到小骨盆的一个连续管道，因而也穿过胸部、腹部和盆部的体腔。整个系统也被称为"消化器官"，位于体腔内的部分称为"胃肠道"。除了惯用的位置和方向术语外，当讨论消化系统时，也使用"近口的"和"远口的"。它们指的是沿着消化道纵轴的方向："近口的" = 靠近口腔的，"远口的" = 远离口腔的。

消化器官的结构和食物的处理：消化系统由一系列连续的管状器官组成，沿近口到远口的方向运输食糜。在这个管道系统的第一部分（口腔到胃），食物被分解成小块。然后，最长的一部分（小肠到结肠）负责吸收营养和水分。末端部分（直肠和肛管）负责粪便的临时储存和控制排泄。在消化系统中可见以下现象。

- 固体食物被分解，与水混合，转化成食团（食糜）。

胃和小肠中的消化酶把食物消化成可吸收的成分。大部分营养物质通过小肠内壁的上皮细胞吸收并进入血液毛细血管。然后它们通过门静脉被运送到肝，在那里进一步代谢。然而，脂肪直接被淋巴管吸收，并绕过门静脉系统和肝代谢。

- 水主要经肠壁吸收进入血液或毛细淋巴管。作为调节血液渗透压的一部分，肾也控制水分排泄和吸收（见泌尿器官，第 50 页）。

其他助消化的因素：胃和部分肠道在不断运动，以搅拌食糜并沿消化道方向推动。推动食糜向远口方向（肛门）的运动称为蠕动。肠神经系统是胃肠道的固有神经系统，控制着蠕动。消化腺或附着在消化道系统上，或直接位于系统的壁上，分泌盐酸、酶和其他物质与食糜和水混合以辅助消化。淋巴系统的一部分（扁桃体和肠壁的淋巴滤泡）也位于胃肠道，在人体免疫系统中起着重要作用。

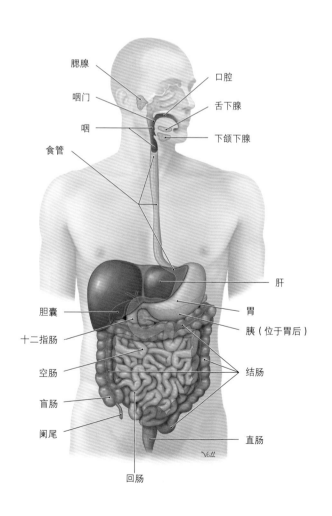

A. 消化器官的区域性位置

消化器官和相关结构位于以下区域。

头部和上颈部：
- 口腔及咽门位于口与咽之间。

中下颈部和胸部：
- 口咽和喉咽。
- 食管的颈部和胸部。

腹部：
- 食管的腹部。
- 胃。
- 小肠，即十二指肠、空肠和回肠。
- 大肠，即盲肠、阑尾和结肠（升结肠、横结肠、降结肠和乙状结肠）。

盆部：
- 大肠，即直肠和肛管。

消化腺及其位置：
- 唾液腺（下颌下腺，舌下腺和腮腺以及口腔中的小唾液腺）。
- 腹腔中的胰。
- 腹腔中的肝和胆囊。

从食管到直肠的消化道壁上有许多小腺体。

B. 口腔、咽门、咽、食管和胃

在口腔里，牙和舌一起把食物嚼烂，并用唾液腺分泌的唾液湿润食物。三对大的唾液腺，舌下腺、下颌下腺和腮腺通过其导管将唾液分泌到口腔。

咽门和咽： 口腔通过咽门与咽相连。咽也是呼吸系统的一部分，可分为三个部分。咽的下部，即喉咽，与食道相连。在一些教科书中，整个咽被认为是颈的一部分。

食管与胃： 咽后为食管，穿过胸腔和膈，终止于胃。食管的功能是将液体和食物运送到胃，在胃里，食糜随胃的搅动进一步分解。且食糜与胃酸混合，以帮助蛋白质变性并被酶消化。随着时间的推移，食糜通过幽门并进入小肠。

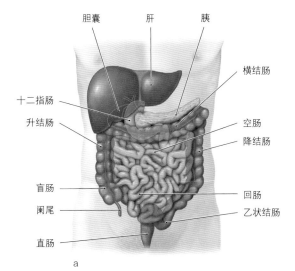

C. 小肠、大肠和腹腔消化腺（肝、胆囊和胰）

小肠和大肠： 小肠上部的十二指肠，是位于肝后下方的一个 C 形结构。小肠随后的部分——空肠和回肠，很难区分开来。其肠袢位于腹前壁后方，被大肠所包围。营养物质在小肠全长吸收，大肠主要吸收水分和电解质。粪便从直肠排出。

肝 位于右上腹部（a）。从小肠吸收的营养物质和其他化合物通过门静脉系统（见第 13 页）进入肝并代谢。肝产生胆汁，通过胆管输送到十二指肠。胆汁储存在位于肝下方的胆囊中，通过乳化脂肪以促进其吸收。**胰**（b）位于腹腔的后上方，靠近十二指肠，由两类腺体组成。

- 外分泌腺，通过胰管向十二指肠排出富含酶的水性分泌物。这些酶辅助食物的消化。
- 内分泌腺（胰岛细胞），能分泌多种化合物，包括调节血糖水平的激素（胰岛素和胰高血糖素）。

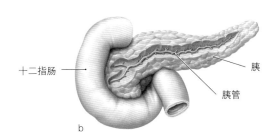

D. 胃肠道的组织学断面示意图

所有的胃肠道可分为四层。

- 黏膜：覆盖管腔内壁的上皮层。
- 黏膜下层：黏膜外的一层结缔组织，包括血管、淋巴管和自主神经。
- 肌层：黏膜下层外的一层，由（内）环形和（外）纵行的平滑肌层组成。
- 外膜或浆膜（取决于在胃肠道中的位置）：将胃肠道附着于周围环境的最外层。

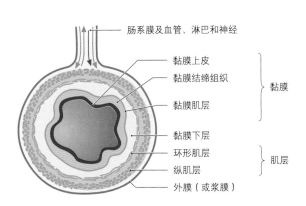

6.2 胃肠道的发育与分化

简介

消化器官位于头、颈和主要体腔内，其复杂的发育过程影响到体腔的结构，因此，讨论消化器官的发育会涉及到与体腔的关系。当消化器官发育完成时，一条连续的管道从口腔（"入口"）延伸至肛门（"出口"）。肝、胆囊以及胰将其分泌液排入腹腔内的消化管。

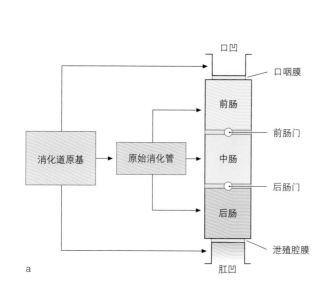

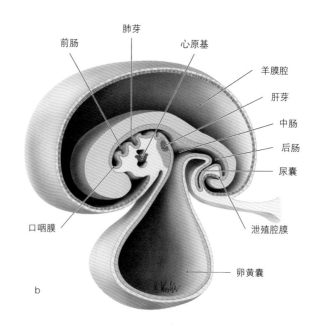

A. 胃肠道的发育：概述（引自 Sadler）

a. 概述。b. 第 5 周初的胚胎正中矢状切面。

原始消化管由卵黄囊的背部发育而来，后被裹入胚胎内。两个肠门形成后将原始消化管分为三个部分：

- 位于头端的前肠
- 中肠（原始消化管中最长的一段）
- 位于尾端的后肠

肠管的头端和尾端都是盲端，前肠的头侧端由口咽膜封闭，后肠的尾侧端由泄殖腔膜封闭。这两个膜分别与两侧的外胚层凹陷相邻。头端的凹陷为口凹，尾端的凹陷为肛凹。最初，中肠很短，全长与卵黄囊直接相通。在胚胎折叠的过程中卵黄囊被包入发育中的中肠内。中肠以前肠门与前肠相通，以后肠门与后肠相通。后肠与尿囊相连，尿囊是在早期胚胎中卵黄囊尾侧壁外翻形成的（见 b）。

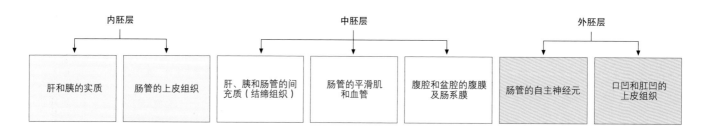

B. 从三胚层发育而来的胃肠道

胃肠道的器官都由三胚层分化而来。

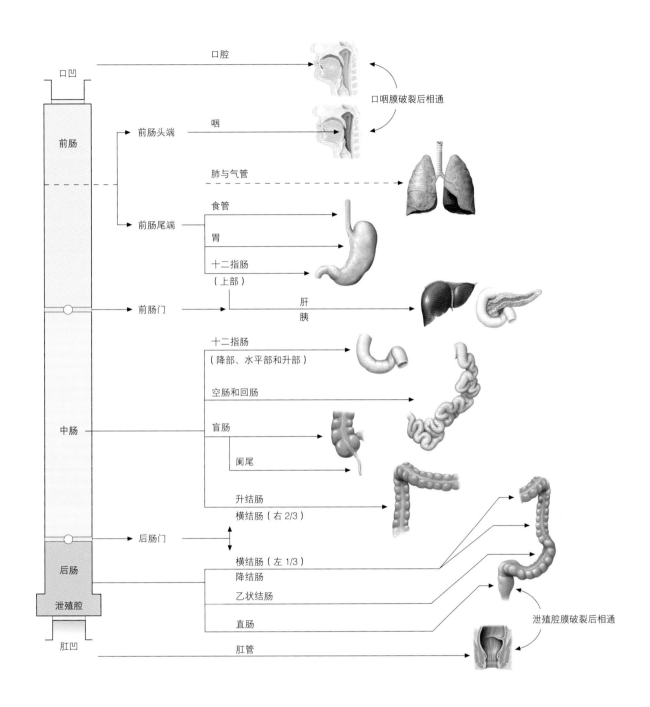

C. 胃肠道的分化

所有的消化道都由原肠管分化而来。肠管的上皮组织来源于内胚层（见 B）。口咽膜和泄殖腔膜与外胚层一起位于外面，在发育后期破裂，使肠管与外界相通（见第 47 页）。

- **前肠**分为头端和尾端，头端将分化为咽，尾端将分化为食管、胃和十二指肠上部（见第 42 页）。将发育为肺和气管的呼吸憩室是前肠头端和尾端分界的标志（见第 35 页）。
- **中肠**将分化为其余的小肠、升结肠以及横结肠右 2/3。
- **后肠**将分化为其余的结肠及直肠。后肠的尾端扩张称

为泄殖腔。

前肠门是前肠和中肠的界限，位于十二指肠处并最终将分化为肝、胆囊和胰。中肠和后肠的界限为**后肠门**，位于横结肠右 2/3 与左 1/3 交界处，此区域也被称作为 Cannon-Boehm 点，在结肠自主神经分布中起着重要作用。口凹将发育为口腔，肛凹将发育为肛管。口凹和肛凹的上皮组织均来自外胚层，并与口咽膜和泄殖腔膜外层的上皮相延续。在这两个连接处，内胚层和外胚层的上皮相邻。口咽膜和泄殖腔膜的破裂使原肠与胚胎外界环境相通。

6.3 前肠尾端的肠系膜和消化器官原基，胃旋转

简介

以下两个过程对于消化器官的胚胎发育至关重要。

- 前肠尾端中的胃旋转（见第 44 页）。
- 中肠和后肠的肠袢旋转（袢状胎儿肠管，见第 46 页）。

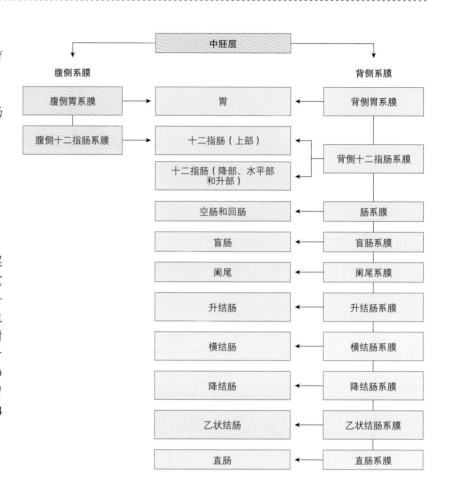

A. 胚胎中肠管的肠系膜（概述）

食管、胃和十二指肠上部都源自前肠尾端。如腹部和盆腔内所有消化器官一样，它们都有背侧系膜（从腹膜腔到器官后壁的一个通道）。在胃和十二指肠上部的周围，也有腹侧系膜。腹侧系膜起于腹膜腔前壁并附着于器官前壁。脐静脉在腹侧系膜内将富含氧气的血液从胎盘运送到肝和胚胎的下腔静脉。由于这个额外系膜的存在，腹膜腔在胃和十二指肠的水平分为左、右两腔（见第 44 页）。

B. 胚胎前肠尾端的肠系膜

以下器官由十二指肠上皮分化而来，并生长于十二指肠和胃的系膜中（见 A）。

- 肝和胆管生长于腹侧十二指肠系膜和腹侧胃系膜之间。
- 腹胰芽和背胰芽分别长入腹侧十二指肠系膜和背侧十二指肠系膜。

在胚胎发育第五周，作为淋巴器官（非消化器官）的脾从腹膜腔背侧的腹膜后间质迁移至背侧胃系膜。因此，脾和背胰芽都位于背侧系膜内。在胃旋转的过程中（见 D），肠系膜与其包含的器官共同移位（见第 44 页）。成熟生物体的系膜术语见 E。

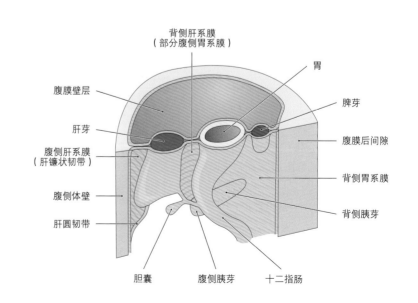

C. 背侧胰芽与腹侧胰芽融合（引自 Sadler）

前肠尾端示意图的左侧面。十二指肠上皮（a）分化出的两个胰芽分别进入腹侧系膜和背侧系膜（B）。腹侧胰芽的发育与胆管密切相关。伴随十二指肠右侧胆管的发育，腹侧胰芽向背侧胰芽侧迁移（b）（胃旋转对腹侧胰芽的影响见第 44 页）。两个胰芽融合，其导管吻合形成主胰管，有时会有副胰管。

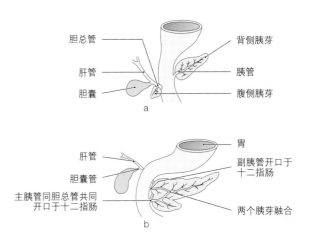

D. 胃旋转

腹侧面观。胚胎发育第 5 周初，胃沿纵轴（如箭头所示）顺时针旋转 90 度。同时，胃的左壁（原背侧壁）比右壁（原腹侧壁）生长速度快，胃体增宽。此生长速度差异形成了胃大弯和胃小弯。整个胃也会沿前后轴顺时针旋转，在腹腔中呈斜位。此时，胃大弯指向左下方，胃小弯指向右上方。胃的不对称生长和胃旋转同样影响了胃系膜的发育：腹侧胃系膜向右上方迁移，背侧系膜向左下方迁移。

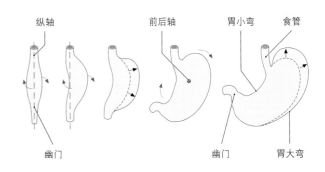

E. 前肠尾端的系膜术语：胚胎期与成熟器官对比

由于胚胎内肝和脾的快速生长，胃的背侧系膜和腹侧系膜进一步分为腹侧和背侧肝系膜、腹侧和背侧脾系膜。在成熟器官中，这些肠系膜被称为网膜和韧带。

胚胎期器官术语	成熟器官期术语
腹侧胃系膜及其分段	
• 背侧肝系膜（"位于肝的背面"）	• 小网膜，连接肝和胃小弯以及十二指肠上部，可分为： 　– 肝胃韧带（连接肝和胃），部分柔软部分坚韧 　– 肝十二指肠韧带（连接肝和十二指肠）
• 腹侧肝系膜（"位于肝的腹侧面"）	• 连接肝和腹前壁，分为： 　– 镰状韧带 　– 肝圆韧带（包含闭锁后的脐静脉）
背侧胃系膜及其分段	
• 脾芽水平 　– 腹侧脾系膜（"位于脾前面"） 　– 背侧脾系膜（"位于脾后面"）	• 部分大网膜和其他韧带： 　– 胃脾韧带（为大网膜的一部分，连接胃和脾） 　– 膈脾韧带（连接膈和脾） 　– 脾肾韧带（连接脾和肾以及腹后壁） 　– 胃膈韧带（为大网膜的一部分，连接胃和膈）
• 脾芽上方（在胚胎期无解剖学术语） • 脾芽下方（在胚胎期无解剖学术语）	– 胃结肠韧带（为大网膜的一部分，连接胃和横结肠） 　– 膈结肠韧带（连接腹后壁和结肠左曲）

注：在成熟个体内，所有由背侧胃系膜发育而来的结构都称作大网膜

6.4 前肠尾端区的胃旋转和器官定位，网膜囊的形成

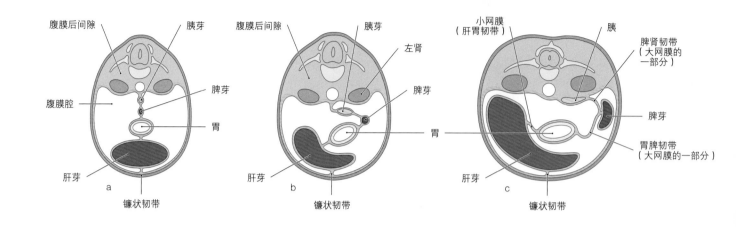

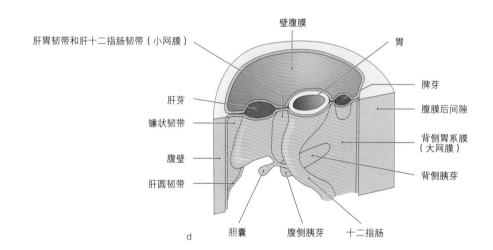

A. 胃旋转对其系膜和前肠尾端区内器官位置的影响

a~c. 连续的发育阶段的胚胎腹腔水平断面，上面观。d. a 的立体图，左上面观。

十二指肠: 胃旋转将十二指肠推向右侧并轻微上移。胃旋转结束后，十二指肠弯成 C 形，开口向左。在十二指肠旋转至右侧的同时，其腹侧十二指肠系膜也随之旋转，这影响到在十二指肠系膜内发育的腹侧胰芽的位置。除了在第 43 页描述的胰芽迁移外，胃旋转使腹侧胰芽移向背侧胰芽。

胰: 当十二指肠朝顺时针方向旋转时，腹侧胰芽和背侧胰芽融合。起初，两个胰芽在腹腔呈斜位，但十二指肠的旋转使融合的胰芽向腹膜腔后壁迁移。随后，胰的脏腹膜和十二指肠的脏腹膜在腹膜腔后壁处与壁腹膜融合。因此，胰和十二指肠是继发性腹膜外位器官，壁腹膜覆盖其前面。

肝: 由于肝的发育位于腹侧胃系膜内，它会伴随胃系膜的旋转而向右上方迁移。肝的腹膜附着于膈表面的腹膜。随着肝的不断生长，肝与膈相触，肝和膈的腹膜在接触区处裂解。肝表面没有腹膜覆盖的部分称为裸区，对应的膈的部分称为膈的肝面。肝的其余部分处于腹膜内位。然而，由于肝的快速生长，肝向背侧移动并靠近右肾，使得右肾较左肾的位置稍低。

胆管: 胆管靠近肝的部分将形成肝管，开口于十二指肠的胆管部分沿小网膜（肝十二指肠韧带）的外侧缘走行。因此，肝外胆道大部分为腹膜内位，但是穿过胰在靠近十二指肠处汇入胰管后的胆管部分属于继发性腹膜外位。

脾: 胃旋转使背侧胃系膜内的脾芽转向左侧，并一直位于胃系膜内，属于腹膜内位器官。

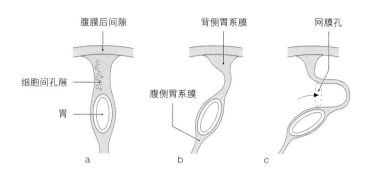

B. 网膜囊的发育（引自 Sadler）

胃和胃系膜。a~c. 腹腔的水平切面，上面观。d 和 e. 矢状切面，左侧面观。c~e. 上方的箭头指网膜孔，是网膜囊唯一的生理学开口。e. 下方箭头指由大网膜形成的深袋。

由于胃和胃系膜的旋转，胃原来的右壁向后迁移，左壁向前迁移。背侧胃系膜和腹侧胃系膜仍维持胃的位置不变。而由于旋转，右侧的腹膜腔在胃的后面封闭，形成的间隙称为网膜囊，其边界如下。

- 后界为腹膜腔后壁（腹膜外位胰的前方，见 Ac）。
- 前界为胃的后壁和两侧胃系膜。
- 右侧邻肝。
- 左侧邻脾。
- 上方为膈（图中未显示）。
- 下方为背侧胃系膜形成的一个外翻袋（在两层大网膜之间）。

C. 前肠尾端的发育：小结与腹膜形成

以下步骤对形成成熟的结构十分关键。它们在时间上有重叠，但在此依照时间顺序依次排列以利于阐述。

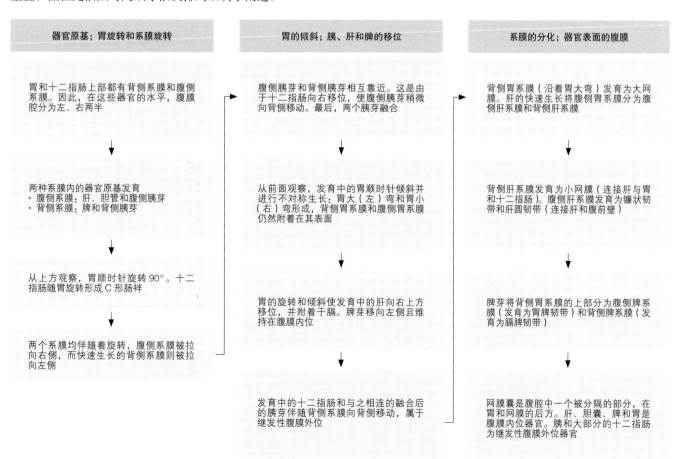

器官原基；胃旋转和系膜旋转	胃的倾斜；胰、肝和脾的移位	系膜的分化；器官表面的腹膜
胃和十二指肠上部都有背侧系膜和腹侧系膜。因此，在这些器官的水平，腹膜腔分为左、右两半	腹侧胰芽和背侧胰芽相互靠近。这是由于十二指肠向右移位，使腹侧胰芽稍微向背侧移动。最后，两个胰芽融合	背侧胃系膜（沿着胃大弯）发育为大网膜。肝的快速生长将腹侧胃系膜分为腹侧肝系膜和背侧肝系膜
两种系膜内的器官原基发育 • 腹侧系膜：肝、胆管和腹侧胰芽 • 背侧系膜：脾和背侧胰芽	从前面观察，发育中的胃顺时针倾斜并进行不对称生长：胃大（左）弯和胃小（右）弯形成，背侧胃系膜和腹侧胃系膜仍然附着在其表面	背侧肝系膜发育为小网膜（连接肝与胃和十二指肠）。腹侧肝系膜发育为镰状韧带和肝圆韧带（连接肝和腹前壁）
从上方观察，胃顺时针旋转 90°。十二指肠随胃旋转形成 C 形肠袢	胃的旋转和倾斜使发育中的肝向右上方移位，并附着于膈。脾芽移向左侧且维持在腹膜内位	脾芽将背侧胃系膜的上部分为腹侧脾系膜（发育为胃脾韧带）和背侧脾系膜（发育膈脾韧带）
两个系膜均伴随着旋转，腹侧系膜被拉向右侧，而快速生长的背侧系膜则被拉向左侧	发育中的十二指肠和与之相连的融合后的胰芽伴随背侧系膜向背侧移动，属于继发性腹膜外位	网膜囊是腹腔中一个被分隔的部分，在胃和网膜的后方。肝、胆囊、脾和胃是腹膜内位器官。胰和大部分的十二指肠为继发性腹膜外位器官

6.5 肠袢的旋转与中肠和后肠衍生物的发育

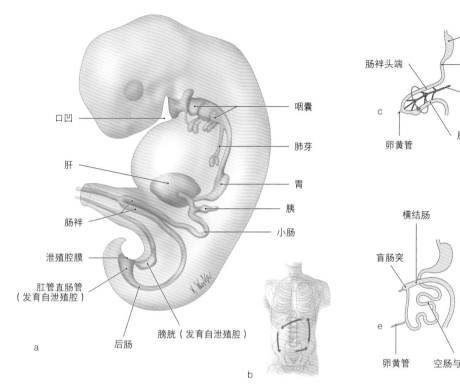

口凹
咽囊
肺芽
肝
胃
胰
肠袢
小肠
泄殖腔膜
肛管直肠管
（发育自泄殖腔）
后肠
膀胱（发育自泄殖腔）
a
b

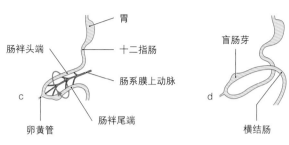

肠袢头端
胃
十二指肠
肠系膜上动脉
卵黄管
肠袢尾端
c
盲肠芽
横结肠
d

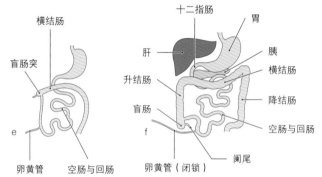

横结肠
盲肠突
卵黄管
空肠与回肠
e
十二指肠
肝
升结肠
盲肠
卵黄管（闭锁）
阑尾
胃
胰
横结肠
降结肠
空肠与回肠
f

A. 肠袢的旋转与分化（引自 Sadler）

a. 肠袢的概述：胚胎的左侧面观，胚胎发育的第 5 周。b. 肠袢旋转的方向：腹部的前面观。c~e. 肠袢的旋转，左侧面观（c 中的胃尚未旋转）。f. 胃和肠袢旋转完成后的胃肠道，前面观。

中肠和后肠（小肠和大肠水平）在胚胎发育的第 6 周和第 11 周之间发生第二次旋转，称作"肠袢旋转"。整个肠袢旋转的过程以肠系膜上动脉和卵黄管为轴进行（c）。从前面观察，旋转为逆时针方向（d 和 e）。随着肠管的延长，肠袢旋转 270°。最初肠袢的头端生长迅速，盘绕形成空肠和回肠（e 和 f）。肠袢尾端生长发育为回肠的末端、盲肠、阑尾（见

B）及大肠。大肠在外围包绕着盘曲的小肠（f）。因此，肠袢的旋转可分为三个阶段。

- 肠袢的头端和尾端逆时针旋转 90°（c）。
- 旋转后的肠袢向右上象限迁移，并再次旋转 180°（d 和 e）。
- 回盲连接处和升结肠下降至右下象限（f）。

注意：肠袢旋转的第一阶段（第一个 90°）发生在第 6 周初的腹膜腔外，位于胚胎外腔的脐带内（c）。这个位于体腔外的旋转被称为生理性脐疝。第 10 周时，肠袢回到腹膜腔内。

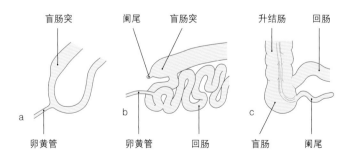

盲肠突
卵黄管
a
阑尾
盲肠突
卵黄管
回肠
b
升结肠
回肠
盲肠
阑尾
c

B. 盲肠和阑尾的发育（引自 Sadler）

在发育的第六周，盲肠在大肠与小肠连接处开始形成肠袢尾支（a）。在第 7 周和第 8 周间，随着盲肠的增大，蠕虫状阑尾开始形成（b）。盲肠逐渐发育为位于升结肠始端的一个盲囊（c）。回肠垂直开口于盲肠和升结肠连接处。盲肠的发育发生在腹膜腔外，而且这是返回腹膜腔内的肠管中的最后一段。

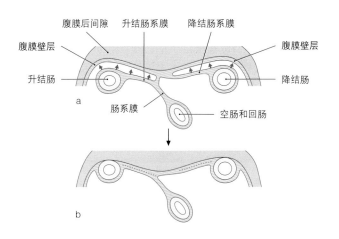

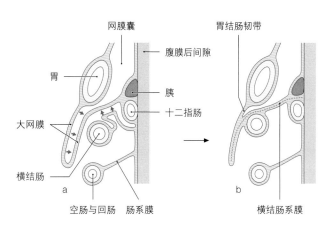

C. 升结肠和降结肠的腹膜后化（引自 Moore 和 Persaud）

腹腔横切面，上面观。

随着肠袢的旋转，升结肠和降结肠分别位于腹腔的右侧和左侧（a）。它们与腹膜腔后壁直接接触并通过其系膜与腹后壁融合（b）。因此，升结肠和降结肠变为继发性腹膜外位器官。然而，位于部分小肠前方的横结肠仍保持在腹膜内位，并保留系膜（横结肠系膜）。空肠和回肠也保持在腹膜内位，它们的系膜附着于腹膜腔后壁。

D. 大网膜的融合（引自 Moore 和 Persaud）

腹腔矢状面，左侧面观。大网膜（由背侧胃系膜发育而来，见第 43 页）沿胃大弯下垂。在向下生长过程中，两层膜部分融合并与横结肠和横结肠系膜融合（a）。这样在胃的下部和横结肠上部之间形成了一个袋状空间（b），构成了网膜囊的下界（见第 45 页）。大网膜融合的部分将胃和横结肠连接起来，称为胃结肠韧带。

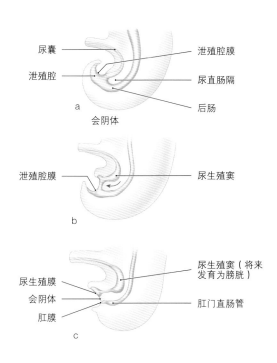

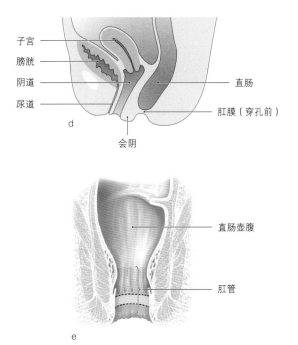

E. 泄殖腔的发育（引自 Sadler 和 Moore/Persaud）

a~d. 胎儿的盆腔脏器，左侧面观。e. 成熟的肛门直肠管，前面观。

与尿道一样，后肠末端进入泄殖腔。有一称为尿生殖隔的间质横嵴向泄殖腔膜方向生长（泄殖腔膜将泄殖腔封闭）（a 和 b）。大约在发育的第 7 周，尿生殖隔将泄殖腔分为（前方）发育为部分泌尿生殖系统的尿生殖窦和（后方）肛门直肠管（c）。两者仍被泄殖腔膜封闭，泄殖腔膜因此分为前方的尿生殖膜和后方的肛膜。会阴体在尿生殖膜和肛膜连接处形成。在肛膜边缘的间质肿胀导致肛膜中央凹陷，称为肛窝（d）。在第 9 周末，肛膜破裂，直肠开放，与外界相通（e）。因此，直肠可分为两部分，由后肠发育而来的上部，和由泄殖腔发育而来的下部。

6.6 中肠与后肠发育的总结，发育异常

A. 中肠和后肠的发育：总结与腹膜化

中肠和后肠的发育可以分为两个阶段："肠袢的旋转"以及"腹膜的关系与泄殖腔的形成"。

肠袢的旋转	腹膜的关系与泄殖腔的形成
肠袢以肠系膜上动脉和卵黄管为轴旋转。在旋转过程中，肠袢继续生长和分化	肠袢的旋转将盲肠推移到右下象限，升结肠和降结肠向背侧移动成为继发性腹膜外位。横结肠和乙状结肠有结肠系膜包围，仍属腹膜内位
从前方观察，肠袢逆时针旋转270°。第一个90°旋转在生理性脐疝过程中发生在体腔外。在第11周末，缠绕成盘的小肠收回腹腔中	横结肠和横结肠系膜融合，并附着于由背侧胃系膜（沿胃大弯走行）发育而来的大网膜。因此，位于胃后方的网膜囊几乎完全封闭
肠袢的头端快速伸长，使空肠和回肠盘绕成多个肠曲。它们借肠系膜固定在腹膜腔后壁上	尿直肠隔将扩张的后肠末端，即泄殖腔，分隔为前方的尿生殖窦和后方的肛门直肠管。尿直肠隔向尾端生长直到与泄殖腔膜接触
随着肠袢的旋转，其尾支在空回肠曲外形成外框，因此根据结肠在腹腔内最终位置的不同对结肠进行分部	泄殖腔的分隔使得泄殖腔膜被分为前面的尿生殖膜和后面的肛膜。肛膜周围的间质组织增生形成一个凹陷，称为肛窝
在肠袢尾支（大肠）形成了一个侧突，靠近肠系膜上动脉轴。此侧突将分化出盲肠和阑尾	肛窝朝着后肠方向加深，随后发育为肛管。第9周，肛膜破裂，从泄殖腔发育而来的直肠开口与体外相通
当肠袢完成旋转，小肠和大肠固定于最终位置，大肠围绕着小肠形成外框。随后发生的腹膜后化决定了肠管与腹膜的最终关系	直肠位于盆腔深处。它向后移动且几乎全长均为腹膜外位。由原肛发育而来的肛管与腹膜没有任何关系

B. 肠管的旋转运动与腹膜关系总结

器官旋转	引起器官位置的改变	形成以下的腹膜关系
胃沿着腹侧胃系膜和背侧胃系膜旋转	• 肝和胆囊位于腹腔右上象限 • 脾位于腹腔左上象限 • 大部分的十二指肠和整个胰附着于腹膜腔后壁	• 与小网膜、镰状韧带和肝圆韧带共同构成腹膜内位 • 腹膜内位 • 继发性腹膜外位
肠袢沿着自身的肠系膜旋转	• 肠袢的头端发育为空肠和回肠及其肠系膜 • 肠袢的尾端发育为大肠和直肠，以及结肠系膜和直肠系膜：大肠与直肠围绕着小肠形成其外框 • 升结肠、降结肠和直肠附着于腹膜腔后壁	• 肠系膜保留，空肠、回肠位于腹膜内位 • 横结肠和乙状结肠的结肠系膜保留，维持在腹膜内位 • 升结肠、降结肠和直肠失去肠系膜，属于继发性腹膜外位

C. 胃肠道的发育异常

除梅克尔憩室外，下面列出的发育异常中，有些是相当罕见的，其病理意义也有显著不同。胃肠道管腔的完全闭塞或重度狭窄，如果不接受治疗，常常是致命的；中度狭窄可以没有症状出现。肠道扭转可以引起肠道梗阻并造成生命威胁。

十二指肠闭锁	十二指肠为一实体，无内腔
十二指肠狭窄	十二指肠肠腔狭窄（如环状胰环绕）
胆管闭锁	先天性或后天性的部分或全部肝外胆管阻塞
环状胰	环状胰组织导致十二指肠狭窄（见上）
脐疝	小肠从脐处膨出体外，为肠袢旋转后无法回缩所致
肠扭转不良	肠袢旋转异常或失败（见 E）
肠扭转	部分肠道扭转导致肠系膜固定失败，有导致肠梗阻的风险
肠道狭窄	肠腔狭窄
肠闭锁	肠腔完全闭塞，不接受治疗可致死
梅克尔憩室	卵黄管退化失败，伴随机会性回肠憩室炎（见 D）

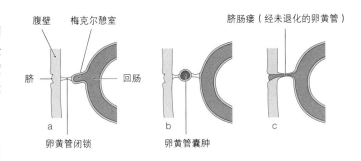

D. 卵黄管残体（引自 Sadler）

卵黄管最初开口于胚胎内，常会完全闭锁并在回肠和躯干壁间退化、消失。然而，有时候卵黄管闭锁不完全或保留了一束结缔组织连接回肠和腹壁，可产生多种不同的临床表现。

a. 回肠壁部分向外突出，且有一束纤维索带保留。此时会形成**梅克尔憩室**（常位于回盲瓣头端 40~60 cm 处），憩室会有一些炎症反应并残存异位胃或胰组织。

b. 在纤维索带内残存一个囊肿，可能引起一些症状，应注意与肿瘤的鉴别诊断。

c. 卵黄管全长保持开放状态，导致了脐肠瘘或**卵黄管瘘**。在一些特殊案例中，部分小肠可能从脐部突出并有炎症发生。如果在回肠和脐之间有卵黄管退化所遗留下来的纤维索带，运动的小肠回袢可能会缠绕着纤维索带，发生肠狭窄（肠麻痹或肠梗阻，如果不治疗常常致死）。

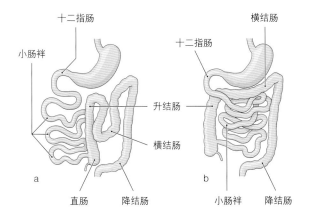

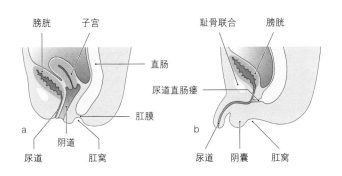

E. 胃肠道发育异常：肠扭转不良（引自 Sadler）

腹侧面观。只要肠道没有打结和失去胃肠运动功能（见 C，肠扭转），以下类型的肠扭转不良可能不会出现临床症状。

a. 肠袢只旋转 90° 而非 270°。大肠保持在小肠的左侧，不在小肠的周围形成外框。

b. 顺时针旋转（前面观）。肠袢顺时针旋转而非逆时针旋转。最初肠袢的尾端部分位于头端的后方，横结肠横过小肠的后方。

F. 肛管畸形（引自 Sadler）

骨盆脏器，左侧面观。在 5 000 个新生儿中会有一个肛膜无法破裂。因此，直肠将无法与外界环境相通。以下是两种最常见的肛管发育异常。

a. 肛门闭锁：肛膜无破裂。

b. 肛门直肠闭锁（伴瘘管形成）：尿直肠隔畸形伴肛管缺失，可能在直肠和会阴间或泌尿生殖系统中形成一个非生理性瘘管，在女性中可能出现于直肠和阴道间。

两种情况都需要手术治疗。

7.1 泌尿系统概述

简介

泌尿器官从腹腔延伸到盆腔。由于它们与生殖器官密切相关，这两部分器官通常统称为泌尿生殖器官。为方便教学，这两个系统将在接下来的章节中分别讨论。泌尿器官协助调节体内水分和矿物质的含量，从而有助于调节渗透压。它们将人体新陈代谢的产物和有害物质以液体，即尿，排出体外（排泄出来的代谢物溶解在尿的水成分中）。通过调节体内的水量，肾也可以影响血压。通过排泄或保留钠、钾、钙和氯离子等，也可以参与调节血液中这些重要电解质的水平。此外，血液酸碱平衡是由氢离子的排泄或保留决定的。许多药物的代谢产物通过肾排出体外。肾也通过分泌肾素酶来影响血压，分泌促红细胞生成素来影响红细胞生成。最后，它们在维生素 D 代谢中也起着重要的作用。

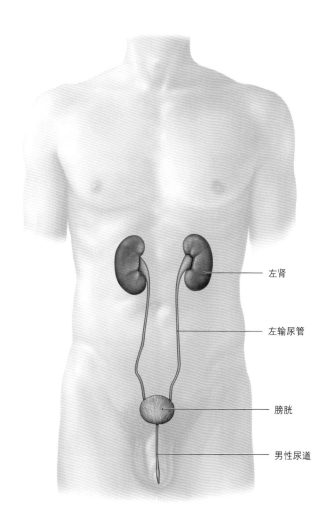

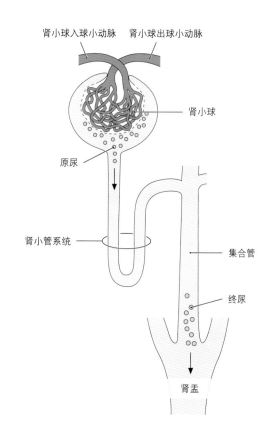

A. 泌尿器官概述

男性泌尿器官（前面观）。泌尿系统由以下器官组成。
- 一对肾，持续产生尿液。
- 一对输尿管，将尿液从肾输送到膀胱。
- 一个膀胱，以可控制的方式暂时储存和排出尿液。
- 一条尿道。在女性，称为女性尿道，且仅是一个泌尿器官；而在男性，称为男性尿道，并且也是一个生殖器官。在泌尿系统中，尿道负责将尿液从膀胱排出体外。在男性，它也是精子的通道。

B. 尿液生产的基础

肾单元，如上图所示，是肾的最小功能单位（见第 54 页）。

在肾小球中，由肾动脉分支发出分支丰富的毛细血管袢，将血液超滤后的原尿引流入小管系统。成人大约在 24 小时内产生 170 L 原尿。然而，在肾小管系统中，原尿浓缩至其体积的 1%（通过将电解质和水重新吸收回血液），并根据其成分，进一步通过电解质和氢离子进行调节。24 小时内形成的终尿量为 1~2 L。最后，终尿通过集合管进入肾盂，然后通过输尿管进入膀胱。

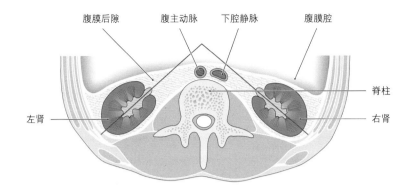

腹膜后隙　腹主动脉　下腔静脉　腹膜腔

脊柱

左肾

右肾

C. 肾和输尿管的位置

第 1 腰椎椎体的水平断面，上面观。两个肾都嵌在脂肪、结缔组织囊中。它们位于腹膜后隙，在脊柱两侧各有一个。腹膜后隙内也包含输尿管（此断面不可见），输尿管向下延伸至小骨盆，进入膀胱。每个肾门朝向内前方（红色轴）。

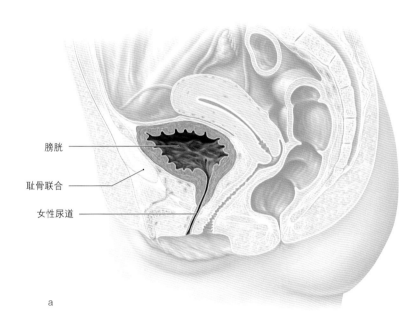

膀胱

耻骨联合

女性尿道

a

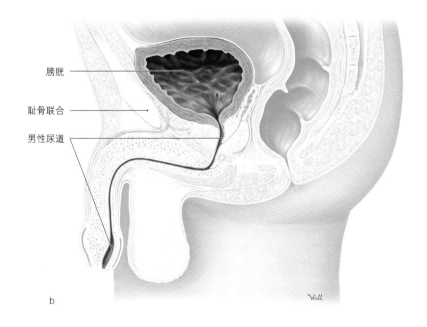

膀胱

耻骨联合

男性尿道

b

D. 膀胱和尿道的位置

女性盆腔（a）和男性盆腔（b）的正中矢状面，左侧面观。

不论男女，膀胱均位于耻骨联合后的小骨盆内。在女性中，它位于阴道和子宫前方；而在男性中，它位于直肠前方。膀胱因其扩张程度可呈扁平或球形。女性的尿道短且直，而男性的尿道穿过阴茎并在其行程中有多个弯曲。

7.2 肾、肾盂和输尿管的发育

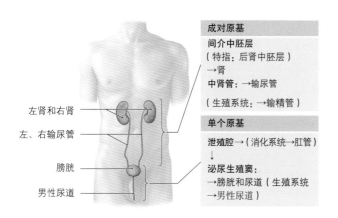

成对原基
间介中胚层 （特指：后肾中胚层） →肾 中肾管：→输尿管 （生殖系统：→输精管）
单个原基
泄殖腔→（消化系统→肛管） ↓ 泌尿生殖窦： →膀胱和尿道（生殖系统 →男性尿道）

左肾和右肾
左、右输尿管
膀胱
男性尿道

A. 泌尿器官胚胎发育概述

泌尿器官的胚胎发育是十分复杂的，且与生殖器官和消化器官的发育相互重叠。

- 与生殖系统重叠：男性生殖系统某些部位的发育（见第 62 页）与中肾导管、输尿管和尿生殖窦的发育密切相关。
- 与消化系统重叠：肛管由泄殖腔发育而来。

泌尿系统的发育可分为双肾和输尿管的发育，以及单个膀胱和尿道的发育。肾和输尿管起源于间介中胚层。膀胱和尿道由尿生殖窦发育而来，尿生殖窦是由未来盆底区域的泄殖腔腹侧部分形成的（见第 47 页）。尿生殖窦起源于内胚层。因此，泌尿器官来自两个胚层。在发育过程中，这两组泌尿器官会相互连接。

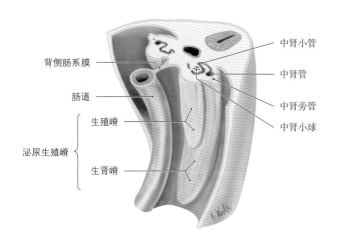

背侧肠系膜
肠道
生殖嵴
泌尿生殖嵴
生肾嵴
中肾小管
中肾管
中肾旁管
中肾小球

B. 尿生殖嵴

胚胎的体后壁，前上面观。肾原基与内生殖器原基相邻，并以两个嵴的形式向体腔腹侧隆起：生肾嵴和生殖嵴（"尿生殖嵴"）。发育中的性腺位于正在发育的肾系统前内侧。中肾旁（Müllerian）管位于肾原基的前外侧，在女性中发育为输卵管和子宫。

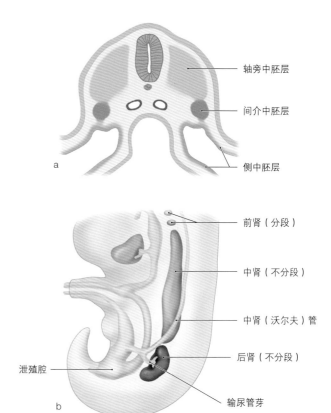

轴旁中胚层
间介中胚层
侧中胚层
a

前肾（分段）
中肾（不分段）
中肾（沃尔夫）管
后肾（不分段）
泄殖腔
输尿管芽
b

C. 位于间介中胚层的肾原基

a. 胚胎的横切面，约 21 天时，头侧观。b. 胚胎左侧面观（不同于 a，本图没有描述胚胎发育的阶段，而是显示了发育中的肾原基的位置，以及如果它们在同时存在于胚胎中的相对位置）。

肾在中胚层的一个特定区域（间介中胚层）成对发育，而间介中胚层在后体腔中进一步分化。在颈部和上胸部分节并形成生肾节。在胸下部和腹部则未分节并形成生肾索。肾在中胚层的发育过程分为三个连续的步骤，从头端到尾端形成以下三个系统。

- 前肾位于颈部和上胸部。
- 中肾位于下胸部和腹部。
- 后肾位于腹部和盆部。

在中肾发育过程中，前肾无功能并完全退化。在发育过程中，中肾会在一小段时间内产生尿液。大多数中肾系统也会退化，而保留下来的部分是中肾小管，发育为睾丸的输出小管（见第 54 页）和中肾管（Wolffian 管）。最初，中肾管与前肾相邻，但很快与中肾相连。在前肾退化过程中，位于尾端的后肾继续发育，与部分中肾管一起发育为最终的肾。

注意：成年人体内最终位于膈下的肾，是在盆腔发育后才升上去的（肾的上升，见 D）。

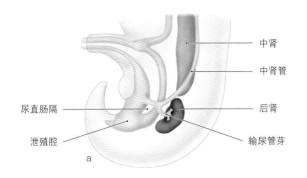

中肾
中肾管
尿直肠隔
后肾
泄殖腔
输尿管芽

a

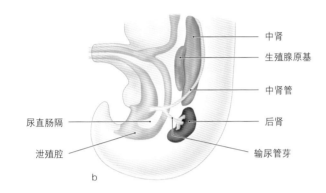

中肾
生殖腺原基
中肾管
尿直肠隔
后肾
泄殖腔
输尿管芽

b

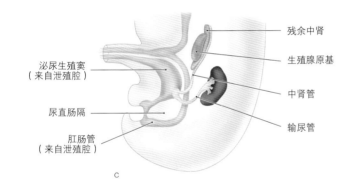

残余中肾
生殖腺原基
泌尿生殖窦
（来自泄殖腔）
中肾管
尿直肠隔
输尿管
肛肠管
（来自泄殖腔）

c

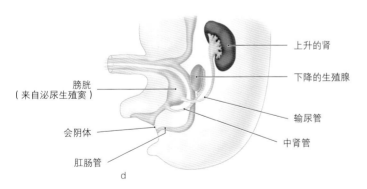

上升的肾
下降的生殖腺
膀胱
（来自泌尿生殖窦）
输尿管
会阴体
中肾管
肛肠管

d

D. 输尿管和肾脏的发育

输尿管芽和后肾（a），以及肾的上升（b~d），左侧面观；(e~h) 后肾的进一步发育（尿生殖嵴的位置，见 B）。

a. 后肾发育于第 5 周，位于间介中胚层最尾端，也称后肾原基。输尿管芽从与原基相邻的中肾管中萌出，并长入后肾。最初的输尿管芽从短茎开始伸长，进一步发育为输尿管。芽的尖端进入后肾，分化为最终肾的组成部分（肾盂、肾盏以及集合管系统）(e~h)。

注意：此时输尿管与泄殖腔不直接接触形成膀胱。相反，输尿管通过中肾管间接开口于泄殖腔。然而，输尿管的另一端已经与肾连接了。

b~d. 后肾和输尿管芽从盆腔向头端方向生长，随后位于膈下方（肾的上升）。这种上升在一定程度上是胚胎的腰骶区弯曲减少和生长加速的结果。如果肾的上升失败则称为盆腔肾（见第 55 页）。当肾上升时，生殖腺随残余中肾一起下降（生殖腺下降）。

e~h. 输尿管芽进入后肾以后，扩张发育为由 2~3 个肾大盏（f）构成的肾盂。在不断分支成许多小管的过程中，芽进一步进入后肾深部（g）。在肾内，这些"小管"发育为集合管（h），这些集合管在肾盏附近汇集，并通过肾乳头状排出尿液。这时的最终的集合管还没有进一步分支。因此，输尿管芽发育成如下结构。

- 输尿管
- 肾盂
- 肾盏
- 肾乳头及导管
- 连接肾小管的集合管（见第 54 页）

注意：后肾原基发育为产尿部分的终肾，输尿管芽发育为收集系统。

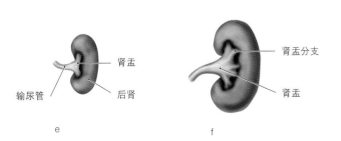

肾盂
输尿管
后肾
e

肾盂分支
肾盂
f

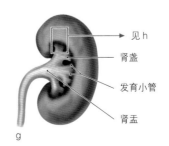

见 h
肾盏
发育小管
肾盂
g

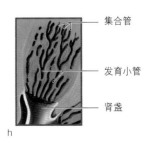

集合管
发育小管
肾盏
h

7.3 肾单位、膀胱和输尿管的发育及发育异常

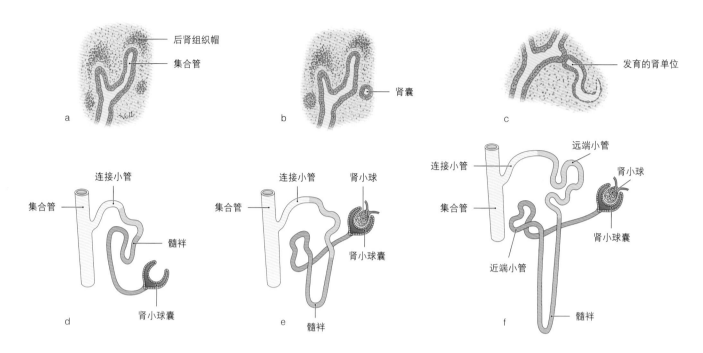

A. 肾单位的发育

肾单位是肾最小的功能单位，由毛细血管丛组成，通过一种称为超滤的过程，将原尿排入肾小管系统。在肾小管系统内，原尿通过电解质和水的再吸收浓缩为终尿（见第 50 页）。肾单位发育是后肾具备功能所必需的最后一步，分为两个阶段。

- 血管系统与肾小管系统连接（形成尿液）。
- 肾小管系统与集尿管系统连接（排出尿液）。

肾单位源于输尿管芽的分支，集合管末端被后肾组织帽所覆盖（a）。组织帽细胞向外侧迁移并发育为肾囊（b）。每个肾囊发出一个小的 S 形小管（c）。在部分小管继续分化和伸长的过程中，其远端，即连接小管，与集合管相连（d）。它的近端（肾小球囊）被来源于肾动脉分支的一簇毛细血管（肾小球）凹入内部（e）。小管继续伸长和分化形成包括髓袢在内的肾小管系统（f）。髓袢将原尿（24 小时内约产生 170 L 原尿）浓缩到其体积的 1%，形成终尿。在第 13 周开始时，近 20% 的肾单位具有功能且能形成尿液。

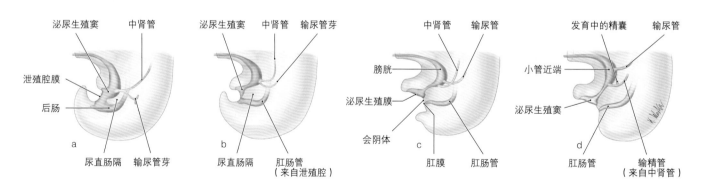

B. 膀胱和尿道的发育

胚胎 5 周（a）、7 周（b）、8 周（c）和约 10 周（d）的左侧面观。

膀胱和尿道的发育形成了一个尿液的临时储存和排放系统。这两个结构都源自泄殖腔，这是泌尿系统和消化系统的共同排泄器官。尿直肠隔是楔形向尾端生长的结缔组织，把泄殖腔完全地分为两部分；前方为尿生殖窦，后方为肛肠管（a~c）。尿直肠隔向尾端生长过程中与泄殖腔膜融合，将其分为位于前方的尿生殖膜和位于后方的肛膜，融合点成为会阴体。随着尿生殖膜和肛膜的破裂，尿生殖窦和肛管与体外连通。尿生殖窦的头部形成膀胱，盆腔部形成尿道（d）。

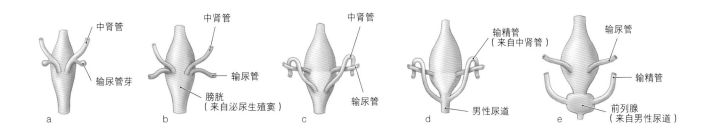

C. 输尿管与膀胱连接的发育

膀胱和中肾管的背侧面观。最初，输尿管并不直接与泄殖腔接触，而是通过中肾管进入泄殖腔（a）。随着膀胱的进一步分化和生长，中肾管的尾端并入膀胱壁并与膀胱一起向尾端移动。在发育的一小段时间里，中肾管和输尿管共用一个开口通向膀胱（b）。中肾管进一步汇入膀胱壁后，中肾管与输尿管不再相连，输尿管自行开口于膀胱后壁（c）。中肾管继续向尾端移动，直到到达尿道区（d）。男性前列腺由在中肾管区的尿道增生发育而来（e），中肾管发育为输精管（见 E 和第 62、64 页）。在女性中，中肾管在输尿管嵌入膀胱壁后退化，只留下两种残留物，卵巢冠和卵巢旁体（见第 62、64 页）。

注意：中胚层中肾管和输尿管合并到膀胱后壁发生于广泛的三角形区域（c、d），此处中胚层组织长入内胚层来源的膀胱。

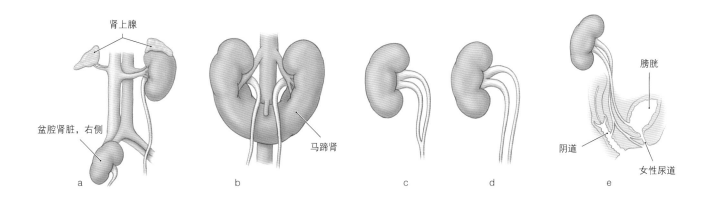

D. 泌尿系统发育异常

a. 肾上升受阻导致的盆腔异位肾。

注意：肾上腺在腹膜后上间隙发育，肾上升至略低于肾上腺的位置停止。然而，在此图中，右肾仍位于盆腔，右侧肾上腺处于正确的位置。

b. 两肾尾部融合形成马蹄肾。c. 双输尿管（输尿管分叉；输尿管芽分裂，形成两条输尿管）。d. 分裂输尿管。e. 异位输尿管（有两个输尿管芽；异位输尿管开口于尿道或阴道）。

这些发育异常可能导致肾盂积水和继发性细菌性肾盂肾炎。尿液流动受阻，导致细菌从膀胱迁移到肾盂。此外，还有异常输尿管，例如输尿管排入阴道而非膀胱，尿液的不断排出可能导致阴道刺激。阴道上皮可能因高渗尿而发炎导致感染。在这种情况下，细菌沿输尿管向上迁移可能导致细菌性肾盂肾炎。

E. 小结：泌尿器官的发育

胚胎结构和它们发育成的最终身体部分及器官的小结。只列出了功能相关的结构。

胚胎结构	男性最终结构	女性最终结构
后肾芽基	最终肾单位	
中肾管	肾盂，肾盏，集尿管，输尿管	
	附睾	
	输精管	
	射精管	
	精囊	
中肾管	睾丸输出小管	—
泌尿生殖窦	膀胱	
	男性尿道	女性尿道
	前列腺	
	尿道球腺	前庭大腺
	尿道腺	

8.1 生殖系统概述

简介

功能和术语： 生殖器官是人类的性器官，负责繁衍后代。在哺乳动物，包括人类，生殖系统在雄性和雌性的主要功能是在特殊器官（性腺）中产生单倍体细胞，然后在雌性体内融合形成二倍体受精卵。在性交过程中，雄性配子从雄性的生殖管道排出，进入到雌性的生殖管道，并在那里与雌性配子融合（受孕）。最初的单细胞生物——受精卵，被运送到子宫，在那里进行下一步的胚胎发育。在妊娠末期，婴儿通过产道出生。在哺乳动物中，雄性只参与受孕，而雌性的生殖系统则负责为胎儿创造最佳的生长条件并确保及时分娩。在两性中，性别特异性的性激素由性腺产生，并控制以上功能。这些激素决定着生殖器官以及个体第二性征的发育和功能。

分类： 男性生殖系统和女性生殖系统的结构可以有多种分类方式。

- 位置（见 A）：内生殖器（位于体腔内）和外生殖器（位于体腔外）。
- 功能（见 B 和 C）：负责产生配子和激素的器官（性腺），运输（配子）的器官，孵化和交配的器官，以及与生殖器官有关的腺体。
- 个体发育的（见第 4 页）。

男性和女性生殖系统的功能差异： 男性和女性都产生配子，男性配子称为精子，女性配子称为卵母细胞。虽然精子是由原生殖细胞（精原细胞）从青春期到老年持续产生的（每天几千万个），但卵母细胞的数量在出生时就已经确定了（它们可以分化为可受精的生殖细胞——卵子，每个月经周期中有一个卵子成熟）。男性从青春期到老年都可以产生精子，也就是说可以生育后代。女性的生殖能力局限于一段时期，从第一个卵子成熟的第一次月经周期（月经初潮，大约在 13~14 岁）到最后一次卵子的成熟（更年期，开始时间变异较大，在 40~60 岁之间）。重要的是要记住，第一次或最后一次月经周期中释放的成熟卵子可能难以受精。

A. 男性和女性的内生殖器和外生殖器 *

	男性	女性
内生殖器	睾丸 附睾 输精管 前列腺 精囊 尿道球腺	卵巢 子宫 输卵管 阴道（上部）
外生殖器	阴茎和尿道 阴囊和睾丸的被膜	阴道（仅前庭） 大阴唇和小阴唇 阴阜 前庭大腺和小腺 阴蒂

* 女性外生殖器（女阴）临床上被称为外阴

B. 男性生殖器官的功能

器官	功能
睾丸	产生生殖细胞 生产激素
附睾	储存精子（精子成熟）
输精管	运输精子
尿道	运送精子和尿液的器官
附属性腺（前列腺、精囊和尿道球腺）	分泌精液
阴茎	交配和泌尿器官

C. 女性生殖器官的功能

器官	功能
卵巢	产生生殖细胞 生产激素
输卵管	受孕部位及受精卵的转运器官
子宫	孵育和分娩器官
阴道	交配和分娩器官
大阴唇和小阴唇	交配器官
前庭大腺和前庭小腺	产生分泌物

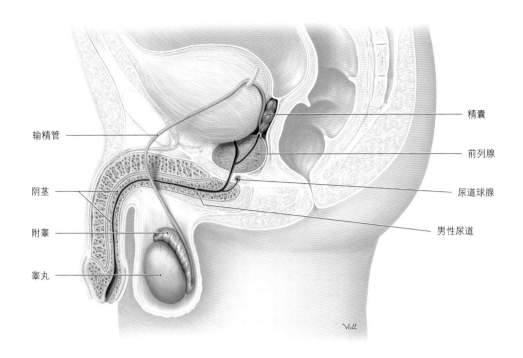

D. 男性生殖器官概述

男性生殖器官的示意图，左侧面观。

注意：男性尿道是男性泌尿系统和男性生殖系统的一部分。男性性腺，即睾丸，位于体腔外称为阴囊的皮肤囊袋内。

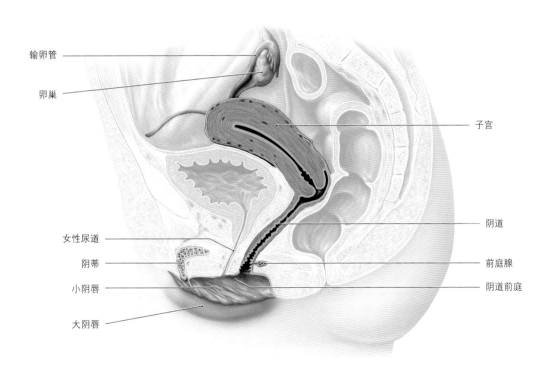

E. 女性生殖器官概述

女性生殖器官示意图，左侧面观。

注意：女性尿道开口于阴道前庭。然而，与男性不同的是，女性尿道不是女性生殖系统的一部分。女性的性腺，即卵巢，位于小骨盆腔内。

8.2 性腺的发育

基于个体发生的生殖器官分类

形成男性和女性生殖器官的胚胎结构包括以下几项。

- 性腺原基的衍生物：由生殖嵴的体腔上皮和中胚层发育而来，并发育为性腺（见 A~C）。
- 中肾管和中肾旁管的衍生物（见第 60 页）。发育为生生殖管道的主要部分：
  - 男性中肾管形成输精管。
  - 女性中肾旁管形成输卵管、子宫和部分阴道。
- 会阴区的衍生物：生殖结节、襞和隆起形成外生殖器（见第 65 页）。

- 会阴区附近的尿生殖窦的衍生物：
  - 两性的尿生殖窦均形成尿道。在男性中，尿道和前列腺也是生殖系统的一部分。
  - 女性尿生殖窦形成部分阴道。

注意：无论男女，性腺和管道系统的发育最初都经历了一个无差别的阶段——即无法从形态学上分辨性别。在随后的阶段，每个性别只有一个性别特异性的管道系统完全发育，而另一个则退化。对一些人来说，退化导管系统的非功能性残体可能具有重要的临床意义（如 Gartner 管囊肿，见第 64 页）。

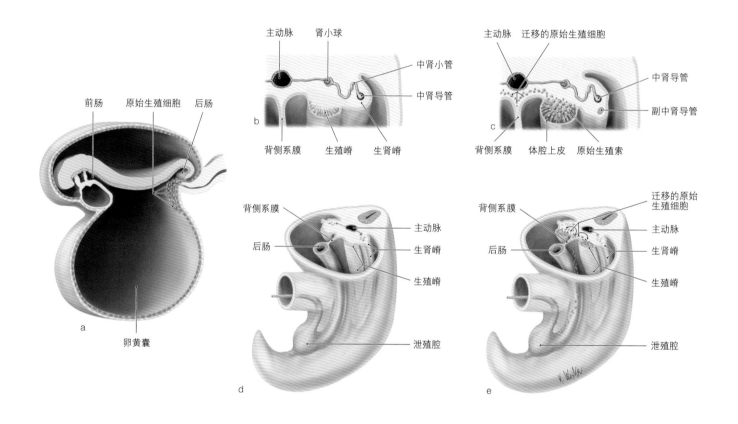

A. 生殖嵴和性腺原基的发育；生殖细胞迁移

胚胎示意图。a. 带卵黄囊的左侧面观。b 和 c. 水平切面，上面观。d 和 e. b 和 c 的立体模型。

a. 在第 4 周开始时，**卵黄囊**内第一次可辨认出球形的原始生殖细胞。

b 和 d. **生殖嵴和性腺原基**：性腺最初的原基是成对的，生殖（或性腺）嵴无形态学差异，男性发育为睾丸，女性发育为卵巢。然而，最终是分化成睾丸还是卵巢已经由基因决定。生殖嵴位于体腔后壁生肾嵴的中肾区内侧。生肾嵴和生殖嵴一起突出到体腔内，称为尿生殖嵴。

注意：初始性腺原基不包含生殖细胞。自第 6 周开始生殖细胞从卵黄囊壁迁移过来。

c 和 e. 性腺发育及生殖细胞的迁移：3 周后，体腔上皮和称为间质的底层胚胎结缔组织开始增殖形成生殖嵴（c）。上皮细胞侵入间质并形成原始性索，此时两性原始性索均与体腔上皮细胞接触。在第 6 周，卵黄囊壁的原始生殖细胞（a）通过背侧后肠系膜迁移至性腺原基。生殖细胞的迁移（c 和 e）导致男性和女性未分化性腺的形成。第 7 周初，性腺开始发育为睾丸（男性胚胎）或卵巢（女性胚胎，见 C）时，其形态学差异逐渐明显。

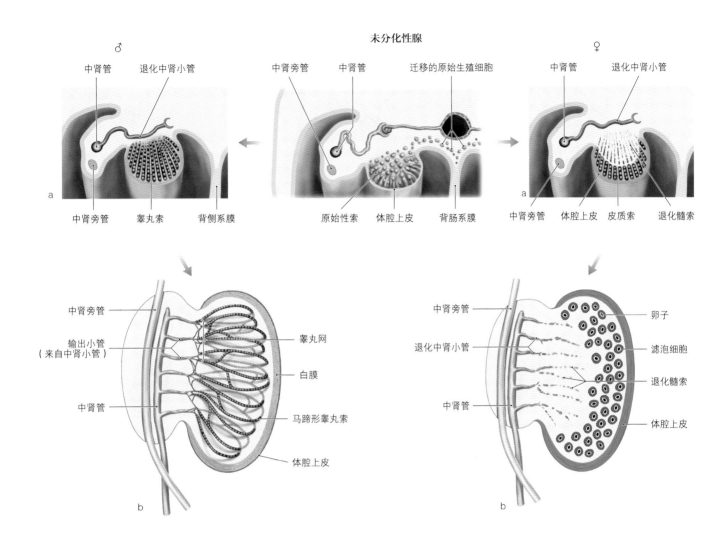

未分化性腺

♂

中肾管　退化中肾小管

中肾旁管　睾丸索　背侧系膜

中肾旁管　中肾管　迁移的原始生殖细胞

原始性索　体腔上皮　背肠系膜

♀

中肾管　退化中肾小管

中肾旁管　体腔上皮　皮质索　退化髓索

中肾旁管

输出小管
（来自中肾小管）

中肾管

睾丸网

白膜

马蹄形睾丸索

体腔上皮

b

中肾旁管

退化中肾小管

中肾管

卵子

滤泡细胞

退化髓索

体腔上皮

b

B. 睾丸的发育

男性胚胎发育中的睾丸和生殖管道的横切面。上面观（a）和前面观（b）。

原始性索继续生长并进入到性腺原基的髓质，在那里形成睾丸（或髓质）索。邻近睾丸门的睾丸索相互吻合形成小管网，即未来的睾丸网。睾丸索与体腔上皮细胞分开，被一层称为白膜的结缔组织层分隔。大约第 4 个月，与睾丸门相对的睾丸索末端形成马蹄形环，并在睾丸门处与睾丸网相连。实心睾丸索现在由精原细胞（来自原始生殖细胞）和支持细胞（来自性腺原基的表面上皮）组成。在第 7~8 周左右，位于睾丸索之间的间充质内的睾丸间质细胞开始产生性别特异性的睾酮激素。睾酮诱导性别特异性的生殖管道发育。睾丸从腹腔高处开始下降，经过腹股沟管进入阴囊。睾丸位于阴囊中表明男性新生儿发育成熟。在青春期开始时（大约 12~13 岁），睾丸索导管化，此时称为精曲小管，精曲小管与睾丸网连通，并与输出小管（中肾小管的遗迹）相连。输出小管开口于输精管，输精管由中肾管发育而来（由睾酮诱导）。

C. 卵巢的发育

女性胚胎发育中的卵巢和生殖管道的横切面。上面观（a）和前面观（b）。

原始性索也长入卵巢。间充质细胞向内生长并穿过性索，将其分成大小不同的细胞簇。细胞簇迁移到卵巢的中心，并被一个高度血管化的组织取代，最终形成卵巢髓质。在第 7 周左右，卵巢原基体腔上皮的上皮再次延伸进入卵巢间质，形成第二代性索，称为皮质索。与原始性索不同，这些性索更贴近表面。在第 4 个月，皮质索被向内生长的间充质分成单个较小的细胞簇，这些细胞簇围绕一个或多个生殖细胞。生殖细胞变为卵原细胞，由皮质索上皮细胞组成的周围层发育成卵泡细胞（b）。间充质内在卵泡周围形成卵泡膜。在发育过程中，卵巢向下降入小骨盆，到达其最终位置。位于卵巢门附近的中肾小管和中肾管大部分退化（无功能的残体形成卵巢旁体和卵巢冠，见第 64 页）。

8.3 生殖管道的发育

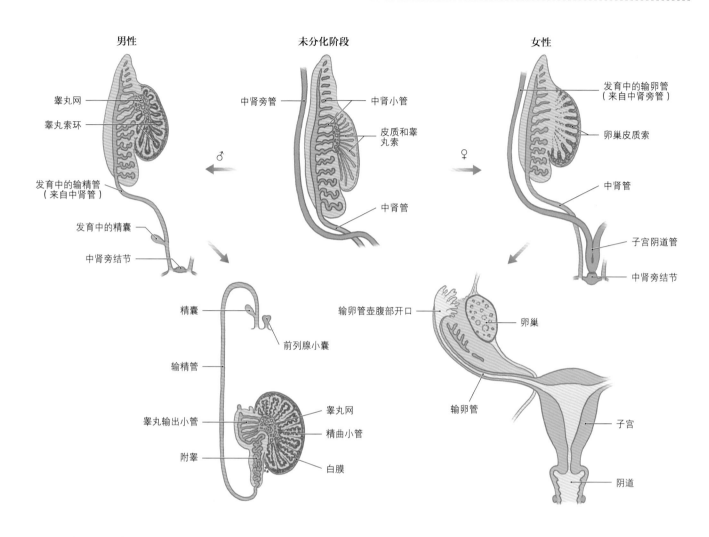

A. 中肾管和中肾旁管的分化

发育中的性腺和生殖管道的横截面，前面观。

与性腺相似，生殖管道也经历一个无性别的阶段。胚胎有两对导管：中肾管和中肾旁管，均在尿生殖嵴内发育，并最终与尿生殖窦壁相连。中肾管是间介中胚层的衍生物，而中肾旁管则是由体腔上皮的纵向凹陷发育而来。发育中的睾丸分泌两种激素，睾酮和抗米勒管激素，在很大程度上决定了这两种导管的命运，男性胎儿的睾酮刺激中肾管的分化，而抗米勒管激素则引起中肾旁管退化。缺乏这些激素会导致中肾管的非尿道部分退化，并导致中肾旁管的持续存在。

注意：在男性和女性胚胎中，中肾管均生成输尿管。

男性胚胎
• 髓（睾丸）索形成睾丸网
• 部分中肾小管与睾丸网相连
• 其余的中肾小管退化。遗迹形成无功能的旁睾
• 中肾管生成输尿管、附睾和输精管（输精管生成精囊和射精管）
• 前列腺由尿道上皮发育而来（未显示）。输精管和精囊连接前列腺排泄管。精阜是中肾旁结节的残体，前列腺小囊是中肾旁管的残体
• 抗米勒管激素引发中肾旁管的退化

女性胚胎
• 髓索退化
• 中肾小管不与其他结构相连
• 所有中肾小管退化。遗迹形成无功能的卵巢冠和卵巢旁体
• 中肾管生成输尿管，其余部分则退化。无功能的遗迹以 Gartner 管的形式存在于阴道旁
• 部分中肾旁管融合：上部形成成对的输卵管，下部形成子宫（见 C）
• 由于睾酮缺失，中肾管退化

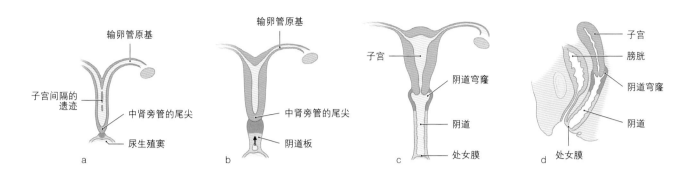

B. 女性胎儿生殖管道的发育：子宫、输卵管和阴道的发育

发育中的输卵管、子宫和阴道前面观（a~c）和左侧面观（d）。

随着发育的继续，中肾旁管的上部变为水平位，而下部仍保持垂直位。上部保持分离，并发育为输卵管。中肾旁管上部的末端与体腔（后发育为腹膜腔）保持开放连接；远端的开口称为腹腔口，朝向卵巢。中肾旁管的下部融合，形成子宫阴道管。最初分隔中肾旁管的隔膜吸收，形成一个单独的宫腔。融合导管的下部进一步向尾侧的尿生殖窦生长。在

到达前不久，它们与尿生殖窦向颅侧外翻的窦阴道球融合。窦阴道球形成实心的阴道板（b）。阴道板继续向上延伸，从尾端向颅端逐步导管化，并在第 5 个月完成（b）。由于向上生长，发育中的子宫与尿生殖窦之间的距离增加。阴道板形成下阴道，中肾旁管形成上阴道。称为处女膜的结缔组织薄膜将阴道与尿生殖窦分开（c、d）。如果中肾旁管不能完全融合，或者它们之间的隔膜不能完全退化，就会导致双宫腔或有隔子宫（可能的变异见 D）。阴道板导管化失败导致阴道部分或完全闭锁。

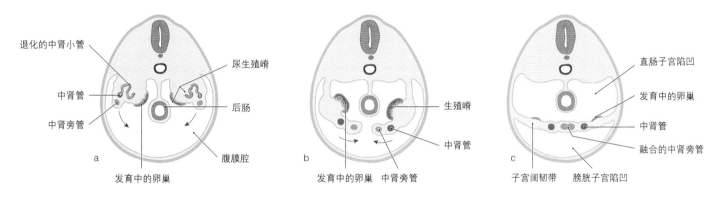

C. 女性胚胎中尿生殖嵴的融合

女性胚胎腹部的水平切面，上面观。a.突起的尿生殖嵴。b.相互靠近的尿生殖嵴。c.尿生殖嵴融合。

由于中胚层组织的不断增殖，尿生殖嵴突入体腔。与此同时，双侧中肾旁管向中间移动，直到彼此接触。中肾旁管融合形成子宫阴道管，与融合的尿生殖嵴一起形成位于小骨盆的结缔组织层。这片结缔组织从发育中的子宫向外侧延伸，称为子宫阔韧带。阔韧带将小骨盆内的腹膜腔分为前囊和后囊。

• 子宫前方（膀胱后方，未在此显示）：膀胱子宫囊。

• 子宫后方（直肠前方）：直肠子宫囊。

注意：随着尿生殖嵴位置的改变，发育中的卵巢由前位迁移至中间位，最后至后位。因此，最终的卵巢位于阔韧带的后面。

中肾旁管最初在中肾管外侧发育（见第 59 页）。由于尿生殖嵴的迁移及其尾部的融合，融合后的中肾旁管位于体腔下部中肾管的内侧。中肾管形成输尿管，在从肾到达膀胱的行程中穿过阔韧带。

D. 发育异常

发育中子宫和阴道的前面观。中肾旁管融合失败可导致几种缺陷。融合不完全（a~c）可形成双子宫 [和（或）双阴道]；单侧子宫角未发育（d）；宫颈闭锁（e）；阴道闭锁（f）。发育中的阴道发育缺陷，主要是闭锁，可能是由尿生殖窦异常引起的。

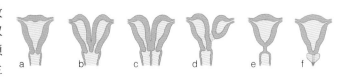

8.4 性别差异与泌尿系统关系的比较

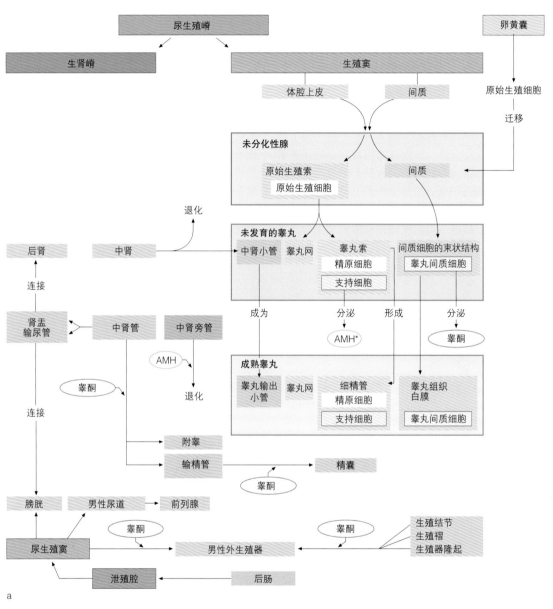

a

*AMH，抗米勒管激素

A. 两性生殖器发育的比较，以及与泌尿系统的关系

男性（a）和女性（b）生殖系统发育示意图。无功能的胚胎遗迹部分没有在此处显示（见 A，第 64 页）。生殖系统与泌尿系统的关系在两性中都很相似，这里展示的是这两个系统之间的密切关系。

注意：初级性索发育为男性和女性性腺原基。女性的性索退化，并被次级索（皮质索）替代，皮质索参与滤泡

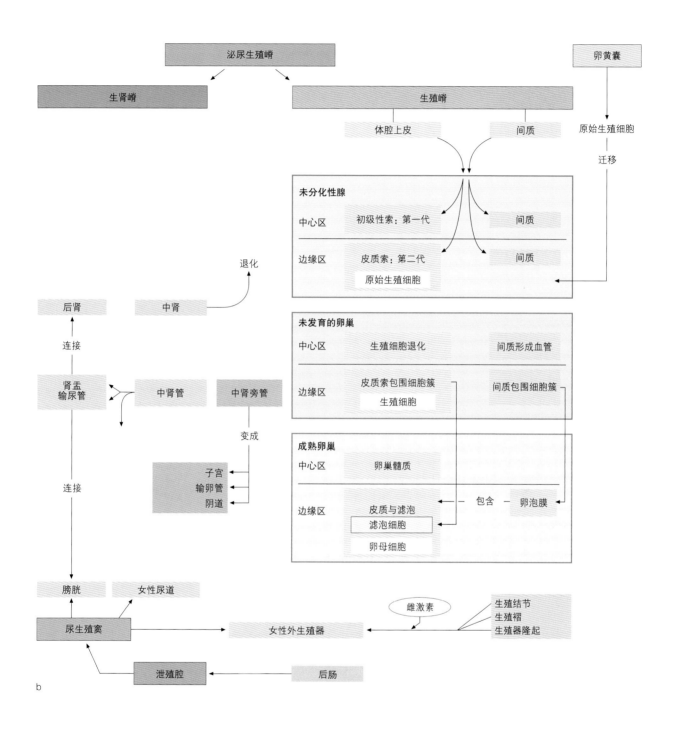

b

的发育。男性初级性索变为睾丸（髓质）索，发育成精曲小管，皮质索在睾丸中不发育。男性表型的发育需要睾酮（男性生殖管道的发育）和抗米勒管激素（引起中肾旁管退化）。如果这两种激素缺失——或者由于缺乏激素受体而失去对激素的反应，即使没有雌激素，也会发育为女性表型。

8.5 胚胎和成熟结构的比较

A. 胚胎和成熟结构的比较

两性发育概况。一些胚胎结构发育为功能活跃的成熟结构，而另一些则形成非功能性的遗迹。下表所列出的男性与女性结构的对比在下页中说明。

胚原基	男性的最终结构	女性的最终结构	男性的非功能性遗迹	女性的非功能性遗迹
未分化性腺	睾丸	卵巢		
· 皮质	· 精曲小管	· 滤泡		
· 髓质	· 睾丸网	· 卵巢间质		
中肾小管	睾丸输出管		旁睾	卵巢冠和卵巢旁体
中肾管	· 附睾		附睾附件	Gartner 管
	· 输精管			
	· 射精管			
	· 精囊			
	· 输尿管	· 输尿管		
	· 肾盂和肾盏，集合管	· 肾盂和肾盏，集合管		
中肾旁管		· 输卵管	睾丸附件	Morgagni 胞囊
		· 子宫		
		· 阴道上段		
尿生殖窦	· 前列腺	· 阴道下段	前列腺小囊	
	· 尿道球腺	· 前庭大腺、前庭小腺		
	· 膀胱	· 膀胱		
	· 男性尿道	· 女性尿道		
生殖结节（阴茎）	阴茎海绵体	阴蒂，阴蒂头		
生殖褶	· 阴茎海绵体	· 大阴唇		
	· 阴茎头	· 前庭球		
生殖器隆起	阴囊	大阴唇		
引带		· 卵巢固有韧带	睾丸引带	
		· 子宫圆韧带		
中肾旁结节			精阜	处女膜

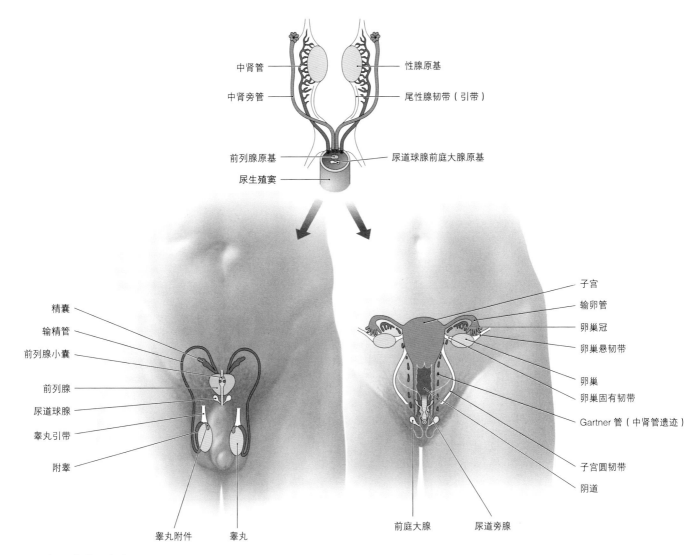

B. 内生殖器的发育

生殖器官的胚胎原基与成熟器官的前面观。为了清晰地展示结构，原基和成熟器官与实际大小并不成比例。

注意：内生殖器位于小骨盆内或位于体外的阴囊内。伴随性腺的下降，由男性中肾管和女性中肾旁管发育而来的生殖管道随性腺的下降而向下移动。因此，管道从头尾方向转为水平方向（女性输卵管）或几乎颠倒的位置（男性输精管）。

C. 外生殖器的发育

外生殖器发育示意图，下面观。

无论男女，尿道都是由尿生殖窦发育而来的。男性的尿道是泌尿系统和生殖系统的一部分。女性的尿道只是一个泌尿器官，尽管它位于阴道口的正前方和外生殖器的阴唇之间。女性内外生殖器与泌尿器官完全分离；然而，由于它们的位置关系密切，一个系统的发育异常可能会影响另一个系统（如尿道－阴道瘘，即尿道与阴道之间存在异常连接）。

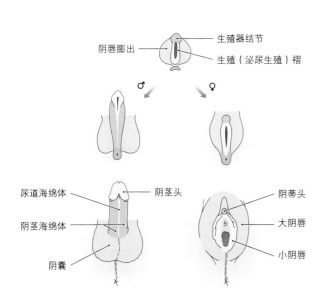

9.1 内分泌系统概述

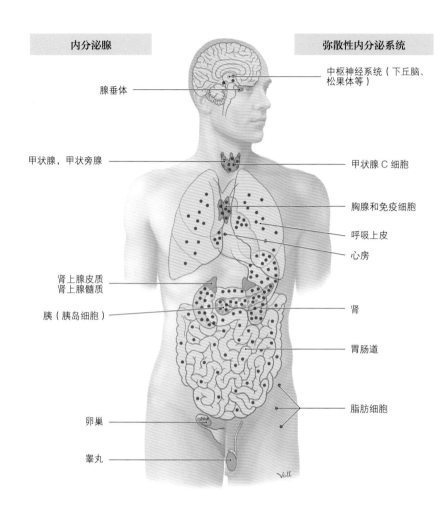

内分泌腺

弥散性内分泌系统

腺垂体

甲状腺，甲状旁腺

肾上腺皮质
肾上腺髓质

胰（胰岛细胞）

卵巢

睾丸

中枢神经系统（下丘脑、松果体等）

甲状腺 C 细胞

胸腺和免疫细胞

呼吸上皮

心房

肾

胃肠道

脂肪细胞

A. 内分泌系统

内分泌系统分泌激素使细胞能够与其他细胞沟通并协调身体的功能。因此，内分泌系统与具有类似协调功能的神经系统密切相关。内分泌系统包括经典的内分泌腺，肉眼可见（左侧列）。此外，它还包括单种细胞或一群不同的细胞，这些细胞也分泌激素，但仅在组织学上可见。这些细胞构成弥漫性内分泌系统（右侧列），它们位于许多器官中，包括内分泌腺。

内分泌器官产生的激素在即使很低浓度的情况下也会影响其他细胞，这些器官本身通常很小，难以解剖。此外，很难在组织学上对它们进行分类，因为它们分泌许多不同类型的激素（见 C）。因此，本章将侧重于描述内分泌系统的功能和生化方面的情况。

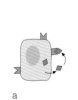
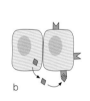
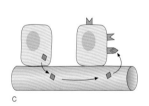
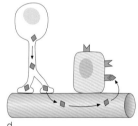
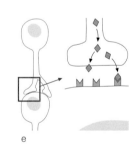

a　　　b　　　　c　　　　　　d　　　　　　　e

B. 激素作用的类型

在激素发挥作用过程中，细胞分泌激素，受体识别激素并触发信号转导传递，使携带受体的细胞发生变化。激素交流有以下几种类型。

a. 自分泌： 激素由携带受体的同一细胞合成和分泌，因此，细胞会自我激活。自分泌在肿瘤的发生中起着特别重要的作用。

b. 旁分泌： 激素释放到组织间液中，并扩散到具有激素受体的邻近细胞。这是激素效应最原始的形式，它在进化早期就发展起来，在人类内分泌系统中仍然扮演着重要的角色。弥散性内分泌细胞（见上文）的作用就是如此，免疫系

统利用白细胞介素等旁分泌信号来实现细胞间的沟通。

c. 内分泌： 分泌细胞将激素释放到血液中，在血液中被运输到携带受体的细胞。所有主要的内分泌腺都利用这一机制发挥作用。

d. 神经分泌作用： 神经元作为分泌细胞释放神经递质，作为一种激素直接进入血液。神经分泌是内分泌信号与突触传递之间的一种过渡性通信，说明神经系统与内分泌系统的关系密切。

e. 突触传递（神经内分泌）：突触传递是一种特殊的旁分泌信号形式。神经递质（激素）由神经元从突触前膜释放，通过突触间隙扩散到突触后膜上的受体。

C. 激素分为亲脂分子或亲水分子（引自 Karlson）

激素可以是亲脂性的，也可以是亲水性的，这有助于解释它们在合成和功能上的巨大差异。亲脂类激素（如类固醇激素）是在光面内质网中合成的，而亲水性激素（如蛋白质激素）则是在粗面内质网中合成的。这些合成上的差异反映了分泌激素的细胞中细胞器数量的差异。

	亲脂类激素	亲水类激素
信号分子	• 类固醇激素 • 甲状腺激素 • 维甲酸	• 氨基酸及其衍生物 • 肽类激素 • 蛋白质激素
血浆运输	结合	大部分不结合
半衰期	长（数小时至数天）	短（几分钟）
受体	细胞内	细胞膜
效应	转录控制	膜蛋白介导的胞内信号传递

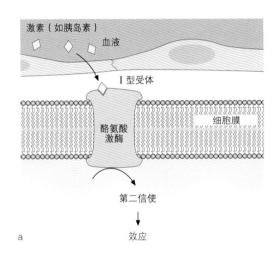

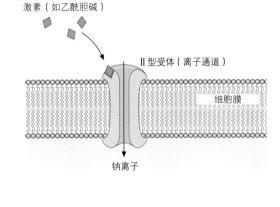

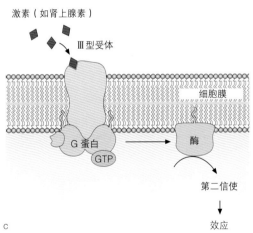

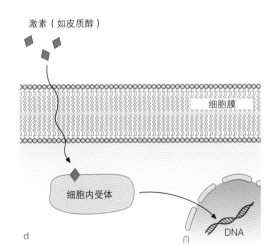

D. 激素受体类型

激素受体分为 4 种。

a. **I 型受体**：受体蛋白是一种酶，嵌入细胞膜的脂质双分子层中。这种激素与细胞表面受体结合。然而，酶反应发生在膜的细胞质一侧，酶反应的底物结合位点位于此处。一般来说，该酶是一种酪氨酸激酶，当激活时会使底物磷酸化，如胰岛素受体。

b. **II 型受体**：受体是离子通道，它们的导电性随配体结合而改变，如神经元中的乙酰胆碱受体（内分泌与神经系统密切关系的又一个例子）。

c. **III 型受体**：激素受体激活 G 蛋白（鸟嘌呤核苷酸结合蛋白），而 G 蛋白又激活细胞内蛋白（间接激活）。这是最多的一组激素受体，如肾上腺素受体。

d. **细胞内受体**：亲脂类激素直接穿过细胞膜激活细胞内受体。这些受体的主要功能是调控基因表达，如皮质醇受体。

注意：相对于 II 型受体调控的快速效应而言，激素效应调控基因表达的特征是慢效应。

9.2 内分泌系统代谢和反馈回路调节

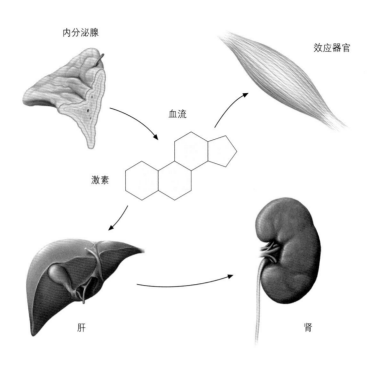

A. 激素代谢

激素是由内分泌腺的细胞产生的（以肾上腺皮质的类固醇激素为例），并在需要时释放到血液中。激素在血液中传递到效应器官（这里是骨骼肌），在那里它与受体结合，介导激素的细胞效应。激素在肝中分解，代谢产物通过肾排出。

B. 内分泌系统中的反馈回路

大脑高级中枢的抑制通路（红色）和刺激通路（绿色）调节下丘脑，下丘脑是间脑的一部分，是激素调节的主要控制中心。抑制性输入占优势时分泌抑制性激素，刺激性输入占优势时分泌释放激素。如果释放激素超过抑制激素，腺垂体（垂体前叶）将分泌促腺体分泌激素（一种调节外周内分泌腺，如肾上腺或甲状腺的激素）。这种激素刺激腺体分泌激素，刺激效应器官。同时，激素抑制腺垂体和下丘脑，导致激素的产生和释放减少（一个负反馈回路）。因此，在调节激素的产生和释放的过程中，多种激素可以被认为是串联在一个链中，并有一个反馈机制参与其中。

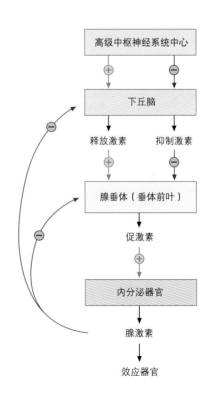

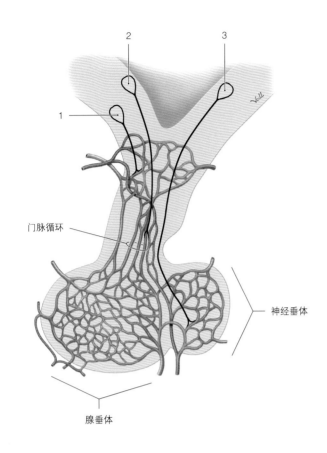

门脉循环

神经垂体

腺垂体

C. 下丘脑 — 垂体轴与激素调节

下丘脑和垂体是其他内分泌腺分泌激素的高级控制中心。它们借垂体柄的门静脉系统和长轴突系统相互连接。

- 门静脉系统调节：下丘脑神经细胞体（神经元 1 和 2）合成释放和抑制激素，并通过短轴突释放进入门静脉血管。激素在血管中被运输到垂体前叶（腺垂体）的细胞中，这些细胞产生的激素释放到体循环中。第一组神经元（神经元 1 和 2）称为神经内分泌传感器，因为它们通过释放神经递质进入门静脉循环，将神经信息转化为激素信息而不作用于其他神经细胞中。
- 长轴突调节：位于下丘脑的神经元（神经元 3）投射到垂体后叶（神经垂体），在那里它们直接释放激素进入神经垂体（神经分泌）的血管。该系统绕过门脉循环，神经元本身（神经元 3）就是神经内分泌传感器，催产素和血管升压素（抗利尿激素）就是这样释放出来的。

注意：消化道和呼吸道的弥散性内分泌细胞的分泌不受下丘脑－垂体轴的调节。

D. 激素和类激素物质形成的主要部位

激素是重要的化学信使，使细胞能够相互沟通。通常，极少量的信使作用于靶细胞影响其代谢过程。不同的激素可以依据下列因素进行分类：

- 合成的部位
- 作用的部位
- 作用机制
- 化学结构

例如，类固醇激素（如睾酮、醛固酮）、氨基酸衍生物（如肾上腺素、去甲肾上腺素、多巴胺、5-羟色胺）、肽类激素（如胰岛素、胰高血糖素）和脂肪酸衍生物（如前列腺素）。

主要的合成部位	激素和激素类物质
经典的内分泌腺	
垂体（前叶和后叶）	促肾上腺皮质激素
	促甲状腺激素
	卵泡刺激素
	黄体生成素
	生长激素
	促黑素
	催乳素
	抗利尿激素
	催产素（于下丘脑合成，由垂体后叶分泌）
松果体	褪黑素
甲状腺	甲状腺素（T4）和三碘甲状腺原氨酸（T3）
甲状腺 C 细胞	降钙素
甲状旁腺	甲状旁腺素
肾上腺	盐皮质激素和糖皮质激素
	雄激素
	肾上腺素和去甲肾上腺素
胰岛细胞（朗格汉斯细胞）	胰岛素、胰高血糖素、生长抑素和胰多肽
卵巢	雌激素和孕激素
睾丸	雄激素（主要是睾酮）
胎盘	绒毛膜促性腺激素，黄体酮
产生激素的组织和单一细胞	
中枢神经系统和自主神经系统	神经元递质
部分间脑（如下丘脑）	释放激素和抑制激素
消化道的胃肠道细胞系统	胃泌素，胆囊收缩素，促胰液素
心房	心房钠尿肽
肾	促红细胞生成素，肾素
肝	血管紧张素原，生长调节素
免疫器官	胸腺激素，细胞因子，淋巴因子
组织激素	类花生酸，前列腺素，组胺，缓激肽

10.1 交感神经系统和副交感神经系统

自主神经或内脏神经系统支配内脏器官。它分为三部分：交感神经、副交感神经和肠神经系统。为方便教学，这些系统将分别讨论；然而，它们代表了一个功能整体。

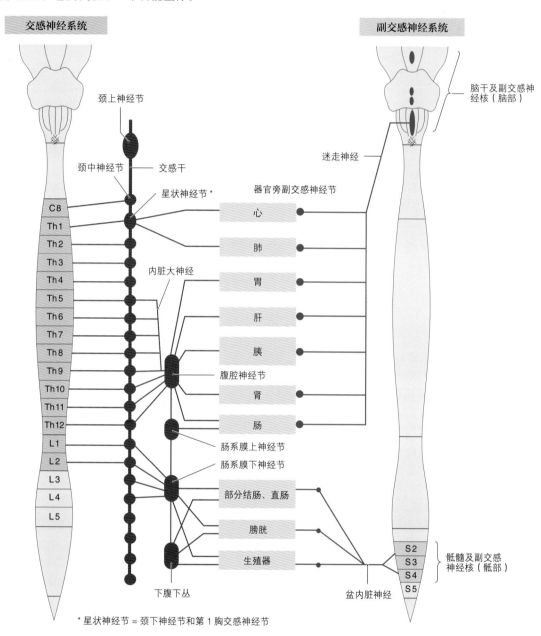

* 星状神经节 = 颈下神经节和第 1 胸交感神经节

A. 交感神经系统（红色）和副交感神经系统（蓝色）的结构

交感神经和副交感神经系统都利用中枢神经系统与其靶点之间的双神经元通路。第一个神经元称为节前神经元，第二个神经元称为节后神经元。节前交感神经元位于脊髓的下颈段、胸段、上腰段的外侧角。节前副交感神经元位于脑神经核和脊髓的骶区。迷走神经是脑神经，含有节前副交感神经元，支配颈部、胸部和腹部的脏器。在交感神经和副交感神经系统中，中枢神经系统的节前神经元与周围神经系统的神经节内的节后神经元形成突触（见 C 和 D）。

- 在交感神经系统中，节前神经元与交感干的神经节（躯干和四肢）、椎前神经节（内脏）或直接与器官内（仅限于肾上腺）的节后神经元形成突触。
- 在副交感神经系统中，迷走神经在靠近或位于器官壁内（壁内神经节）的神经节处换元。

根据 Langley（1905 年）的描述，交感神经和副交感神经系统一词最初仅指传出神经元及其轴突（如上所述的内脏传出纤维）。现在已经证明交感神经和副交感神经系统含有传入神经纤维（内脏传入纤维，疼痛和牵拉感受器在此未显示，见第 72 页）。

B. 交感神经和副交感神经系统概要

（1）交感神经系统可以被认为是自主神经系统中的兴奋性部分，使身体做好"战斗或者逃跑"的反应。

（2）副交感神经系统是自主神经系统协调身体"休息和消化"反应的部分。

（3）虽然脑干和脊髓有独立的控制中心，但它们在外周有密切的解剖和功能联系。

（4）副交感神经系统中靶器官的主要递质是乙酰胆碱，而交感神经器官中的递质是去甲肾上腺素。

（5）交感神经和副交感神经系统的兴奋对特定器官产生以下不同的影响。

器官	交感神经系统	副交感神经系统
心	加快心率	降低心率
肺	支气管扩张和支气管分泌物减少	支气管收缩和支气管分泌物增多
胃肠道	分泌减少，蠕动变慢	分泌增多，蠕动增加
胰	内分泌和外分泌减少	外分泌增多
男性生殖器	射精	勃起

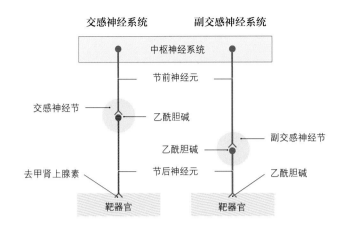

C. 自主神经系统作用线路图

中枢、节前神经元的突触利用乙酰胆碱作为交感神经系统和副交感神经系统（胆碱能神经元，蓝色）的递质。在交感神经系统中，在节后神经元与靶器官（肾上腺素能神经元，红色）的突触处，递质改变为去甲肾上腺素，而副交感神经系统在此水平上则继续使用乙酰胆碱。

注意：不同类型的乙酰胆碱受体（神经递质传感器）位于靶细胞的细胞膜上。因此，乙酰胆碱可以根据受体类型而产生一系列的效应。

D. 自主神经系统的环路

虽然交感神经和副交感神经系统来自中枢神经系统的两个不同区域（见 A），但它们在器官附近构成了一个结构和功能密切相关的单元。节前**交感**神经元的胞体位于脊髓外侧角。它们的轴突经前根离开脊髓，并穿过白交通支（白色，因为其有髓鞘）到达交感干神经节。轴突与节后神经元在三个不同的水平上形成突触。

* 进入四肢和躯干壁的交感神经纤维，与交感干神经节内的节后神经元形成突触。节后纤维经灰交通支（灰色，因为其无髓鞘）回到脊神经。
* 进入内脏的交感神经纤维，节前交感神经通常作为内脏神经穿过交感干神经节，与器官旁神经节（椎前节）内的节后交感神经元形成突触。节后纤维由此进入器官。交感神经系统也影响肠神经系统，即自主神经系统的第三部分（见第73页）。例如，在结肠，交感神经元会与肠系膜内神经元直接接触。
* 进入肾上腺髓质的交感神经纤维，节前交感纤维终止于髓质细胞上（未在此显示）。

内脏的**副交感**节前神经元位于体腔内，起源于迷走神经的脑干神经核或骶髓水平（未显示）。在器官旁或器官内的神经节（壁内神经节）内形成突触。痛觉传入纤维（绿色标记）与交感神经和副交感神经纤维同时伴行。这些神经纤维的轴突来源于位于脊神经节或迷走神经的神经节内的假单极神经元（见第72页）。

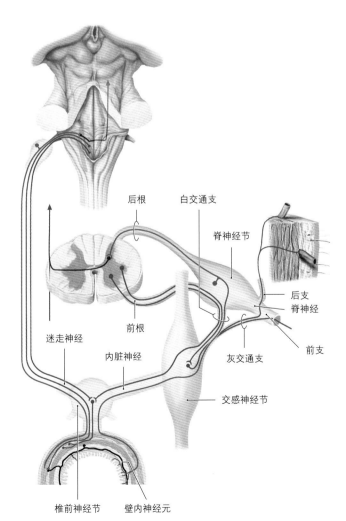

10.2 自主神经系统的传入通路和肠道神经系统

A. 由交感神经和副交感神经通路传导的内脏痛觉的传入神经（引自 Jaenig）

a. 交感神经痛觉纤维。b. 副交感神经痛觉纤维。

交感神经和副交感神经系统都含有痛觉传入神经纤维的轴突，与传出通路伴行。就定量而言，这部分痛觉传入纤维仅占全身总量的 5%，因此，作用很小，仅在器官损伤时才变得活跃。

a. 内脏的痛觉传导轴突与内脏神经一起进入交感神经节，并通过白交通支加入到脊神经。然后，在脊神经后根内走行至脊神经节，其神经元胞体位于此。从脊神经节出发，其轴突通过后根至脊髓后角，在那里形成突触与上行痛觉通路建立联系。

注意：与传出神经系统不同，痛觉传入纤维不与外周神经节形成突触。

b. 副交感神经系统的脑部痛觉传导假单极神经元胞体位于迷走神经下神经节或上神经节。而副交感神经系统的骶部神经元胞体位于 S2~S4 水平骶髓的脊神经节。其神经纤维与迷走神经传出纤维或脊神经的纤维平行走行，并与痛觉处理系统建立中枢联系。

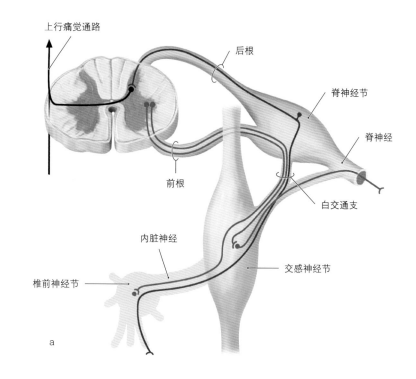

a

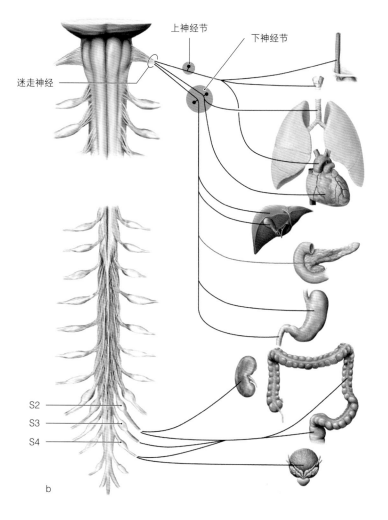

b

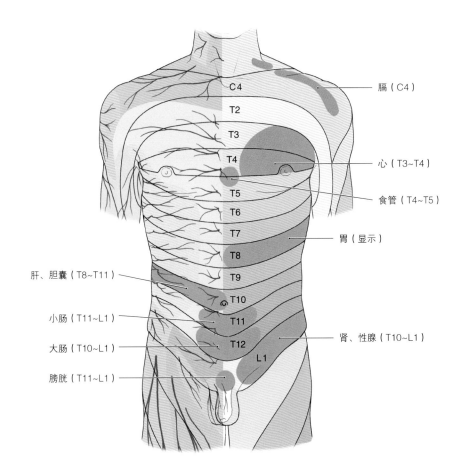

膈（C4）

心（T3~T4）

食管（T4~T5）

胃（显示）

肾、性腺（T10~L1）

肝、胆囊（T8~T11）

小肠（T11~L1）

大肠（T10~L1）

膀胱（T11~L1）

B. 牵涉痛

内脏的痛觉传入（内脏痛）与皮区的痛觉传入（躯体痛）终止于脊髓后角的同一痛觉处理神经元。内脏和躯体痛觉传入纤维的汇聚混淆了两种痛觉的起源和感觉的关系。因此，大脑皮层可能错误地将胃的痛觉刺激认为是来自腹壁。这种现象称为牵涉痛，来自某个内脏的痛觉刺激恒定地投射到特定的皮肤区域（参见图中的皮区）。因此，特定区域的皮肤痛可以为投射器官疾病的诊断提供重要证据。由于英国神经学家 Henry Head 爵士最早发现这一现象，故命名特定内脏痛投射的皮肤区为 Head 区。该模型仅考虑到大脑皮层感知为痛觉的冲动在外周的处理情况，而对于躯体痛并不投射为内脏痛的机制仍不清楚。

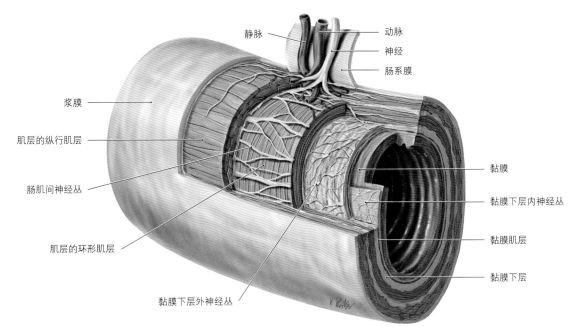

静脉

动脉

神经

肠系膜

浆膜

肌层的纵行肌层

黏膜

黏膜下层内神经丛

肠肌间神经丛

黏膜肌层

肌层的环形肌层

黏膜下层

黏膜下层外神经丛

C. 小肠的肠神经系统

肠神经系统被认为是第三套独立的自主神经系统（"肠有自己的脑"），因此我们在交感、副交感神经系统后单独进行讨论。肠神经系统由小群的神经元组成，神经元相互连接形成在显微镜下可见的肠管壁内的神经节。肠神经系统组成两个神经丛：位于肌层的纵行肌与环形肌之间的肠肌间神经丛（Auerbach 丛），以及位于黏膜下层的黏膜下层神经丛，

该神经丛又可以分为黏膜下层外神经丛（Schabadasch 丛）和黏膜下层内神经丛（Messner 丛）。关于肠神经系统的更多细节参见组织学教材。这些神经元网络构成自主神经反射通路的基础，一般来说，该网络可以在无神经支配的情况下发挥功能，但是很大程度上受交感神经和副交感神经的影响。胃肠蠕动、肠管内腺体的分泌、局部血供等活动均受肠神经系统支配。

10.3 副神经节

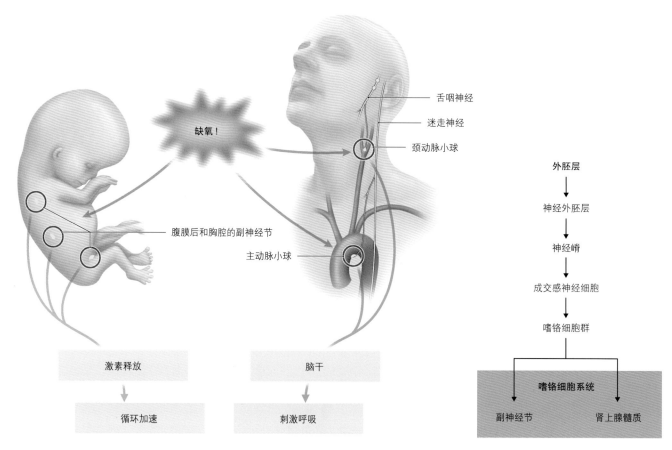

A. 副神经节的定义、功能和分类

神经节是周围神经系统中神经细胞体聚集的部位。副神经节是周围神经系统中特化神经元的集合，在一定程度上具有内分泌功能。因此，它们介于神经系统和内分泌系统之间。副神经节只有几毫米大，是动脉血液缺氧的"早期预警和控制系统"。它们连续测量动脉内 O_2 和 CO_2 的分压以及 pH 值，因此具有化学感受器的作用。在胎儿时期，副神经节通过释放增加循环活动的激素来应对缺氧。在出生后发育完全的机体中，某些副神经节对缺氧的反应方式是通过神经向脑干传递信号。脑干反射性地增加呼吸，改善氧气供应。这意味着副神经节对于调节体内的氧气供应至关重要。根据它们在体内的位置可分两种类型。

- 腹膜后神经节：在胚胎和幼儿中，它们大量存在于胸腔和腹腔的腹膜后间隙内，紧邻交感干神经节。这种神经节也存在于生殖区。成人的神经节数量明显减少。在胎儿时期和出生时，它们通过分泌去甲肾上腺素来应对缺氧，去甲肾上腺素会增加胎儿的血压和脉搏频率。副神经节功能对于成人的意义是讨论的主题。比较大的副神经节群通常位于肠系膜下动脉在腹主动脉的起始部位附近，称为主动脉旁神经节。

- 血管小球（特别是颈动脉小球和主动脉小球）：这些血管外结构位于颈总动脉（颈动脉小球；在 C4 椎体水平，每侧 1 个）的分叉处和主动脉弓（通常存在多个主动脉小球）。在功能上，它们直接与第 IX 脑神经（舌咽神经；颈动脉小球）和第 X 脑神经（迷走神经，主动脉小球）相关联；它们的信号通过脑神经传递到脑干。小球的缺氧信号会增加呼吸运动。在还没有独立呼吸的未出生的胎儿中，它们没有功能上的意义。

- 在颅底附近偶尔可见颈静脉体沿颈内静脉分布。人们对其功能知之甚少，这里没有显示。

B. 副神经节的起源

副神经节源于神经嵴，自神经外胚层发育而来。这是它与肾上腺髓质共同拥有的重要组织学特征——所谓的"嗜铬细胞"（见 C）。嗜铬细胞含有颗粒（嗜铬颗粒），其中儿茶酚胺（肾上腺素、去甲肾上腺素、多巴胺）以激素或神经递质的形式储存。如果用铬盐在组织学上固定这些细胞，颗粒（间接地指示细胞）被染成灰褐色。组织生理学术语中，嗜铬细胞是儿茶酚胺合成细胞的同义词。由于肾上腺髓质和副神经节均合成儿茶酚胺，并且细胞均含有嗜铬颗粒，它们在组织学上均属于嗜铬系统。嗜铬细胞在胚胎中由一种特殊的神经外胚层细胞——成交感神经细胞分化而来。尽管文献中的观点并不一致，但是由于胚胎起源关系和共同的组织化学特征，肾上腺髓质通常被认为是副神经节的一种特殊形式。

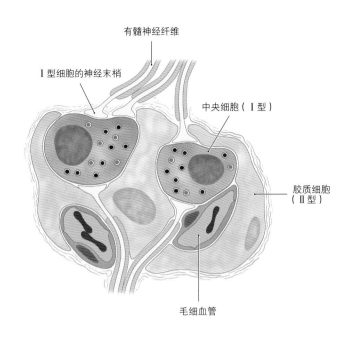

有髓神经纤维

Ⅰ型细胞的神经末梢

中央细胞（Ⅰ型）

胶质细胞（Ⅱ型）

毛细血管

C. 副神经节的结构

血管小球的示意图。副神经节至少有两种类型的细胞。

- 中央细胞＝Ⅰ型细胞（棕色）：它们在小球中储存儿茶酚胺（尤其是多巴胺）、血清素和脑啡肽，并分泌神经递质多巴胺。从功能上讲，它们是真正的化学感受器，从形态上讲，它们是嗜铬细胞。作为次级感觉细胞，它们没有轴突，与舌咽神经或迷走神经的传入纤维直接接触。

- 胶质细胞＝Ⅱ型细胞（蓝色）：包裹Ⅰ型细胞，并且被认为是周围神经胶质的一部分。它们对化学反应不敏感，但认为有助于中央细胞将信号传递给神经细胞。

- 血管小球内含有许多舌咽神经和迷走神经的感觉神经末梢（黄色），经舌咽神经下神经节（颈动脉小球）或者经迷走神经（主动脉小球）的孤束核，投射到延髓呼吸中枢的神经元（见 D）。血管小球高度血管化且上皮细胞有孔，相对灌注量是大脑的 25 倍。这种极端的灌注保证灌注的血液具有代表性，可以持续评估其 O_2 和 CO_2 含量。

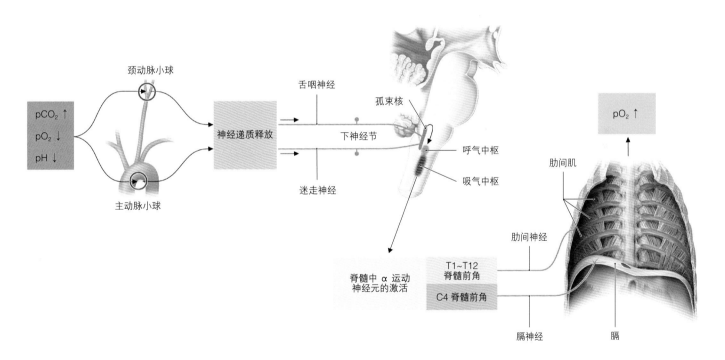

颈动脉小球

$pCO_2 \uparrow$
$pO_2 \downarrow$
$pH \downarrow$

主动脉小球

神经递质释放

舌咽神经

迷走神经

孤束核

下神经节

呼气中枢

吸气中枢

$pO_2 \uparrow$

肋间肌

肋间神经

脊髓中 α 运动神经元的激活

T1～T12
脊髓前角

C4 脊髓前角

肋间肌

膈神经

膈

D. 血管球体的功能简介

Ⅰ型细胞检测动脉内 O_2 分压下降（实际值低于目标值）、pH 值下降或动脉内 CO_2 分压升高，然后它们从颗粒中释放神经递质多巴胺。舌咽神经（颈动脉小球）或迷走神经（主动脉小球）的传入纤维通过各自的脑神经的下神经节投射到孤束核，进而激活延髓的呼吸中枢，这些刺激作用于在脊髓的 α 运动神经元。呼吸肌被膈神经激活，增加呼吸活动以使 O_2 分压升高和 CO_2 分压降低。

由于在胚胎阶段不可能增加呼吸，所以胚胎中的腹膜后副神经节刺激循环系统（见 A）。对于发育完全的机体，腹膜后副神经节的功能知之甚少。

临床意义：与肾上腺髓质相似，副神经节也会发生肿瘤（嗜铬细胞瘤或副神经节瘤）。儿茶酚胺的自发释放会导致间歇性的血压危象。儿童的这种肿瘤在临床病程中会带来不利的后果。还有人认为，自发性的血管小球的血氧含量报告发生"错误读数"会导致窒息感和恐慌发作。

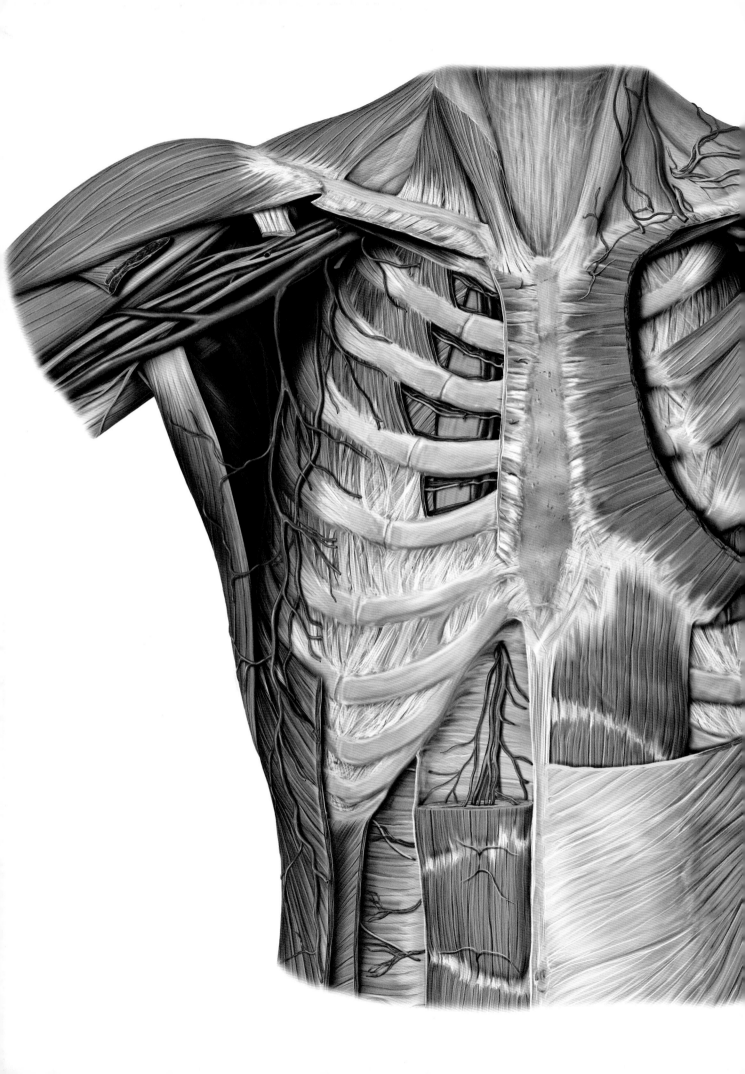

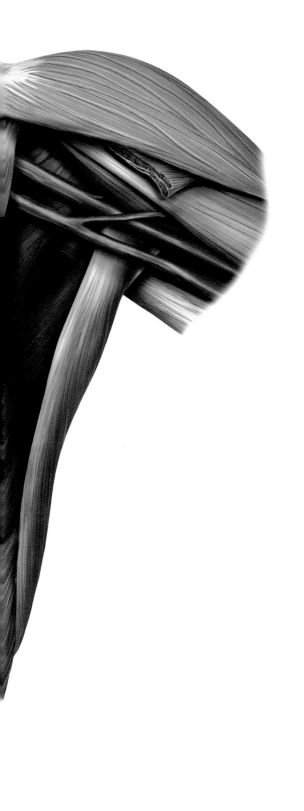

胸部

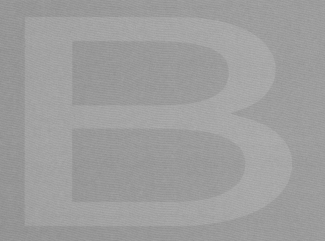

1.1　胸腔分区及纵隔

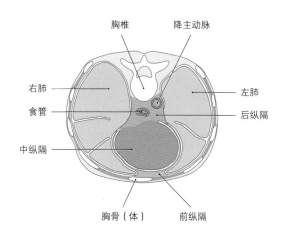

图中标注：
- 胸椎
- 降主动脉
- 右肺
- 食管
- 中纵隔
- 左肺
- 后纵隔
- 胸骨（体）
- 前纵隔

右侧图标注：
- 上纵隔与颈部相连
- 第 1 肋
- 锁骨
- 第 2 肋
- 下纵隔与右肺相连
- 下纵隔
- 上纵隔
- 下纵隔与左肺相连
- 下纵隔与腹部相连

A. 胸腔分区和纵隔

横断面，上面观。

胸腔分为三个大区。

- **纵隔**位于中线处，分为上方较小的上纵隔和下方较大的下纵隔（见 B）。下纵隔从前至后进一步分为前、中、后纵隔。前纵隔是胸骨与心包之间一个非常狭窄的腔隙，只含有一些小的血管成分（见 C）。
- **成对的胸膜腔**位于被覆浆膜（壁胸膜）的纵隔的左、右两侧，左、右两肺位于其中。两个胸膜腔借纵隔完全分开。由于心脏和心包的位置并不完全居中，因此，纵隔向左侧伸展较右侧多，故左肺和左胸膜腔分别较右肺和右胸膜腔小。胸膜腔顶部完全封闭，而纵隔向上与颈部的结缔组织相续。

B. 进出纵隔的主要神经血管结构

上纵隔（与颈部交界，黄色区）。

- 从颈部进入上纵隔的有：迷走神经、膈神经、上腔静脉及其属支、食管、气管。
- 离开上纵隔进入颈部的有：主动脉弓发出的大动脉、交感干的颈段。

下纵隔（与腹部和胸膜腔交界，红色区）。

- 胸导管、腹部的腰升静脉上行（右侧为奇静脉、左侧为半奇静脉）穿过膈进入下纵隔。
- 迷走神经、膈神经、交感神经的部分分支、主动脉、食管，自下纵隔向下穿过膈进入腹腔。

肺动脉和肺静脉、淋巴管、内脏神经（肺丛）、主支气管将纵隔连于肺（反之亦然）。

C. 纵隔内的结构（分区见 A）

	上纵隔	下纵隔		
		前纵隔	中纵隔	后纵隔
器官	• 胸腺 • 气管 • 食管	• 胸腺（儿童）	• 心 • 心包	• 食管
动脉	• 主动脉弓 • 头臂干 • 左颈总动脉 • 左锁骨下动脉	• 小动脉	• 升主动脉 • 肺动脉干及其分支 • 心包膈动脉	• 胸主动脉及其分支
静脉和淋巴管	• 上腔静脉 • 副半奇静脉 • 头臂干 • 胸导管	• 小静脉和淋巴管 • 小淋巴结	• 上腔静脉 • 奇静脉 • 肺静脉 • 心包膈静脉	• 奇静脉 • 半奇静脉 • 胸导管
神经	• 迷走神经 • 左喉返神经 • 心神经 • 膈神经		• 膈神经	• 迷走神经 • 交感干

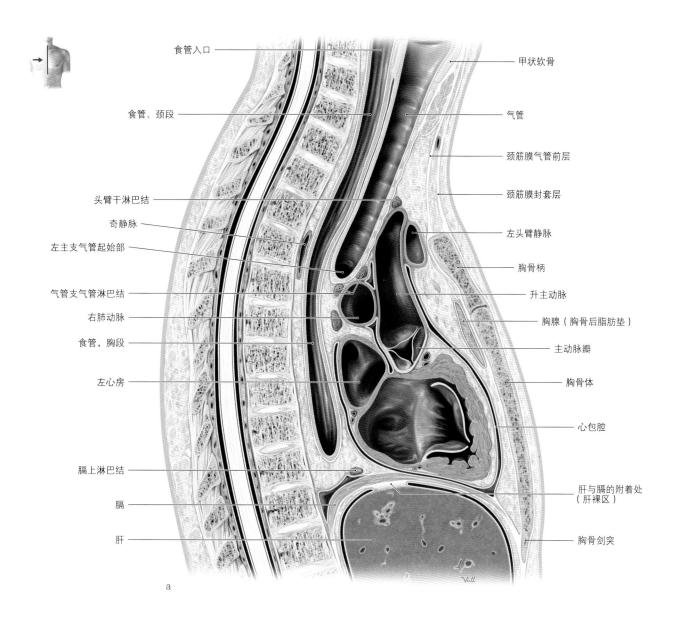

食管入口
甲状软骨
食管、颈段
气管
颈筋膜气管前层
颈筋膜封套层
头臂干淋巴结
左头臂静脉
奇静脉
左主支气管起始部
胸骨柄
气管支气管淋巴结
升主动脉
右肺动脉
胸腺（胸骨后脂肪垫）
食管，胸段
主动脉瓣
左心房
胸骨体
心包腔
膈上淋巴结
肝与膈的附着处（肝裸区）
膈
胸骨剑突
肝

a

D. 纵隔分区

正中矢状面，右面观。

a. 细节图： 简要勾勒了位于正中矢状位的心包、心、气管、食管。侧面观显示左心房紧贴食管前壁，使后纵隔变窄。由于这种毗邻关系，当左心房异常扩张时食管腔狭窄，可通过口服造影剂和 X 线平片检查确诊。放射科医师将心脏和脊柱之间的区域称为心后间隙。

b. 示意图： 纵隔分区（描述见 A，内容见 C）。

注意：由于纵隔的非对称性以及其向三个方向扩展的特点，单张图很难充分显示其内容和结构。纵隔空间内的解剖关系只有在多个方向和不同平面才能充分展示（见第190页）。

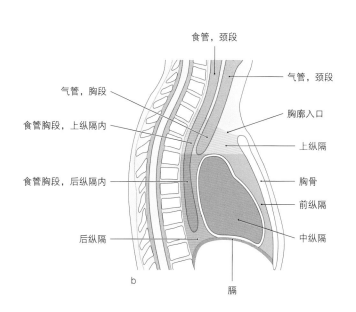

食管，颈段
气管，颈段
气管，胸段
胸廓入口
食管胸段，上纵隔内
上纵隔
食管胸段，后纵隔内
胸骨
前纵隔
后纵隔
中纵隔
膈

b

1.2 膈：在躯干上的位置和体表投影

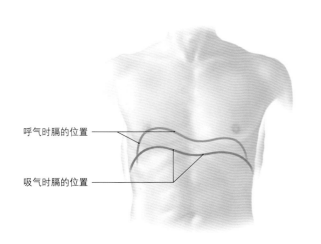

呼气时膈的位置

吸气时膈的位置

A. 膈在躯干上的体表投影

前面观：显示了膈在呼气（蓝线）和吸气（红线）时的位置。右侧半膈在呼气时升至第 4 肋水平，在全吸气时降至第 7 肋水平。

注意：

- 膈的准确位置与体型、性别和年龄相关。
- 由于心的位置不居中，左膈较右膈低。
- 吸气时膈整体下降，并且变平。
- 仰卧位时（有腹内器官的压力）膈的位置较站立位时高。
- 吸气时膈的运动幅度可通过触诊肝缘的运动获得。
- 由于失去肌张力，尸体膈的位置较活体呼气时的位置更高。

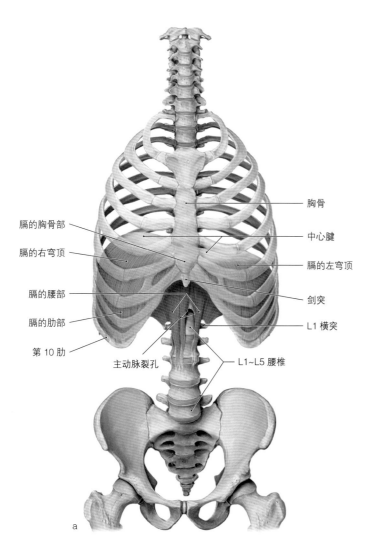

膈的胸骨部
膈的右穹顶
膈的腰部
膈的肋部
第 10 肋
主动脉裂孔

胸骨
中心腱
膈的左穹顶
剑突
L1 横突
L1~L5 腰椎

a

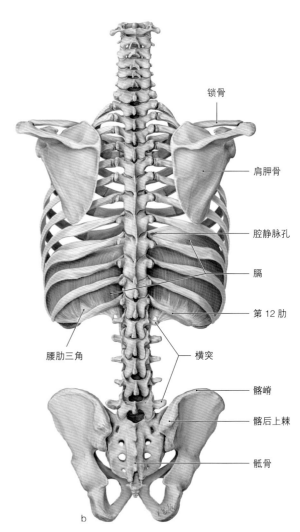

锁骨
肩胛骨
腔静脉孔
膈
第 12 肋
横突
髂嵴
髂后上棘
骶骨

腰肋三角

b

B. 膈的前（a）和后（b）面观

图 a 中膈前方的肋透明化处理以显示膈的位置；图 b 中肋后部结构没有透明化处理。

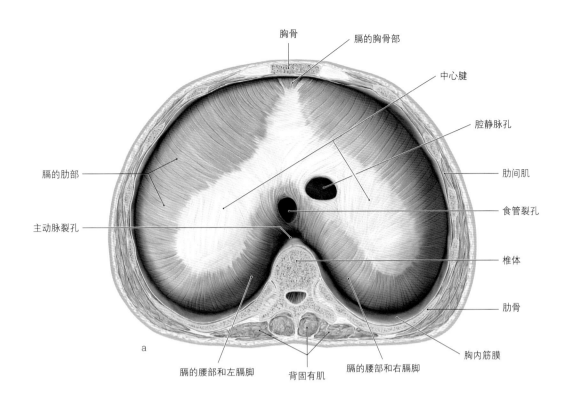

胸骨　膈的胸骨部

中心腱

腔静脉孔

肋间肌

食管裂孔

椎体

肋骨

膈的肋部

主动脉裂孔

胸内筋膜

膈的腰部和左膈脚　背固有肌　膈的腰部和右膈脚

a

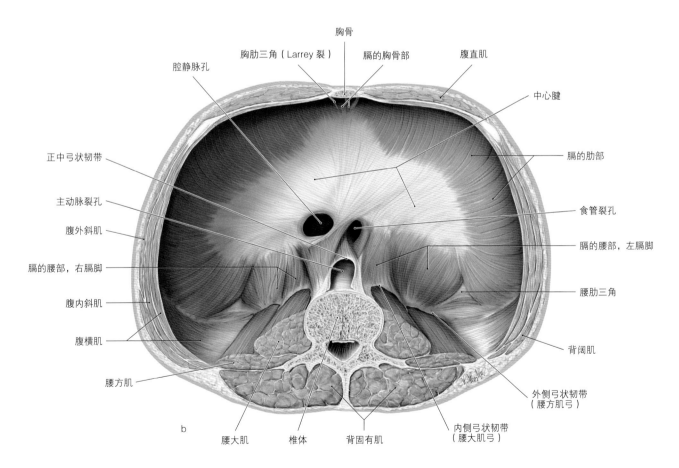

胸骨

胸肋三角（Larrey 裂）　膈的胸骨部

腹直肌

腔静脉孔

中心腱

正中弓状韧带

膈的肋部

主动脉裂孔

食管裂孔

腹外斜肌

膈的腰部，左膈脚

膈的腰部，右膈脚

腰肋三角

腹内斜肌

腹横肌

背阔肌

腰方肌

外侧弓状韧带（腰方肌弓）

内侧弓状韧带（腰大肌弓）

腰大肌　椎体　背固有肌

b

C.膈的上面（a）和下面（b）观
膈上面和下面的筋膜和浆膜已经切除。

膈肌封闭下胸廓下口，将胸腔和腹腔完全分开，膈上有三个孔分别由食管、主动脉和下腔静脉通过。

1.3 膈：结构和主要开口

A. 膈的形态和结构

a. 下面观。b. 膈冠状切面，前面观。c. 膈正中矢状切面的内侧面观。

膈分为三个部分（a）：肋部（石板蓝色），腰部（黄绿色）和胸骨部（棕色），各个部分的起点细节见 C。膈的开口的细节图见下页。切面（b 和 c）显示膈位于胸腔和腹腔之间，显示了膈独特的穹顶状结构；膈在侧方（b）和前后缘（c）凹陷的深度不同（膈的凹陷，见第 141 页和第 183 页）。膈的穹顶变平和凹陷在呼吸机制中扮演重要角色。

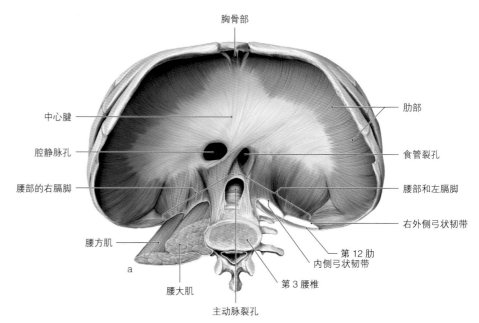

胸骨部
中心腱
腔静脉孔
腰部的右膈脚
肋部
食管裂孔
腰部和左膈脚
右外侧弓状韧带
第 12 肋
内侧弓状韧带
腰方肌
主动脉裂孔
腰大肌
第 3 腰椎
a

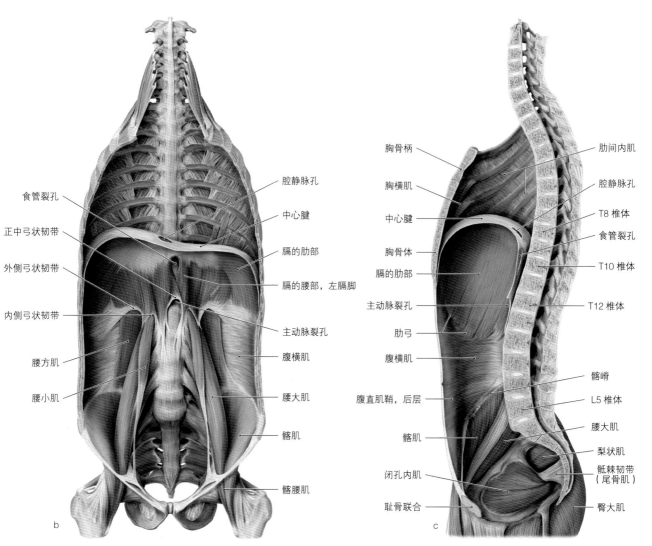

食管裂孔
正中弓状韧带
外侧弓状韧带
内侧弓状韧带
腰方肌
腰小肌
腔静脉孔
中心腱
膈的肋部
膈的腰部，左膈脚
主动脉裂孔
腹横肌
腰大肌
髂肌
髂腰肌
b

胸骨柄
胸横肌
中心腱
胸骨体
膈的肋部
主动脉裂孔
肋弓
腹横肌
腹直肌鞘，后层
髂肌
闭孔内肌
耻骨联合
肋间内肌
腔静脉孔
T8 椎体
食管裂孔
T10 椎体
T12 椎体
髂嵴
L5 椎体
腰大肌
梨状肌
骶棘韧带（尾骨肌）
臀大肌
c

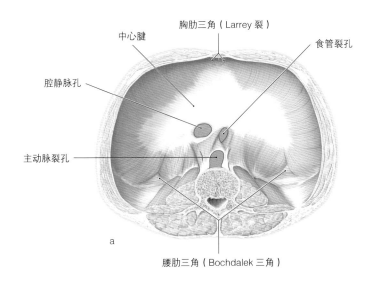

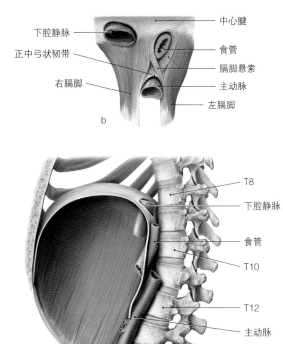

B. 膈的开口、裂隙及其临床意义

a. 下面观。b. 膈的腰部和部分中心腱前面观。裂孔在膈不同部位的位置以及与正中矢状面的相对位置关系：中心腱上的腔静脉孔位于正中矢状面右侧；主动脉裂孔和食管裂孔位于腰部，在正中矢状面左侧或稍偏左。c. 打开胸腔的左侧面观，可见裂孔投影与下部胸椎的位置关系：腔静脉孔位于T8水平，食管裂孔位于T10水平，主动脉裂孔位于T12水平。c. 膈在平静呼气时的位置。

膈的开口和裂隙产生的原因如下。

- 食管和大的神经、血管穿过膈肌和中心腱，从胸腔进入腹腔，或从腹腔进入胸腔（功能性开口，见上文）。
- 膈不同部分之间裂隙被结缔组织封闭 [如内侧膈脚处的裂隙有神经、血管通过（膈神经、腰升静脉）]。

大的开口具有重要的临床意义，腹部脏器可经此薄弱处疝入胸腔（形成内脏疝或膈疝）。最易形成疝的是食管裂孔（裂孔疝），大约占膈疝的90%。食管下段和胃的贲门区经食管裂孔疝入胸部是最常见的裂孔疝（轴性裂孔疝，占全部疝的85%）。患者典型主诉有：烧心、打嗝、胸骨后压迫感，以及恶心、呕吐、气短、心功能障碍。

C. 膈的概述

起点	• 肋部：肋下缘（第 7 ～ 12 肋内侧面） • 腰部：（包括左、右膈脚） 　－内侧部：L1~L3 椎体及椎间盘、前纵韧带 　－外侧部：内侧弓状韧带（从 L2 椎体至相应的横突）； 　　外侧弓状韧带（从 L2 横突至第 12 肋的肋尖） • 胸部：剑突后面
止点	中心腱
功能	吸气的主要肌（膈式呼吸或腹式呼吸），并参与形成腹压
神经支配	发自颈丛（C3~C5）的膈神经

D. 膈的主要裂孔及穿行结构

裂孔	穿行结构
腔静脉孔 （T8 椎体水平）	下腔静脉 右膈神经的膈腹支（左膈腹神经穿过膈肌）
食管裂孔 （T10 椎体水平）	食管 迷走神经前干和后干贴食管走行
主动脉裂孔 （T12/L1 椎体水平）	降主动脉 胸导管
内膈脚裂孔	奇静脉，半奇静脉，内脏大、小神经
内外膈脚间裂孔	交感干，内脏小神经（常见变异）
胸肋三角	胸廓内动脉和静脉，腹壁上动脉和静脉

1.4 膈：神经支配、血管和淋巴管

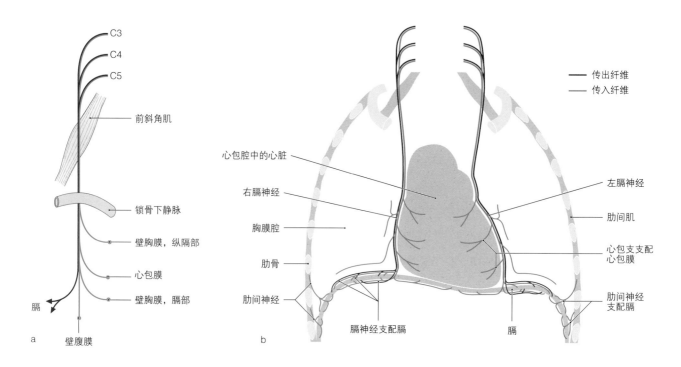

- 传出纤维
- 传入纤维

左：
- C3
- C4
- C5
- 前斜角肌
- 锁骨下静脉
- 壁胸膜，纵隔部
- 心包膜
- 壁胸膜，膈部
- 膈
- a
- 壁腹膜

右：
- 心包腔中的心脏
- 右膈神经
- 胸膜腔
- 肋骨
- 肋间神经
- 膈神经支配膈
- 左膈神经
- 肋间肌
- 心包支支配心包膜
- 肋间神经支配膈
- 膈
- b

A. 神经支配

膈的大部分由膈神经支配，膈神经起自颈丛，主要是颈神经 C3~C5 组成（C4 占主要成分，见 a），包括躯体运动神经和躯体感觉神经。膈神经下行过程中发出分支至纵隔胸膜和心包膜（心包支，见 b），主要含有传出成分（运动），传入成分（感觉）较少，传入纤维传递覆盖在膈上浆膜（膈胸膜和壁腹膜）的痛觉。膈腹支穿过膈至膈下面的腹膜。在肋附近覆盖膈的浆膜接受来自第 10 和第 11 肋间神经（见 b）以及肋下神经（T12，未显示）的躯体感觉纤维支配。偶尔可见来自 C5（C6）的纤维形成副膈神经（此处未显示），通过锁骨下神经加入膈神经。与其他血管一样，膈的血管也接受内脏神经支配。

注意：双侧膈神经受损（如颈椎高位横贯损伤）会导致双侧膈肌瘫痪。由于膈是主要的呼吸肌，故双侧膈肌瘫痪将是致命的。

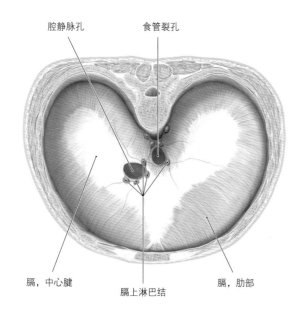

- 腔静脉孔
- 食管裂孔
- 膈，中心腱
- 膈上淋巴结
- 膈，肋部

B. 膈的淋巴结和淋巴回流

上面观。膈的淋巴结依据其位置分为两群：
- 膈上淋巴结位于膈的上面。
- 膈下淋巴结位于膈的下面。

膈上淋巴结是胸腔淋巴结，收集膈、食管下部（见第 172 页）、肺和肝（经由跨膈淋巴管道，见第 91 页）的淋巴。右膈上淋巴结参与肝的淋巴回流。膈上淋巴结引流至气管纵隔干。**膈下淋巴结**是腹腔淋巴结，收集膈的淋巴，通常引流至腰干（见第 223 页），也可能收集肺下叶的淋巴。

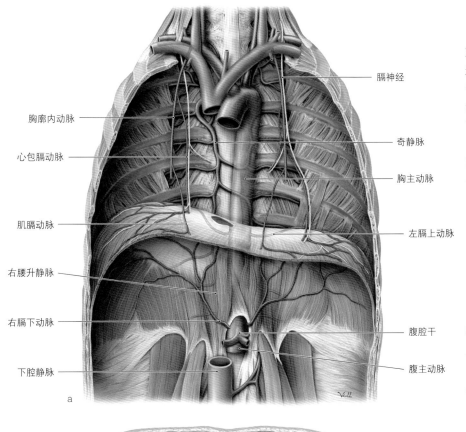

图中标注（a）：
膈神经
胸廓内动脉
心包膈动脉
肌膈动脉
右腰升静脉
右膈下动脉
下腔静脉
奇静脉
胸主动脉
左膈上动脉
腹腔干
腹主动脉
a

C. 膈的动脉

a. 打开的胸腔前面观，器官、内筋膜及浆膜均移除。膈神经（详细描述见第 99 页）伴随心包膈动脉走行于心包外侧，心包也被移除。心包膈动脉行程较长，贯穿整个纵隔，图中可清楚可见。

b. 膈上面的上面观，可见其上表面大片壁胸膜（膈部）已移除，心包留在原位。膈的上面由三对动脉供血。

- **膈上动脉**：在膈上方，发自胸主动脉，营养大部分的膈肌。
- **心包膈动脉**：发自胸廓内动脉，紧靠心包走行，发出分支至膈。
- **胸廓内动脉**：直接发出动脉或通过肌膈动脉发出分支营养膈肌。

c. 膈下面的下面观，壁腹膜完全移除。膈的下面由成对的膈下动脉供血，膈下动脉是腹主动脉最高的分支。膈静脉（此处未显示）主要与动脉伴行。

- **膈下静脉**：回流至下腔静脉。
- **膈上静脉**：右侧通常回流至奇静脉，左侧常回流至半奇静脉。

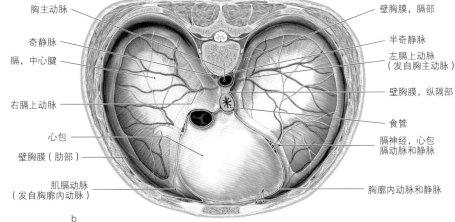

图中标注（b）：
胸主动脉
奇静脉
膈，中心腱
右膈上动脉
心包
壁胸膜（肋部）
肌膈动脉（发自胸廓内动脉）
壁胸膜，膈部
半奇静脉
左膈上动脉（发自胸主动脉）
壁胸膜，纵隔部
食管
膈神经，心包膈动脉和静脉
胸廓内动脉和静脉
b

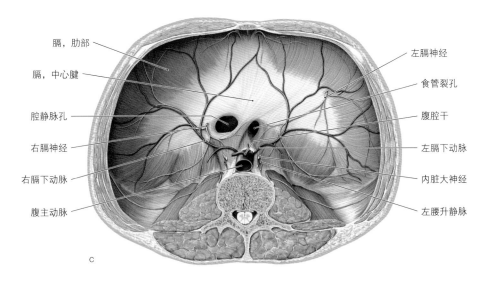

图中标注（c）：
膈，肋部
膈，中心腱
腔静脉孔
右膈神经
右膈下动脉
腹主动脉
左膈神经
食管裂孔
腹腔干
左膈下动脉
内脏大神经
左腰升静脉
c

2.1 动脉：胸主动脉

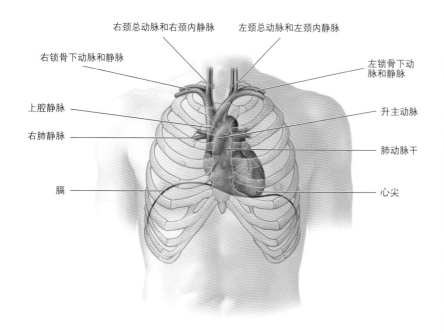

右颈总动脉和右颈内静脉　左颈总动脉和左颈内静脉

右锁骨下动脉和静脉

左锁骨下动脉和静脉

上腔静脉

右肺静脉

膈

升主动脉

肺动脉干

心尖

A. 心和血管在胸壁上的投影

前面观：胸腔内两大动脉主干是主动脉和肺动脉干。由于肺动脉入肺前的行程很短，会在肺动脉下讨论（见第 150 页）。

升主动脉在前后位胸片上被前面的胸骨遮挡，主动脉弓（"主动脉球"）构成心左缘的左上部分。降主动脉被心遮挡。

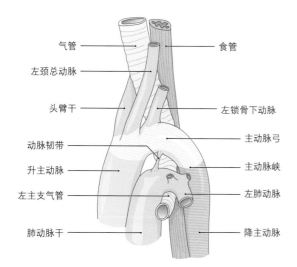

气管

左颈总动脉

头臂干

动脉韧带

升主动脉

左主支气管

肺动脉干

食管

左锁骨下动脉

主动脉弓

主动脉峡

左肺动脉

降主动脉

B. 主动脉的分部及其与气管和食管的关系

左侧面观。主动脉分为三部分。

- 升主动脉：起自左心室，在近心处扩张形成主动脉球（此处不可见）。
- 主动脉弓：主动脉位于升

部和降部之间的弓状部分，向左后下方走行。在该部分主动脉可有胚胎遗迹形成的狭窄（主动脉峡，见第 198 页）。

- 降主动脉：包括胸主动脉和腹主动脉两部分（见 D）。

C. 胸腔器官血供的功能性分组

这些是供应胸腔器官和内部结构的主要血管。主动脉的胸内分支可分为 4 个主要的功能群。

至头颈部或上肢的动脉

- 头臂干
  - 右颈总动脉
  - 右锁骨下动脉
- 甲状腺动脉（仅出现于 10% 人群中）
- 左颈总动脉
- 左锁骨下动脉

主动脉直接发出分支供应胸内结构

- 胸腔脏器的脏支（心、气管、支气管和食管）
  - 右冠状动脉和左冠状动脉
  - 气管支
  - 心包支
  - 支气管支
  - 食管支
- 胸壁（主要是后外侧）内侧和膈的壁支
  - 肋间内后动脉
  - 右和左膈上动脉

成对的非直接动脉（不直接发自于主动脉），主要分布至头、颈，但分支较小，进入胸部，供应胸内脏器

- 甲状腺下动脉（发自于甲状颈干，锁骨下动脉分支）
  - 食管支
  - 气管支

成对的非直接动脉，供应胸壁（主要是前壁，部分下壁），通常以壁支的形式存在，然后发出分支至胸腔器官（内脏的次级分支）

- 胸廓内动脉（发自锁骨下动脉）
  - 甲状腺支
  - 纵隔支
  - 肋间前支
  - 心包膈动脉（发出分支至心包和膈）
  - 肌膈动脉（发出分支至膈）

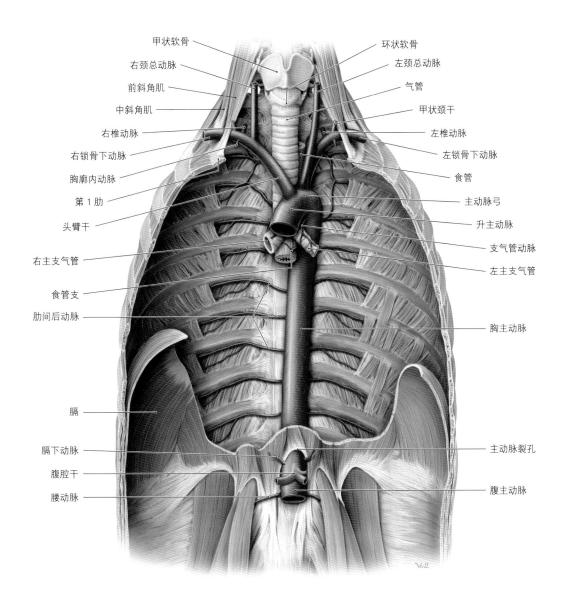

甲状软骨
右颈总动脉
前斜角肌
中斜角肌
右椎动脉
右锁骨下动脉
胸廓内动脉
第 1 肋
头臂干
右主支气管
食管支
肋间后动脉

膈
膈下动脉
腹腔干
腰动脉

环状软骨
左颈总动脉
气管
甲状颈干
左椎动脉
左锁骨下动脉
食管
主动脉弓
升主动脉
支气管动脉
左主支气管

胸主动脉

主动脉裂孔
腹主动脉

D. 胸部主动脉的位置

前面观。胸膜、胸内筋膜和大部分胸腔脏器已移除，膈肌开窗以显示大部分胸腔。主动脉分支（见 C 和第 211 页）为所有脏器供血，每分钟为全身供血约 5 L。胸主动脉壁厚，特别在升主动脉部和主动脉弓部，动脉壁更厚且弹性良好。左心室收缩时产生收缩期的压力波使这些节段的动脉迅速扩张，然后回缩。这个过程吸收和分散了压力波，并使远端的动脉产生更稳定、更恒定的动脉血流。由于主动脉弓向左后方走行，主动脉在胸部下行过程中与气管和食管的位置关系发生变化（见 B 和第 170 页）。主动脉最前部是升主动脉，

其后是主动脉弓，经过气管左侧，弓状跨过左主支气管。然后，主动脉开始走行于食管左侧，再下降至食管后部以及脊柱前面。因此，主动脉壁的突出（主动脉瘤）会压迫食管引起吞咽困难。胸主动脉在主动脉裂孔处穿过膈肌（T11/T12 椎间水平），延续为腹主动脉。

注意：在极少情况下主动脉弓在主动脉韧带后变窄（见 B）。这个狭窄在胚胎期是正常的，但出生后持续狭窄会导致主动脉缩窄的临床症状。包括头、颈、上肢的高血压，下肢末梢供血不足，左心室肥大（由于慢性超负荷和压力导致）（见第 198 页）。

E. 主动脉弹性储存功能

a. 心脏收缩期，心室输出血中的一部分储存于主动脉弹性壁（蓝色向外的箭头）。心脏舒张期再次射出（b）（蓝色向内的箭头）。

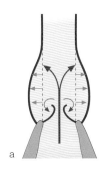
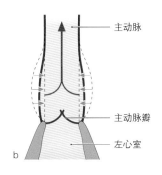

主动脉
主动脉瓣
左心室

a　　b

2.2 静脉：腔静脉和奇静脉系统

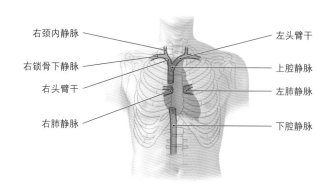

右颈内静脉　右锁骨下静脉　右头臂干　右肺静脉

左头臂干　上腔静脉　左肺静脉　下腔静脉

A. 腔静脉的体表投影

前面观。上腔静脉位于中线右侧，在 X 线片上于胸骨右缘可见，由两侧头臂静脉汇合而成，上腔静脉从上方进入右心房，形成后前位胸片上的心脏右缘（见第 110 页）。下腔静脉在胸腔走行很短的距离（大约 1 cm，此处未显示）。在穿过膈肌（经腔静脉孔）后进入心包，从下方进入右心房。下腔静脉在胸腔无属支（肺静脉的描述见第 150 页）。

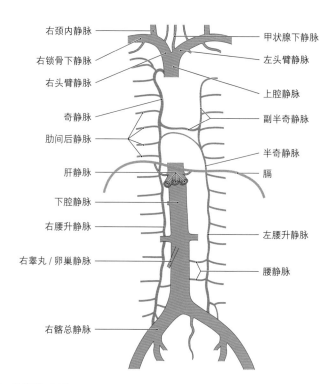

右颈内静脉　右锁骨下静脉　右头臂静脉　奇静脉　肋间后静脉　肝静脉　下腔静脉　右腰升静脉　右睾丸 / 卵巢静脉　右髂总静脉

甲状腺下静脉　左头臂静脉　上腔静脉　副半奇静脉　半奇静脉　膈　左腰升静脉　腰静脉

B. 奇静脉系统

前面观。胸部静脉回流主要由长的奇静脉系统完成，奇静脉在胸腔内垂直走行。奇静脉走行于脊柱右侧，半奇静脉行于脊柱左侧。半奇静脉注入奇静脉，奇静脉注入上腔静脉。在左上胸腔常有副半奇静脉出现，可单独注入奇静脉或通过半奇静脉回流入奇静脉。奇静脉系统接受来自纵隔、部分胸壁、大部分中下部胸部的静脉属支。

注意：奇静脉注入上腔静脉，左、右腰升静脉则通过腰静脉和髂总静脉注入下腔静脉。这样奇静脉系统形成了上、下腔静脉之间的吻合，称为"腔腔吻合"。当下腔静脉回流受阻，静脉血可经奇静脉系统回流至上腔静脉而进入右心（见 D 和第 218 页）。

C. 胸腔脏器引流静脉的功能分组

引流胸腔脏器及内部结构的主要血管如下。所有静脉最终回流至上腔静脉，上腔静脉在胸腔的属支可以分为 4 个主要功能组。

引流头颈或上肢的静脉
• 左、右头臂静脉
− 左、右锁骨下静脉
− 左、右颈内静脉
− 左、右颈外静脉
− 肋间最上静脉
− 心包静脉
− 左肋间上静脉

引流胸内结构的静脉

（左侧回流至副半奇静脉或半奇静脉，右侧回流至奇静脉）。两侧静脉汇入奇静脉后再汇入上腔静脉，其属支可按以下分组

• 引流气管、支气管和食管的脏支
− 气管静脉
− 支气管静脉
− 食管静脉
• 引流胸壁内侧和膈的壁支
− 肋间后静脉
− 右和左膈上静脉
− 右肋间上静脉

上腔静脉成对的非直接属支，自头颈部下行，但是接受引流胸腔脏器的小静脉

• 甲状腺下静脉（头臂静脉属支）
− 食管静脉
− 气管静脉

上腔静脉成对的非直接静脉，主要为壁支引流胸前壁的静脉，也接受以下器官静脉回流（脏支的分支）

• 胸廓内静脉（注入头臂静脉）
− 胸腺静脉
− 纵隔属支
− 肋间前静脉
− 心包静脉（及来自心包和膈的属支）
− 肌膈静脉（及来自膈的属支）

注意：上纵隔的结构也可以直接经头臂静脉引流（如通过气管静脉、食管静脉和纵隔静脉）

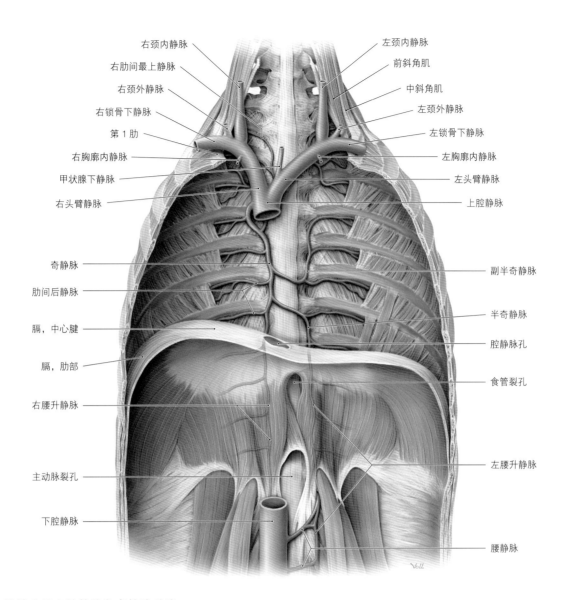

右颈内静脉
右肋间最上静脉
右颈外静脉
右锁骨下静脉
第 1 肋
右胸廓内静脉
甲状腺下静脉
右头臂静脉

左颈内静脉
前斜角肌
中斜角肌
左颈外静脉
左锁骨下静脉
左胸廓内静脉
左头臂静脉
上腔静脉

奇静脉
肋间后静脉
膈，中心腱
膈，肋部
右腰升静脉
主动脉裂孔
下腔静脉

副半奇静脉
半奇静脉
腔静脉孔
食管裂孔
左腰升静脉
腰静脉

D. 胸腔内的上腔静脉和奇静脉系统

前面观。打开胸腔，移除脏器、胸内筋膜和浆膜。在 L1/L2 椎体水平切除了下腔静脉以显示右腰升静脉。在正中矢状切面右侧 T2/T3 椎间水平，**上腔静脉**由左、右头臂静脉汇合而成。每条头臂静脉依次由颈内静脉和锁骨下静脉汇合而成。奇静脉在脊柱右侧上行，刚好在头臂静脉汇合处下方注入上腔静脉右后壁。左、右腰升静脉穿过膈肌在右侧移行为**奇静脉**，左侧移行为**半奇静脉**。半奇静脉在 T7 椎体水平从脊柱左侧跨过脊柱前方注入奇静脉。上图中副半奇静脉从左向右跨过脊柱前方单独汇入奇静脉。然而，半奇静脉和副半奇静脉之间的吻合并不常见。

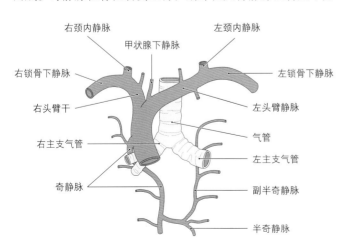

右颈内静脉
甲状腺下静脉
左颈内静脉
右锁骨下静脉
左锁骨下静脉
右头臂干
左头臂静脉
右主支气管
气管
奇静脉
左主支气管
副半奇静脉
半奇静脉

E. 气管、上腔静脉和奇静脉系统的关系

上腔静脉位于气管右侧。左头臂静脉从左侧跨过气管前方与右侧头臂静脉汇合。奇静脉在右主支气管的后部上升，然后转向前，从后部汇入上腔静脉（奇静脉从上方跨过右主支气管）。副半奇静脉在主支气管后方上行，可单独汇入奇静脉或与半奇静脉一起形成总干后再注入奇静脉。

2.3 淋巴管

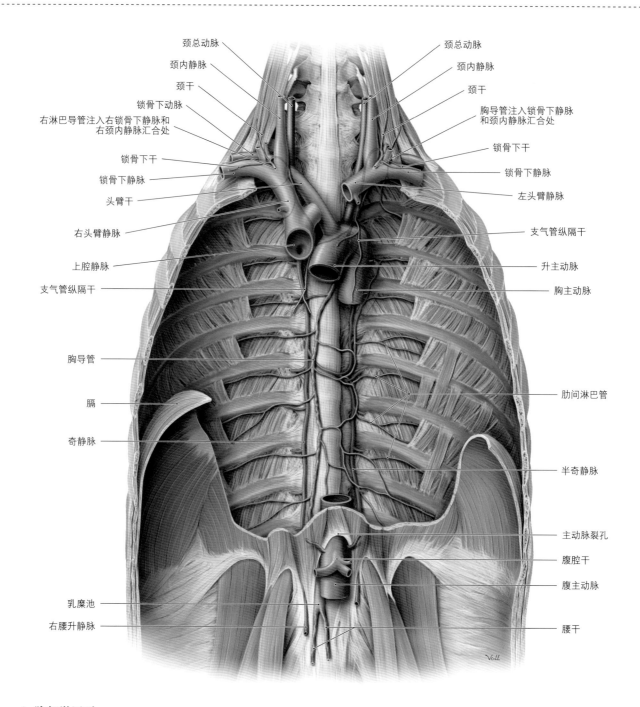

颈总动脉
颈内静脉
颈干
锁骨下动脉
右淋巴导管注入右锁骨下静脉和右颈内静脉汇合处
锁骨下干
锁骨下静脉
头臂干
右头臂静脉
上腔静脉
支气管纵隔干
胸导管
膈
奇静脉
乳糜池
右腰升静脉

颈总动脉
颈内静脉
颈干
胸导管注入锁骨下静脉和颈内静脉汇合处
锁骨下干
锁骨下静脉
左头臂静脉
支气管纵隔干
升主动脉
胸主动脉
肋间淋巴管
半奇静脉
主动脉裂孔
腹腔干
腹主动脉
腰干

A. 胸部淋巴干

前面观。胸腔打开,胸膜、胸内筋膜和器官已移除。膈肌开窗以显示上腹部。胸导管和右淋巴导管是全身所有部位淋巴回流至腔静脉系统的主要导管。**胸导管**起自于上腹部一个大的囊状乳糜池。胸导管经主动脉裂孔穿过膈肌,在胸主动脉后方、脊柱前方沿中线偏右上行,在主动脉弓下方转向左侧汇入左锁骨下静脉和颈内静脉相连处,在颈部有头臂干、左颈干和左锁骨下干加入。有大量无名淋巴干,收集来自纵隔和肋间隙小群淋巴结的淋巴汇入胸导管(来自右后下方的肋间隙淋巴通常引流至胸导管而不是短的右淋巴纵隔

干)。**右淋巴导管**较短,在汇入右锁骨下静脉和颈内静脉连接处之前接受右支气管纵隔干、右颈干和右锁骨下干。

注意:全部主要的淋巴干均通过胸腔。胸腔内压力随呼吸的节律性变化,这些压力改变可以传递给淋巴干,主要对相对口径较大的胸导管产生作用,对促进淋巴回流具有重要意义。吸气所致的胸内压下降导致胸导管被动瞬时膨胀,促进了淋巴在淋巴管的流动。这个原理可以用于淋巴水肿患者的治疗,通过患者完成缓慢的深吸气而产生持续的负压,从而促进淋巴的回流。

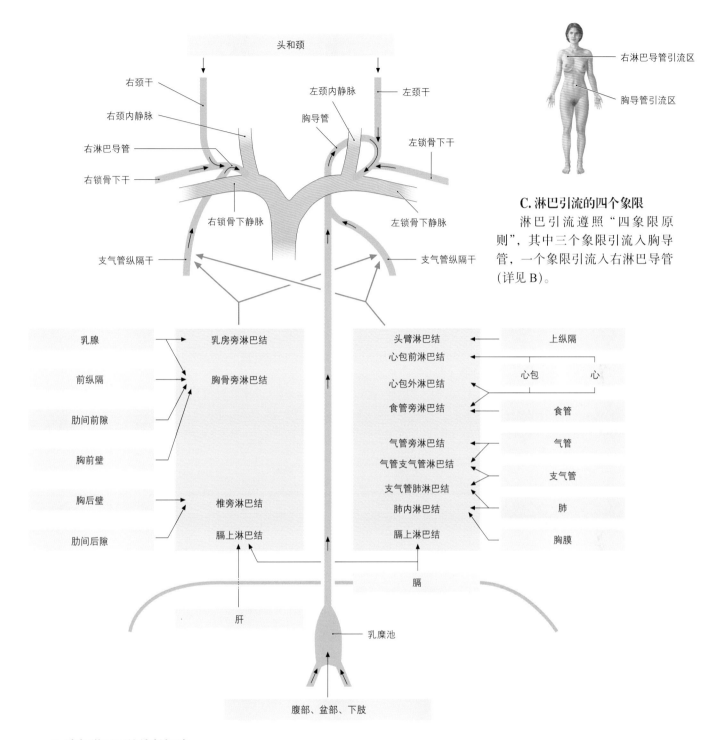

C. 淋巴引流的四个象限

淋巴引流遵照"四象限原则"，其中三个象限引流入胸导管，一个象限引流入右淋巴导管（详见 B）。

B. 胸部淋巴回流途径概述

全身的淋巴均回流到静脉系统，汇入点是左、右锁骨下静脉和颈内静脉汇合处（有时称为左、右"静脉角"）。**胸导管**引流腹腔、盆腔、下肢、左半胸、左上肢和左侧头、颈的淋巴汇入左锁骨下静脉和颈内静脉的汇合处（对应 C 中三个象限）。**右淋巴导管**较短（只有约 1 cm 长），引流右半胸、部分肝、右上肢和右侧头、颈的淋巴汇入右锁骨下静脉和颈内静脉的汇合处（对应一个象限）。来自双侧后下肋间

隙的淋巴通常汇入胸导管（见 A）。两条主要的淋巴管均接受来自**左、右支气管纵隔干**和一些小的无名干所引流的胸部淋巴。**淋巴结**（见第 84 页）的位置可靠近胸壁（如胸骨旁、乳房旁和椎前淋巴结），也可位于纵隔内（临床上称为纵隔淋巴结）或与器官树紧密相邻并按其位置命名。由于胸内结构的局部解剖关系非常紧密，所以胸部的淋巴引流相互重叠较为常见。例如，食管旁淋巴结收集来自食管和心的淋巴。

2.4 胸部淋巴结

A. 胸部淋巴结概况

气管分叉水平（大约 T4）的横切面，上面观。根据局部解剖学关系，胸部淋巴结分为三大群。

- 胸壁淋巴结（此处用紫色显示），引流胸壁淋巴。
- 肺内和气管树分叉处的淋巴结（肺内和支气管肺淋巴结，此处用蓝色显示），引流肺和气管树的淋巴至下一群淋巴（见 C 和第 91 页）。
- 与纵隔中央结构相关的淋巴结（气管、食管和心包，此处用绿色显示）。

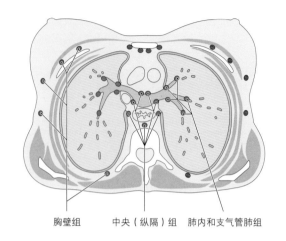

胸壁组　　中央（纵隔）组　　肺内和支气管肺组

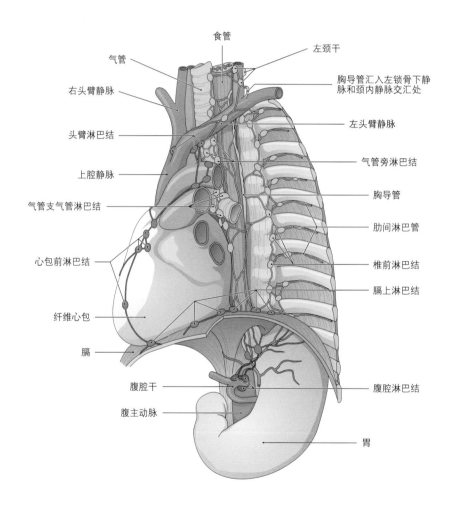

食管
气管
右头臂静脉
头臂淋巴结
上腔静脉
气管支气管淋巴结
心包前淋巴结
纤维心包
膈
腹腔干
腹主动脉

左颈干
胸导管汇入左锁骨下静脉和颈内静脉交汇处
左头臂静脉
气管旁淋巴结
胸导管
肋间淋巴管
椎前淋巴结
膈上淋巴结
腹腔淋巴结
胃

B. 胸部淋巴结

示意图，左前面观（胃和头臂静脉未按照实际比例显示）。切除部分膈，头臂静脉向后上方牵拉以显示淋巴与左锁骨下静脉和颈内静脉的交汇处。胸腔的壁淋巴结和脏淋巴结无显著的功能差异（这一点与腹腔和盆腔内分隔的淋巴回流方式形成强烈反差）（见第 222 页）。胸部淋巴结围绕心包、气管、食管和支气管形成纵隔群（纵隔淋巴结），引流以上器官的淋巴。

注意：因个体差异，可能存在跨膈的淋巴交通，胸腔淋巴结直接与腹腔淋巴结交通。这种连接可以导致恶性肿瘤（如胃癌）直接通过淋巴转移到胸腔淋巴结。

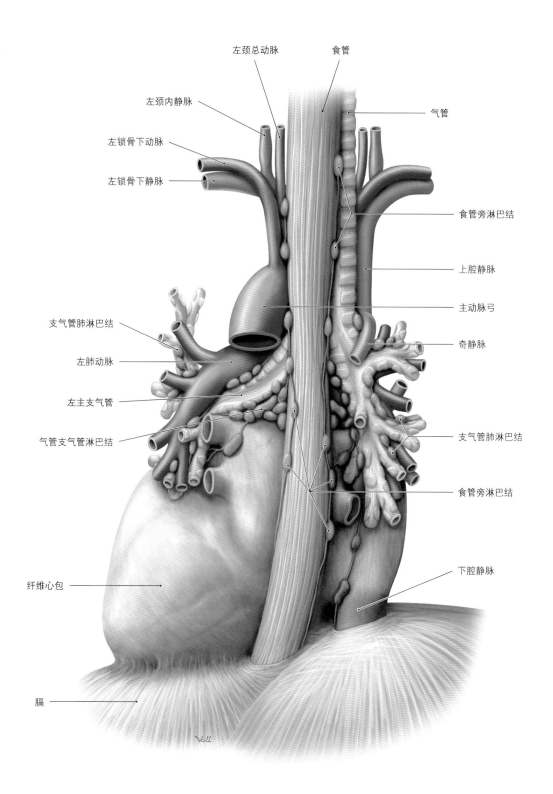

左颈总动脉

食管

左颈内静脉

气管

左锁骨下动脉

左锁骨下静脉

食管旁淋巴结

上腔静脉

主动脉弓

支气管肺淋巴结

奇静脉

左肺动脉

左主支气管

支气管肺淋巴结

气管支气管淋巴结

食管旁淋巴结

纤维心包

下腔静脉

膈

C. 胸腔淋巴结，后面观

在主支气管分叉为肺叶支气管处有大量的淋巴结，由于位于肺门附近而被称为"肺门"淋巴结（此处未显示）。该群淋巴结是肺部疾病（结核和恶性肿瘤）时最早受累及的淋巴结群。

2.5 胸部的神经支配

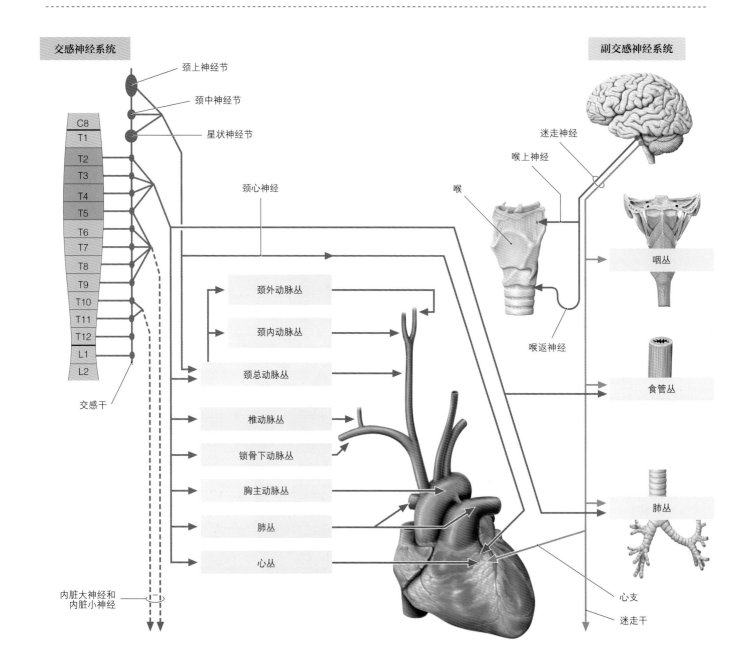

交感神经系统

颈上神经节
颈中神经节
星状神经节

C8
T1
T2
T3
T4
T5
T6
T7
T8
T9
T10
T11
T12
L1
L2

颈心神经

交感干

颈外动脉丛

颈内动脉丛

颈总动脉丛

椎动脉丛

锁骨下动脉丛

胸主动脉丛

肺丛

心丛

内脏大神经和
内脏小神经

副交感神经系统

迷走神经

喉上神经

喉

喉返神经

咽丛

食管丛

肺丛

心支

迷走干

A. 胸部交感和副交感神经系统的组成

除膈神经和肋间神经外（B），胸部的神经支配主要是自主神经，来自椎旁交感干或副交感迷走神经。

交感神经的组成：周围交感神经系统由两级神经元构成，突触前（节前）神经纤维发自于脊髓内的神经元。其轴突与成对的椎旁交感神经节形成突触，然后发出轴突支配胸部脏器和血管。

突触前运动神经元胞体位于胸腰段脊髓（T1~L2）的侧角，参与支配胸部的交感神经元主要集中于上胸段。椎旁神经节的轴突（节后纤维）有以下几种去向：一部分进入肋间神经支配血管和胸壁内的腺体；一部分与动脉伴行进入靶器官；其他节后纤维形成内脏大神经和内脏小神经进入腹腔（见第 226 页）。

副交感神经的组成：周围副交感神经系统也由类似的两级神经元构成，但是其节前神经元位于脑干，而节后神经元以小群分散于靶器官内。迷走神经（CN X）携带来自于脑干神经元的副交感运动神经纤维进入胸腔，发出以下分支。

• 心支，进入心丛（心）。
• 食管支，进入食管丛（食管）。
• 气管支（气管）和支气管支至肺丛（支气管和肺血管）。

迷走神经主干发出这些支后，伴食管进入腹腔（见第 227 页）。

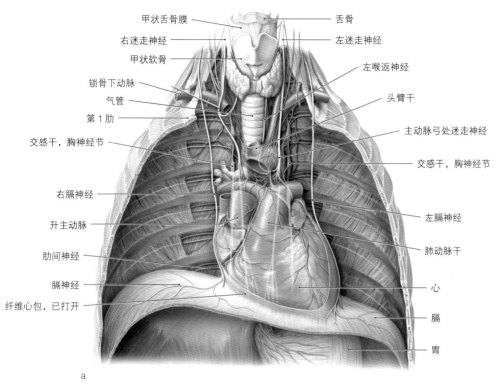

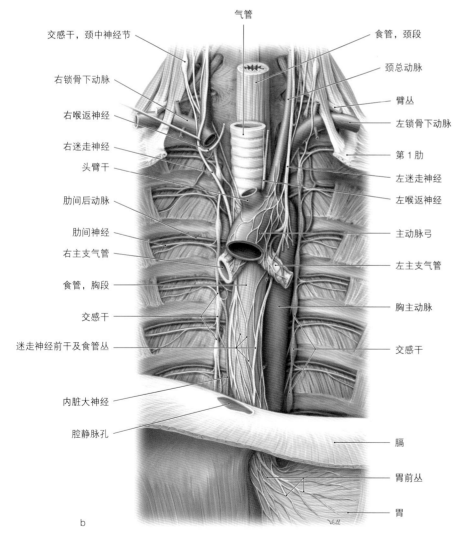

B.胸部神经概况

前面观。a.心和部分心包保留在中纵隔内以显示膈神经的位置和走行。b.除食管和部分气管保留，所有脏器和膈神经均被移除以显示交感干、肋间神经和食管丛。

交感干沿胸段脊柱两侧走行。交感干的节后神经与胸腔内的动脉伴行至胸部靶器官，进入相应器官的神经丛（见第94页）。**肋间神经**均位于后部。肋间神经起自于T1~T12节段脊髓（T12发出的成对神经由于走行于第12肋下方，而被称为肋下神经，此处未显示），从T1~T12椎骨下发出分支。发出的分支首先与肋间血管伴行于相应肋骨下缘，支配肋间肌的运动及T1~T12皮区的感觉。每条肋间神经接受交感神经的节后纤维对相应皮区腺体和血管进行自主神经支配（见卷一，大体解剖和肌骨系统）。

迷走神经胸段先走行于气管平面，然后经两侧主支气管后方走行并发出分支，最后在食管前面下行，经食管裂孔入腹腔。

注意：左、右迷走神经在食管周围形成迷走神经前干和后干。就局部解剖学关系而言，这两条干是食管神经丛的延续。两条干均含有迷走神经纤维：前干主要含左迷走神经的纤维，后干主要含右迷走神经的纤维。左迷走神经在主动脉弓处发出左喉返神经，右迷走神经在右锁骨下动脉处发出右喉返神经。两条神经均为上行至颈部的迷走神经返支。喉返神经在颈部的走行较图中更靠后的情况并不少见，走行于气管食管间沟内，在进行甲状腺手术时易受损伤。为了更清楚地显示喉返神经，本图中的喉返神经被稍微向前牵拉。

注意：心包和膈无自主神经支配（其血管除外）。

3.1 胸腔内心的位置

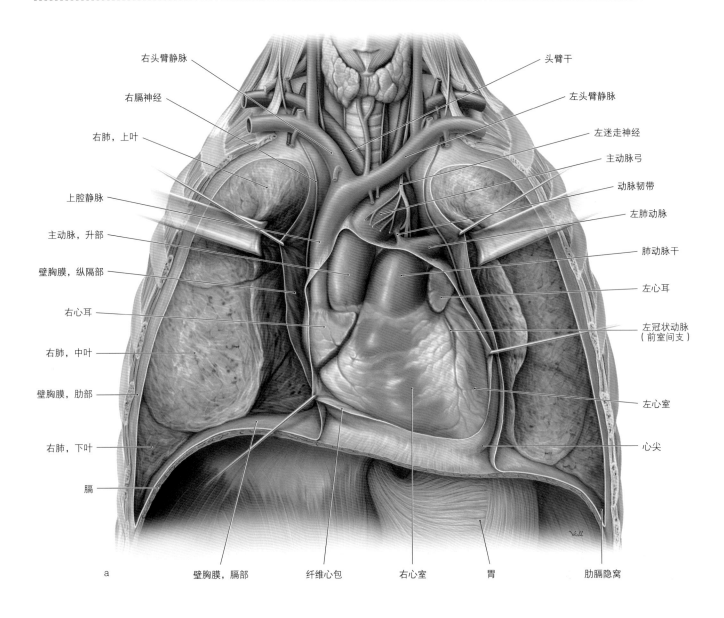

右头臂静脉

右膈神经

右肺，上叶

上腔静脉

主动脉，升部

壁胸膜，纵隔部

右心耳

右肺，中叶

壁胸膜，肋部

右肺，下叶

膈

头臂干

左头臂静脉

左迷走神经

主动脉弓

动脉韧带

左肺动脉

肺动脉干

左心耳

左冠状动脉（前室间支）

左心室

心尖

a　　壁胸膜，膈部　　纤维心包　　右心室　　胃　　肋膈隐窝

A. 原位心，前面观

　　a. 简图。打开大部分胸腔，也打开胸膜腔和纤维心包。移除了前纵隔中的结缔组织以显示心。虽然胸膜腔已打开，但是肺没有以塌陷的形式显示。b. 心在骨性胸廓上的体表投影。心位于心包内，心包与膈紧密结合（见第 90 页），但是可以相对于壁胸膜运动。从心底至心尖所画的纵轴显示，这条"长轴"从右向左指向前下方。因此，前面观中，胸腔内心的方向斜行，呈逆时针倾斜。心沿这条轴轻度向后方"旋转"，故图中可见右心室朝向前，而左心室仅有部分可见。这使得即使在心的前面观也可以见到心底，所有的大血管均不可见。较短的肺静脉由于注入朝向后方的左心房而被心影覆盖。右心耳和左心耳清晰可见。心尖朝向左下方。本图中大部分心尖仍被心包所覆盖。心尖的跳动称为心尖搏动，可于左锁骨中线的第 5 肋间处触及（轻微跳动）（见第 109 页）。

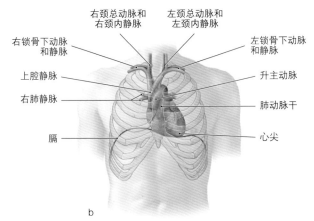

右颈总动脉和右颈内静脉

左颈总动脉和左颈内静脉

右锁骨下动脉和静脉

左锁骨下动脉和静脉

上腔静脉

升主动脉

右肺静脉

肺动脉干

膈

心尖

b

心外膜的薄层浆膜（见第 98 页）使心的外表具有光泽。浆膜下有成簇的脂肪组织包裹冠状血管。

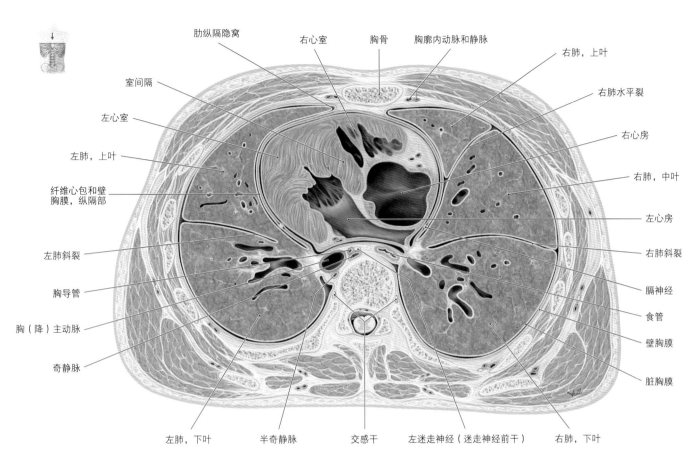

B. 原位心，上面观

经 T8 椎体平面的胸部横切面。可见横切面上显示心在中纵隔区的非对称性位置，有轻度的生理性逆时针旋转：左心室朝向左下方，右心室朝向右前方。因此，右心室几乎完全贴于胸骨后壁（两者之间仅有非常狭小的前纵隔，见第79页）。左心房与食管紧邻。肋纵隔隐窝位于心和胸骨之间的左、右两侧。心和脊柱之间的间隙相对狭小，有神经血管结构和脏器通过：胸主动脉、食管、胸导管、奇静脉和半奇静脉，以及部分自主神经系统。每侧肺均有一处心的压痕称为心压迹。由于心的位置不对称，所以左肺心压迹大于右肺心压迹。胸膜与心包浆膜层之间的潜在间隙应该较图中显示的更小。

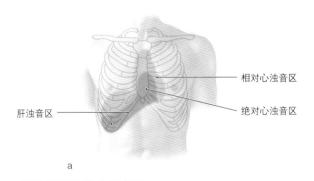

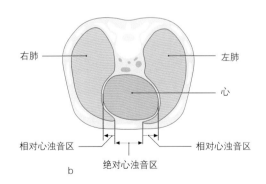

C. 胸部叩诊的心浊音区

前面观（a）和横切面上面观（b）。与充满空气的肺部叩诊产生的清音相比（见第136页），充满液体的心在叩诊时产生哑音，称为心浊音。浊音可分为绝对浊音（在没有肺组织覆盖的区域形成的浊音）或相对浊音（在有肺组织覆盖心区的叩诊音中增加了共鸣音）。因此，绝对心浊音区位于胸壁与心之间，而相对心浊音区位于左、右肋纵隔隐窝上方，有少部分充气的肺组织（见 B）。

注意：由于肝的解剖学位置（见 a），心浊音区在上腹部和右季肋区移行为肝浊音区。因为在心的边界，肺清音与心浊音对比特征明显，因此可以按照心浊音区来大致估计心边界。

3.2 心包：位置、结构和神经支配

A. 胸腔内心包的位置，前面观

打开胸腔显示下纵隔内最主要的结构——心包。心包下方与膈筋膜借结缔组织相连。心包前方与胸骨后壁之间只有前纵隔的少许结缔组织（本图已切除，见第 79 页）。心包外侧的界限是胸膜腔，借纵隔胸膜分隔。

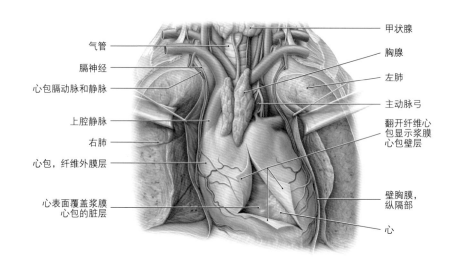

甲状腺
气管
胸腺
膈神经
心包膈动脉和静脉
左肺
主动脉弓
上腔静脉
翻开纤维心包显示浆膜心包壁层
右肺
心包，纤维外膜层
心表面覆盖浆膜心包的脏层
壁胸膜，纵隔部
心

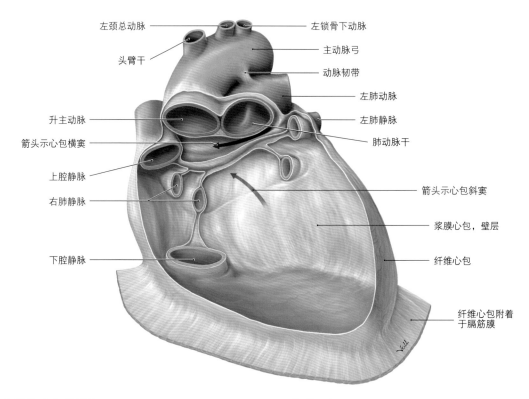

左颈总动脉
左锁骨下动脉
头臂干
主动脉弓
动脉韧带
左肺动脉
升主动脉
左肺静脉
箭头示心包横窦
肺动脉干
上腔静脉
右肺静脉
箭头示心包斜窦
浆膜心包，壁层
纤维心包
下腔静脉
纤维心包附着于膈筋膜

B. 心包腔和心包的结构

空的心包腔，前面观。心包分内、外两层，包裹心脏并保护心。

- 壁层。壁层心包围成心包腔，外层为纤维心包，由坚韧而不可扩张的结缔组织构成，部分附着于膈。朝向心的内层衬有浆膜。
- 脏层（心外膜）。薄层浆膜覆盖心，并紧密贴附于心和大血管根部。

壁层心包和脏层心包为两层紧密相贴的浆膜，但是两者可以自由运动，允许心跳时的滑动。这两层浆膜一起被称为浆膜心包。

壁层反折移行为覆盖血管的脏层处形成两个**窦**（见箭头）。

- 心包横窦，位于动脉与静脉之间。
- 心包斜窦，位于左、右肺静脉之间。

注意：由于心包不能扩张，当心包腔内出血时（如心肌动脉瘤破裂），血液淤积于心包腔，对心造成越来越大的压力。这种情况被称为心包填塞，将严重影响心室的充盈与泵血，极大地增加了心脏骤停的风险。心包炎症（心包炎）时也会产生类似的问题。

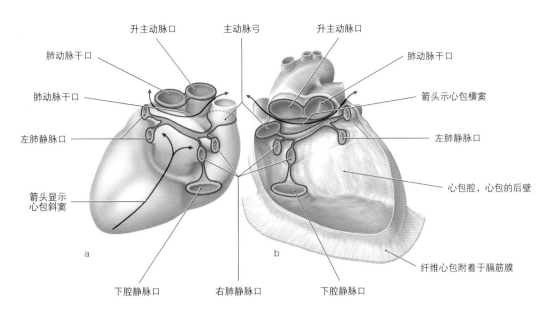

C. 心包的开口

　　a. 心及心外膜的后面观。b. "空"心包腔的前面观。空的心包通常有 8 个开口，血管借此进出心。

　　• 1 个升主动脉口。

　　• 1 个肺动脉干口。
　　• 2 个腔静脉口。
　　• 4 个肺静脉口。

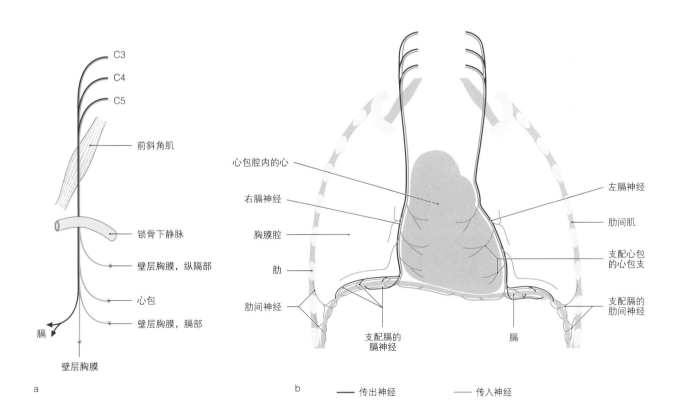

D. 心包的神经支配

　　a. 膈神经内的躯体感觉和躯体运动成分。
　　b. 膈神经的感觉和运动成分分布。

　　与膈的浆膜（膈胸膜和壁腹膜）一样，心包（纤维心包和浆膜心包的壁层）由起自 C3~C5 的颈髓的膈神经支配。

3.3 心：外形和结构

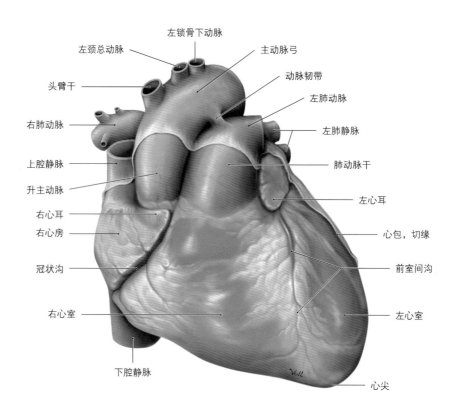

左颈总动脉　左锁骨下动脉　主动脉弓
头臂干　动脉韧带
右肺动脉　左肺动脉
上腔静脉　左肺静脉
升主动脉　肺动脉干
右心耳　左心耳
右心房　心包，切缘
冠状沟　前室间沟
右心室　左心室
下腔静脉　心尖

A. 心，胸肋面

前面观。心是一个肌性的中空器官，形状似扁平的圆锥体，包括 1 个底、1 个尖和 3 个面。

- 心底有进出心的血管，朝向右后上方。
- 心尖朝向左前下方。
- 心的 3 个面为前（胸肋）面、后面和下（膈）面（见 B）。

心的胸肋面主要由右心室构成，右心室与左心室之间的界限为前室间沟。左心室（占据心的下面和后面）形成心的

左缘和心尖。

前室间沟内有左冠状动脉的前室间支（见第 120 页）和前室间静脉（心大静脉）。这两支血管几乎被脂肪完全覆盖，故心的前面非常平整。左、右心房与心室之间被冠状沟分隔，内有冠状血管走行（心自身的血管，见第 120~123 页）。右心房位于升主动脉的根部，左心房位于肺动脉干的根部。肺动脉干发出肺动脉处被升主动脉遮盖。为清楚显示，这部分的 3 张图（A、C、D）显示了心包脏层反折移行为壁层的部位。心包延伸至大动脉的根部。

B. 心的面

心的面	方位	构成心的面的心腔（及血管）
前（胸肋）面	朝向前，面向胸骨和肋的后面	• 右心房及右心耳 • 右心室 • 小部分左心室及心尖 • 左心耳 • 升主动脉、上腔静脉和肺动脉干
后面	朝向后，面向后纵隔	• 左心房及 4 条肺静脉的终止处 • 左心室 • 部分右心房及上、下腔静脉的终止处
下（膈）面（临床称为后壁）	朝向下，面对膈肌	• 左心室及心尖 • 右心室 • 部分右心房及上、下腔静脉终止处

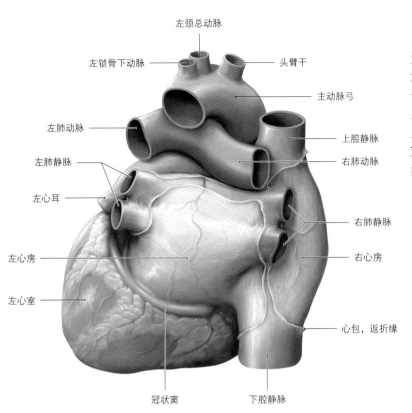

左颈总动脉
左锁骨下动脉
头臂干
主动脉弓
左肺动脉
上腔静脉
右肺动脉
左肺静脉
左心耳
右肺静脉
左心房
右心房
左心室
心包，返折缘
冠状窦
下腔静脉

C. 心，后面

后面观。该图显示主动脉弓在肺动脉干分支为左、右肺动脉处跨过肺动脉干。在此处主动脉发出 3 支大动脉供应上肢、颈部和头部：即头臂干、左颈总动脉和左锁骨下动脉。此图也清楚地显示了肺静脉的终支（通常是 4 支）注入左心房，上、下腔静脉终止于右心房。注意冠状沟后部的冠状窦，位于左心室和左心房之间。冠状窦是收集回心静脉血的血管。

D. 心，膈面

后面观。心略向前倾斜以更好地显示膈面。膈面由左、右心室，右心房及下腔静脉终止处构成。若从下方，即由膈面向上观察心（此处未显示），可清楚看见上、下腔静脉实际上在一条直线上，从下腔静脉向上看，可见上腔静脉的终止处。

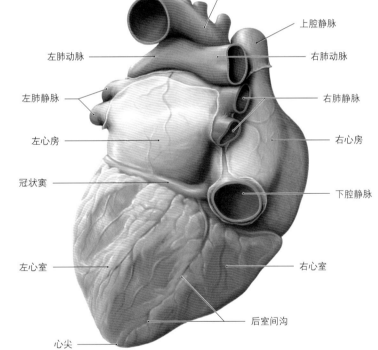

主动脉弓
上腔静脉
左肺动脉
右肺动脉
左肺静脉
右肺静脉
左心房
右心房
冠状窦
下腔静脉
左心室
右心室
后室间沟
心尖

E. 心壁的结构

层次	位置	组成
心内膜	最内层，衬于心腔、心瓣膜及瓣膜袋表面	单层上皮细胞及由胶原和弹性纤维组成的内皮下层，两层一起移行为血管内膜
心肌	中层，心壁最厚的部分；心泵血的动力来源（见第 94、95 页）	交错排列的肌纤维
心外膜	心壁的最外层，部分心外膜（见第 90 页）构成脏层心包	浆膜（单层上皮细胞及其下部的结缔组织）

3.4 心肌结构

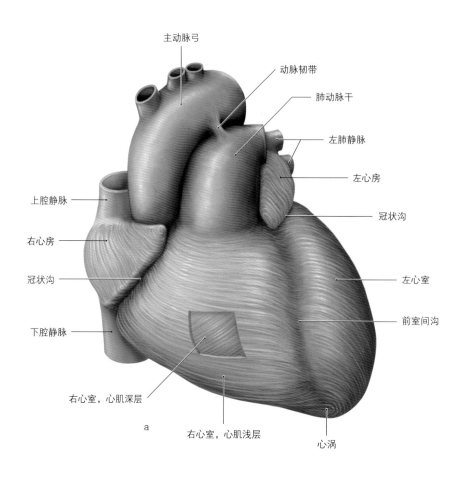

主动脉弓

动脉韧带

肺动脉干

左肺静脉

左心房

冠状沟

上腔静脉

右心房

冠状沟

左心室

前室间沟

下腔静脉

右心室，心肌深层

a

右心室，心肌浅层

心涡

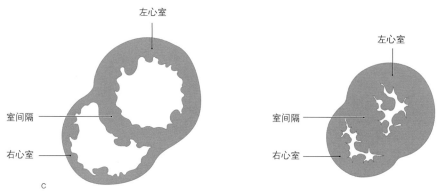

左心室

室间隔

右心室

c

左心室

室间隔

右心室

A. 心肌的结构

a、b. 心肌外层，前面观。

左、右心室的心肌壁开一个小窗显示深层心肌纤维。

注意：a 和 b 中的心外膜及外膜下脂肪层已去除。为了更清楚地显示心表面的沟（前、后室间沟），图中没有显示冠状血管。

心房肌有两层，浅层和深层。浅层肌（如图所示）覆盖两个心房，但与此不同的是，每个心房均有各自的深层肌。环形肌纤维延伸至房室交界处并环绕静脉口。**心室肌**的排列更复杂，包括浅层（心外膜下层）、中层和深层（心内膜下层）。在心尖部，浅层与深层交织在一起，肌纤维形成涡旋状排列（心涡）。右心室作为低血压系统（见 c）较左心室心肌组织少，且几乎没有中层肌。内膜下层形成肉柱和乳头肌（见 d 和第 109 页）。

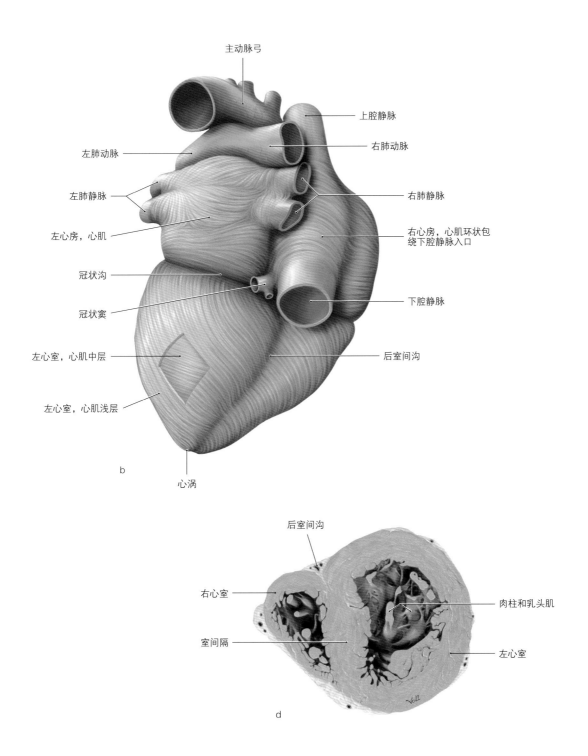

主动脉弓

上腔静脉

左肺动脉

右肺动脉

左肺静脉

右肺静脉

左心房，心肌

右心房，心肌环状包绕下腔静脉入口

冠状沟

冠状窦

下腔静脉

左心室，心肌中层

后室间沟

左心室，心肌浅层

b

心涡

后室间沟

右心室

肉柱和乳头肌

室间隔

左心室

d

心肌细胞是心肌的组织学单元，属于一种特殊的细胞。不同于骨骼肌细胞间电学绝缘的特性，心肌细胞间形成膜去极化的合胞体，心肌收缩呈波状传播。

c、d. 垂直于心长轴的心肌断面，上面观。c. 心室扩张状态（舒张期，左图）和收缩状态（收缩期，右图）。d. 心舒张期标本的横切面。

所有断面均可清楚地显示出左、右心室心肌厚度的差异：左心室属于高压系统（心室收缩压为 120~140 mmHg），因此左心室心肌必须能够产生比右心室（大约 25~30 mmHg）更高的压力。心肌收缩时其厚度差异最明显（见 c）。d 显示了冠状血管和心外膜下脂肪充填了心沟。

3.5 心腔

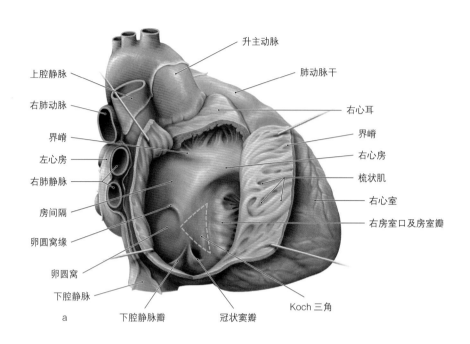

升主动脉
上腔静脉
右肺动脉
界嵴
左心房
右肺静脉
房间隔
卵圆窝缘
卵圆窝
下腔静脉
下腔静脉瓣
冠状窦瓣
肺动脉干
右心耳
界嵴
右心房
梳状肌
右心室
右房室口及房室瓣
Koch 三角
a

A. 右心腔

a. 心房的右侧面观。b. 心室的前面观。心室和心房壁充分打开，并切除部分心壁以显示内部心腔。

右心房（见 a）由以下部分组成。

• 前段：固有心房及心耳。

• 后段：腔静脉窦（此处不可见），内有上、下腔静脉口。

上、下腔静脉口和三尖瓣隔侧尖的边缘组成了 Koch 三角，即右心房壁上的一个区域，这是房室结所在的位置。下腔静脉口处有一个小瓣膜（下腔静脉瓣），在产前循环中该瓣膜引导血液通过房间隔上的卵圆孔。卵圆孔在出生后封闭变为卵圆窝（有圆形缘包围，即卵圆窝缘）。冠状窦口还带有一个小的月牙形瓣膜（冠状窦瓣）。前段由固有心房及心耳构成，与后段之间借称为界嵴的隆起分隔。梳状肌（肌性小梁）起于界嵴，因此前段的内壁不光滑。与此相反，后段的内壁光滑。

右心室以两个肌嵴为特征，即室上嵴和隔缘肉柱。右心室也分为两部分：

• 后下方的流入道（原位心）。

• 前上方的流出道（见第 119 页）。

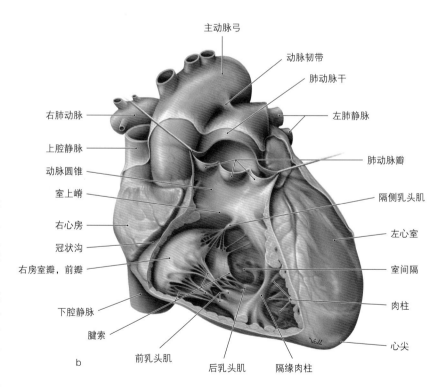

主动脉弓
动脉韧带
肺动脉干
左肺静脉
肺动脉瓣
隔侧乳头肌
左心室
室间隔
肉柱
心尖
右肺动脉
上腔静脉
动脉圆锥
室上嵴
右心房
冠状沟
右房室瓣，前瓣
下腔静脉
腱索
前乳头肌
后乳头肌
隔缘肉柱
b

在右心室流入道的壁上可见称为肉柱的肌性隆起。肉柱的特殊延伸形成乳头肌，通过胶原索（腱索）附着于右房室瓣的瓣尖（见第 109 页）。流出道呈圆锥状，主要由圆锥动脉组成，内壁光滑。右心室流出道将血液排入肺动脉干，肺动脉干口有肺动脉瓣防止血液倒流。右心室壁较薄（低压系统）。所有的心腔都衬有心内膜。

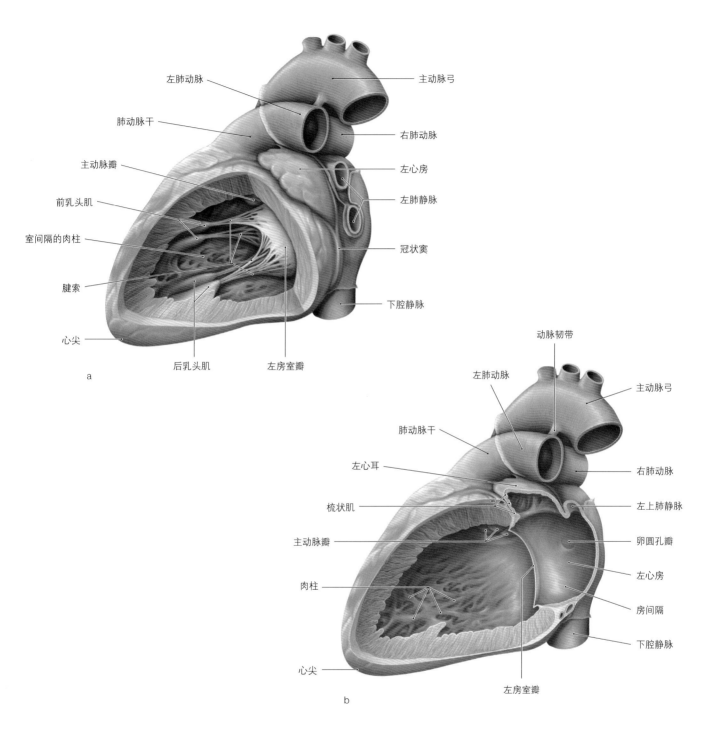

左肺动脉

肺动脉干

主动脉瓣

前乳头肌

室间隔的肉柱

腱索

心尖

主动脉弓

右肺动脉

左心房

左肺静脉

冠状窦

下腔静脉

后乳头肌　　左房室瓣

a

动脉韧带

左肺动脉

肺动脉干

左心耳

梳状肌

主动脉瓣

肉柱

心尖

主动脉弓

右肺动脉

左上肺静脉

卵圆孔瓣

左心房

房间隔

下腔静脉

左房室瓣

b

B. 左心腔

左外侧面观。a. 心室。b. 心室和心房。心室和心房壁已经打开。

左心房较右心房小（见 Aa）。心房肌壁薄（因为是低血压系统），内壁光滑部分是胚胎期由肺静脉入口延伸而来。心房的其他部位内衬梳状肌。肺静脉一般为 4 支，终止于左心房。偶尔会见到房间隔狭窄的组织皱襞（卵圆孔瓣），由卵圆窝突向左心房而形成。该结构是胚胎时的第一房间隔与第二房间隔融合的标志。

左心室有流入道和流出道。流入道起自左房室口，续于左房室瓣（见第 107 页）。与右心室一样，左心室流入道的壁被肉柱覆盖，乳头肌借腱索连于左房室瓣。左心室的流出道有光滑的内壁，紧邻室间隔，直通主动脉，在升主动脉根部有主动脉瓣封闭（见第 107 页）。室间隔主要由肌组织构成（肌部），在主动脉根部有很小一部分结缔组织（膜部）。室间隔在心腔的位置在外部以前、后室间沟为标志。左心室的肌壁厚（高血压系统），较右心室肌壁厚三倍（见 Ab）。左、右心腔内衬心内膜。

3.6 心瓣膜概况（瓣膜平面和心纤维骨骼）

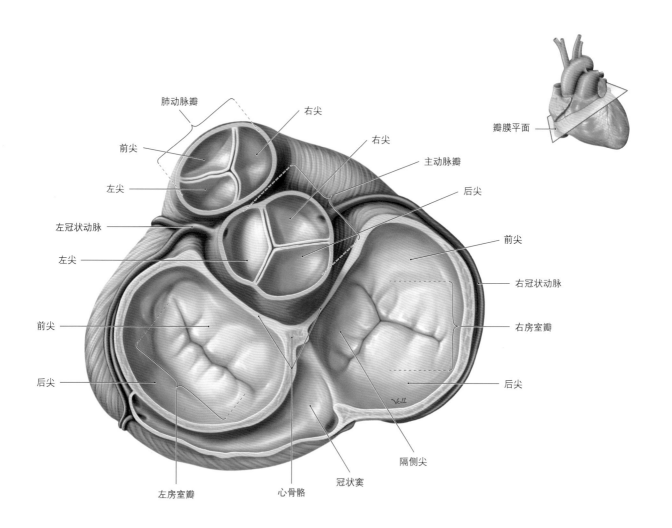

A. 心瓣膜概况

心瓣膜平面上面观。移除心房，并在根部切除大动脉。心瓣膜分为两类：房室瓣和半月瓣。所有心脏瓣膜均位于一个平面上，即瓣膜平面。心瓣膜具有单向阀门的功能，保障血液从心房到心室的单向流动（左、右房室瓣），以及流出心脏（主动脉瓣和肺动脉瓣）。

房室瓣：位于心房和心室之间，左、右房室瓣均由薄的无血管结缔组织构成，上覆心内膜。按照力学分类，房室瓣属帆样瓣膜（见 C），由于腱索（见 C）限制了每一个瓣膜的运动，就像系在船帆上的绳子一样。房室瓣的功能是阻止血液从心室倒流回心房。

- 左房室瓣有两个尖（二尖瓣）：前尖（前内侧）和后尖（后外侧）。前尖延续至主动脉壁。二尖瓣的另一个名称是僧帽瓣，缘于两个尖的形状就像大主教的法冠。

光滑瓣膜边缘又被一些解剖学者细分为小的附属尖，称为结合尖（通常有两个）。这不是真正的尖，因为它不与心纤维骨骼的纤维环相连（见 B）。瓣尖系于乳头肌（见 C）。

- 右房室瓣有三个尖（三尖瓣）：前尖、后尖和隔侧尖。也可见 1~2 个附属瓣，但是不延续至纤维环。

半月瓣：位于肺动脉（肺动脉瓣）和主动脉（主动脉瓣）出口处，由 3 个大小相似的新月形尖构成。与房室瓣相似，半月瓣由心内膜覆盖的薄层结缔组织构成。按照力学分类，半月瓣属口袋瓣膜，由于其瓣膜像鼓起的口袋突入心室。主动脉壁和肺动脉干壁在瓣膜上轻度扩张（肺动脉窦和主动脉窦）。主动脉窦增加了主动脉的横截面积，形成主动脉球。主动脉于基底处主动脉瓣上（见第 120~123 页）发出左、右冠状动脉。

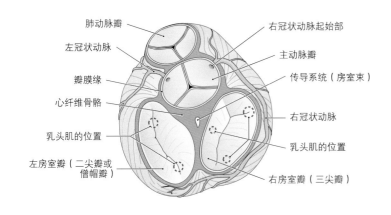

B. 心骨骼

心骨骼是一层结缔组织（通常富含脂肪），将心室肌与心房肌完全分隔。狭义上，心骨骼包括以下结构。

- 左、右纤维环及其间的纤维三角。
- 主动脉瓣纤维环，与左、右纤维环均相连。
- 房室隔的膜部（图中未显示）。

广义上，肺动脉瓣的纤维环也属于心骨骼。肺动脉瓣借胶原纤维带（漏斗腱）与主动脉纤维环相连。房室瓣连于纤维环，而每个半月瓣借结缔组织连于其各自纤维环。故广义的心骨骼为所有心瓣膜提供了一个力学框架。除了心的力学稳定功能外，心纤维骨骼还在心房和心室之间具有电绝缘的功能。引起心肌收缩的电刺激（见第 116 页）只能通过房室束从心房传递至心室，心骨骼上只有一个孔（位于右纤维三角）让该束通过。

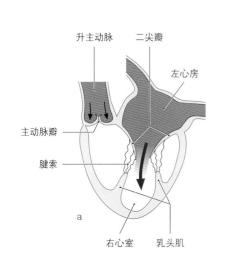

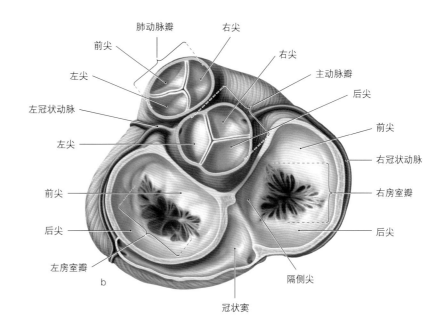

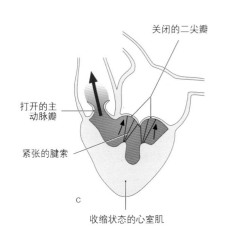

C. 心动周期中心瓣膜的功能

a 和 b. 心室舒张。c 和 d. 心室收缩。a 和 c. 左心的血流方向。b 和 d. 瓣膜平面上面观。

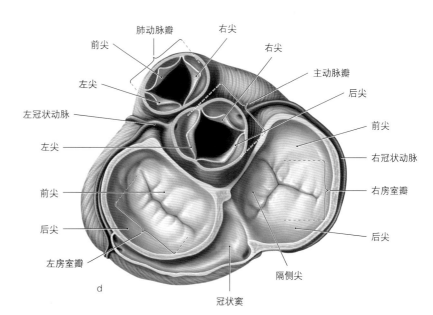

3.7 心瓣膜与听诊区

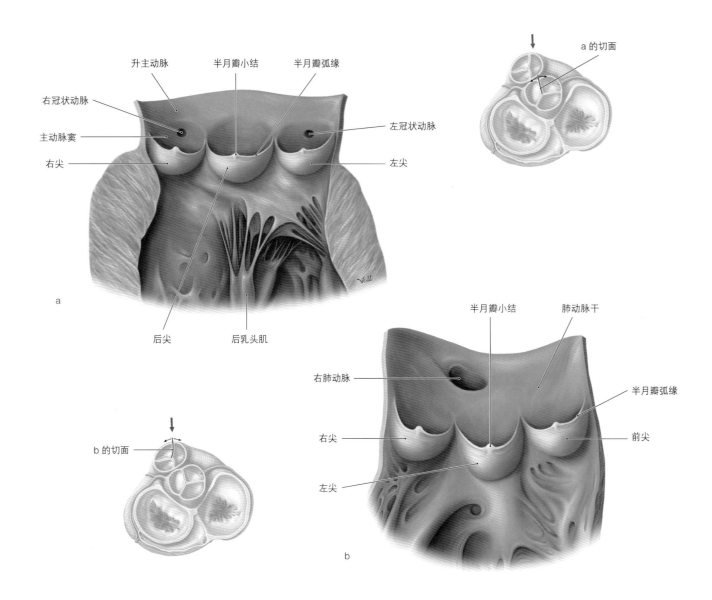

A. 流出道的半月瓣（主动脉瓣和肺动脉瓣）

剖开升主动脉和肺动脉干后，像书一样翻开以显示主动脉瓣（a）和肺动脉瓣（b）。在心室舒张期，主动脉瓣和肺动脉瓣关闭心室流出道。

- 主动脉瓣关闭左心室流出道。
- 肺动脉瓣关闭右心室流出道。

这些瓣膜几乎完全阻止了血液向心室倒流。左、右冠状动脉的起点在主动脉窦内穿过半月瓣（a），右肺动脉的起点在肺动脉干（b）内可见。每个半月瓣的游离缘中央增厚形成瓣膜小结，小结的两侧形成薄的半月瓣弧缘。小结和半月瓣弧缘保证了瓣膜关闭时各个尖的边缘相互紧密而完全地封闭。房室瓣（见第 106 页）和半月瓣均可能发生病理改变，

通常是炎症（心内膜炎）引起的。炎症导致无血管的瓣膜继发性血管生成，进而出现瓣膜纤维化、瓣膜变硬以及功能缺失。瓣膜的力学性质异常主要有两种，可同时发生于同一个瓣膜。

- 瓣膜狭窄：瓣膜开放受限，导致通过瓣膜的血流减少。由此导致狭窄近侧端心腔结构内部压力增高。
- 瓣膜功能不全：瓣膜关闭受损，导致血液倒流入瓣膜近侧端的心腔。这种病理性回流导致了该心腔容量负荷过重。当负载超过一定程度时，需要外科手术置换瓣膜以阻止对心的进一步损伤。
- 瓣膜狭窄和功能不全可同时存在：一个瓣膜可能卡在中间位置，不能完全打开或者闭合。

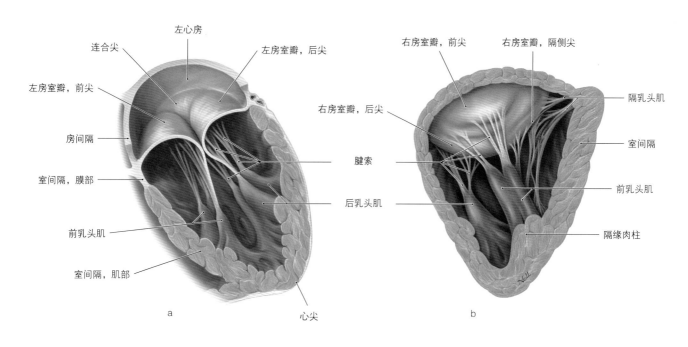

B. 房室瓣和乳头肌

左（a）、右（b）房室瓣的前面观。图中显示的是心室收缩早期房室瓣刚刚关闭的状态，清楚地显示了乳头肌。右房室瓣的 3 个尖有 3 条乳头肌（前、后和隔侧乳头肌），左房室瓣的 2 个尖有 2 条乳头肌（前、后乳头肌）。乳头肌（作为肉柱的延伸）借结缔组织结构（腱索）附着于瓣膜尖的游离缘。当乳头肌收缩时（瓣膜关闭），腱索缩短以限制瓣膜尖的运动。当心室肌收缩时，乳头肌保证瓣膜尖不向心房开放，从而阻止血液倒流回心房。

注意：与其他部位的心肌结构相似，乳头肌在心肌梗塞时也会出现心肌纤维坏死，由此导致瓣膜尖向心房方向脱垂。相反，腱索的病理性短缩也可以导致瓣膜不能完全关闭。引起心室收缩期血液倒流回心房，形成心杂音（见第 118 页）。

C. 心瓣膜的听诊

图中显示了心瓣膜在胸部的体表投影（每个瓣膜异常心音传导的区域）。在健康的心脏中，当血液流经心瓣膜时不会产生可感知的声音（有关生理性心音请参见第 118 页）。但是，如果由于疾病导致瓣膜功能受损，血液流经心瓣膜时变为湍流。这种流动类型产生可听见的声音，并通过血流传递。由于较厚心壁掩盖了这些声音，因此在胸壁上的瓣膜解剖投影区并非最佳听诊区，但是在瓣膜的下游区可以听得更清楚（见 D）。

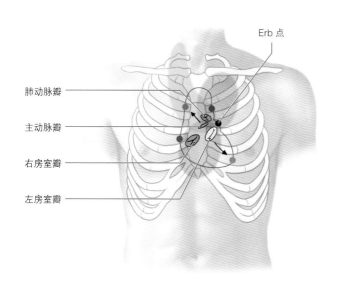

D. 心瓣膜的体表投影以及听诊部位

瓣膜	解剖学投影	听诊部位
主动脉瓣	胸骨左缘第 3 肋水平	右侧第 2 肋间隙近胸骨处
肺动脉瓣	胸骨左缘第 3 肋软骨水平	左侧第 2 肋间隙近胸骨处
右房室（三尖）瓣	胸骨的第 5 肋软骨水平	右侧第 5 肋间隙近胸骨处 *
左房室（二尖）瓣	左侧第 4/5 肋软骨	锁骨中线左侧第 5 肋间隙

* 胸骨左下侧也是右房室瓣的常用听诊部位

3.8 心的 X 线摄影

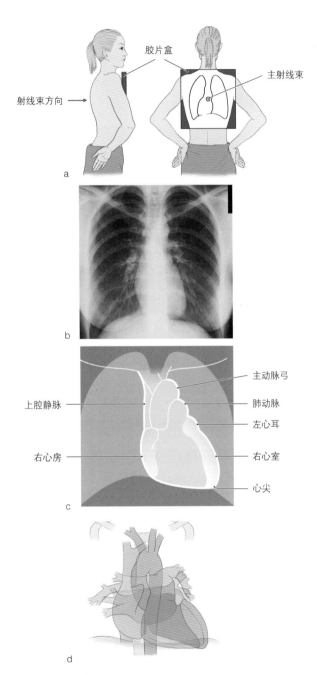

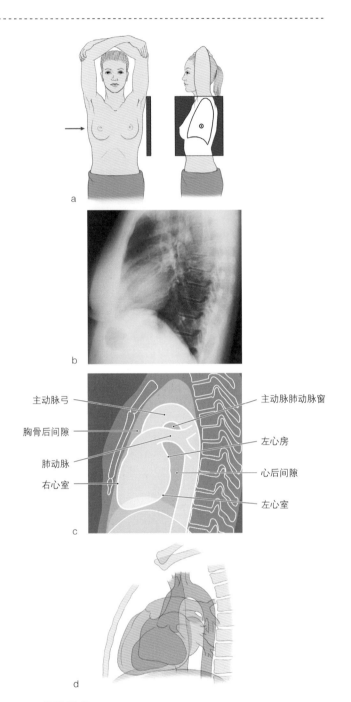

A. 后前位胸片

a. 患者站立，胸前壁贴于胶片盒（X 线由后至前"穿过"患者，中心点靶向第 6 胸椎水平）。摄片时，患者保持口张开，吸气然后屏住呼吸。手背置于髋部，肘关节转向前。

b. 后前位 X 线片（从前向后观看）。

c. 构成心界的心影（心轮廓）及结构。

d. 心影的局部解剖学关系：右心的流入道和流出道（灰色）；左心室的流出道（红色），左心房的流入道（蓝色）。

B. 侧位胸片

a. 患者左侧或右侧身体贴于胶片盒（以防止心脏被放大），双上肢抬高至头上并交叉。放射线的中心点靶投向左腋下约一掌宽下方。

b. 左侧位 X 线片。

c. 构成心界的心影及结构。

d. 心影的局部解剖学关系：右心的流入道和流出道（灰色）；左心室流出道（红色），左心房流入道（蓝色）。

（本页的 X 线片引自 Lange，S.：Radiologische Diagnostik der Thoraxerkrankungen，4. Aufl. Stuttgart：Thieme；2010.）

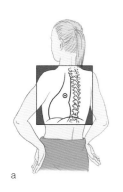 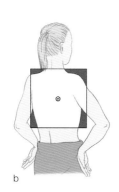

a　　b

C. 胸部斜位片

拍摄斜位片时，使患者与胶片盒呈 45°。为了显像更好，远离胶片盒的脊柱侧（见 Eb 和 Fb 中的 2）要为靠近胶片盒侧脊柱（见 Eb 和 Fb 中的 1）距离的两倍。

a. 右前斜位观：右侧胸壁贴于胶片盒（击剑位）；

b. 左前斜位观：左侧胸壁贴于胶片盒（拳击位）。

注意：X 线束的方向为从后穿向前，而 X 线是前面观。

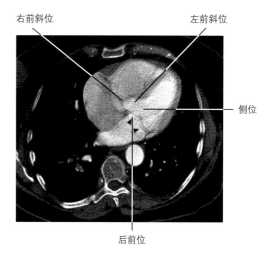

D. CT 断层扫描（轴向）图上不同 X 线投照位（左前斜位、右前斜位、后前位和侧位）的图示

注意：轴向图像总是显示下面观（见第 106 页）。

（本页的 CT 图和 X 线图引自 Reiser, M. et al.: Radiologie. Duale Reihe. 4. Aufl. Stuttgart：Thieme；2017。）

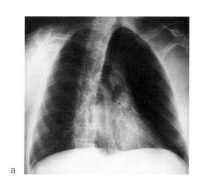 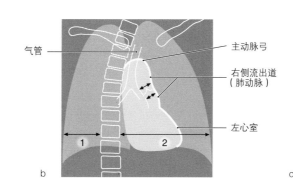 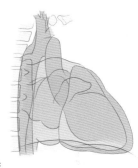

a　　b　　c

E. 胸部右前斜位 X 线片

a. X 线片（从观察者角度可见心位于脊柱右侧）。

b. 构成心界的心影及结构：右前斜位沿心的长轴观察是侧面观。右前斜位主要显示右心室及其流出道以及肺动脉干的边缘。

c. 心影的局部解剖学关系：右心的流入道和流出道（灰色）；左心室及其流出道（红色）；左心房及其流入道（蓝色）。

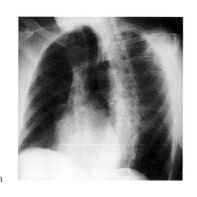 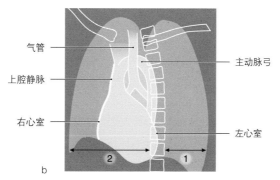 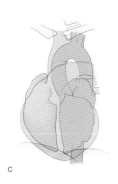

a　　b　　c

F. 胸部左前斜位 X 线片

a. X 线片（从观察者角度可见心位于脊柱左侧）。

b. 构成心界的心影及结构：左前斜位片是真正的冠状面观（与右前斜位投影方向垂直）。左前斜位投照也视为"显示主动脉弓"视角，因为可以完整显示主动脉弓的长度。心轮廓的结构主要为左、右心室。

c. 心影的局部解剖学关系：右心及其流入道和流出道（灰色）；左心室及其流出道（红色）；左心房及其流入道（蓝色）。

3.9 心的超声影像：超声心动图

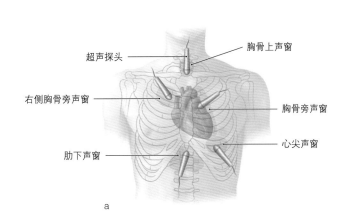

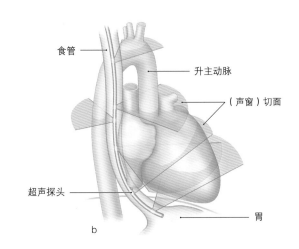

A. 经胸超声心动图和经食管超声心动图

超声心动图（心脏超声）是诊断心脏疾病最常用的手段，被认为是心脏病学中最重要的非侵入性图像技术。传感器是超声心动检查装置中的基本元件。通过其内置的压电晶体，传感器产生超声波并传递至身体，同时接收反射回来的超声信号。现代传感器内部有多个单晶体，它们平行排列在前方产生超声波形成二维图像（B 型超声）。通常患者在平卧位进行超声心动图检查。此时传感器放置的位置称为"声窗"，是超声波不会被肺或肋骨所阻挡的部位（如肋间隙）。请注意声窗不是一个确定的解剖学体表标志，而是对每一位患者进行检查时传感器所放置的最佳位置。根据视窗位置的不同，超声心动图可分为经胸超声心动图和经食管超声心动图两种。

- 在**经胸超声心动检测**（a）中，声窗可位于患者左侧卧位（胸骨旁声窗和心尖声窗）、平卧位（胸骨上声窗和肋下声窗）或右侧卧位（右侧胸骨旁声窗）。患者侧卧位时，上面的手臂置于头下以最大程度伸展肋间隙。经胸超声心动检测的缺点是，胸部和肺的结构，如肋、肌肉、脂肪或肺部病变（如肺气肿）均可能干扰结果，从而影响诊断。

- 与经胸超声心动图采用的传统声窗不同，**经食管超声心动检测**（b）采用部分食管作为声窗。与胃镜类似，小型化传感器经口腔和咽置入食管或胃底，这些位置非常靠近心。由于距心较近且没有肺或胸腔结构的干扰，经食管超声心动图的图像质量较经胸超声心动图的更好。经食管超声心动图能够清楚地显示心背面、心瓣膜以及降主动脉的结构。选用多平面的传感器（可旋转 180°），将传感器向前、后、左和右拉动，可以获得经食管声窗的多个不同切面图像。

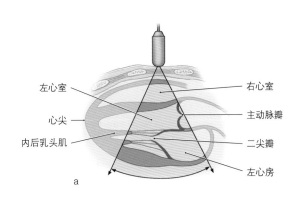

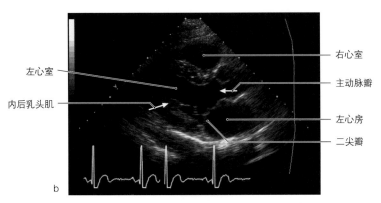

B. 经胸超声心动图：胸骨旁声窗（长轴面观）

a. 模式图（注意：左心室尖未显示）。b. 等容舒张期胸骨旁长轴观（引自 Flachskampf, F.: Kursbuch Echokardiografie, 4. Aulf. Thieme, Stuttgart 2008）。

超声心动检测首先从胸骨旁长轴声窗开始。可见主动脉瓣、二尖瓣，水平位的室间隔、左心室后壁以及部分右心室。将传感器旋转 90°（见 C），则可观察心的胸骨旁短轴面。

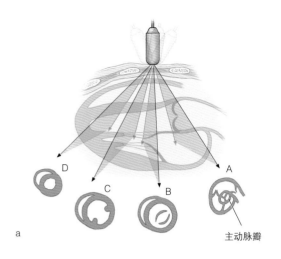

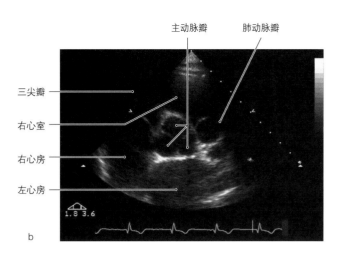

C. 经胸超声心动图：胸骨旁声窗（短轴面观）

a. 主要短轴观平面的模式图（A、B、C 和 D 平面相对于长轴的图像平面）。b. 主动脉瓣水平的短轴观（引自 Flachskampf，F.：Kursbuch Echokardiografie，4. Aulf./Textbook Echocardiography，4. Aufl. Thieme，Stuttgart 2018）。

该图像平面显示了主动脉瓣中心及其 3 个尖 [左、右和后（无冠状动脉口）尖，见 B（第 120 页）]。本图中，主动脉瓣周围按顺时针排列的结构为：右心室流出道（12 点）、肺动脉瓣（2 点）、左心房（5~7 点）、右心房（7~10 点）和三尖瓣（10 点）。

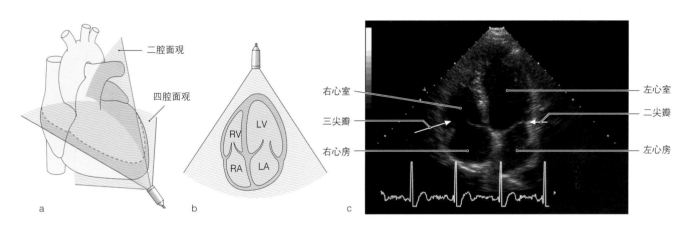

D. 经胸超声心动图：心尖声窗（二腔面和四腔面观）

a 和 b. 模式图（显示四腔面和二腔面相互垂直。RV，右心室；LV，左心室；RA，右心房；LA，左心房）。c. 心收缩期开始时的四腔心尖观（引自 Flachskampf，F.：Kursbuch

Echokardiografie，4. Aulf. Thieme，Stuttgart 2008）。

心尖声窗大致位于心尖搏动的水平。心尖四腔面观可显示两个心室，两个心房，以及二尖瓣和三尖瓣。此外，还可以显示收缩时心腔的隔部和外侧部。

E. 房间隔缺损的经食管超声心动图

彩色多普勒超声心电图在食管声窗（四腔面观）上显示从左向右的分流。测量房间隔缺损直径为 1cm。多普勒超声心动图是将二维超声与彩色多普勒技术结合在一起的技术。根据血流方向和速度对其进行显色。据此可检查瓣膜功能不全和血液分流（引自 Reiser，M. et al.：Radiologie [Duale Reihe]，4. Aufl. Thieme，Stuttgart 2017）。

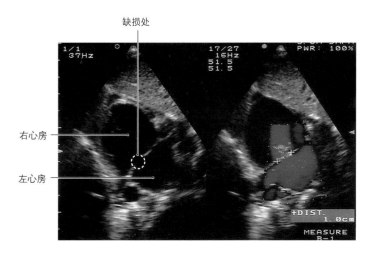

3.10 心的磁共振成像

A. 不同切面扫描的检查

患者仰卧位时，从心下方进行**轴向**或**横切面**扫描。故扫描结果中脊柱位于后部，朝向下方；胸廓位于前部，朝向上方。因此，解剖学方位在左侧的结构显示在右侧，反之亦然。

患者面向观察者直立时为**冠状面**扫描。

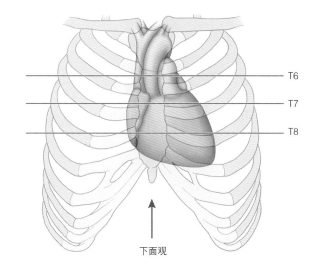

下面观

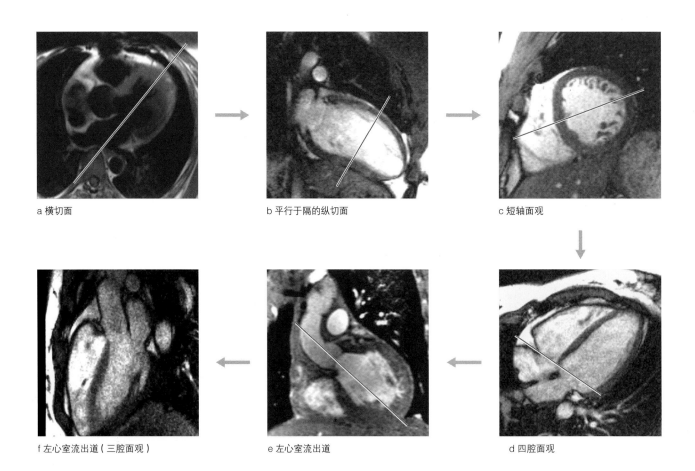

a 横切面

b 平行于隔的纵切面

c 短轴面观

d 四腔面观

e 左心室流出道

f 左心室流出道（三腔面观）

B. 心 MRI 扫描的标准切面概述

基于层扫的心脏疾病诊断技术需要多个平面的标准切面扫描结果（a~d）。图中显示了通常需要的扫描平面 [例如，a 显示了心的横切面，红线指示了与室间隔平行的左心室纵切面 (b)]。

（本章所有 MRI 结果引自 Claussen，C. D. et al.：Pareto-Reihe Radoiologie. Herz，Thieme，Stuttgart 2007。）

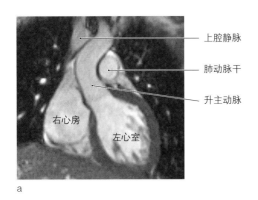

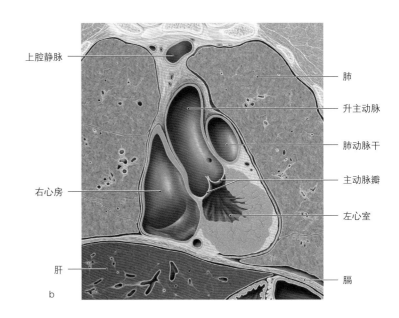

C. 心的冠状面 MRI（SSFP 序列）

a. 心舒张期的左心室流出道。

b. 相应心冠状面的解剖学结构，前面观。

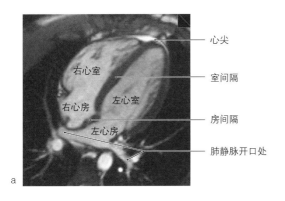

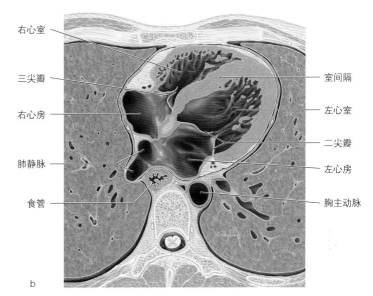

D. 心的轴向 MRI（SSFP 序列）

a. 心舒张期左、右心的房室连接（四腔面观）。

b. 相应心冠状面的解剖学结构，下面观。

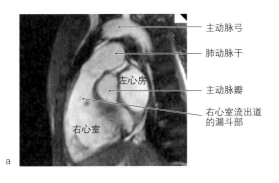

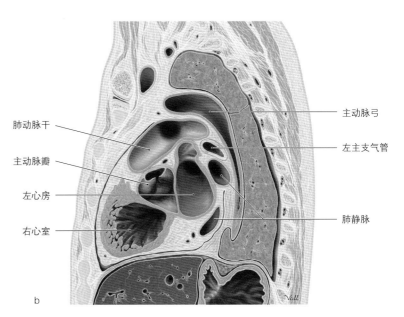

E. 心的矢状面 MRI（SSFP 序列）

a. 心舒张期的右心室流出道。

b. 相应心矢状面的解剖学结构，左侧面观。

3.11 心脏搏动的形成和心传导系：心电图

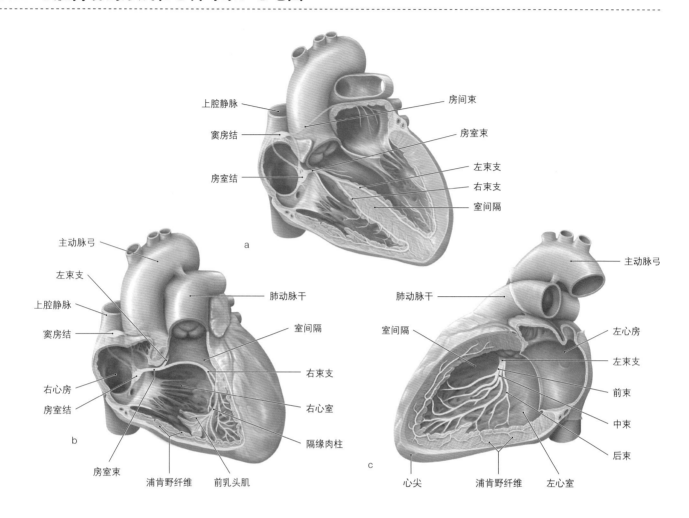

A. 心脏搏动形成和传导概述

前面观（a），右侧面观（b），左侧面观（c）。

将心的外源性神经全部去除后，心仍然可以跳动。如果维持氧和营养物质的供应，将心从胸腔取出后其仍然能持续跳动。以上现象说明，心内存在一个固有的独立系统，能够产生并传导兴奋性冲动。该系统由特化的心肌细胞构成，包括四个部分：

- 窦房结
- 房室结
- 房室束
- 右、左束支

窦房结（心的"起搏器"，长约 1 cm）。心的搏动起始于窦房结，位于右心房后部近上腔静脉入口处的心外膜下。窦房结在静止时产生节律为 60~70 次 / 分钟的连续冲动，刺激心房肌。心房的冲动快速传导至心室（电生理学研究表明，主要发生于界嵴和窦房结与房室结之间的结间束）。冲动从窦房结经房室束及其分支分布到心室肌（从心房到心室的直接冲动通常被心纤维骨骼的绝缘效应所阻断）。

房室结（长约 5 mm）：位于近冠状窦口处的房间隔。房室结将冲动延迟传导至心室，在心室开始收缩前使两个心房去极化。房室结也可以同时产生冲动，但是节律较窦房结慢（每分钟约 40~50 次去极化）。由于房室结节律较慢，当窦房结结构完整时，房室结不能作为心脏搏动的起搏点。

房室束（长约 2 cm）：位于心房的心内膜下，然后穿过右纤维三角（见第 99 页）进入室间隔，在此（室间隔膜部）分为左、右束支。房室束将冲动从房室结传导至心室。

左束支：房室束发出的左支，分为 3 条主束（前、中和后）。

右束支：起始于室间隔处，行至心尖，然后再分布至心室壁。右束支的主干进入称为"节制索"的隔缘肉柱。最终，冲动经浦肯野纤维分布至全部心室肌。

注意：浦肯野纤维兴奋心室壁的方向是逆行的，从心尖开始，然后传导至心房。因此，心尖的心肌首先收缩，使心尖向瓣膜平面靠近。乳头肌被束支的直接分支刺激后先于心室壁收缩，以保障房室瓣在心室舒张时保持关闭状态。

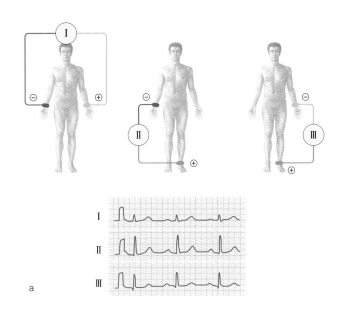

B. 心电图：标准导联

a. Einthoven 双极肢体导联。b. Goldberger 单极肢体导联。c. Wilson 胸壁导联。

电脉冲（称为动作电位）产生于窦房结，通过心传导系统传导至整个心脏（见 A）。脉冲产生的电场可在身体表面进行测量。在这个电场中，身体表面不同部位（例如右臂与左腿之间）在心肌兴奋和去极化过程中的电位差最大可达 1 mV（1 V=1 000 mV）。通过电极可以记录身体表面的电位差，并以线条、波峰以及曲线形式显示出来（心电图）。健康心脏的波峰与曲线具有特定的形状和时间间隔，由此可以获得一系列信息，包括心律（即心脏节律）、心的电活动，特别是心传导系的功能性或非功能性脉冲信息。标准体表心电图包括 12 个导联：6 个肢体导联（Ⅰ、Ⅱ、Ⅲ、aVR、aVL、aVF）和 6 个胸壁导联（V1~V6）。

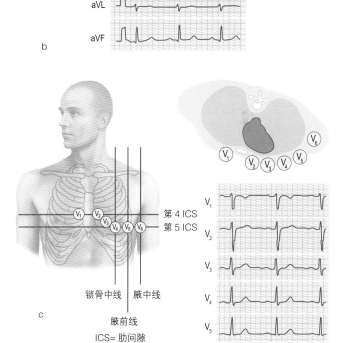

锁骨中线　腋中线

腋前线

ICS= 肋间隙

C. 心电图的波形、波峰以及间期的命名和定义

名称	定义
P 波	心房去极化（0.1 s）
Q、R 和 S 波（QRS 波群）	心室兴奋的开始（0.1 s）
T 波	心室兴奋的结束
PQ 间期	心房兴奋开始至心室兴奋开始 = 传导时间 = 0.1~0.2 s
QT 间期	自 Q 波至 T 波终止 = 两个心室去极化并复极化所需要时间 =0.32~0.39 s。因个体的心律而存在差异
心动周期	两个 R 波之间的间隔
心律	60 s/ 两个 R 峰间的距离（s）= 每分钟心脏搏动次数；例如，60/0.8 = 75

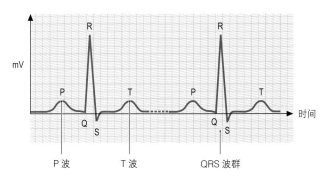

D. 心电图曲线：兴奋周期（Wilson 导联下的两次心跳记录）

心电图波形有几个波峰和曲线，其命名和定义见 C。

3.12 心的机械运动

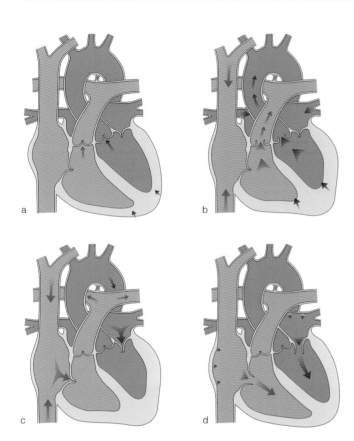

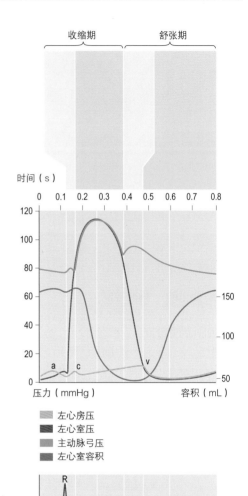

收缩期　　　　舒张期

时间（s）
0　0.1　0.2　0.3　0.4　0.5　0.6　0.7　0.8

120
100
80
60
40
20
0

— 150
— 100
— 50

压力（mmHg）　　　　容积（mL）

■ 左心房压
■ 左心室压
■ 主动脉弓压
■ 左心室容积

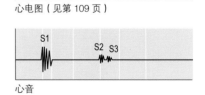

心电图（见第 109 页）

S1　　　S2 S3

心音

e　S1 = 第一心音
　　（房室瓣关闭）
　S2 = 第二心音
　　（半月瓣关闭）
　S3 = 分裂的第二心音：主动脉瓣（S2）
　　在肺动脉瓣（S3）之前闭合

A. 心动时相

a 和 b. 心室收缩期：等容收缩相（a）和射血相（b）。c 和 d. 心室舒张期：等容舒张相（c）和充血相（d）。e. 收缩期和舒张期的压力、容积、心电图和心脏搏动之间的关系。心动周期包括两个主要时相：收缩期和舒张期。心室收缩期和舒张期的四个时相区别显著。

心室收缩期

- 等容收缩相（a）：心室肌收缩使心室内血液周围的心壁紧张。此时所有瓣膜关闭，即房室瓣已经关闭（此时心室压高于心房压），主动脉瓣和肺动脉瓣仍然关闭（心室压仍低于动脉内的压力）。在血液周围等容收缩的心肌产生的机械性振动，是可听到的第一心音。实际上的第一心音是房室瓣关闭所产生的。
- 射血相（b）：房室瓣维持关闭状态以阻止血液从心室反流入心房。由于心室内压力高于动脉内压力，主动脉瓣和肺动脉瓣开放，故血液流入主动脉和肺动脉干。

心室舒张期

- 等容舒张相（c）：心室肌舒张。此时所有瓣膜保持关闭状态：房室瓣仍然关闭，主动脉瓣和肺动脉瓣已经关闭（防止射出的血液反流回心室）。主动脉瓣和肺动脉瓣的关闭（像"摔门"一样）是可听到的第二心音。偶尔主动脉瓣和肺动脉瓣的关闭不同步，稍有时间差，故可产生出分裂的第二心音。
- 充血相（d）：心室内压很低，动脉瓣保持关闭。房室瓣开放，血液流入心室。心室充盈较心房收缩对瓣膜平面的推动作用大：瓣膜平面在心室收缩期向心尖运动，而在心室舒张期又快速回到初始位置，在血液中"往复运动"。

注意：在等容收缩相与等容舒张相，均存在所有瓣膜关闭的时段。与此相反，在心动周期中不存在所有瓣膜均开放的时段。

心音是心产生的正常声学现象。瓣膜的异常心音（心杂音）描述见第 109 页。虽然第一心音是心室收缩本身产生的，但是临床上往往与房室瓣关闭相关。

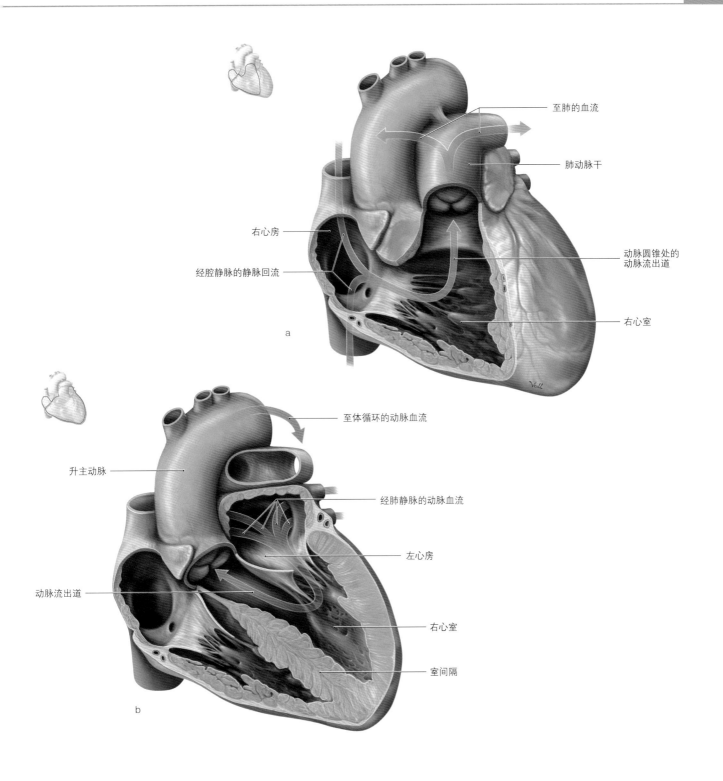

至肺的血流

肺动脉干

右心房

经腔静脉的静脉回流

动脉圆锥处的
动脉流出道

右心室

a

至体循环的动脉血流

升主动脉

经肺静脉的动脉血流

动脉流出道

左心房

右心室

室间隔

b

B. 心内的血流

房间隔和室间隔将心脏分隔为两个主要部分：右心和左心。心瓣膜决定了血液在每侧心内的流动方向，使得左心和右心的功能像一个精密调控的双联泵。

右心的血流（a）：打开右心房和右心室的前面观。来自上、下腔静脉的静脉血流入腔静脉窦，然后进入右心房，再经开放的右房室瓣沿右心室流入道通过右房室口。进入心室后反转至流出道，通过开放的肺动脉瓣（此处显示为关闭状态）和动脉圆锥泵入肺动脉干。然后血液经肺动脉入肺，在肺内氧合。右心泵出的血液含氧量低。

左心的血流（b）：左前面观。所有心腔从前面打开。来自肺的氧合血液流经开放的左房室瓣和左房室口，沿流入道进入左心室，然后血液改道进入流出道，经过开放的主动脉瓣（此处显示为关闭状态）和主动脉口进入升主动脉，通过体循环供应全身（首先流经冠状动脉）。左心泵出的血液含氧量高。

3.13 冠状动脉和冠状静脉：分类和局部解剖

A. 冠状动脉和冠状静脉

a. 心胸肋面的前面观。

b. 心膈面的后下面观。

由于心的功能是持续泵血，故心需氧量大。左、右冠状动脉作为心固有血管，具有广泛的毛细血管网结构，能够满足心耗氧量的需求。冠状动脉发自主动脉瓣上方的主动脉膨大处（主动脉窦）。左冠状动脉通常较粗，其主干分为以下两支。

- 旋支：走行于冠状沟（心房和心室的界限）内，沿心左缘行至心后壁。
- 前室间支：走行于前室间沟（左、右心室的界限）至心尖。

每支动脉均发出几个小的分支。

右冠状动脉一般较左冠状动脉细，走行于冠状沟内，沿心右缘至后壁，然后形成后室间支。右冠状动脉也发出很多分支（见第 122 页）。

注意：冠状动脉是功能性终动脉，因为其形成的血管吻合不足以代偿血流。冠状动脉必须对有持续高代谢需求的心充分供血，故其本身血压很高，特别在心收缩时。主动脉瓣和主动脉瓣叶上方的冠状动脉开口的解剖学关系保证了冠状动脉可以完成以上的艰巨任务。当左心室收缩完毕，膨大的主动脉中血液开始反流，动脉瓣被反流的血液关闭，局部压力激增（一个冲击压）。冲击压驱动血液进入冠状动脉，使心以心血管系统能达到的最大压力充分灌流。

心的静脉往往和冠状动脉伴行，组成心大、心中和心小静脉。这些静脉在心后壁汇入冠状窦，冠状窦再将血液回流至右心房。还有一些静脉（心最小静脉，此处未显示，又称 Thebesian 静脉）直接开口于心腔（主要是右心房）。

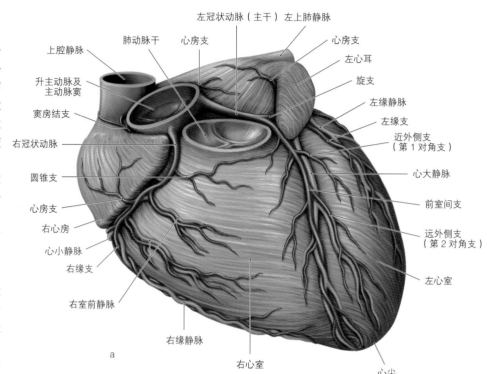

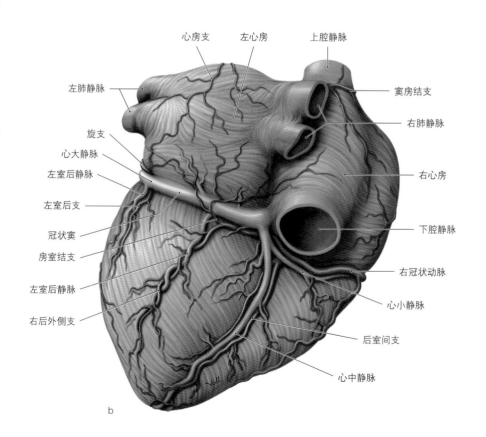

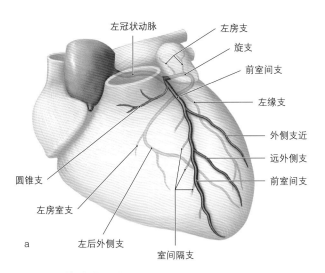

左冠状动脉　左房支　旋支　前室间支　左缘支　外侧支近　远外侧支　前室间支　圆锥支　左房室支　左后外侧支　室间隔支

a

圆锥支　窦房结支　右房支　房室结支　右房室支　室间隔支　右冠状动脉　右缘支　后室间支　右后外侧支

b

B. 冠状动脉的分型

a. 左冠状动脉的分支。b. 右冠状动脉的分支（胸肋面前面观）。

此图显示的是正常或均衡型冠脉循环（占全部人群的70%）。在均衡型中，心后壁（膈面，临床称为后壁）由左、右冠状动脉均匀供血（左或右冠状动脉优势型的冠脉循环详情见第 114 页和第 115 页）。基于美国心脏协会的推荐，个体冠状动脉如下分段：右冠状动脉（1~4 段）；左冠状动脉（5~15 段），第 5 段对应于主干，6~10 段对应前室间支，11~15 段对应左冠状动脉的旋支（也见第 118 页）。

C. 冠状动脉的分支 *

左冠状动脉（LCA）

旋支（LCX）

• 左房支

• 左缘支（LM）

• 左房室支（LAV）

• 左后外侧支（LPL 或 PLA），也常有左室后支

前室间支（AIV 或 LAD，左前降动脉）

• 圆锥支

• 近外侧支（第一对角支，D1）

• 远外侧支（第二对角支，D2）

• 室间隔支

右冠状动脉（RCA）

• 窦房结支（SAN）

• 右房支

• 圆锥支

• 房室结支（AVN）

• 右缘支（RM）

• 后室间隔支（PIV 或 PDA，后降动脉）

• 右房室支（RAV）

• 室间隔支

• 右后外侧支（RPL 或 PLA）

* 括号中的英文是这些分支常用的缩写

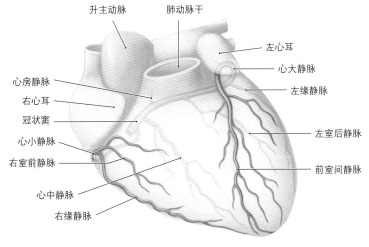

升主动脉　肺动脉干　左心耳　心大静脉　心房静脉　右心耳　冠状窦　左缘静脉　心小静脉　右室前静脉　左室后静脉　心中静脉　前室间静脉　右缘静脉

D. 心静脉的分型

胸肋面的前面观。

E. 心静脉的属支

心大静脉

• 左缘静脉

• 前室间静脉

• 左室后静脉

心中静脉（后室间隔静脉）

心小静脉

• 右心室前静脉

• 右缘静脉

注意：心静脉收集的静脉血大部分（75%）经冠状窦（冠状窦系统）回流入右心房。此外，静脉血也可经透壁系统（浅静脉，直接回流入心房）和壁内系统（起自心肌内层的静脉，然后直接注入心内腔）。

3.14 冠状动脉：冠脉循环

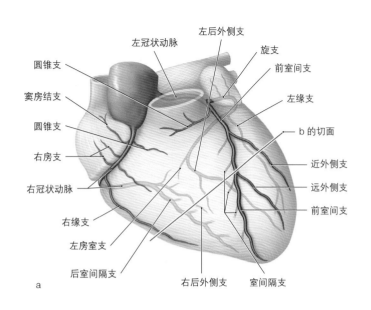

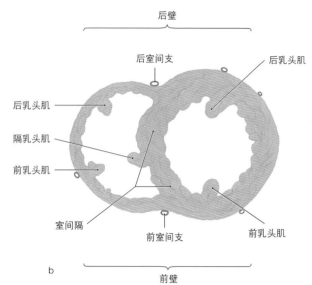

A. 平衡型（正常）冠脉供血

a. 左、右冠状动脉的行程（胸肋面的前面观）。b. 两个心室的横切面（右冠状动脉的供血区显示为绿色，左冠状动脉供血区显示为红色）。

在平衡型冠脉循环中（70%），心的后壁由左、右冠状动脉均匀供血（后室间支发自右冠状动脉）。心后壁供血也称为共显性循环供血（膈面）（见 B）。

注意：因为右冠状动脉的分支也同时供应心传导系统（窦房结、房室结和房室束）重要中心，右冠状动脉的狭窄通常会导致心律失常。

B. 左、右冠状动脉的分布

分布	左冠状动脉	右冠状动脉
左心房	旋支的房支和房中间支	
右心房		房支和房中间支
左心室 • 前壁 • 外侧壁 • 后壁	• 前室间支及其近外侧支和远外侧支（对角支） • 旋支的左缘支 • 部分由旋支的左室后支供血	• 部分由右后外侧支供血
右心室 • 前壁 • 外侧壁 • 后壁	• 靠近室间隔的狭窄部分由圆锥支和前室间支的小分支供应	• 圆锥支及其小分支和右缘支 • 右缘支 • 后室间支
室间隔	室间隔支（供应大部分室间隔前部）	室间隔支（供应小部分室间隔后部）
窦房结		窦房结支
房室结		房室结支

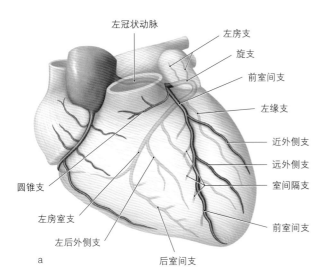

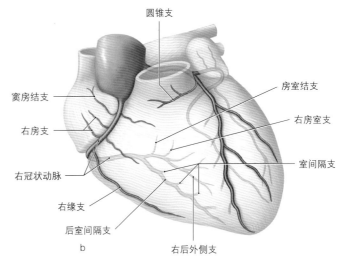

C. 左和右优势型冠脉循环

a. 左优势型循环。b. 右优势型循环。

左和右优势型冠脉循环各占心的 15%。两种类型的区别在于心后壁的供血方式。

- **左优势型冠脉循环**（a）以较粗的旋支为优势动脉，终支为后壁的后室间支。除了为室间隔后部供血外，也供应部分右心室。

- **右优势型冠脉循环**（b）以较粗的右冠状动脉为优势动脉，除了发出后室间支外，还与较粗的右外后侧支一起供应大部分心后壁。左冠状动脉的旋支发育欠佳（3 种循环类型的差异详见 Da~c）。

注意：由于后室间支的发育和起源变异较大，所以左和右冠状动脉对左心室、右心室和室间隔的供血变异也很大。

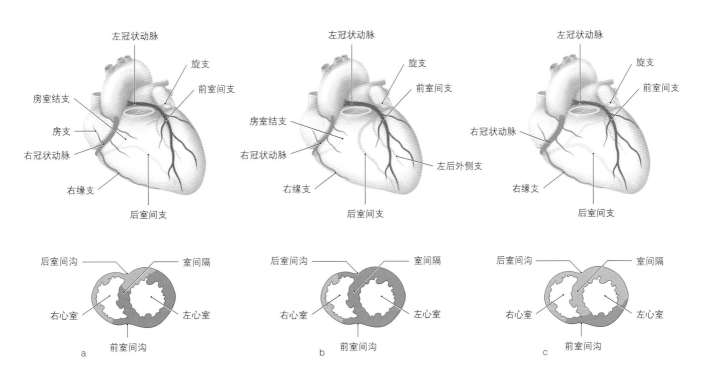

D. 不同类型冠状循环的对比

a. 平衡型（70% 的心）。b. 左优势型（15% 的心）。c. 右优势型（15% 的心）。

模式图显示心的前面观和两个心腔切面的上面观；左冠状动脉及其供血区域用红色显示，右冠状动脉及其供血区域用绿色显示。

3.15 冠心病和心肌梗死

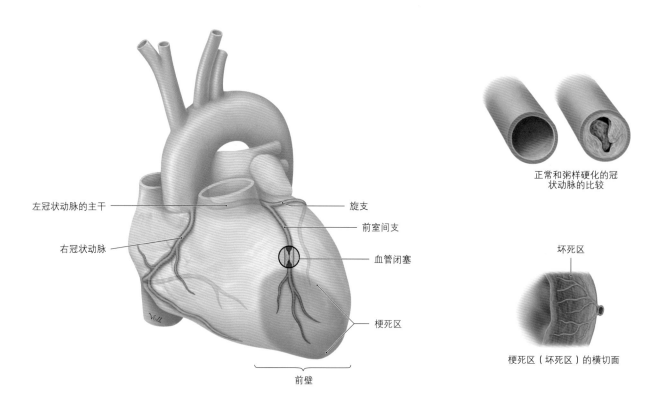

左冠状动脉的主干

右冠状动脉

旋支

前室间支

血管闭塞

梗死区

前壁

正常和粥样硬化的冠状动脉的比较

坏死区

梗死区（坏死区）的横切面

A. 急性心肌梗死

急性心肌梗死的特点是由冠状动脉血流全部堵塞或亚临界损伤所导致的心肌组织坏死（在德国，其发生率为每年每 10 万人中 330 人）。急性心肌梗死通常由冠心病（见 C）所致。急性心肌梗死（心肌坏死）多发生于动脉粥样斑块破裂时（见 D），产生的血栓栓塞一条或多条冠状动脉的分支（称为 1 条、2 条或 3 条血管病）。心肌缺血若持续 20~30 分钟则导致组织坏死，首先是心肌的心内膜下层受损。内膜下层距供血的毛细血管最远且耗氧量高。损伤导致心肌转为无氧酵解的代谢模式，从而使 ATP 的产能进一步减少。代谢废物的增加也会抑制糖酵解 ATP 的产生，造成细胞（特别是细胞膜、线粒体和肌浆网）的不可逆性受损，进而造成细胞内钙离子高负载，激活膜磷脂酶产生大量炎性因子。最终，粒细胞和巨噬细胞迁移至梗死区，坏死区被肉芽组织充填。若患者可以度过心肌梗死期，梗死区的修复，即坏死组织被含有胶原的瘢痕组织所替代，大致需要 6 周完成。

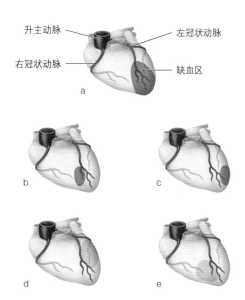

升主动脉

左冠状动脉

右冠状动脉

缺血区

a

b　c

d　e

B. 梗死的部位和可能的并发症

下列梗死部位是基于冠状动脉的狭窄部位。

a. 前壁梗死。

b. 尖上部前壁梗死。

c. 前外侧梗死。

d. 后外侧梗死。

e. 后部梗死。

右冠状动脉的闭塞往往导致心律失常，这是由于右冠状动脉供应窦房结及相关的其他结构（见第 124 页）。大约 30% 的患者在急性心肌梗塞发作的一个小时内死亡。死亡主要原因包括心律失常和随后的室颤（心源性猝死），以及左心室供血不足和心源性休克。其他并发症包括心脏破裂（特别是隔穿孔）及继发性心包填塞，以及乳头肌断裂导致的二尖瓣关闭不全和心肌动脉瘤。

C. 冠心病和心肌缺血概述

定义： 动脉硬化引起的冠状动脉狭窄（也称为冠状动脉硬化）和由此导致的心肌血流减少（缺血）。

流行病学： 在德国，冠心病是最常见的死因；冠心病的发病率在 50 岁之后开始上升（女性主要是在绝经后），男性冠心病的发病率比女性高 3 倍。

心肌缺血的发病机制： 当冠状动脉由于动脉硬化而狭窄时（见 D），它们不能自发地输送更多的血液。然而，体育锻炼或心理兴奋时迅速向心肌提供更多的氧气则是必须的。应激引起的心肌氧需求增加主要是由 "交感神经系统" 激活引起的心率升高和心肌收缩力增强完成。健康的心脏通过提高主动脉的舒张期血压并将其冠状动脉阻力降低至静息值的 20% 来做出反应。因此，在压力下可以增加冠状动脉血流量达到静息水平的 5 倍，这就是冠脉储备。硬化冠状动脉的扩张能力降低或减小，导致心肌的供血不足，结果是相应的心肌营养区供氧量减少而发生缺血，最终导致心肌组织坏死

（见 A）。心的动、静脉血氧差不会增加，因为即使在静息状态下，心对于来自冠状动脉的氧的消耗也非常大。

临床症状： 当血管腔狭窄达到 75% 或以上时会出现症状。

- 主要症状：（心绞痛）胸骨后压榨样烧灼痛，因体育活动和（或）心理压力而触发，疼痛多扩散至左胸和左臂，有时扩散至颈部、牙、口、下颌区以及背部。
- 伴随症状：出汗、气短、心功能下降。
- 稳定型心绞痛：当体育活动或者心理压力解除后心绞痛消失。
- 不稳定型心绞痛：心绞痛发作更频繁、更严重、持续更长时间，即使在体育运动结束或者应激结束后疼痛也不会消失。心肌梗死的风险显著增加。

注意： 25% 稳定型心绞痛患者会在 5 年内发展为心肌梗死，不稳定型心绞痛患者则会在 4 周内出现心肌梗死。超过一半的各类型心绞痛患者以心源性猝死或心肌梗死为冠心病首发 "症状"。

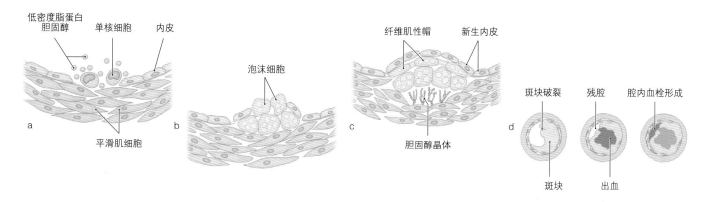

D. 冠状动脉的动脉硬的发病机理（引自 Greten）

a. 初始损伤。b. 早期损伤。c. 晚期损伤。d. 冠状动脉闭塞。

动脉硬化损伤的部位易发生于冠状动脉近侧，特别是动脉分叉处，分叉部位以血流发生湍流为特征，是初始损伤的因素之一。冠脉狭窄早期由内皮受损引起，并与多种危险因素相关（见 E）。在黏附蛋白协助下，单核细胞黏附于初始受损区域，并作为巨噬细胞迁移，进入血管壁。巨噬细胞内脂质（主要是氧化低密度脂蛋白胆固醇）不断堆积，从而转化为泡沫细胞。这些早期的动脉硬化性损伤也称为脂质条

纹。接下来其他细胞也迁移至血管壁，造成平滑肌细胞和成纤维细胞增殖，形成含有胶原蛋白、蛋白聚糖、钙和细胞外脂质的纤维性基质。这些基质堆积融合并储存于管腔中，有纤维帽和新生内皮覆盖。此时，损伤更复杂了。这些纤维斑块的增加进一步导致管腔狭窄。在进一步的发展进程中，富含脂质的斑块可发生破裂导致斑块内出血和血栓形成，进而引起部分或全部冠状动脉闭塞。这些斑块又称为脆弱斑块，以高脂质堆积、炎性细胞（巨噬细胞和 T 淋巴细胞）活动增强以及高浓度组织凝血因子为特征。

E. 动脉硬化和冠心病的心血管危险因素

冠心病的危险因素是指相对于健康人群而言，更多发生于冠心病患者的一些因素。应当注意，不是所有心血管疾病的产生都是因为这些危险因素而引起的。以下是增加动脉硬化和冠心病的危险因素。

- 动脉高压。
- 超重（BMI > 25 kg/m²）。
- 缺乏锻炼。

- 高脂血症（特别是以低密度脂蛋白增加而高密度脂蛋白减少为特征的脂质代谢紊乱）。
- 吸烟。
- 糖尿病。
- 遗传倾向。

注意： 若多种风险因素同时存在，冠心病发病率并非成比例增加。

3.16 常规冠状动脉造影（心导管检查）

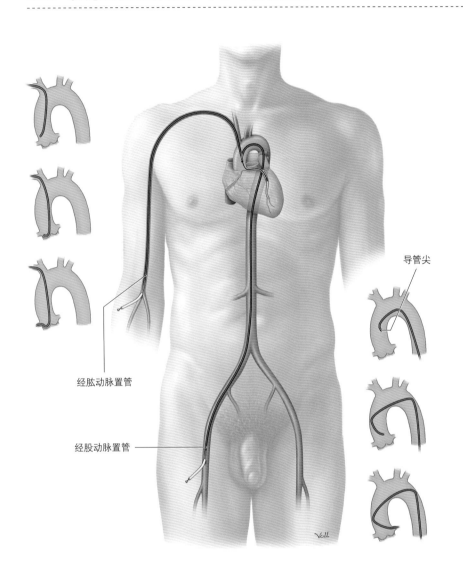

导管尖

经肱动脉置管

经股动脉置管

右冠状动脉

左冠状动脉

左旋支

左前降支

B. 冠状动脉分段

a. 右冠状动脉。b. 左冠状动脉及其分段（分段依据来自美国心脏协会）：右冠状动脉（1~4 段）；左冠状动脉（5~15 段）。

右冠状动脉：1= 近段；2= 中段；3= 远段；4= 后室间支和右后外侧支。

左冠状动脉：5= 左冠状动脉主干。

左前降支：6 = 近段；7= 中段（距第一对角支起点较远）；8 = 远段（距第二对角支起点较远）；9 = 第 1 对角支；10= 第 2 对角支。

左旋支：11 = 近段；12 = 远段（左缘支起点）；13 = 左房室支；14= 左室后支；15 = 左后侧支。

A. 心导管检查：原理和操作

常规或选择性冠状动脉造影（也称为心导管检查）是一种采用 X 线和水溶性碘化造影剂，使冠状动脉内的间隙或管腔显影的造影技术，为判断冠状动脉狭窄或者闭塞的部位提供依据。心导管检查是一种侵入性操作，要通过左心导管置入完成。预成型的稳定导管一直向前插入主动脉，通过导管注射 X 线造影剂进入动脉（注意：冠状动脉发自主动脉瓣的上方）。这个过程可以经肱动脉或者（更多的时候）经股动脉（右股动脉插管）完成。动脉造影从注射造影剂开始。用 X 线记录造影剂在冠状动脉的灌注情况。如果条件允许，应该分两次拍片，对冠状动脉每一段进行显影，两

次投照互相垂直（右前斜位和左前斜位投照，见 D 和 E）。由于动脉造影术是侵入性术式，常规的冠状动脉造影也是具有风险的（例如，对造影剂的过敏反应、血管损伤和心脏的并发症）。然而在专科的导管中心，严重并发症的发生率不到 1%。

目前，选择性冠状动脉造影被认为是冠状动脉疾病诊断的金标准（每年在德国大约有 600 000 名患者被确诊，200 000 名患者接受介入治疗）。其他影像技术（冠状动脉 MR 和 CT 造影）侵入性弱，风险小，已经成为替代技术。这两种技术可以无侵入性地对冠状动脉的细节进行显影，甚至不需要造影剂（MR 动脉造影）。

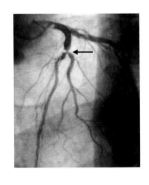

C. 左旋支严重狭窄

选择性冠状动脉造影，30°右前斜位投射。箭头指示左旋支第 11 段处（近段）严重的狭窄（引自 Claussen，C.D. et al.：Pareto-Reihe Radiologie. Herz,. Thieme，Stuttgart 2007）。

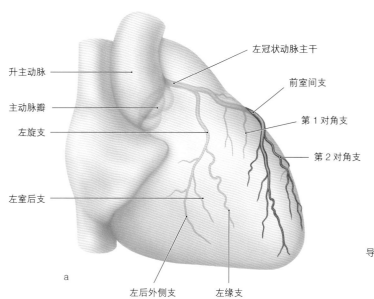

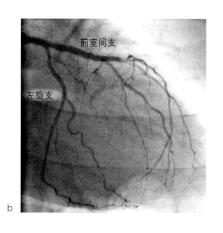

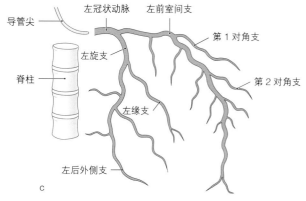

D. 右前斜投照位的左冠状动脉选择性动脉造影

a. 左冠状动脉行程。b. 左冠状动脉选择性动脉造影。c. 每个分支的模式图。

注意：右前斜投照位，脊柱总是位于左侧。

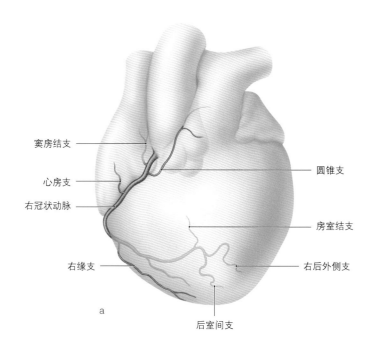

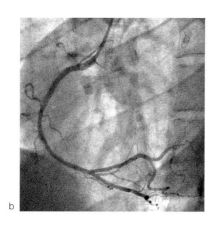

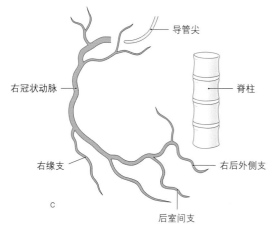

E. 左前斜投照位的右冠状动脉选择性动脉造影

a. 右冠状动脉行程。b. 右冠状动脉选择性动脉造影。c. 每个分支的模式图。

注意：左前斜投照位，脊柱总是位于右侧。

（本页所有影像图均引自 Thelen. M. et al.：Bildgebende Kardiodiagnostik. Thieme，Stuttgart 2007。）

3.17 冠状动脉多层螺旋 CT 造影

A. CT 常用心脏影像平面

a. 肺动脉干平面。b. 显示各心腔。c. 主动脉根部平面。d. 左心房下平面（引自 Reiser，M. et al.: Radiologie [Duale Reihe]，2. Aufl. Thieme，Stuttgart 2006）。

注意：由于需要采用侵入式常规冠状动脉造影（见第 126 页）对冠状动脉进行介入治疗（球囊扩张，放置支架，见第 130 页）的病例只占全部病例的 30%~40%，因此，侵入性小的方法如冠状动脉多层螺旋 CT 造影对于冠心病（见第 124 页）的诊断越来越重要。目前，多层螺旋 CT 造影已经可以满足几乎全部诊断和介入治疗的影像学需求。例如，无运动伪影的常规 64 层螺旋 CT（利用心电图同步数据），可以对心或者冠状血管进行层厚为 0.5 mm 的扫描或三维重建（见 Ea 和 b）。

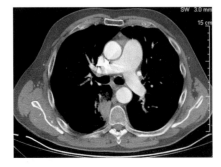

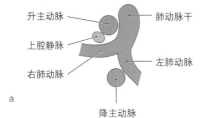

a

升主动脉　肺动脉干
上腔静脉　左肺动脉
右肺动脉
降主动脉

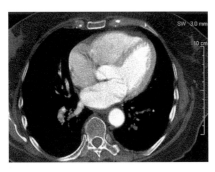

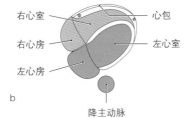

b

右心室　心包
右心房　左心室
左心房
降主动脉

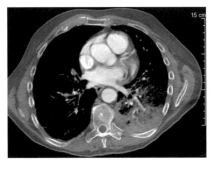

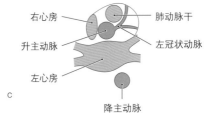

c

右心房　肺动脉干
升主动脉　左冠状动脉
左心房
降主动脉

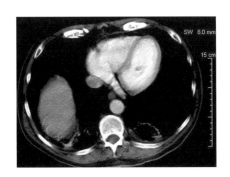

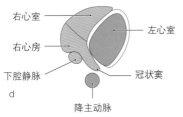

d

右心室　左心室
右心房　
下腔静脉　冠状窦
降主动脉

B. 冠状动脉起始处的模式图

主动脉瓣上方轴向 CT 模式图（也见 Ac 的切片图）。此模式图中，主动脉根部被两侧心房和肺动脉干的右流出道所环绕。图中标记出左心室位于左冠状动脉主干的两个分支之间。

注意：主动脉瓣及其三个口袋样的尖围成三个窝或窦，一个左冠状动脉窦、一个右冠状动脉窦和一个无冠状动脉窦，它们分别由相应的尖（左冠状动脉尖、右冠状动脉尖和无冠状动脉尖）所围成。左冠状动脉发自左冠状窦，右冠状动脉发自右冠状窦。冠状动脉变异通常与冠状动脉起点有关。但是这种情况在人群中少见。

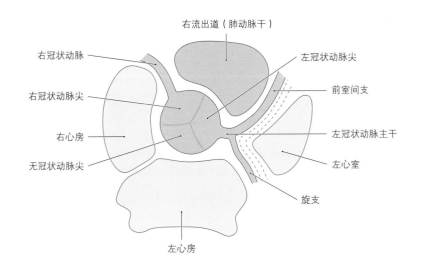

右冠状动脉　右流出道（肺动脉干）
右冠状动脉尖　左冠状动脉尖
右心房　前室间支
无冠状动脉尖　左冠状动脉主干
左心室
旋支
左心房

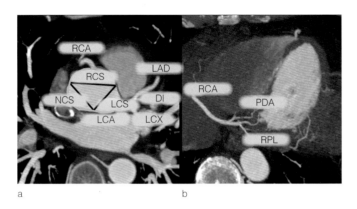

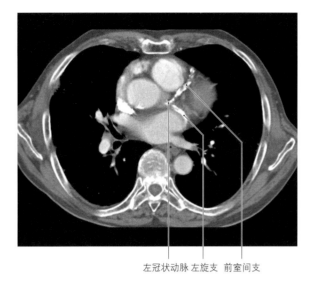

左冠状动脉　左旋支　前室间支

C. 冠状动脉起点的 CT 解剖学结构

a. 冠状动脉起点处轴向 CT 平面。

LCS、RCS、NCS = 左、右和无冠状动脉窦。

RCA = 右冠状动脉。

LCA = 左冠状动脉主干。

LCX = 左旋支。

LAD = 左前室间支或左前降支。

D1 = 第一对角支。

b. 右冠状动脉走向心后壁并发出后室间支（后降动脉）和右后外侧支。

（引自 Becker, C.: CT-Diagnostik der koronaren Herzkrankheit [Teil I: Indikation, Durchfüehrung und Normalbefundung der CT-Koronarography], Radiologie up2date1, Thieme, Stuttgart 2008。）

D. 左冠状动脉硬化的 CT 解剖学结构

左冠状动脉起点处横（轴向）切面。

心的 CT 扫描技术的一个重要功能是评估硬化的冠状动脉中的钙沉积。该检测不需造影剂。本图显示的是左冠状动脉主干以及左旋支和前室间支中的弥漫性硬化（引自 Claussen, C.D. et al.: Pareto-Reihe Radiologie. Herz, Thieme, Stuttgart 2007）。

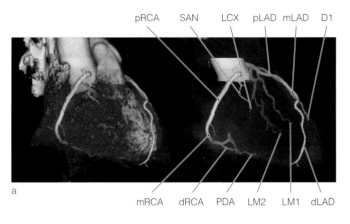

E. 利用 CT 扫描图像进行心的 3D 重塑

a. 心的 CT 解剖学结构，30°右前斜投射位。b. 心的解剖学结构，60°左前斜投射位。

注入造影剂后，冠状动脉（或者说是造影剂显示的部分）可进行 3D 重塑。显示冠状动脉走行的清晰度因投射位（右前斜位、左前斜位）和投射角（30°或 60°）的不同而不同。

pRCA、mRCA 和 dRCA = 右冠状动脉近段、中段和远段。

PDA = 后室间支。

RPL = 右后外侧支或后降支。

SAN = 窦房结支。

LCA = 左冠状动脉主干。

pLAD、mLAD 和 dLAD = 前室间支近段、中段和远段。

LCX = 左旋支。

D1 = 第 1 对角支。

LM1 = 左缘支。

LM2 = 左后外侧支。

（引自 Becker, C.: CT-Diagnostik der koronaren Herzkrankheit [Teil I: Indikation, Durchfüehrung und Normalbefundung der CT-Koronarography], Radiologie up2date1, Thieme, Stuttgart 2008。）

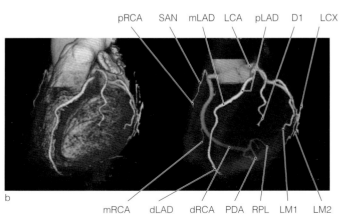

3.18　球囊扩张、主动脉冠状动脉静脉旁路移植术和胸廓内动脉冠状动脉旁路移植术

A. 冠状动脉狭窄的介入和外科治疗手段

冠脉介入的目的是改善冠心病患者预后（预后指标）和（或）症状（症状指标）。通过恢复心肌的充分灌流和供氧，可改善心肌表现。药物不能在冠心病治疗中取得满意效果时，意味着需要进行介入治疗（采用股动脉置管的侵入性治疗）或外科治疗（开胸手术等）。此外，在一些急性心肌梗死的情况下，主动脉冠状动脉静脉旁路移植术重建血液循环

已经成为越来越重要的手段。以下是常用的治疗手段。

- **介入技术（经皮冠状动脉介入）：**
  - 经皮冠状动脉腔内成形术
  - 经皮冠状动脉支架置入
- **外科冠状动脉重建技术：**
  - 主动脉冠状动脉静脉旁路移植术
  - 胸廓内动脉冠状动脉旁路移植术

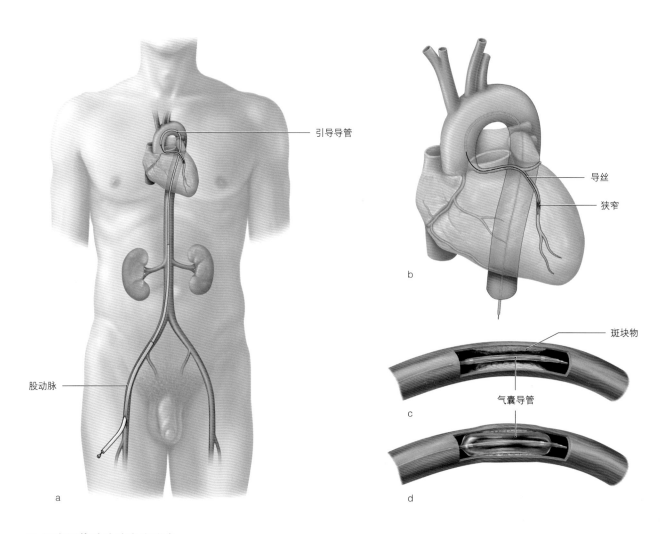

引导导管

股动脉

a

导丝
狭窄

b

斑块物

气囊导管

c

d

B. 经皮冠状动脉腔内成形术

a. 通过引导导管插入导丝探查冠状动脉。b. 导丝通过狭窄部。c 和 d. 在导丝引导下置入球囊导管并扩张狭窄部。

经皮冠状动脉腔内成形术过程包括冠状动脉狭窄处的球囊扩张。经股动脉（a）穿刺，用导丝探查受损的冠状动脉。通过导丝将球囊导管置入动脉狭窄部位，然后控制充气至 8~20 atm（c 和 d），从而压缩斑块物并扩张管腔。大约

50%~80% 的球囊扩张是有效的。然而也有 15%~30% 的病例在术后一年内会发生再狭窄。禁忌证包括在动脉分支处的高度狭窄。由于存在并发症（内膜剥离导致穿孔或闭塞的危险）的可能，冠脉扩张时需要有心血管外科医生待命。因为球囊扩张远期效果（术后一年）较冠状动脉旁路移植术差，所以现在球囊扩张术适应证控制得较为严格。

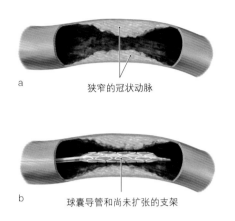

a 　狭窄的冠状动脉

b 　球囊导管和尚未扩张的支架

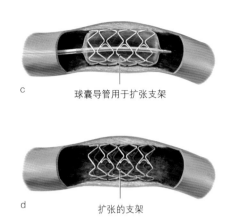

c 　球囊导管用于扩张支架

d 　扩张的支架

C. 支架置入

经皮冠状动脉介入术的标准程序是置入金属网支架（80%的介入术）。利用球囊导管将金属支架置于冠状动脉的狭窄

段，然后通过球囊导管的充气（压力为 12 atm）扩张。扩张的节段由于有支架支撑而保持开放。与传统的球囊扩张相比，支架置入使再狭窄的发生率显著降低（如内膜增生减少）。

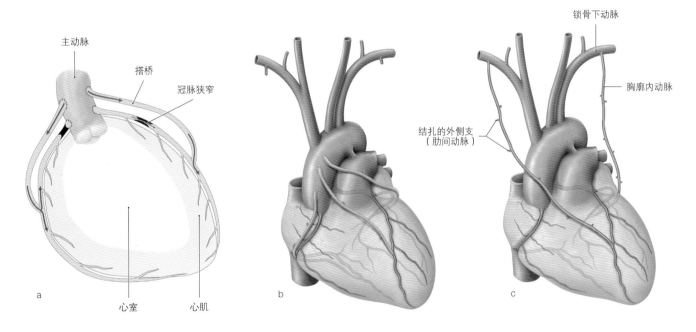

a 　主动脉　搭桥　冠脉狭窄　心室　心肌

b

c 　锁骨下动脉　胸廓内动脉　结扎的外侧支（肋间动脉）

D. 外科冠状动脉重建

a. 主动脉冠状动脉静脉旁路移植术： 本术式中，一支或多支静脉移植物（通常取自大隐静脉）置于升主动脉和冠状动脉狭窄部后段。由此，植入的血管跨过梗阻的（右侧）或狭窄的（左侧）受累冠状动脉段。必须保证的条件是血管吻合在狭窄部位后段进行，血管直径不小于 1 mm，有充分的静脉回流，受累区的心肌功能正常。利用静脉进行血管重建在急性心肌梗死的治疗中至关重要。

b. 主动脉冠状动脉静脉旁路移植术用于三支血管堵塞的患者： 本例中，静脉移植物与右冠状动脉与左冠状动脉的前室间支和旋支相吻合。

c. 胸廓内动脉冠状动脉旁路移植术： 除了小腿静脉，目前动脉也常常用于进行冠状动脉重建。通常，左、右胸廓内动脉可用于原位血管移植，也可利用桡动脉进行游离移植。胸廓内动脉的远段从血管床游离（结扎侧支），直到其锁骨下动脉的起点。然后将其与狭窄处远端的冠状动脉吻合。胸廓内动脉冠状动脉旁路移植术和主动脉冠状动脉静脉旁路移植术相比，优势在于闭塞率明显降低。主动脉冠状动脉静脉旁路移植术 10 年后的通畅率为 50%，动脉冠状动脉旁路移植术 10 年后的通畅率为 90%。此外，胸廓内动脉冠状动脉旁路移植术后心源性事件（心绞痛、心肌梗死和心源性猝死）的发生率较静脉分流术明显减低。

3.19 心的淋巴引流

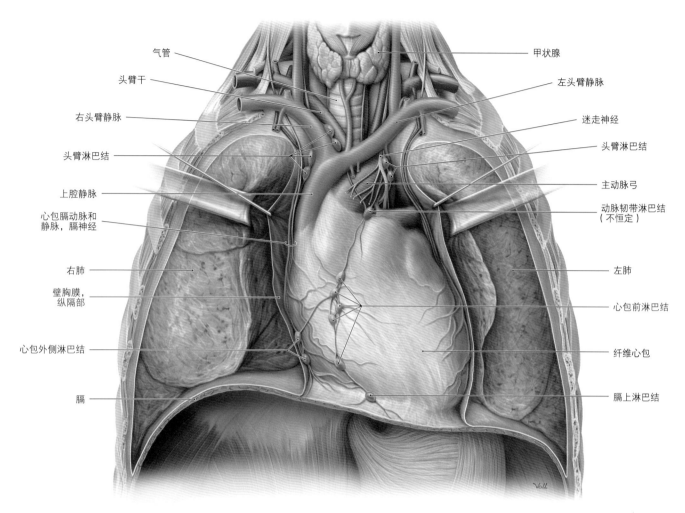

气管
头臂干
右头臂静脉
头臂淋巴结
上腔静脉
心包膈动脉和
静脉，膈神经
右肺
壁胸膜，
纵隔部
心包外侧淋巴结
膈

甲状腺
左头臂静脉
迷走神经
头臂淋巴结
主动脉弓
动脉韧带淋巴结
（不恒定）
左肺
心包前淋巴结
纤维心包
膈上淋巴结

A. 心包的淋巴结和淋巴引流

打开的胸腔前面观。打开胸膜腔，肺和胸膜向外侧牵开。由于心和心包的局部解剖学关系密切，心和心包的淋巴引流一并叙述：心包和心的淋巴最终回流至支气管纵隔干，但是中间所经过的淋巴结不同。大小不一的淋巴结群（心包前和心包外侧淋巴结）位于心包前部和周围，借助淋巴管网彼此相连。这些心包淋巴结向下（至膈上淋巴结）或向上（通常至头臂淋巴结）引流。心包淋巴结的淋巴液最终回流至支气管纵隔干（见第 91 页），并最终汇入左、右锁骨下静脉与颈内静脉相交处。

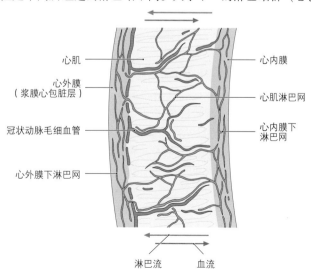

心肌
心外膜
（浆膜心包脏层）
冠状动脉毛细血管
心外膜下淋巴网

心内膜
心肌淋巴网
心内膜下
淋巴网

淋巴流　血流

B. 心壁的淋巴引流（引自 Földi 和 Kubik）

心壁的横断面。三层心壁存在三套相互密集连通的淋巴管网。

- 心外膜层（浆膜心包脏层）：心外膜下淋巴网，收集来自心外膜和另外两套淋巴网的淋巴。心外膜下层淋巴网将淋巴液输送至心的淋巴集合管和淋巴结。
- 心肌层：心肌层淋巴网分布广泛，收集来自心肌和心内膜下淋巴网的淋巴。心肌淋巴网的淋巴管经常与冠状动脉的毛细血管伴行。因此，血流（红色剪头）和淋巴流（绿色箭头）的流动方向相反。
- 心内膜层：心内膜下淋巴网收集心内膜的淋巴，并直接或者通过心肌淋巴网输送至心外膜下层淋巴网。

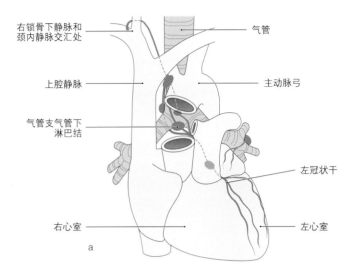

右锁骨下静脉和
颈内静脉交汇处

气管

上腔静脉

主动脉弓

气管支气管下
淋巴结

左冠状干

右心室

左心室

a

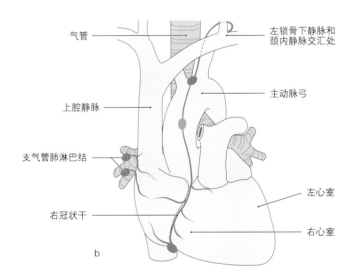

气管

左锁骨下静脉和
颈内静脉交汇处

上腔静脉

主动脉弓

支气管肺淋巴结

左心室

右冠状干

右心室

b

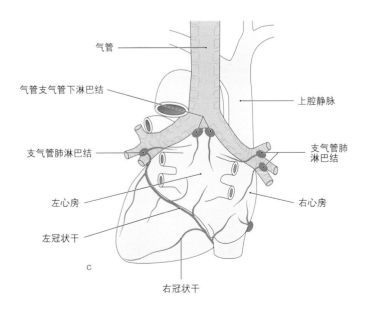

气管

气管支气管下淋巴结

上腔静脉

支气管肺淋巴结

支气管肺
淋巴结

左心房

右心房

左冠状干

右冠状干

c

C. 心的淋巴引流（引自 Földi 和 Kubik）

心的前面观（a、b）和后面观（c）。

心室（和部分心房）的淋巴引流可大致分为两个区（见 a 和 b）。

- 左区（a）包括左心室、一小部分右心室和部分左心房。淋巴通过"左冠状干"引流至气管支气管下淋巴结，然后再引流至右锁骨下静脉和右颈内静脉交汇处（直接注入或者通过右头臂干汇入）。
- 右区（b）主要包括右心室和部分右心房。淋巴通过与升主动脉伴行的"右冠状干"引流至左锁骨下静脉和颈内静脉交汇处。

这种淋巴引流方式形成了两个"交叉"。

- 右区 → "右冠状干" → 左锁骨下静脉和颈内静脉交汇处。
- 左区 → "左冠状干" → 右锁骨下静脉和颈内静脉交汇处。

心房其余部分的淋巴引流：上面两个区未包括的部分心房引流至气管支气管下淋巴结或同侧支气管肺淋巴结，然后回流至支气管纵隔干。

3.20 心的神经支配

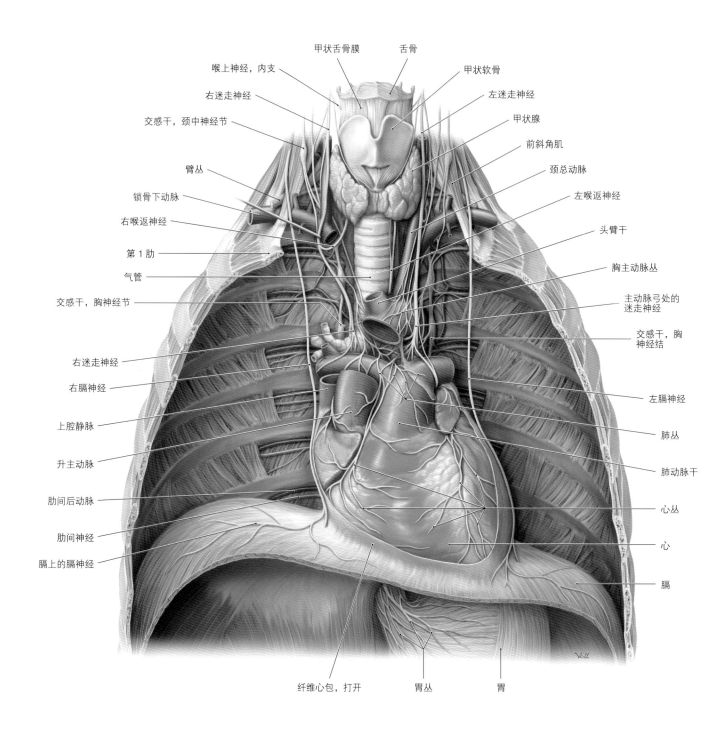

甲状舌骨膜　舌骨

喉上神经，内支

右迷走神经

交感干，颈中神经节

臂丛

锁骨下动脉

右喉返神经

第1肋

气管

交感干，胸神经节

右迷走神经

右膈神经

上腔静脉

升主动脉

肋间后动脉

肋间神经

膈上的膈神经

甲状软骨

左迷走神经

甲状腺

前斜角肌

颈总动脉

左喉返神经

头臂干

胸主动脉丛

主动脉弓处的迷走神经

交感干，胸神经结

左膈神经

肺丛

肺动脉干

心丛

心

膈

纤维心包，打开　胃丛　胃

A. 心的自主神经

打开胸腔的前面观，肺、胸膜和胸内筋膜已移除。心包前部被广泛切除。升主动脉部分切除以显示右肺动脉，其余心周围的血管均保留。图中也显示了部分上腹部结构。心丛、肺丛和胸主动脉丛在心及其周围血管清晰可见。这些神经丛接收迷走神经和交感干的纤维。左、右迷走神经起始时走行于上纵隔前部，发出分支加入神经丛后进入后纵隔（见B）。**交感纤维**以颈心神经（来自3个颈神经节）和胸心支（来自胸神经节）的形式加入心丛（见B）。

注意：神经丛中的大部分自主神经纤维都很细，本图为显示清晰故绘制得比较粗。膈神经不支配心，但是膈神经在行至膈的行程中，发出躯体感觉支至中纵隔的心包（心包支，此处未显示）（见第99页）。

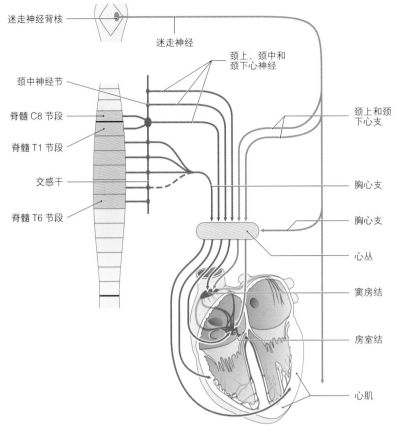

迷走神经背核

迷走神经

颈上、颈中和颈下心神经

颈中神经节

脊髓 C8 节段

脊髓 T1 节段

交感干

脊髓 T6 节段

颈上和颈下心支

胸心支

胸心支

心丛

窦房结

房室结

心肌

B. 心的自主神经支配

副交感神经：起自迷走神经背核的迷走神经纤维在颈部发出颈上、颈下心支，在胸部发出胸心支。这些心支加入心丛。

交感神经：三个颈交感神经节发出颈上、颈中和颈下心神经，胸交感神经节发出胸心支。所有的心支汇聚为心丛，发出分支至窦房结、房室结、心肌和冠状血管。交感性轴突，即所有节后纤维均直接支配以上结构，而来自迷走神经的副交感轴突与窦房结、房室结、心肌和冠状血管中的下级神经元形成突触连接。交感神经系统使心率加速和心肌收缩力增强并扩张冠状血管，而副交感神经系统的主要作用是减慢心率。作用于两种系统的药物可用于治疗许多疾病，包括高血压、心肌梗死和心律失常。

注意：由于心有其自身的节律器（见第108页），故自主神经系统不会产生心脏搏动，但是可作用于窦房结调解心律，或者作用于心肌，可在不同生理状态下调控心功能。

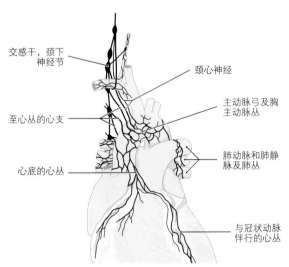

交感干，颈下神经节

颈心神经

至心丛的心支

主动脉弓及胸主动脉丛

心底的心丛

肺动脉和肺静脉及肺丛

与冠状动脉伴行的心丛

C. 心的自主神经丛

在心和周围的血管上有大量的自主神经丛。这些神经丛接受来自交感神经系统和副交感神经系统的纤维（此处未显示）。

- 心丛：位于心上面，主要分布于心底和沿冠状血管处（心神经支配）。
- 胸主动脉丛：位于胸主动脉上（纤维分布至心丛和其他神经丛，如肺丛、食管丛）。
- 肺丛：位于肺动脉（和肺静脉）以及支气管周围。肺丛成对，两侧的肺丛相连并与心丛相连（支配支气管树和肺内血管）。

D. 心脏疾病相关的牵涉痛和自主神经反应

心脏病患者，特别是冠状动脉梗阻疾病（心绞痛或梗死），**疼痛**放射至特征性的身体部位。

- 左肩和左臂（特别是左臂内侧）。
- 左侧颈部和头部（下颌痛可以表现为"牙痛"，颅部疼痛可能表现为"头痛"）。
- 左上腹部。

自主神经反应可见于心表面或较远处的皮区：皮肤血流变化，出汗，立毛（体毛"直立"）且偶见左眼瞳孔变大（瞳孔扩张）。

4.1 肺：胸腔内的位置

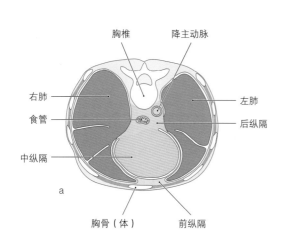

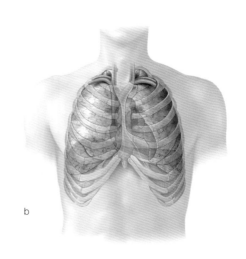

A. 肺在胸腔内的位置：毗邻关系

a. 胸部水平切面，上面观。肺完全充满左、右胸膜腔，位于纵隔的两侧。前方两肺在心包前互相靠近，后方则靠近脊柱。由于心的位置是不对称性的，所以左肺较右肺要小一些（见 D）。

b. 肺在胸廓上的投影，前面观。在上方，两肺均超过胸廓上口；下方双肺的底呈弓状，位于穹窿状膈顶上。心的位置使左肺内下缘形成一个明显的切迹，部分心被左肺内侧缘覆盖。

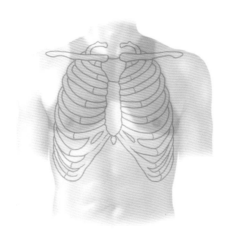

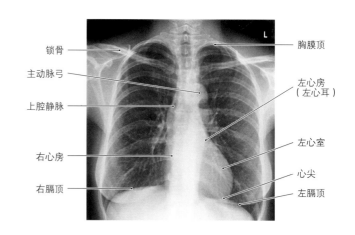

B. 肺的叩诊区

前面观。充满空气的肺形成共振腔，在胸部叩诊时可产生肺清音。肺清音叩诊区向头部延伸，并逐渐衰减，直到胸廓上口处的肺尖；向胸前区延续并且逐渐衰减，直到靠近前正中线（深吸气时的肺前缘及肋纵隔隐窝，见第 138 页和第 141 页）。充满液体的心会降低肺的声音，形成一个心浊音区（见第 97 页）。由于肝是缺少共振的实质性脏器（叩诊音为中音、非清亮音），所以在右肺下缘叩诊可听到由肺叩诊音转变为肝叩诊音的明显变化。

注意：肺的叩诊区与肺的解剖学位置并不完全对应，因为只有肺充气良好的部位才形成清音。肺的解剖学范围要比肺的叩诊区范围大。

C. 正常肺的 X 线片

前面观。在胸片上，肺的不同区域透亮度不同。肺门处（主支气管进入肺，血管进出肺）较其他含有细毛细血管分支和细的段支气管区域透过的射线少。同时，肺门处有部分与心重叠，在胸片上形成白色或明亮的"影"。在病变的肺部可见类似影像，这是由于液体浸润（炎症）或组织增生（肿瘤），使得病变区更不透明。肺外周部的炎症和肿瘤更容易被诊断，因为肺的外周部本身就比肺门处的透射性好。

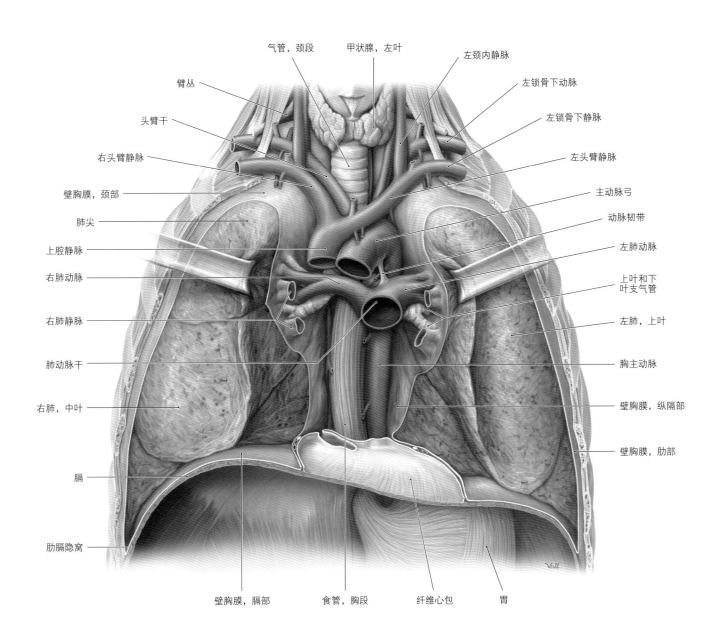

气管，颈段　甲状腺，左叶　左颈内静脉

臂丛

头臂干　左锁骨下动脉

右头臂静脉　左锁骨下静脉

壁胸膜，颈部　左头臂静脉

肺尖　主动脉弓

上腔静脉　动脉韧带

右肺动脉　左肺动脉

右肺静脉　上叶和下叶支气管

肺动脉干　左肺，上叶

右肺，中叶　胸主动脉

膈　壁胸膜，纵隔部

壁胸膜，肋部

肋膈隐窝

壁胸膜，膈部　食管，胸段　纤维心包　胃

D. 原位肺

胸腔打开，前面观（简图）。心和心包已移除。心周围的血管已切断，纵隔内所有的结缔组织已经移除。肺向外侧牵拉以显露主支气管。腹腔也打开并去除了内脏，仅保留原位的胃。环状软骨下方可见气管颈段。气管进入胸廓上口后，几乎完全被大血管遮挡。气管分叉处下方可见食管的胸段，位于升主动脉的正后方。胸膜腔内的肺在后方紧贴脊柱，向前伸至心包前方和狭窄的前纵隔。叩诊胸部产生肺清音（见 B），在心和心包区变钝。肺的长度与呼吸状态相关（见第 159 页），但是肺尖总是高于胸廓入口处，胸廓入口处由一层疏松结缔组织构成的胸膜上膜封闭。图中所示肺尖柔软而易弯，与其天然属性一致。需要注意的是，手术中打开胸膜腔时，肺由于弹性回缩而向肺门处塌陷，不会出现如图所示完全充填胸膜腔的肺（为显示清楚，图中的肺显示为扩张状态）。

4.2 胸膜腔

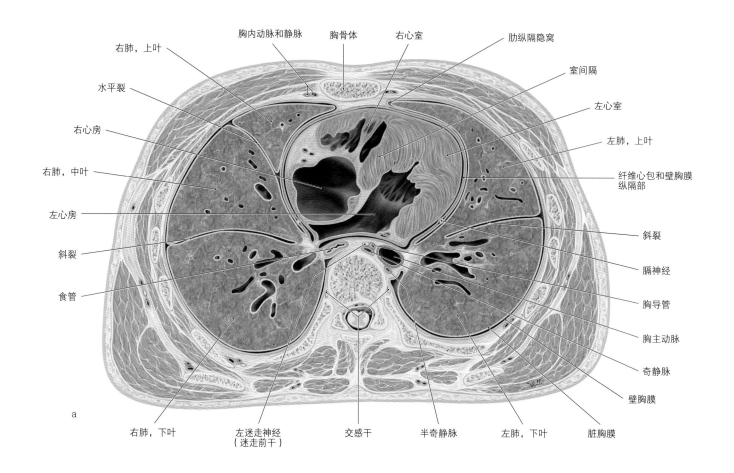

右肺，上叶
水平裂
右心房
右肺，中叶
左心房
斜裂
食管

胸内动脉和静脉
胸骨体
右心室

肋纵隔隐窝
室间隔
左心室
左肺，上叶
纤维心包和壁胸膜纵隔部
斜裂
膈神经
胸导管
胸主动脉
奇静脉
壁胸膜
脏胸膜

a

右肺，下叶
左迷走神经（迷走前干）
交感干
半奇静脉
左肺，下叶

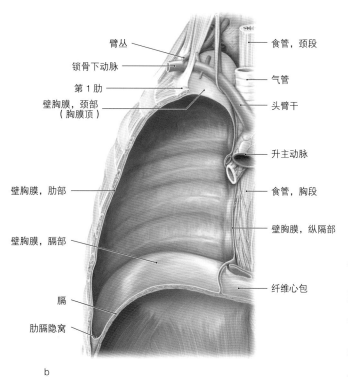

臂丛
锁骨下动脉
第 1 肋
壁胸膜，颈部（胸膜顶）

壁胸膜，肋部
壁胸膜，膈部
膈
肋膈隐窝

食管，颈段
气管
头臂干
升主动脉
食管，胸段
壁胸膜，纵隔部
纤维心包

b

A. 胸膜和胸膜腔：结构和局部关系

a.胸部横切面，下面观。b.已经打开的右胸膜腔前面观。胸膜腔与其包裹的肺一样是成对的，但要比肺长。

- 前部，经过心包，延伸至胸骨后方，背内侧方向到达脊柱（a）。
- 在膈顶面呈拱形，胸膜腔下缘伸向下方与腹腔重叠（b）。
- 由于心在纵隔中的位置不对称，左胸膜腔较右胸膜腔稍小（a）。
- 由于胸膜腔比肺长，所以两者之间形成隐窝（也见第141 页）。

与腹膜腔和心包腔几乎完全一样，每个胸膜腔也有两层浆膜构成：脏层胸膜（附着于肺表面的胸膜）和壁层胸膜（附着于胸内筋膜表面的胸膜）。胸膜和肺（借助毛细作用力附于胸膜腔的壁）自动伴随胸壁运动而运动。胸膜脏层和壁层沿肺的内侧面反折（见第 36 页）。脏胸膜和胸膜壁层之间的潜在腔隙中含有少量透明浆液。浆液层使两层胸膜相互滑动，并借毛细作用力将两层膜约束为一个整体。更多胸膜层局部解剖关系见 C。

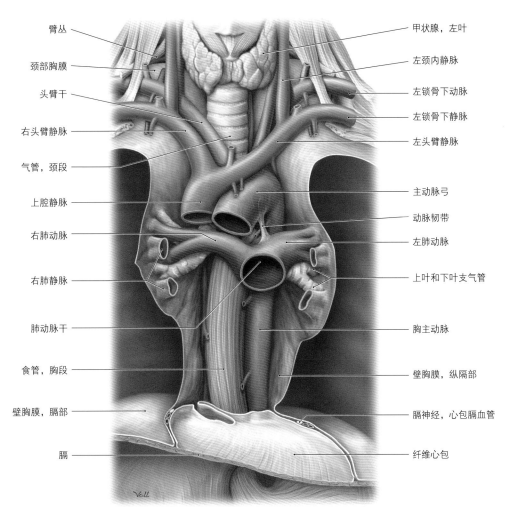

臂丛 — 甲状腺，左叶
颈部胸膜 — 左颈内静脉
头臂干 — 左锁骨下动脉
右头臂静脉 — 左锁骨下静脉
气管，颈段 — 左头臂静脉
上腔静脉 — 主动脉弓
右肺动脉 — 动脉韧带
右肺静脉 — 左肺动脉
肺动脉干 — 上叶和下叶支气管
食管，胸段 — 胸主动脉
壁胸膜，膈部 — 壁胸膜，纵隔部
膈 — 膈神经，心包膈血管
— 纤维心包

B. 胸膜的纵隔部和纵隔

纵隔两侧以胸膜腔为界，壁层胸膜的纵隔部将胸膜腔与纵隔分隔开。纵隔部胸膜与纵隔间的结缔组织相邻。纵隔与两肺之间走行的所有神经、血管（如支气管、肺动脉和肺静脉）被纵隔胸膜包绕，并与这些神经、血管的外层结缔组织相融合。膈神经和心包膈血管在纵隔胸膜和心包之间下行，仅在膈底部可见。

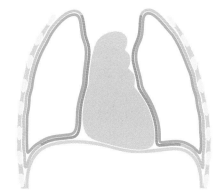

———— 肋间神经支配的壁胸膜
———— 膈神经支配的壁胸膜
———— 自主神经系统支配的脏胸膜

C. 壁胸膜分部

分部	位置	相邻的结缔组织层
肋部	胸壁内层	胸内筋膜
膈部	膈表面	膈胸膜筋膜
纵隔部	纵隔外侧	无命名，直接移行为纵隔间结缔组织
颈部（胸膜顶）	肺尖，胸廓上口上方	胸膜上膜（Sibson 筋膜）

D. 胸膜的神经支配

作为躯干壁的一部分，壁胸膜由躯体感觉神经支配：纵隔部和大部分膈部由膈神经支配。靠近肋骨的小部分膈部壁胸膜由肋间神经支配。肋部壁胸膜由肋间神经支配。脏胸膜为器官层，接受广泛的内脏感觉神经支配，可能来自交感神经系统。相应的神经元胞体位于脊神经节，其轴突穿过交感神经节，不在此换元。

4.3 肺和壁胸膜的境界

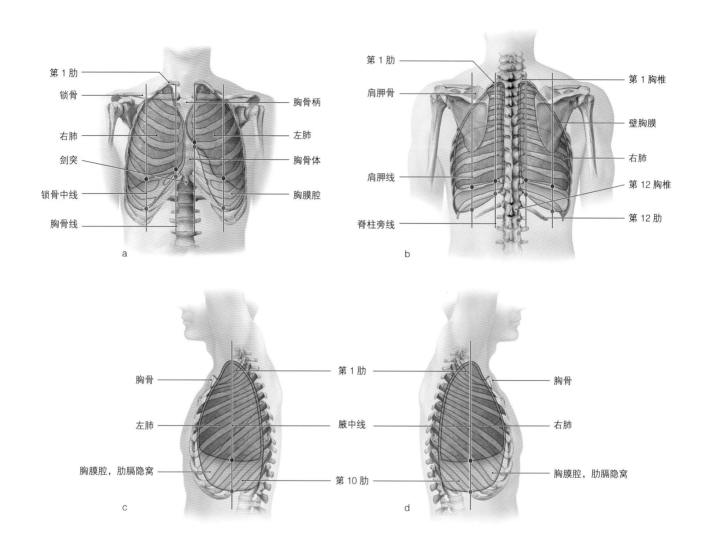

A. 肺和壁胸膜的边界在胸廓的体表投影

前面观（a），后面观（b），左和右侧面观（c 和 d）。示意图显示了壁胸膜和肺的边界。下表（见 B）总结了胸膜和肺在前、后和外侧胸壁上的部分体表投影。壁胸膜衬于胸廓内侧壁上，投影于可触及或可看见的骨性体表标志。

这些体表标志间的连线构成壁胸膜的边界（对于胸膜炎有液体渗出的患者非常重要——在 X 线片中可见）。

注意：由于心的位置不对称，左侧胸膜腔较右侧稍小，导致在心脏水平的左侧胸膜腔边界较右侧稍偏向外侧。

B. 肺和胸膜的边界与胸廓体表标志的关系

参考线	右肺	右胸膜腔	左肺	左胸膜腔
胸骨线	与第 6 肋相交	与第 7 肋相交	与第 4 肋相交	与第 4 肋相交
锁骨中线	与第 6 肋平行	与第 7 肋平行	与第 6 肋相交	与第 7 肋相交
腋中线	与第 8 肋相交	与第 9 肋相交	与右肺一致	与右侧一致
肩胛线	与第 10 肋相交	与第 11 肋相交	与右肺一致	与右侧一致
脊柱旁线	与第 11 肋相交	第 12 胸椎水平	与右肺一致	与右侧一致

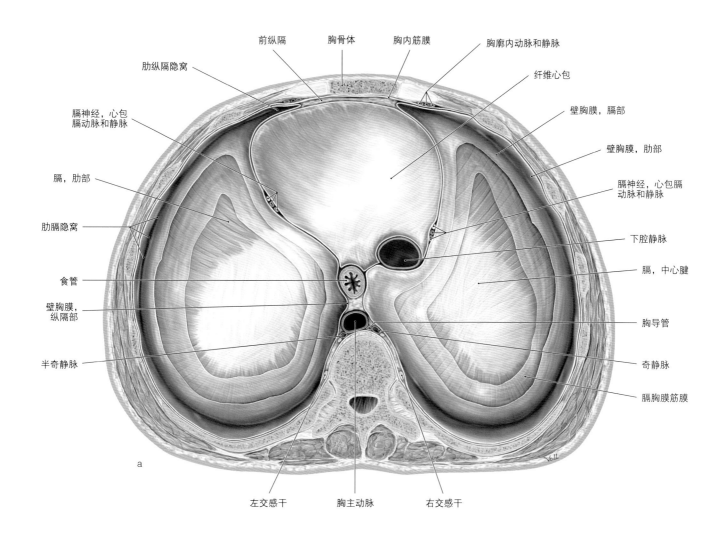

前纵隔　胸骨体　胸内筋膜　胸廓内动脉和静脉

肋纵隔隐窝

纤维心包

膈神经，心包
膈动脉和静脉

壁胸膜，膈部

壁胸膜，肋部

膈，肋部

膈神经，心包膈
动脉和静脉

肋膈隐窝

下腔静脉

食管

膈，中心腱

壁胸膜，
纵隔部

胸导管

半奇静脉

奇静脉

膈胸膜筋膜

a

左交感干　胸主动脉　右交感干

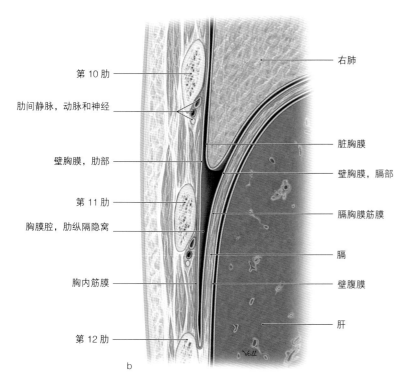

第 10 肋

右肺

肋间静脉，动脉和神经

脏胸膜

壁胸膜，肋部

壁胸膜，膈部

第 11 肋

膈胸膜筋膜

胸膜腔，肋纵隔隐窝

膈

胸内筋膜

壁腹膜

肝

第 12 肋

b

C. 壁胸膜的隐窝

a. 上面观，心脏和肺已移除，膈肌上的大部分壁胸膜已切除。

b. 经右侧胸腹的旁矢状断面，外侧面观。

直接覆盖肺的脏胸膜边界与肺一致。但是，衬于胸壁内侧面的壁胸膜范围超过了肺，这样的位置关系形成了胸膜腔的两个隐窝。

• 肋膈隐窝，位于膈穹隆的两侧，外侧为肋骨（b），介于壁胸膜的肋部和膈部之间。

• 肋纵隔隐窝，位于心包前方，前纵隔的左、右两侧（a），介于壁胸膜的肋部和纵隔部之间。

更多关于胸膜隐窝功能的内容见第 159 页。

4.4 气管

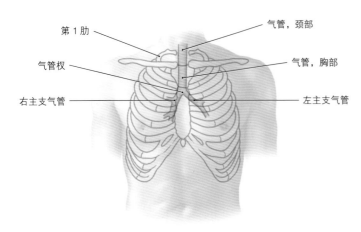

A. 气管在颈部和胸部的体表投影

气管位于纵隔内，居于正中线。气管颈段始于喉下方，胸段止于气管杈。吸气时气管扩张，呼气时气管收缩。图中投影显示的是功能残余容量时（呼吸终末放松状态）的气管。

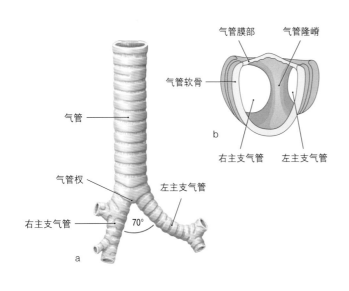

B. 气管的外形

a. 前面观。b. 气管杈上面观。

气管是 10~12 cm 长的柔性气道。约在 T3、T4 椎体水平气管分叉，形成左、右主支气管，分叉处形成的角度约 55°~70°。前面观，气管杈正好位于胸骨柄和胸骨体交界处。

注意：右主支气管较左主支气管更垂直，因此气道异物更易滞留在右主支气管，使用内镜也更容易观察到右主支气管下段。由于心位置不对称，导致了肺的位置也不对称，左主支气管较右侧长。

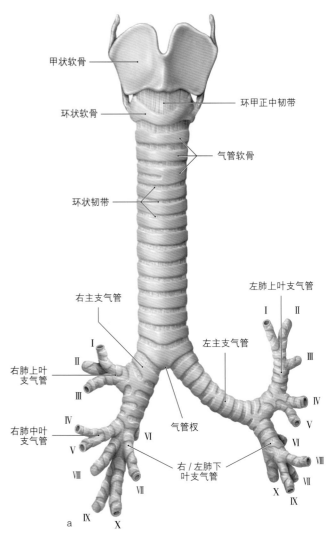

C. 气管和支气管树的结构

a. 前面观。b. 后面观，后壁打开。

气管由 16~20 个马蹄形环构成，每个环由透明软骨（气管软骨）和膜性后壁构成，后壁由结缔组织和气管肌（此处未显示）构成。气管软骨借胶原结缔组织（环状韧带）纵向相连。气管分为明显的两段。

- 颈段：上方起自 C6/C7 椎体水平喉环状软骨下方的第 1 气管软骨，下方至胸廓入口（见 A）。
- 胸段：上起自胸廓入口，下至气管杈，在 T4 椎体平面气管分为左、右主支气管。气管杈的软骨骨刺（气管隆嵴，见 Bb）向上伸入气管腔。

左和右主支气管分别分为两条或三条叶支气管，然后再分为段支气管（见 D）。

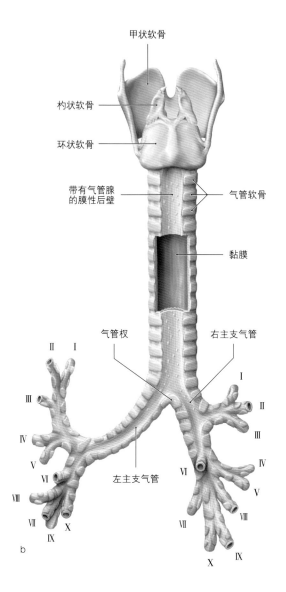

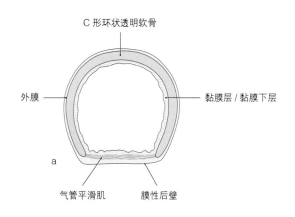

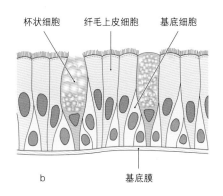

D. 气管和支气管树的分支

右主支气管	左主支气管
右肺上叶支气管 尖段支气管（Ⅰ） 后段支气管（Ⅱ） 前段支气管（Ⅲ）	左肺上叶支气管 尖后段支气管（Ⅰ、Ⅱ） 前段支气管（Ⅲ）
右肺中叶支气管 外侧段支气管（Ⅳ） 内侧段支气管（Ⅴ）	上舌段支气管（Ⅳ） 下舌段支气管（Ⅴ）
右肺下叶支气管 上段支气管（Ⅵ） 内侧底段支气管（Ⅶ） 前底段支气管（Ⅷ） 外侧底段支气管（Ⅸ） 后底段支气管（Ⅹ）	左肺下叶支气管 上段支气管（Ⅵ） 内侧底段支气管（Ⅶ） 前底段支气管（Ⅷ） 外侧底段支气管（Ⅸ） 后底段支气管（Ⅹ）

E. 气管和支气管壁结构

a. **壁结构**（有关支气管树的超微结构，见第 148 和第 154 页）。

- 气管黏膜具有上皮层和固有层：固有层包含浆液腺（气管腺），分泌黏液覆于黏膜表面（上皮层见下文）。
- 纤维肌性 - 软骨层：包括 C 形透明软骨环，以及气管后壁的气管平滑肌和丰富的结缔组织。
- 结缔组织外膜鞘：使气管与邻近的颈部和纵隔结缔组织结合，允许适当运动。

注意：气管隆突的上皮与气管其余部位不同，由未角化的鳞状上皮构成。

b. **上皮的结构**：气管和支气管的黏膜含有假复层纤毛柱状上皮。所有细胞都与基底膜接触，但并非所有细胞都延伸到管腔表面。与表面接触的细胞具有纤毛，这些毛发状结构将吸入的小异物推向喉部。吸烟减少了分泌物的流动，损害呼吸道的通畅。上皮细胞间散布着无纤毛的分泌黏液的杯状细胞。

4.5 肺：外形和结构

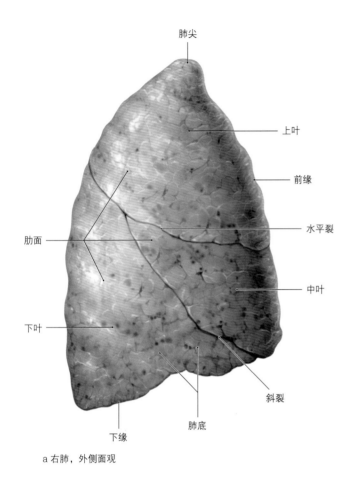

肺尖

上叶

前缘

水平裂

中叶

肋面

下叶

斜裂

下缘

肺底

a 右肺，外侧面观

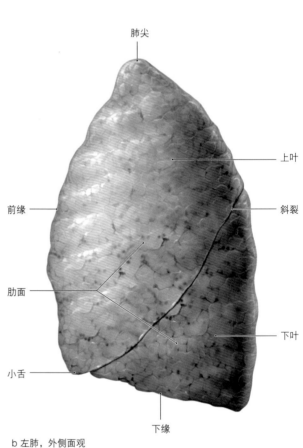

肺尖

上叶

斜裂

前缘

肋面

下叶

小舌

下缘

b 左肺，外侧面观

A. 左肺和右肺的大体解剖

a、b.外侧面观。c、d.内侧面观。

　　健康肺的颜色从灰色到浅粉青色。在胸膜下方可见灰黑色的颗粒（如图所示），在不抽烟者中也可看到。这不一定具有病理学的意义，由吸入并沉积于肺的灰尘颗粒或者碳颗粒物形成。未经化学药品固定的肺如海绵组织样柔软，从胸腔取出后会萎陷。本图所示为在体内充气时肺的外形（见第159页）。右肺容量约为 1 500 mL，稍大于左肺，左肺容量为大约 1 400 mL（由于心的位置偏向左侧）。每侧肺被一条或两条叶间裂分成肺叶。

- 左肺被一条斜裂分为两叶（上叶和下叶）。
- 右肺被一条斜裂和一条水平裂分为三叶（上叶、中叶和下叶）。脏胸膜深入肺裂处。

　　注意：由于左肺斜裂角度很陡，上叶的小舌构成了左肺部分的底。肺的最小形态学和自主功能单位是肺小叶，由细支气管充气形成。肺小叶彼此之间借（通常不完全）纤维性小叶间隔分隔，形成肺表面肉眼可见的许多多面区。

　　除了以上介绍的差异，两侧肺也存在共同点。

- 肺尖，超出胸廓上口。
- 肺底，位于膈上。

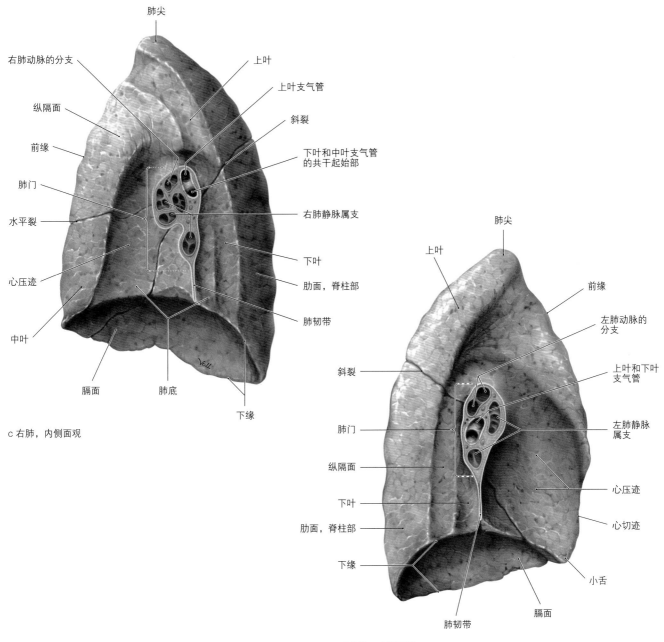

c 右肺，内侧面观

d 左肺，内侧面观

- 肺的表面
  - 肋面：朝向后外侧的肋。肋面的脊柱部朝向脊柱（见c、d）。
  - 纵隔面：朝向内侧的纵隔。
  - 膈面（见c、d）：朝向下方的膈。
  - 叶间（裂）面。化学药品固定后的标本肋面可见肋的压迹，纵隔面可见心压迹，膈面可见膈的压迹。另外，左肺前缘还有心切迹。
- 肺的缘
  - 前缘：锐利，肋面和纵隔面移行处，薄缘（插入肋纵隔隐窝）。
  - 下缘：膈面和肋面移行处，或者膈面与纵隔面移行

处，肋面缘锐利（插入肋膈隐窝），纵隔面缘钝。
- 肺门：支气管和神经、血管结构进出纵隔面的部位。肺根包括所有进出肺的血管、淋巴管、支气管和神经。支气管树通常位于肺门的后部。肺静脉分支位于前下方，肺动脉分支主要位于肺门的上部。有一个简单的方法可以帮助记忆相对位置：支气管在后，静脉在前，动脉在上。左肺门和右肺门的主要区别在于：右侧最上方的结构是支气管（动脉上支气管）而左侧是动脉（动脉下支气管）。

两肺外覆一层浆膜，即脏胸膜（肺胸膜），在纵隔面反折并延续为壁胸膜。当摘除肺后，可见胸膜反折处离断，形成肺韧带。

4.6 肺：分段

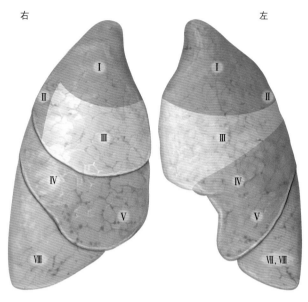

a 肺，前面观

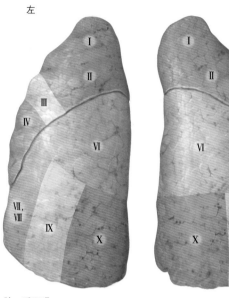

b 肺，后面观

A. 肺的分段结构

右肺和左肺的前面观（a）和后面观（b）（外侧面和内侧面观见 C）。

肺段结构直接与支气管树的分支模式相关（见第 143页）。肺的基本结构单位是叶，叶与叶之间在肺表面被叶间裂分隔。每个肺叶进一步分为楔形功能单位——段，楔形尖部全部指向肺门。肺段之间借薄层结缔组织不完全分隔，在肺的表面不能完全分辨。走行在肺段中心的是肺段支气管和

肺动脉的肺段支（段动脉），构成了"支气管肺段"或"支气管动脉段"。肺段由段支气管进一步分支所形成的亚肺段构成。每侧的肺由 10 个肺段组成。左肺由于存在心切迹（见第 147 页 Da），第Ⅶ段太小不单独成段而作为第Ⅷ段的一部分。如上所示，段与段的边界在肺表面不可见。部分肺切除时（见 D），可以通过夹闭切除肺段的段动脉进行识别。无血供的肺段变白，与周围仍有血供的组织形成鲜明反差。超声扫描可显示段内血流情况。B 为肺段的命名和序号。

B. 肺的分段结构

右肺	左肺
上叶	上叶
尖段（Ⅰ）	尖后段（Ⅰ + Ⅱ）
后段（Ⅱ）	
前段（Ⅲ）	前段（Ⅲ）
中叶	中叶
外侧段（Ⅳ）	上舌段（Ⅳ）
内侧段（Ⅴ）	下舌段（Ⅴ）
下叶	下叶
上段（Ⅵ）	上段（Ⅵ）
内侧底段（Ⅶ）	内侧底段（Ⅶ）
前底段（Ⅷ）	前底段（Ⅷ）
外侧底段（Ⅸ）	外侧底段（Ⅸ）
后底段（Ⅹ）	后底段（Ⅹ）

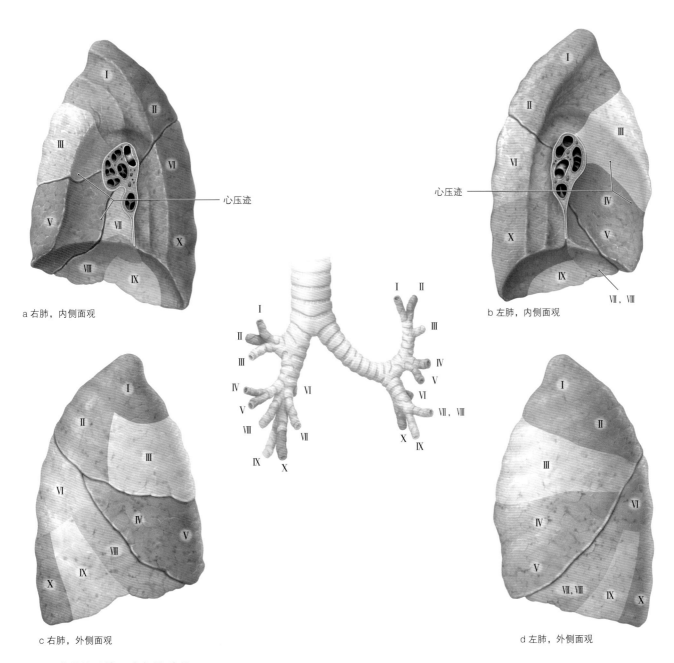

a 右肺，内侧面观

b 左肺，内侧面观

c 右肺，外侧面观

d 左肺，外侧面观

心压迹

心压迹

VII，VIII

C. 肺段的结构：支气管肺段

右肺（a、c）和左肺（b、d）的外侧面和内侧面观。

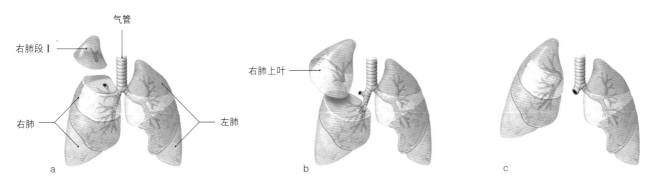

气管

右肺段 I

右肺

左肺

右肺上叶

a

b

c

D. 部分肺切除

部分肺切除要利用肺叶和肺段（见 B）的解剖学分隔。

• 肺段切除（楔形切除）：(a) 切除一个或多个肺段。

• 肺叶切除：(b) 切除整个肺叶或 (c) 切除全肺（全肺切除）。

4.7 支气管树的功能

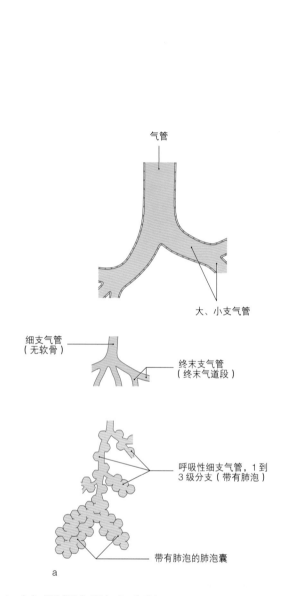

气管

大、小支气管

细支气管
（无软骨）

终末支气管
（终末气道段）

呼吸性细支气管，1 到
3 级分支（带有肺泡）

带有肺泡的肺泡囊

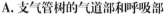
a

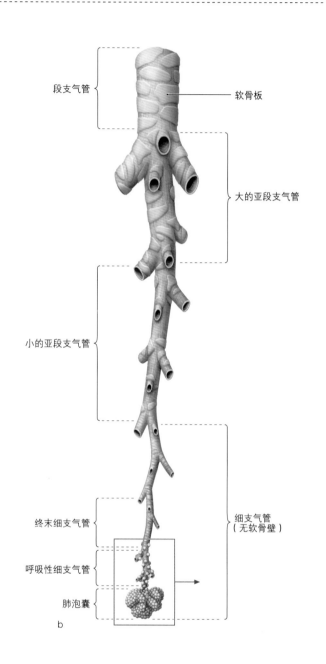

段支气管

软骨板

大的亚段支气管

小的亚段支气管

终末细支气管

细支气管
（无软骨壁）

呼吸性细支气管

肺泡囊

b

A. 支气管树的气道部和呼吸部

　　肺的结构组成保证了最大的气体交换表面积，支气管树的结构能够温暖和湿润（饱和水蒸气）通过的空气，并送达气体交换的表面。气体交换的主要部位是肺泡，是大约直径 200~250 μm 的小泡样结构。成人的肺约有 3 亿个肺泡，总表面积达 150 m²。从气管开始，支气管树逐级连续分支（22级的分支，每一级分为两个更小的细段）。支气管树在功能上分为气道部或呼吸部。

- 气道部（蓝色）：主支气管，叶支气管，段和亚段支气管，细支气管和终末细支气管。
- 呼吸部（红色）：呼吸性细支气管，肺泡管（不可见）和肺泡囊。

支气管树自段支气管水平呈现出一个以通气管为特征的

整体结构。支气管壁由软骨环或板支撑，内壁衬以假复层柱状纤毛上皮（含杯状细胞；见第 143 页）。更小的支气管的壁无软骨支撑，这些支气管同轴肌肉系统形成网格样结构（见 B），假复层上皮被一层柱状纤毛上皮细胞替代。杯状细胞数量减少，在终末细支气管水平后完全消失。终末细支气管是支气管树的气道部的最后段。每个终末细支气管连接一个肺泡。支气管树上的邻近的 3~5 个细支气管及肺泡形成一个肺小叶，肺小叶是肺最小的形态学结构单位。

　　注意：虽然血管树和支气管树在功能上密切相关，但是血管树（见第 154 页）分为肺血管和支气管血管两套讨论。由于血管树由肺血管终支和支气管血管组成，这两套血管的知识是理解血管树构成的基础。

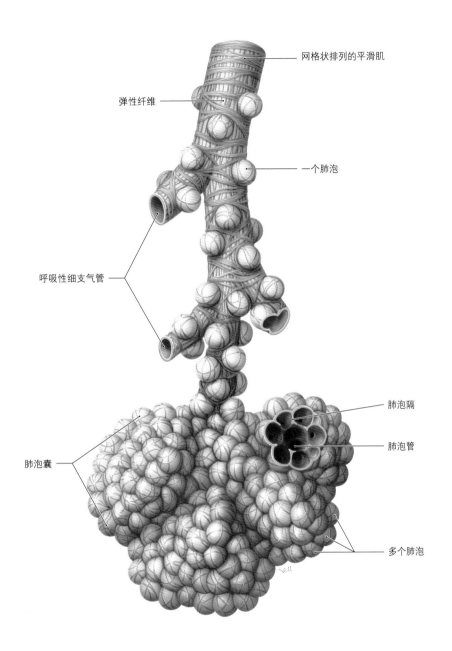

网格状排列的平滑肌

弹性纤维

一个肺泡

呼吸性细支气管

肺泡隔

肺泡管

肺泡囊

多个肺泡

B. 呼吸性细支气管的结构

呼吸性细支气管进一步分为 1~3 级呼吸性细支气管，最细处直径小于 0.5 mm。肺泡出现于第 1 级呼吸性细支气管，标志着肺呼吸功能部分的开始。初始的肺泡单个出现，然后数量逐渐增多并合并为肺泡囊。每个肺泡囊有一个中心腔和一个肺泡管，肺泡管与呼吸性细支气管的内腔相延续。肺泡壁由鳞状上皮组成，与毛细血管直接接触以进行气体交换。相邻肺泡之间有多孔的肺泡隔分隔。弹性纤维丰富的结缔组织位于支气管树的分支与肺泡之间。吸气时弹性纤维舒张，为呼气时肺的反弹提供能量和驱动力。

支气管哮喘的患者的细支气管处于超敏状态，在接触过敏原（例如花粉）或被冷空气刺激时，细支气管壁平滑肌会收缩，而这些刺激对非哮喘患者微不足道。由于细支气管壁无软骨支撑，细支气管狭窄限制空气流进肺泡（阻塞性通气障碍），引起呼吸困难（呼吸窘迫）。

4.8 肺动脉和肺静脉

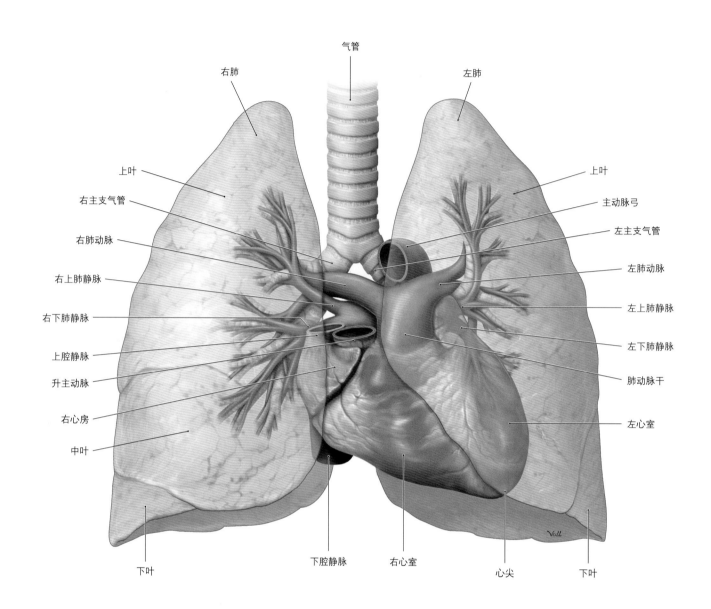

气管

右肺

左肺

上叶

上叶

右主支气管

主动脉弓

右肺动脉

左主支气管

右上肺静脉

左肺动脉

右下肺静脉

左上肺静脉

上腔静脉

左下肺静脉

升主动脉

肺动脉干

右心房

左心室

中叶

下叶

下腔静脉

右心室

心尖

下叶

A. 肺血管概况

"心肺结构"前面观。

腔静脉在靠近心处离断，切除升主动脉和主动脉弓之间的一段以显示主动脉弓下方的肺动脉干分叉和右肺动脉起始部。肺和心为半透明显示。进出肺的动脉和静脉分为两组。

- 肺动脉和肺静脉，运送血液进出肺并进行气体交换（O_2 和 CO_2）。
- 支气管动脉和静脉（此处未显示）为肺自身供血（见第 152 页）。

肺动脉的分支基本上与支气管树的分支模式一样（见第 142 页）。肺叶动脉的两到三个分支，与两根（左肺）或三根（右肺）肺叶支气管伴行入肺（肺叶动脉比肺叶支气管

粗）。伴随支气管树进一步分支为段支气管，动脉也进一步分为段动脉。动脉及其伴行的支气管总是于肺单位结构的中央，首先位于肺叶的中央，然后位于支气管肺段的中央（见第 146 页）。

肺静脉的属支不按支气管树进行分级，而是走行于肺段之间，收集肺段内（段内静脉）和相邻肺段（肺段间）的血液，所以肺静脉的命名与肺动脉的命名不同（见 C 和 D）。左心室功能不全时，血液回流至肺静脉。此时，在 X 线下可见肺段的边界。

注意：肺动脉将含氧低的血运输至肺，肺静脉将含氧高的血从肺运输回心脏。为保证本图谱的连续性，动脉仍然标记为红色，而静脉仍标记为蓝色。

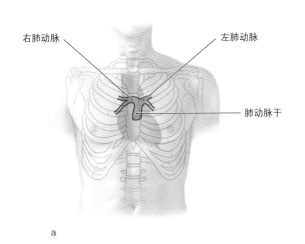

a

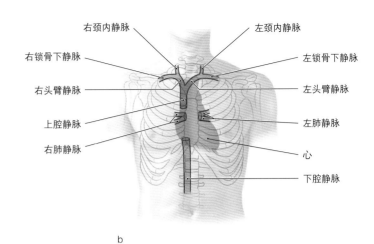

b

B. 肺动脉和肺静脉在胸壁的体表投影

前面观。

a. **肺动脉在胸壁的体表投影**。肺动脉干起自右心室，由于心脏位置的旋转，肺动脉干位置靠前，分为左和右肺动脉，分别入两肺。肺动脉干在胸片上显示为心室上方的球形把手样阴影（见第 102 页）。

注意：肺动脉干位于胸部正中线左侧。因此，右肺动脉较左肺动脉长（约 2~3 cm）。

b. **肺静脉在胸壁的体表投影**。通常，左心房每侧有两个肺静脉的开口。左、右肺静脉和腔静脉在胸片上形成一个不对称的十字形结构。

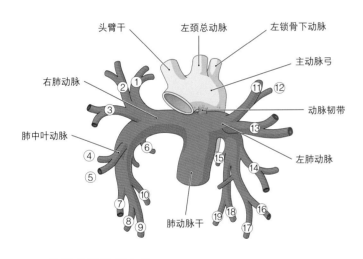

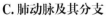

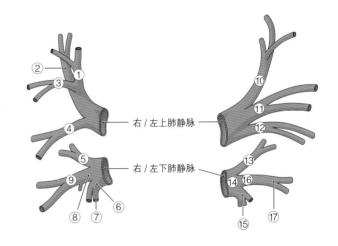

C. 肺动脉及其分支

右肺 右肺动脉	左肺 左肺动脉
上叶动脉	上叶动脉
① 尖段动脉	⑪ 尖段动脉
② 后段动脉	⑫ 后段动脉
③ 前段动脉	⑬ 前段动脉
中叶动脉	⑭ 舌动脉
④ 外侧段动脉	
⑤ 内侧段动脉	
下叶动脉	下叶动脉
⑥ 上段动脉	⑮ 上段动脉
⑦ 前底段动脉	⑯ 前底段动脉
⑧ 外侧底段动脉	⑰ 外侧底段动脉
⑨ 后底段动脉	⑱ 后底段动脉
⑩ 内侧底段动脉	⑲ 内侧底段动脉

D. 肺静脉及其属支

右肺 右肺静脉	左肺 左肺静脉
右上肺静脉	左上肺静脉
① 尖静脉	⑩ 尖后静脉
② 后静脉	⑪ 前静脉
③ 前静脉	⑫ 舌静脉
④ 中叶静脉	
右下肺静脉	左下肺静脉
⑤ 上静脉	⑬ 上静脉
⑥ 底段总静脉	⑭ 底段总静脉
⑦ 底段下静脉	⑮ 底段下静脉
⑧ 底段上静脉	⑯ 底段上静脉
⑨ 底段前静脉	⑰ 底段前静脉

4.9 支气管动脉和静脉

A. 支气管动脉和静脉

前面观。气管和支气管显示为半透明。

a. **支气管的动脉供血**。支气管的动脉供血来源于胸主动脉发出的支气管动脉,支气管动脉沿主支气管的分支而逐级分支。支气管动脉不直接发自胸主动脉,而从肋间后动脉发出也很常见(右侧多见)。由于支气管与胸主动脉的位置关系,支气管动脉多从后部进入支气管。支气管动脉的血压与体循环动脉血压一致,与肺循环血压不同(即与肺动脉血压不同)。

注意:气管由小的起自胸主动脉、胸廓内动脉或甲状颈干的气管动脉供血(此处未显示),这取决于气管节段所在的解剖学位置。

b. **支气管的静脉回流**。左侧支气管的静脉血经支气管静脉回流入副半奇静脉。右侧的可经侧副静脉回流入奇静脉,但是也可以回流入肺静脉,造成小部分来自支气管的含氧低的支气管静脉血混入大量的肺静脉中,回流入左心房。小的气管静脉(此处未显示)在不同水平分别汇入上腔静脉、左头臂静脉或胸廓内静脉。

注意:静脉(通常是腿部或盆部静脉)形成血栓后,栓子被带入肺动脉造成肺栓塞。依据栓子大小的不同,它可能会阻断肺动脉的一个分支,极端情况下可以阻断整条肺动脉。肺的大动脉被机械阻断后会导致右心室压力急剧增高,从而出现急性右心衰竭。大的肺栓子是致命的。若肺栓塞发生于小口径的血管,机械阻断的程度以及心内压力增加的程度都会小一些,则心脏足以代偿,所以不会出现明显的问题。由于支气管动脉的功能是为肺组织提供营养物质和氧,故肺动脉栓塞通常不会导致肺组织坏死。

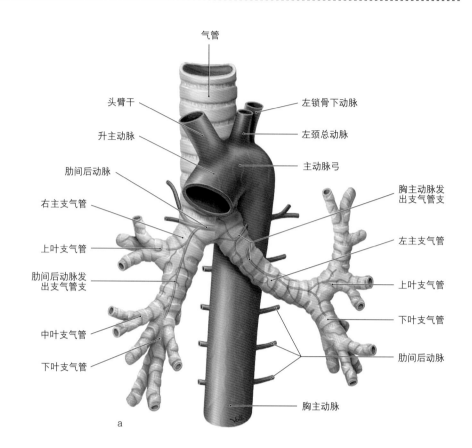

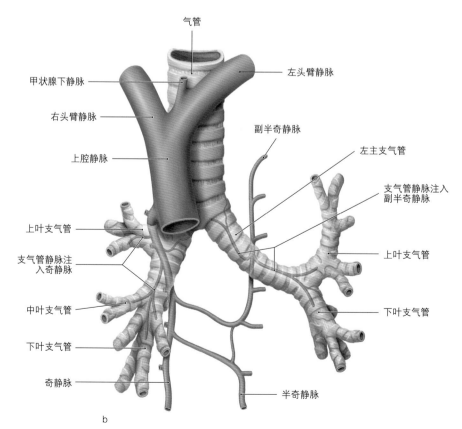

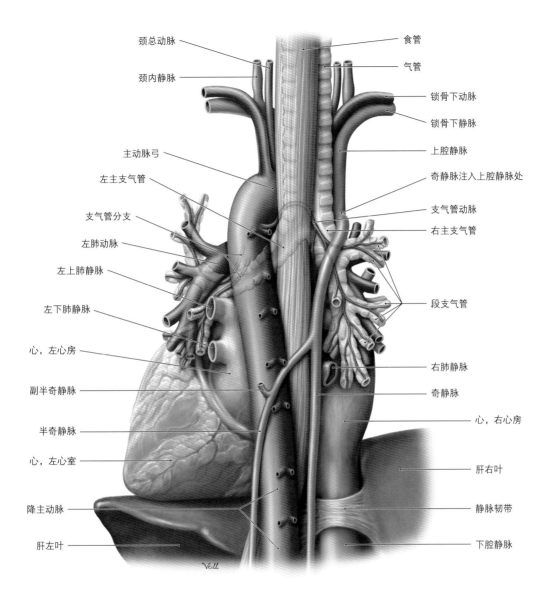

颈总动脉
颈内静脉
主动脉弓
左主支气管
支气管分支
左肺动脉
左上肺静脉
左下肺静脉
心，左心房
副半奇静脉
半奇静脉
心，左心室
降主动脉
肝左叶

食管
气管
锁骨下动脉
锁骨下静脉
上腔静脉
奇静脉注入上腔静脉处
支气管动脉
右主支气管
段支气管
右肺静脉
奇静脉
心，右心房
肝右叶
静脉韧带
下腔静脉

B. 支气管动脉及其与肺动脉的解剖学关系

保留心、主要血管、气管、食管和肝等单独的器官群，后面观。

注意：支气管动脉起自降主动脉近段。

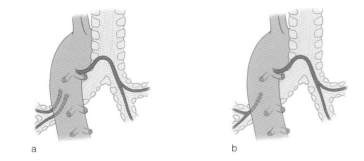

a

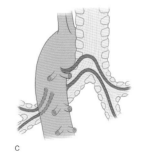

b

c

C. 支气管动脉起自主动脉：正常解剖结构及变异（引自 Platzer）

后面观。

a. 正常解剖结构（占 40 %）：降主动脉右侧发出支气管动脉和肋间后动脉，左侧发出两条支气管动脉。

b. 第一种变异（占 15%~30%）：降主动脉左、右侧各自只发出一条支气管动脉。

c. 第二种变异（占 12%~23%）：降主动脉左、右侧各自只发出两条支气管动脉。

4.10 血管树的功能结构

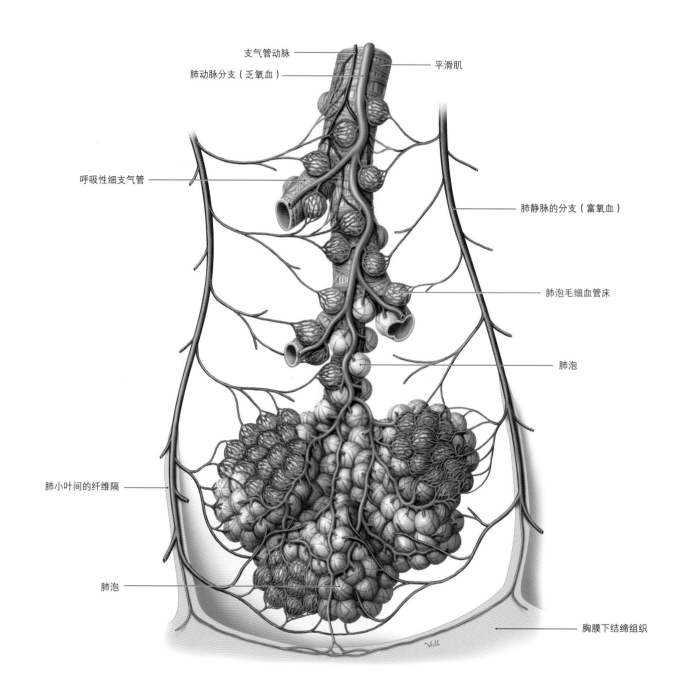

支气管动脉

肺动脉分支（乏氧血）

平滑肌

呼吸性细支气管

肺静脉的分支（富氧血）

肺泡毛细血管床

肺泡

肺小叶间的纤维隔

肺泡

胸膜下结缔组织

A. 血管树概述

注意：前面章节的动脉均标记为红色，静脉均标记为蓝色。然而，本章主要介绍血管树的功能结构，故本节血管颜色的标记不同于前面。肺动脉的分支（循环的动脉部分）由于含氧量低，标记为蓝色；肺静脉及其属支（循环的静脉部分）由于含氧量高，标记为红色。血管树由肺动脉和肺静脉最细的终末支及支气管动脉和静脉的终末支构成。这些公共血管（肺动脉和肺静脉）和自身肺血管（支气管动脉和静脉）的分支类似于支气管树的结构（见第 152 页）。这样的结构保证气体交换可以在肺泡（支气管树的最细分支）与血液（肺血管的最细分支）之间进行。

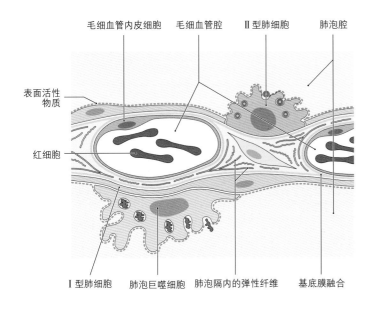

毛细血管内皮细胞　毛细血管腔　Ⅱ型肺细胞　肺泡腔

表面活性物质

红细胞

Ⅰ型肺细胞　肺泡巨噬细胞　肺泡隔内的弹性纤维　基底膜融合

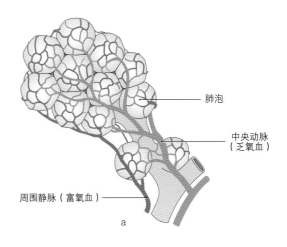

肺泡

中央动脉（乏氧血）

周围静脉（富氧血）

a

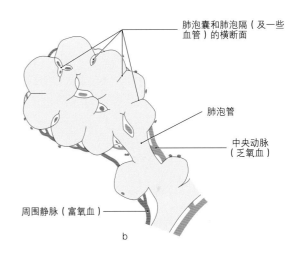

肺泡囊和肺泡隔（及一些血管）的横断面

肺泡管

中央动脉（乏氧血）

周围静脉（富氧血）

b

B. 肺泡的内衬上皮

肺泡内衬两种类型的肺泡上皮细胞（肺泡细胞）。

- Ⅰ型肺泡细胞：约覆盖肺泡上皮表面积的 90%，上皮平铺形成连续一层（帽细胞）。细胞之间有紧密联系。
- Ⅱ型肺泡细胞：细胞数目与Ⅰ型肺泡细胞差不多。然而，由于它们的形状是圆的，因此比Ⅰ型肺细胞更厚，但没有Ⅰ型肺泡细胞那样的扩张性。仅覆盖约 10% 的肺泡表面。分布于Ⅰ型肺泡细胞之间，多位于肺泡隔，也称为壁龛细胞。Ⅱ型肺泡细胞合成并分泌表面活性物质（蛋白磷酸酯），覆于整个肺泡上皮表面，降低肺泡表面张力，使肺更易扩张。早产儿的肺不成熟，不能产生足够的肺泡表面活性物质，因此早产儿经常出现呼吸系统问题。Ⅱ型肺泡细胞不断地合成和重吸收表面活性物质，故大量表面活性物质是反复利用的。只有一部分肺泡表面活性物质被肺泡巨噬细胞清除。

Ⅰ型肺泡上皮细胞与毛细血管内皮细胞的接触部位，两种细胞的基底膜相互融合。从肺泡腔到毛细血管腔之间的解剖间距仅有 0.5 μm，气体扩散即发生于此。

注意：以下原因可导致肺疾病。

- 增加肺泡腔与毛细血管腔气体扩散距离（水肿、积液或炎症）。
- 肺通气减少（例如肺气肿导致的肺泡受到破坏）或肺灌流的减少（毛细血管闭塞）。
- 肺泡内进入液体（肺炎）。
- 肺－毛细血管气体交换效率降低，导致呼吸功能受损。

C. 肺泡囊和肺血管的关系

a 中，右心室发出的肺动脉分支携带含氧量少的血显示为蓝色。相应的肺静脉系统的分支携带含氧量高的血回流至左心，显示为红色。肺动脉分支始终与呼吸性细支气管紧密伴行，发出毛细血管覆盖肺泡并进入肺泡隔。肺泡横断面（b）清楚地显示血管不仅围绕在肺泡表面，而且深入肺泡隔，由此保证毛细血管与许多邻近的肺泡进行气体交换。

注意：在大部分循环体系中，很多小动脉和静脉相互平行伴行，但是在肺循环中并非如此。肺动脉分支与支气管树类似，分支为段分支和小叶分支，但是肺静脉的走行相对独立，并不与细支气管伴行，走行于小叶和段的周围，且经常跨过小叶的边缘。肺动、静脉的走行差异在 A 中明确说明。

4.11 气管、支气管和肺的神经支配与淋巴回流

A. 气管和支气管树的自主神经支配

副交感： 两侧迷走神经的分支主要通过喉返神经支配气管颈段。在胸部则发出支气管支加入肺丛，在肺门处发出很多分支。

交感： 节后纤维较少分布于气管；许多胸肺支（胸神经节发出的节后纤维）加入肺丛。

肺丛调节支气管的管径和分泌，同时影响肺血管的管径。副交感神经系统兴奋引起支气管收缩（如支气管哮喘时），交感神经系统兴奋引起支气管扩张。因此，能够引起交感神经兴奋的药物能够扩张气管，可用于治疗支气管哮喘。自主神经对肺血管的效应可以通过控制血管管径来调节不同部位肺的灌流情况。例如，自主神经系统在浅呼吸时可以大幅减少血流进入低通气部位的肺部。

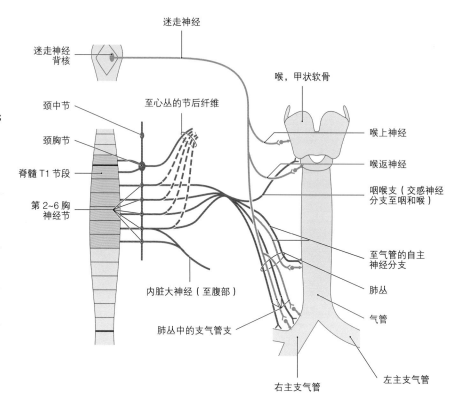

B. 气管、支气管和肺的淋巴结

前面观。下列淋巴结在肺内、外均很明显，从深至浅列出（见 C）。

- 肺内：肺组织内和段支气管分叉处的肺内淋巴结；小叶支气管分叉处可见支气管肺淋巴结。
- 肺外：在气管杈和左、右主支气管分叉处可见气管支气管上、下淋巴结；在气管两侧排列有气管旁淋巴结。

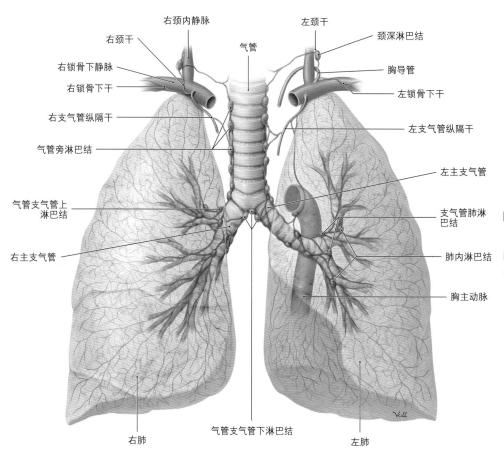

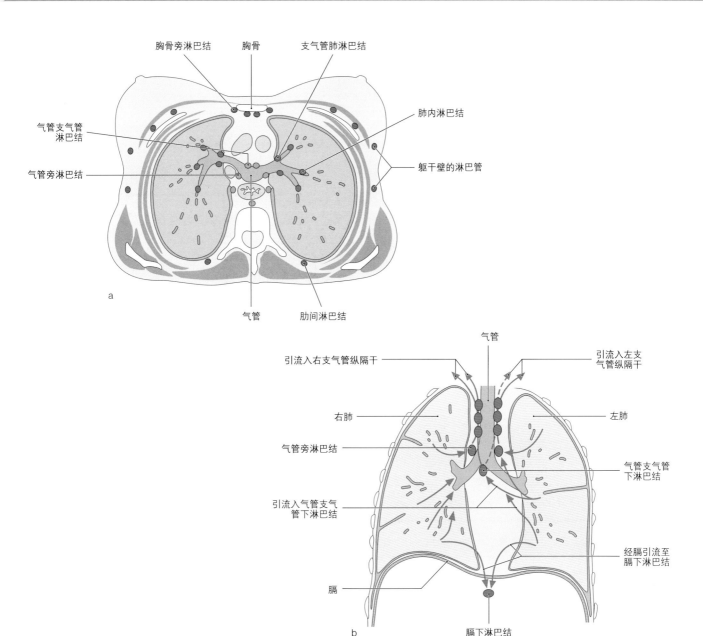

C. 肺、支气管树和气管的淋巴引流

a、b. 横断面的上面观（a）和冠状面的前面观（b）。肺和支气管的淋巴引流有两套完全独立的淋巴管构成的网络系统（见 b）：

- 支气管旁淋巴网络与支气管树的分级模式一致（见第143页），收集支气管和大部分肺的淋巴。
- 胸膜下淋巴网络（较小）沿肺的边缘收集胸膜下肺和脏胸膜的淋巴。壁胸膜（胸壁的一部分）的淋巴经胸壁的肋间淋巴结和胸骨旁淋巴结回流。

这两个网络在肺门处汇合，然后向头侧引流淋巴至气管支气管淋巴结（深部组织的淋巴可以引流至肺内或支气管肺淋巴结，但是最后整个肺的淋巴都回流至气管支气管淋巴结）。气管支气管淋巴结的淋巴再经气管旁淋巴结和支气管纵隔干，支气管纵隔干单独直接开口于锁骨下静脉和颈内静脉的连接处，或者先加入胸导管或右淋巴导管后再注入该夹角。

注意：左下叶的淋巴也可经气管支气管（下）淋巴结回流至右支气管纵隔干。两肺下叶淋巴可向头侧引流，也可向下引流至膈上淋巴结，或者穿过膈至膈下淋巴结。

气管的淋巴回流至气管旁淋巴结，然后直接或间接通过支气管纵隔淋巴结注入颈干。

注意：气管支气管淋巴结紧邻肺门，在临床上也称为"肺门淋巴结"。可以通过影像学检查发现因病理情况增生的该淋巴结。

4.12 呼吸力学

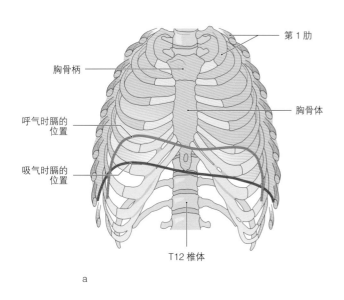

第 1 肋
胸骨柄
胸骨体
呼气时膈的位置
吸气时膈的位置
T12 椎体
a

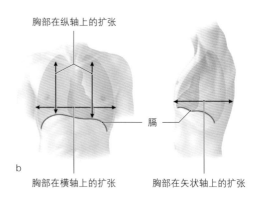

胸部在纵轴上的扩张
膈
胸部在横轴上的扩张
胸部在矢状轴上的扩张
b

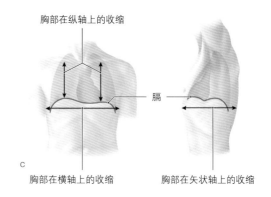

胸部在纵轴上的收缩
膈
胸部在横轴上的收缩
胸部在矢状轴上的收缩
c

A. 呼吸力学的基本原理

外呼吸力学（相对于细胞和组织的内呼吸）基于胸廓容量的增加和减少的节律性，伴随着肺的扩张和收缩。当肺扩张时，肺内压力降低，空气被吸入肺（吸气）。当肺收缩时，肺内压力增加，气体被排出肺（呼气）。因此，与大家的错误认识不同，吸气时并非空气被泵入肺，而是在"风箱效应"产生的肺内负压下被"吸"入肺。肋、胸部肌（特别是肋间肌）以及肺的弹性纤维在呼吸时相互配合。

- 当膈运动至**吸气**位时（红色），肋间肌（主要是肋间外肌）和斜角肌上提肋。由于肋的形态弯曲且斜向下方，肋的上提使胸部朝横向（向两侧）和前方扩张。同时，肌肉收缩使膈下降（a 中的红色轮廓线），使得胸部向下扩张。腹上角也增大（见 d）。以上过程使胸腔全方位扩张。

- 当膈运动至**呼气**位时（蓝色），胸部的各向径线均变小，胸部容量减少。这个过程不需要额外的肌收缩能量。吸气时收缩的运动肌此时放松，肺组织内大量弹性纤维在吸气时被拉伸，释放其储存的能量，使肺弹性回缩。然而，对于被动呼吸而言，协助呼气的肌（主要是肋间内肌）会主动快速降低胸廓，比单独弹性纤维回缩所达到的程度大得多。

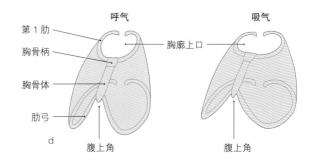

呼气　　　　　　　吸气
第 1 肋
胸骨柄
胸骨体
肋弓
胸廓上口
腹上角　　　　　　腹上角
d

B. 呼吸肌

吸气时运动	呼气时运动
斜角肌	肋间内肌
肋间外肌	胸横肌
软骨间肌	肋下肌
下后锯肌和上后锯肌	
膈	

固定上肢时（例如，把胳膊撑在桌子上），主要负责运动肩带的肩带肌可上提和扩张肩带肌附着的胸廓。因疾病导致呼吸困难引起被动呼吸时，肩带肌可具有辅助呼吸的功能。

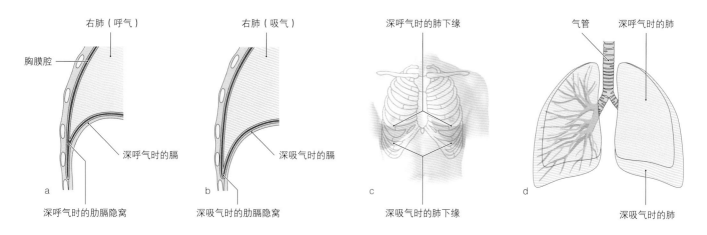

C. 肺容量随呼吸的变化

a~c. 呼吸时肺的收缩和扩张。 胸膜腔内的毛细力使肺"粘"在胸膜腔壁上,使肺随着胸腔容量的变化而变化。该作用在胸膜腔的隐窝处特别明显,肺不会完全充满胸膜腔的功能性残余容积(处于吸气和呼气之间的静息位,见第141页)。由于膈顶部在吸气时变平(见A),故肋膈隐窝扩张,肺被"吸"入扩张的间隙内,但是并没有完全充填该间隙。呼气时,肺从隐窝处回缩。肋膈隐窝的容量随呼吸而变化,由此导致肺下缘的位置变化(c)。

d. 支气管树随呼吸的运动。 随着呼吸过程中胸腔容量的变化,支气管树整体与肺一起运动。这些结构的运动中,距离肺门越远的支气管树其运动越显著。

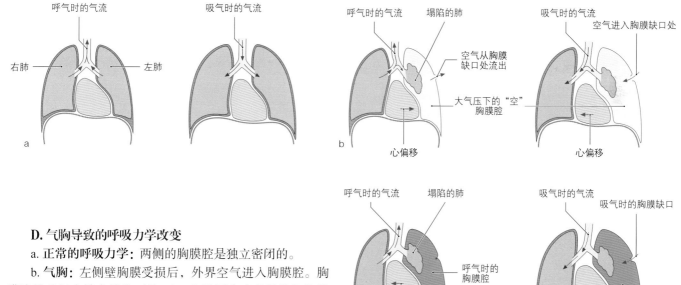

D. 气胸导致的呼吸力学改变

a. 正常的呼吸力学: 两侧的胸膜腔是独立密闭的。

b. 气胸: 左侧壁胸膜受损后,外界空气进入胸膜腔。胸膜腔的毛细力效应消失(见C),左肺因自身的结缔组织的弹性丧失而塌陷。不再参与呼吸。右侧胸膜腔完整,能够独立进行正常呼吸。吸气时空气吸入破损的胸膜腔,呼气时排出。由于右侧胸膜腔内呼吸压变化正常,但左胸膜腔由于存在破损而压力变化消失,导致呼气时纵隔向健侧移动,吸气时回到中线("纵隔摆动")。

c. 张力性气胸(活瓣气胸): 因外伤撕脱、移位的组织像一个活动的瓣膜从内面覆盖在胸膜腔破损处,导致空气不能排出。空气只能单方向通过缺损:从外向内。由于这种止回阀机制,每一次呼吸都会有一小部分空气进入胸膜腔,但是无空气排出,类似于用气泵把空气打入自行车轮胎。纵隔逐渐向健侧移动(纵隔偏移),引起心脏周围的血管扭曲。如果不治疗,张力性气胸是致命的。

4.13 肺和血管系统的放射解剖学

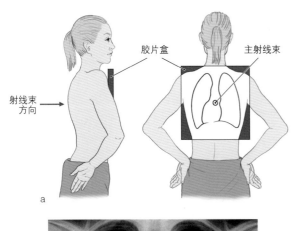

射线束
方向

胶片盒

主射线束

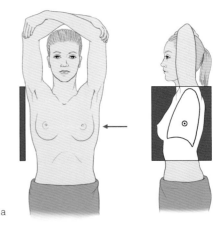

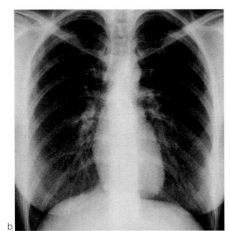

b

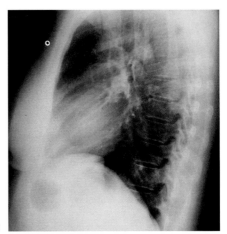

b

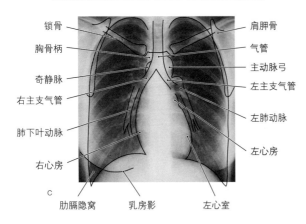

锁骨
胸骨柄
奇静脉
右主支气管
肺下叶动脉
右心房

肩胛骨
气管
主动脉弓
左主支气管
左肺动脉
左心房

c

肋膈隐窝　　乳房影　　左心室

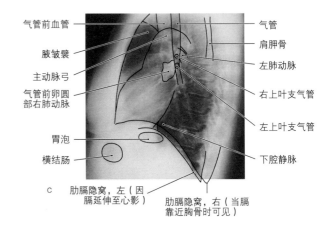

气管前血管
腋皱襞
主动脉弓
气管前卵圆
部右肺动脉
胃泡
横结肠

气管
肩胛骨
左肺动脉
右上叶支气管
左上叶支气管
下腔静脉

c　肋膈隐窝，左（因
膈延伸至心影）

肋膈隐窝，右（当膈
靠近胸骨时可见）

A. 后前位胸片

（引自 Lange，S.: Radiologische Diagnostik der Thoraxer-krankungen，3. Aufl. Thieme，Stuttgart 2005）。

a. 患者直立，胸壁贴于胶片盒（射线从后向前"穿"过患者，主射线靶向定位于第 6 胸椎）。让患者保持张口、深吸气并屏住呼吸，然后照相。手背放于髋部，肘部转向前。

b. 后前位胸片（X 线片，从前向后观察）。

c. 所见结构的说明。

B 侧位胸片

（引自 Lange，S.: Radiologische Diagnostik der Thoraxer-krankungen，3. Aufl. Thieme，Stuttgart 2005）。

a. 患者直立，身体左侧或右侧贴于胶片盒，双臂举过头顶。主射线靶向定位于左（右）腋窝下一手掌宽的位置。

b. 侧位胸片。

c. 所见结构的说明。

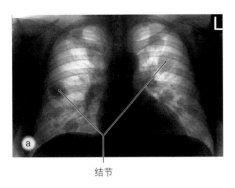

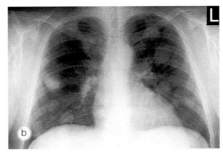

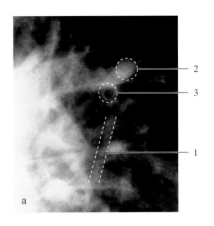

结节

C. 描述常规放射学检查结果的术语

（引自 Reiser, M. et al.: Radiologie [Duale Reihe], 2. Aufl. Thieme, Stuttgart 2006）。

描述常规放射学检查结果的术语可以追溯至荧光屏图摄影时代。在当时使用的荧光屏上，不透明的区域，如心和骨，以及肺转移瘤（也称为结节），由于发光较弱而显示为阴影（a）。与荧光屏相比，现代的射线照片（b）呈现相反的图像（显像阴性）：低吸收区（射线可透过区）呈现为黑色区，而不透明区（射线不可透过区）呈现为明亮区。

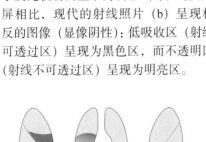

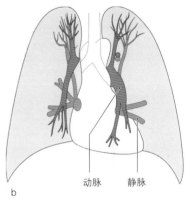

动脉　静脉

D. 肺部疾病的阴影

右肺和左肺的外侧面观和前面观。

a. 双上叶的不透明区。b. 双下叶的不透明区。c. 中叶（右肺）的不透明区。d. 双肺尖的不透明区。

大多数情况下，以肺段线为境界的不透明区多由肺部炎症引起。

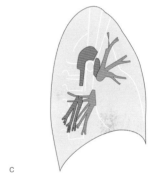

c

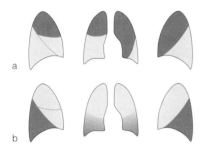

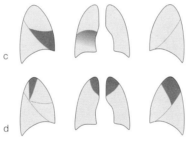

F. 肺血管的放射线影像

（引自 Reiser, M. et al.: Radiologie [Duale Reihe], 2. Aufl. Thieme, Stuttgart 2006）。

a. 前后位胸片靠近肺门处的细节：图像显示一个血管的纵切面（1），一个血管的斜切面（2）和一根支气管的斜切面（3）。更靠外的周围区不易看到不透明区。

b. 前后位血管束的模式图。

注意：动脉通常沿支气管走行；至上叶的动脉行于静脉的内侧，下叶静脉水平走行并跨过下叶动脉。

c. 血管束的模式图，外侧面观。

注意：在心后血管束中，静脉在动脉前方下行。

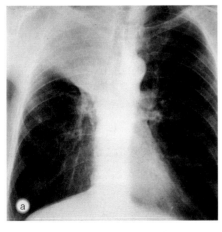

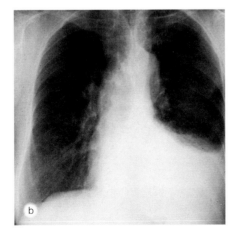

E. 前后位胸片上的肺不透明区

（引自 Lange, S. Radiologische Diagnostik der Thoraxerkrankungen, 3. Aufl. Thieme, Stuttgart 2005）。

a. 右上叶支气管中央型癌所致的右上叶肺不张。造成右上叶肺通气减少而继发肺组织塌陷。

b. 左侧基底部胸腔积液导致外侧肋膈隐窝完全不透明。外侧的不透明程度更严重，不透明区凹向肺，且不与肺叶边缘一致。

4.14 肺的 CT

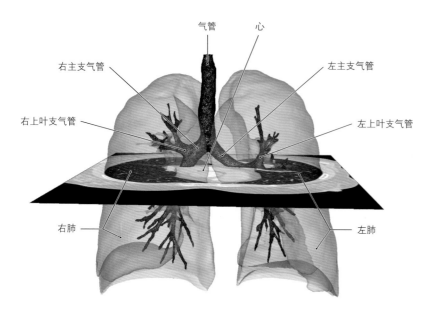

气管　心

右主支气管　　　　　　　　　左主支气管

右上叶支气管　　　　　　　　左上叶支气管

右肺　　　　　　　　　　　　左肺

A. 支气管树断层图像的重建

前面观。利用个体 CT 扫描图像三维重建的支气管树。结果是高分辨率的三维重建展示。为了便于辨认，显示了一张带有部分心和肺的胸部 CT 图像。与以前的支气管造影术不同，该技术对患者损害小。由于扫描具有高分辨率，即使支气管树的微小病变都能被发现并准确定位。使用该技术，吸烟者常见的恶性肿瘤支气管癌能够被精准定位。

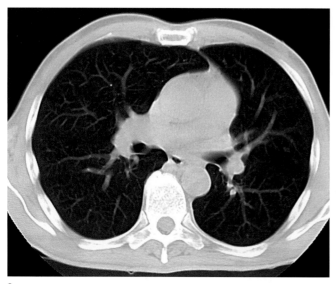

a

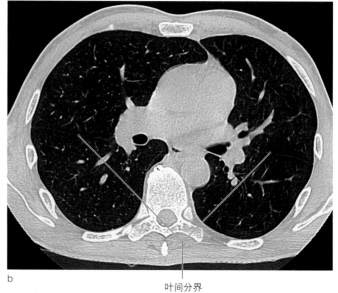

b

叶间分界

B. 基于肺窗的 CT 扫描，厚度取决于检查时的层厚

（引自 Lange, S.: Radiologische Diagnostik der Thoraxer-krankungen, 3. Aufl. Thieme, Stuttgart 2005）。

CT 可在一张轴向层扫中显示肺、纵隔、胸膜和胸壁，而不会出现结构重叠，并有支气管树作为解剖学标志（也见 C）。在常规胸部 CT 扫描中，通常扫描厚度是 8~10 mm（a），

该厚度可以完整显示血管树和支气管树。HR-CT（高分辨率 CT）的层厚是 1~3 mm（b）。HR-CT 甚至可以显示肺叶分界和肺实质的最小功能单位二级肺小叶。通常，该技术用于诊断胸廓异常、肺气肿和支气管扩张的部位。

注意：水平（轴向）CT 图像是从下面观察。

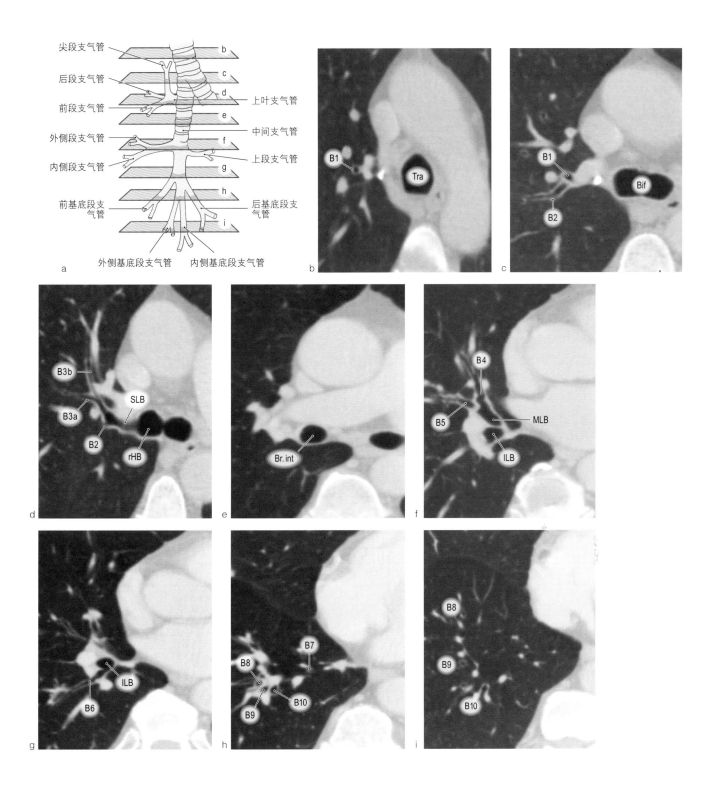

C. 右主支气管的分支

Tra 气管

Bif 气管杈

rHB 右主支气管

Br. int 中间支气管

SLB 上叶支气管

MLB 中叶支气管

ILB 下叶支气管

B1 尖段支气管

B2 后段支气管

B3 前段支气管

B4 外侧段支气管

B5 内侧段支气管

B6 上段支气管

B7 内侧基底段支气管

B8 前基底段支气管

B9 外侧基底段支气管

B10 后基底段支气管

（引自 Lange，S.：Radiologische Diagnostik der Thoraxerkrankungen，3. Aufl. Thieme, Stuttgart 2005）。

5.1 食管：位置和分部

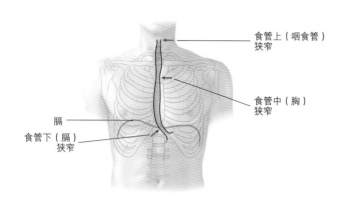

A. 胸廓上的投影

前面观。食管位于正中线稍偏右侧，特别在胸部食管沿胸主动脉右侧下降。在胸骨剑突下方穿过膈。箭头指示食管的三个狭窄（见 C）。

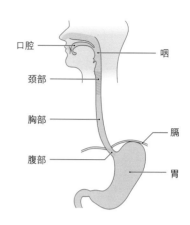

B. 食管的分部

头转向右侧的前面观。食管长约 23~27 cm，直径 1~2 cm，分为三部分。

- 颈部：在颈部位于 C6 至 T1 的脊柱前方。
- 胸部：最长的一段，位于上纵隔和后纵隔内，从 T1 至膈的食管裂孔（约 T11 水平）。
- 腹部：最短的一段，位于腹膜腔内，从膈至胃的贲门。

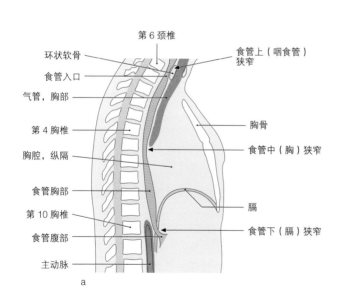

C. 食管的狭窄和弯曲

右外侧面观（a），前面观（b）。

食管有三个正常的解剖狭窄，分别投影于相应的椎骨水平（a）。由相邻结构的挤压和功能性闭合机制（下段狭窄，见第 167 页）所致。胃镜检查可见这三个狭窄，内镜通过狭窄时必须格外小心（食管的正常宽度约 20 mm）。

- 上狭窄（咽食管狭窄，距中切牙 14~16 cm），对应于食管颈部的食管入口处（见第 166 页）。位于食管经过环状软骨（C6）后方处，宽度大约 14 mm。
- 中狭窄（胸狭窄，距中切牙 25~27 cm），位于食管经

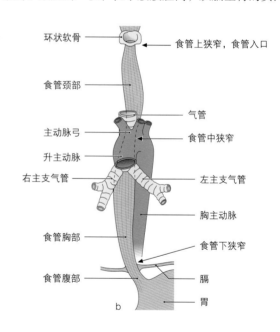

过主动脉弓和胸主动脉右侧段（T4/T5 水平）。最大宽度为 14 mm。

- 下狭窄（膈狭窄，距中切牙 36~38 cm），位于食管腹部起始处，食管在此处穿过膈（T10/T11 水平）。食管壁的肌和静脉可以使食管功能性闭合。食管的腹部除吞咽时通常是闭合的（见第 167 页）。最大宽度为 14 mm。

除狭窄以外，食管还呈现特征性弯曲（b）：上曲凸向左侧（颈部），中曲凸右侧（胸部，由临近的胸主动脉挤压造成），下曲凸向左侧（腹部）。同时，食管在矢状面上稍向前凹，与脊柱的前凹一致（胸椎后凸，a）。

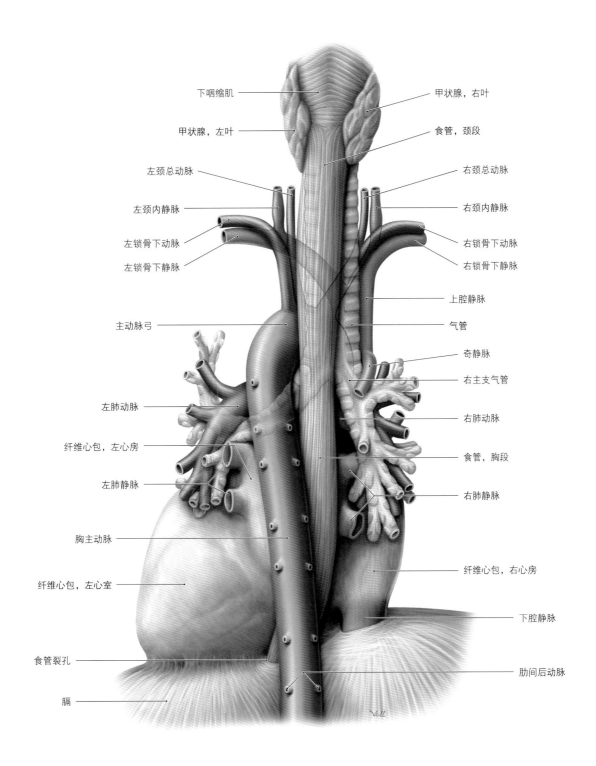

下咽缩肌

甲状腺，右叶

甲状腺，左叶

食管，颈段

左颈总动脉

右颈总动脉

左颈内静脉

右颈内静脉

左锁骨下动脉

右锁骨下动脉

左锁骨下静脉

右锁骨下静脉

上腔静脉

主动脉弓

气管

奇静脉

右主支气管

左肺动脉

右肺动脉

纤维心包，左心房

食管，胸段

左肺静脉

右肺静脉

胸主动脉

纤维心包，右心房

纤维心包，左心室

下腔静脉

食管裂孔

肋间后动脉

膈

D. 食管的局部解剖学关系，后面观

本节描述了食管与心包、大血管和气管的毗邻关系。可见食管与左心房和胸主动脉邻近。由于心在胸腔内的位置不对称，右肺静脉较左肺静脉更靠近食管。食管先于主动脉右侧下行，但是在膈上穿过膈肌进入腹腔前跨至主动脉前方（见 C）。食管借自身结缔组织（外膜）疏松地附着于纵隔结缔组织（这一点对于吞咽十分重要）。食管前壁借大量结缔组织束附着于气管后部，起到某种稳定作用。

注意：在胚胎早期发育时气管从食管发出，两个结构当时是相通的。正常情况下这个交通会关闭，若持续存在将造成气管食管瘘，使食物进入气管并进一步入肺，导致肺炎反复发作。

5.2 食管：入口和出口，打开和关闭

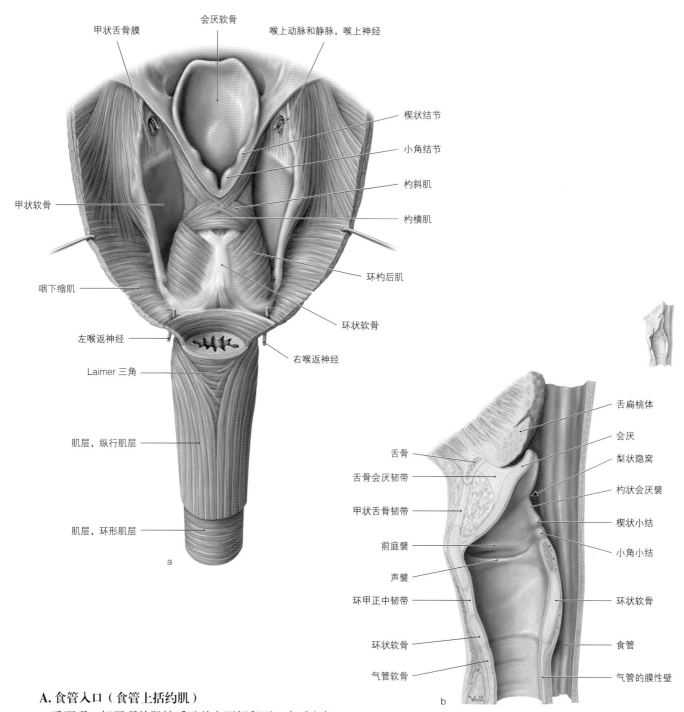

甲状舌骨膜　会厌软骨　喉上动脉和静脉，喉上神经

楔状结节

小角结节

杓斜肌

杓横肌

甲状软骨

环杓后肌

咽下缩肌

环状软骨

左喉返神经

右喉返神经

Laimer 三角

肌层，纵行肌层

肌层，环形肌层

a

舌扁桃体

会厌

梨状隐窝

舌骨

杓状会厌襞

舌骨会厌韧带

楔状小结

甲状舌骨韧带

小角小结

前庭襞

声襞

环状软骨

环甲正中韧带

环状软骨

食管

气管软骨

气管的膜性壁

b

A. 食管入口（食管上括约肌）

a. 后面观。切开咽的肌性后壁并向两侧翻开，在后方打
开食管的最上段。食管纵行肌与咽肌在后方的连接处，纵行
肌薄且不能覆盖食管整个周长。此处的肌性薄弱区（"Laimer
三角"）是憩室易发的部位（见第 169 页）。图中显示了食管
及其在入口处一个扩张的放射状的内腔，这个内腔只有在吞
咽时才出现。在休息状态时，食管入口处为一横行缝隙。食
管上段的肌延续自咽肌（骨骼肌），由横纹肌构成，在远端
被平滑肌所取代（此处未显示）。

b. 正中矢状面，左侧面观。从侧面看，食管肌和黏膜均
可见。同时，本图显示出食管后方的扩张部，以及食管相对
于咽的大小。食管上狭窄位于环状软骨后方，清晰可见。

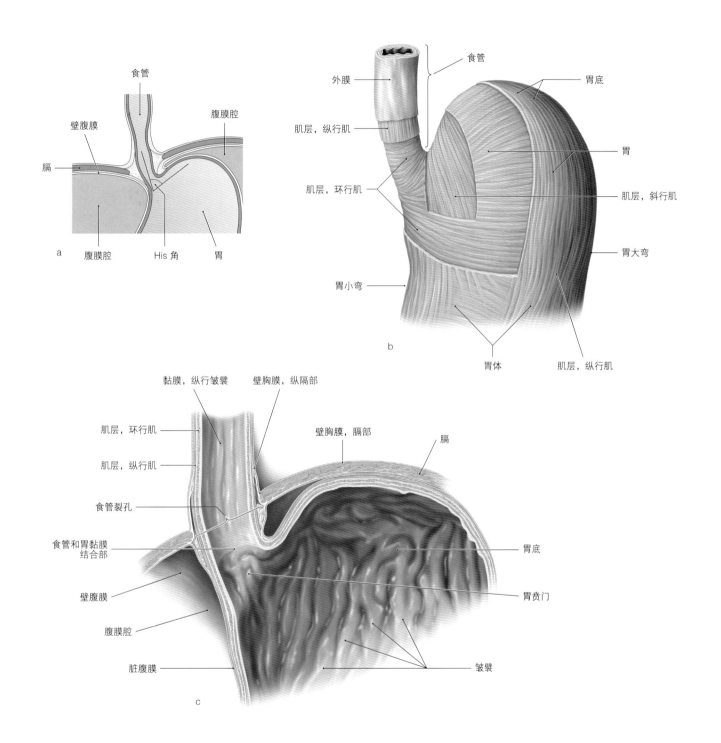

B. 食管出口和食管闭合

食管出口的功能性闭合是防止高盐酸胃内容物反流回食管远端（胃食管反流）的重要机制。这个机制非常重要是因为食管黏膜与胃黏膜不同，易受到胃酸的腐蚀损伤。故胃酸的反复刺激会引起食管炎症（反流性食管炎）。在早期，食管反流相对温和的症状（"胃灼热"）表现为胸骨后灼痛，仰卧位时（晚上）症状更明显。食管的有效闭合基于以下条件。

- 食管出口处的狭窄
  - 食管环行肌（见 b）。

- 黏膜下静脉丛，静脉丛在食管黏膜处形成纵行皱襞（见 c）。这些静脉的功能是在门静脉阻塞时作为门腔静脉的侧副循环（见第 171 页）。食管环行肌和静脉丛共同在食管和胃结合部形成"血管肌闭合"。
- 膈的食管裂孔构成结构性的狭窄（见 c）。
- 食管胃结合部周围的结缔组织和脂肪（c）。
- 食管与胃的肌层相延续（b），食管与胃在膈下部形成一个斜角（His 角，见 a）。

5.3 食管：壁的结构和薄弱处

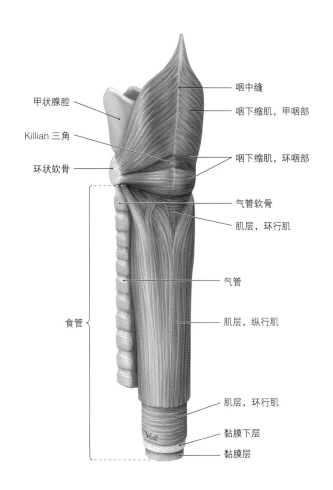

甲状腺腔

Killian 三角

环状软骨

食管

咽中缝

咽下缩肌，甲咽部

咽下缩肌，环咽部

气管软骨

肌层，环行肌

气管

肌层，纵行肌

肌层，环行肌

黏膜下层

黏膜层

A. 食管壁结构

后面观。也显示了部分咽、喉和气管，最外层（外膜，见 B）已剥离。分层显示了食管壁的肌层（环行肌和纵形肌）。两层肌在食管入口处与咽肌相连（此处被咽遮挡）。食管肌可以产生强大的朝向胃的蠕动运动（主动推送食物团在 5~8 秒内入胃），在呕吐时运动可以反向（逆蠕动）。

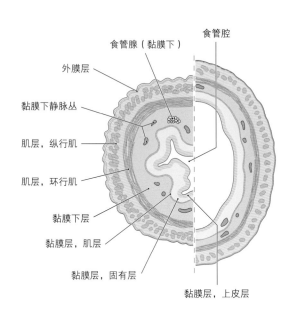

外膜层

黏膜下静脉丛

肌层，纵行肌

肌层，环行肌

黏膜下层

黏膜层，肌层

黏膜层，固有层

食管腺（黏膜下）

食管腔

黏膜层，上皮层

B. 食管壁的显微结构

收缩（左）和舒张（右）状态下的食管横断面。食管壁的结构是典型的中空性消化道。

- 黏膜，由上皮、固有层和肌层构成。上皮层是非角化复层鳞状上皮（构成食物通道的力学阻力）。
- 黏膜下层，疏松结缔组织内含大量腺体（食管腺），分泌物润滑黏膜以促进食物通过。特别是在食管下段，黏膜内有大量静脉参与食管出口的闭合（见第 167 页）。
- 肌层，由内层环行肌和外层纵行肌构成。平滑肌收缩以蠕动形式推动食物。
- 外膜层，为一层疏松结缔组织，连接食管与纵隔结缔组织且紧密附着于气管后壁的结缔组织。

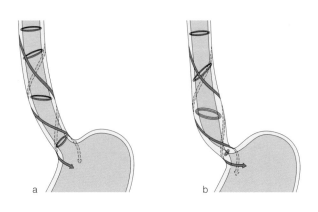

a   b

C. 食管肌的功能结构

吞咽过程中胃贲门处的食管出口开放（a）然后立即关闭（b）。食管壁的纵行肌和环行肌（见 A）含有大量肌纤维，斜行环绕食管（见图中的圆圈）。由于消化道在胚胎发育过程中的旋转，导致了肌组织的进一步"扭曲"（见第 43 页）。由于存在纵行、环行和斜行纤维，食管可以在入口处和出口处按需要缩窄和关闭（环行肌作用）（见第 167 页），但是也可以在吞咽时，通过纵行肌、环行肌和斜行肌的协同运动使食管同时变窄和缩短，以产生朝向胃的蠕动运动。

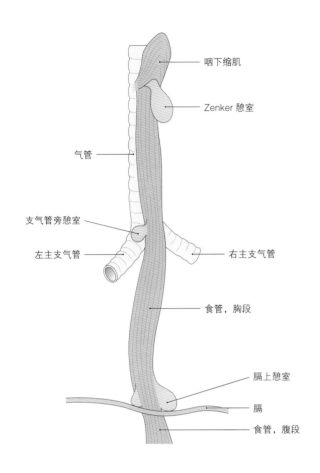

咽下缩肌

Zenker 憩室

气管

支气管旁憩室

左主支气管

右主支气管

食管，胸段

膈上憩室

膈

食管，腹段

D. 食管憩室的发生

食管憩室（异常突出的袋或囊）最易发生于类似膈的食管裂孔上方等食管薄弱处（裂孔旁或膈上憩室占 10%）。这些是"假性"推进性憩室，在食管内压力增加（例如在正常吞咽）时，黏膜和黏膜下层在肌层的薄弱点疝出。Zenker 憩室是最常见的食管憩室（占 70%），实际上是发生于咽和食管连接处（即"Killian 三角"）的咽下憩室。这种壁的突起也称为咽食管憩室。另外 20% 的食管憩室不发生于典型的薄弱区，特点是食管壁的全层突出（"真性"憩室，牵引性憩室）。通常由于淋巴结炎等炎症导致，多发生于食管邻近支气管或支气管淋巴结处（胸憩室或支气管旁憩室）。

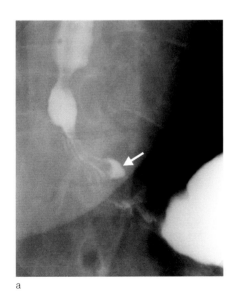

a

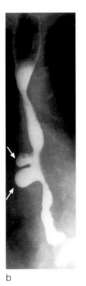

b

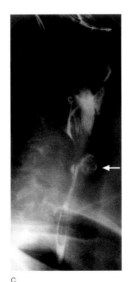

c

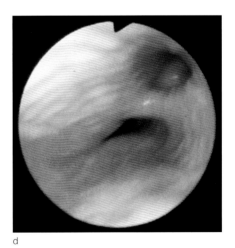

d

E. 诊断憩室的钡餐（a~c）和内镜（d）检查

（引自 Reiser，M. et al.：Radiologie [Duale Reihe]，2. Aufl. Thieme，Stuttgart 2006）。

a. 膈上可见含有造影剂（箭头所示）的膈上憩室。

b. 气管分叉处的牵引性憩室（双对比视图，箭头所示）。

c. 环状软骨下方的 Zenker 憩室，造影剂显影（箭头所示）。

d. 内镜可见食管憩室是食管壁上的额外开口。

5.4 食管的动脉和静脉

A. 食管的血供

a. 动脉。b. 静脉。

胸腔和上腹腔后壁，前面观。除食管和部分气管，切除所有胸腔器官。腹部保留了胃的近端。

注意：食管由三组动脉及其分支分三段供血（见第 164 页）；同样，也分三组静脉回流（见 B）。

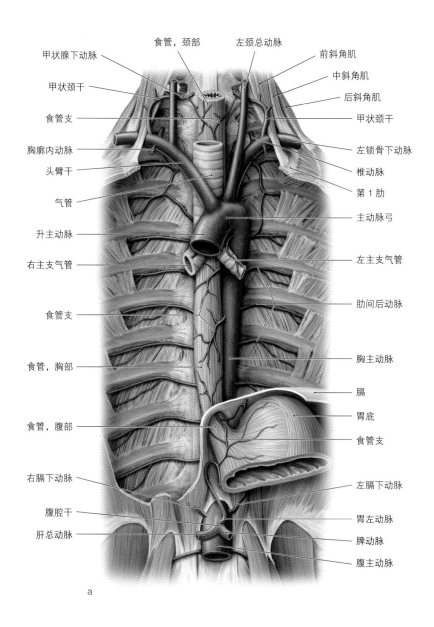

左颈总动脉 前斜角肌 中斜角肌 后斜角肌 甲状颈干 左锁骨下动脉 椎动脉 第 1 肋 主动脉弓 左主支气管 肋间后动脉 胸主动脉 膈 胃底 食管支 左膈下动脉 胃左动脉 脾动脉 腹主动脉

食管，颈部 甲状腺下动脉 甲状颈干 食管支 胸廓内动脉 头臂干 气管 升主动脉 右主支气管 食管支 食管，胸部 食管，腹部 右膈下动脉 腹腔干 肝总动脉

a

B. 食管的动脉供血和静脉回流

食管各部	动脉供血	静脉回流
• 颈部	• 食管支 　－通常起自甲状腺下动脉 　－直接起自甲状颈干或颈总动脉（罕见，此处未显示）	• 食管静脉 　－回流至甲状腺下静脉 　－回流至左头臂静脉
• 胸部	• 食管支起自胸主动脉，分布于食管前部和后部	• 食管静脉 　－左上半回流至副半奇静脉或左头臂静脉 　－左下半回流至半奇静脉 　－右侧回流至奇静脉
• 腹部（食管最小的动脉和静脉）	• 胃左动脉食管支	• 食管静脉，回流至胃左静脉

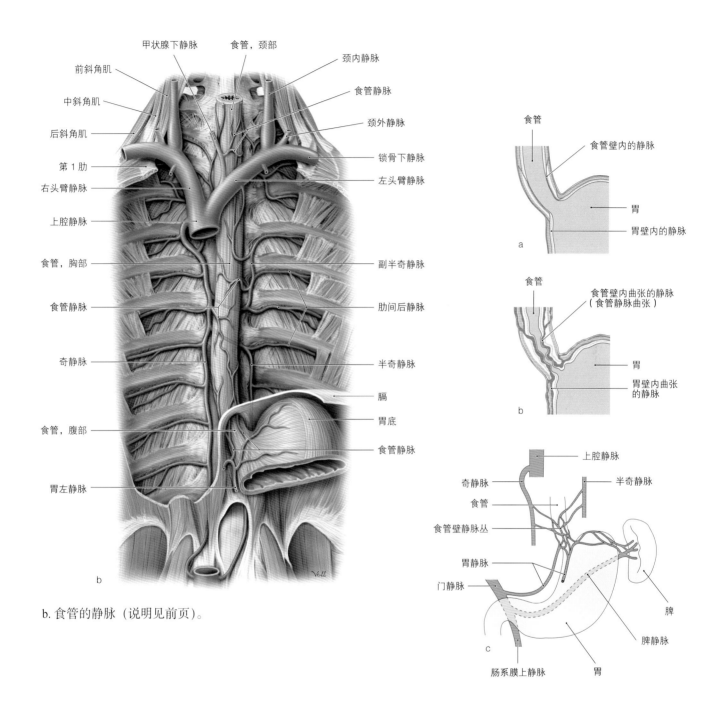

b. 食管的静脉（说明见前页）。

C. 黏膜下静脉丛和静脉侧副循环

　　a、b. **黏膜下静脉丛和食管静脉曲张**（引自 Stelzner）：食管静脉最小的属支与动脉伴行穿过食管壁全层，至黏膜固有层。在食管的胸部与腹部交界处，静脉在相邻较厚的黏膜下层形成广泛的静脉丛，参与食管的功能性闭合（见第167页）。食管静脉丛与胃入口处的静脉丛相连。当门静脉回流入肝受阻时（如慢性酒精性肝硬化），这些吻合支形成静脉的侧副通路，可以通过食管黏膜下静脉丛的分流使静脉回流，从而导致静脉曲张（食管静脉曲张，见 b）。同时引起

相应的胃静脉异常扩张。

　　c. **食管静脉侧副循环**（引自 Strohmeyer 和 Dölle）：静脉吻合为食管胸段和腹段结合处的静脉回流提供了两条通路。

　　（1）通过奇静脉或半奇静脉回流至上腔静脉（胸部通路）。

　　（2）通过胃左静脉回流至门静脉（腹部通路）。

　　因此，当门静脉回流在肝内受阻（肝硬化）时，血液可经食管静脉回流至上腔静脉（门腔静脉侧副循环，见第219页）。

5.5 食管的淋巴回流

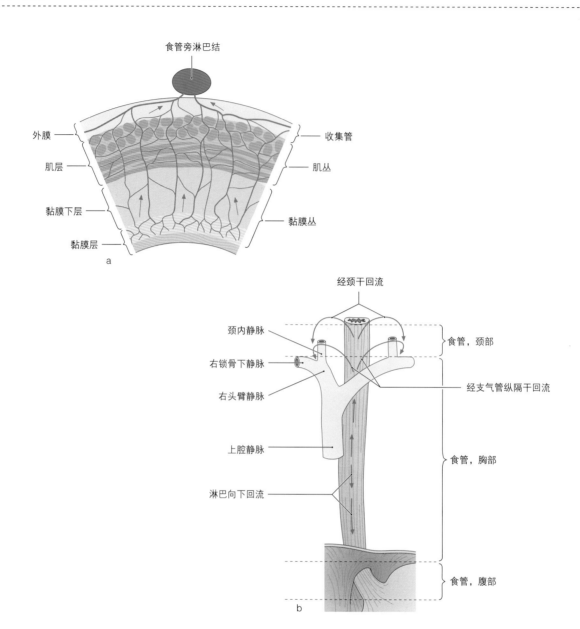

A. 食管的淋巴回流

a. 食管壁的淋巴回流。b. 食管不同部位的淋巴回流。

食管的淋巴回流从内向外穿过食管壁各层（a），首先回流沿食管壁分布的淋巴结（食管旁淋巴结，见 B）。淋巴流主要有三种途径，大致对应于三段食管（b）。

- 食管颈部淋巴向头部回流，主要注入颈深淋巴结，然后汇入颈干。
- 食管胸部淋巴回流有两个主要通路。
  - 向头侧汇入支气管纵隔干（上半部）。
  - 向下（部分经膈上淋巴结）汇入支气管纵隔干（下半部）。细的淋巴管经食管裂孔进入上腹部的食管

腹部回流一小部分淋巴（淋巴可以经膈下淋巴结和腹腔淋巴结回流）。这两部分淋巴引流的分界处大约位于食管胸段的中点，其上部的淋巴也可回流至气管淋巴结。

- 食管腹部的淋巴与胃相似，回流至腹腔淋巴结（此处未显示）。因此，食管最下部淋巴结内的淋巴流动方向逆转时（身体姿势的改变，或者因呼吸或者负重导致腹腔内压力改变都会改变淋巴流动的方向），胃的淋巴（可能携带胃癌恶性细胞）可以穿过膈反流并进入胸腔淋巴结。

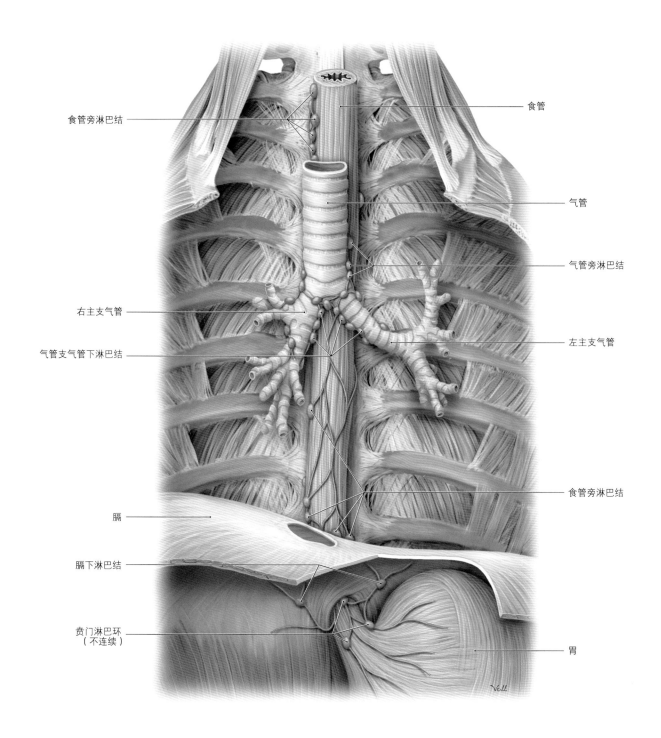

食管旁淋巴结

食管

气管

气管旁淋巴结

右主支气管

左主支气管

气管支气管下淋巴结

食管旁淋巴结

膈

膈下淋巴结

贲门淋巴环
（不连续）

胃

B. 食管的淋巴结

　　打开的胸腔，前面观。除一部分气管、主支气管和食管，其他所有胸腔器官均去除。显示了部分腹腔，胃稍向下牵拉。切除一部分膈以显示食管裂孔。食管表面被回流至食管旁淋巴结的细的淋巴管网所覆盖。食管旁淋巴结将淋巴回流至回收淋巴结，或者直接注入颈干或左、右支气管纵隔干（见 A）。气管分叉处附近的食管淋巴还与气管支气管（下）淋巴结相交通。淋巴管沿食管下降穿过食管裂孔，在腹部与环绕胃贲门的不连续贲门淋巴环相交通（回流至腹腔淋巴结）。食管腹部的淋巴结还与膈下面的淋巴结（膈下淋巴结）相交通。

　　注意：食管旁淋巴结属于纵隔淋巴结的亚群（也见第91页）。

5.6 食管的神经支配

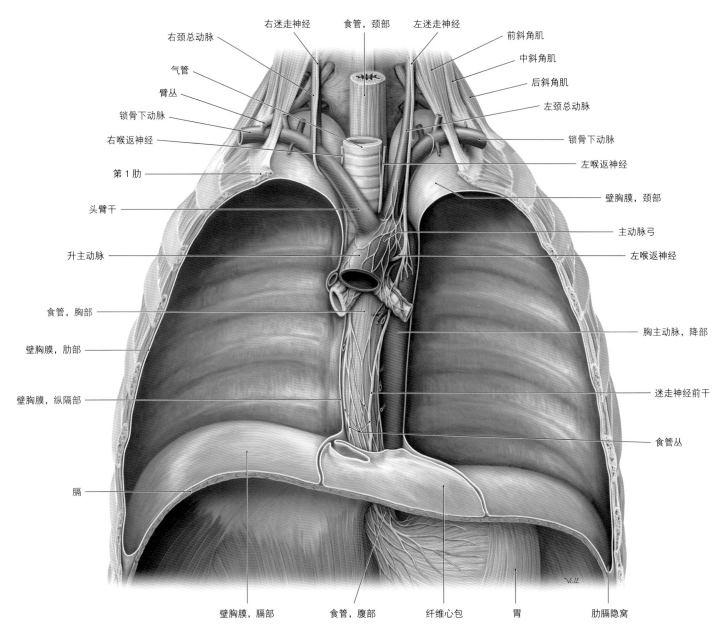

右颈总动脉　右迷走神经　食管，颈部　左迷走神经　前斜角肌　中斜角肌　后斜角肌　左颈总动脉　锁骨下动脉　左喉返神经　壁胸膜，颈部　主动脉弓　左喉返神经　胸主动脉，降部　迷走神经前干　食管丛

气管　臂丛　锁骨下动脉　右喉返神经　第 1 肋　头臂干　升主动脉　食管，胸部　壁胸膜，肋部　壁胸膜，纵隔部　膈

壁胸膜，膈部　食管，腹部　纤维心包　胃　肋膈隐窝

A. 食管的神经支配概述

打开的胸腔，前面观。除气管和食管外，其他器官均去除。左、右迷走神经发出分支至食管。这些分支形成食管丛。食管丛位于食管壁的前面和后面，然后下降进入腹腔形成迷走神经前干和后干。食管丛还接受交感链的纤维。

B. 交感和副交感神经系统对食管的作用

交感神经系统	副交感神经系统
• 减少蠕动	• 增加蠕动
• 减少食管腺分泌	• 增加食管腺分泌

C. 食管的牵涉痛

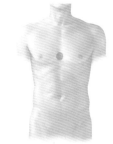

前面观。与其他内脏器官一样，食管的疼痛也不一定位于器官本身的位置，表现为其他部位的疼痛。食管痛可表现为胸骨部皮肤区的疼痛。这样的现象称为"牵涉痛"。

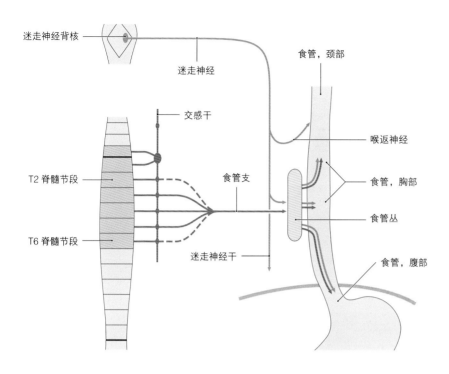

D. 食管的自主神经支配

迷走神经背核发出的副交感神经纤维进入迷走神经。

迷走神经发出**副交感运动纤维**经喉返神经至食管颈部。其他的迷走神经轴突形成广泛的食管丛，并延伸至食管腹部。这些节前纤维与食管壁内散在的副交感神经节形成突触（此处未显示）。这些食管壁内的神经节细胞转而支配食管平滑肌和腺体。

注意：迷走神经也含有直接进行运动支配的纤维，不需要中间形成突触，这部分纤维发自脑干的疑核（此处未显示）经喉返神经支配食管颈部的横纹肌。

交感神经纤维构成第2至第6胸椎的椎旁结。这些节后轴突进入食管丛直接支配食管。颈中交感神经节支配食管颈部。总之，食管的交感神经支配远较副交感神经支配要少。

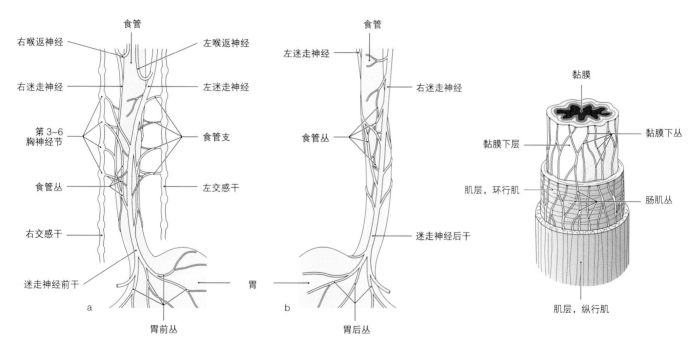

E. 食管丛的形成

食管和部分胃，前面观（a）和后面观（b）。

在胚胎发育阶段，迷走神经首先作为左、右迷走神经沿食管左、右两侧下行一小段距离，然后绕食管顺时针旋转90°（上面观）转为在食管前方和后方走行。左迷走神经成为迷走神经前干，右迷走神经形成胃迷走神经后干。两条神经干有纤维相互交换，故

迷走神经前干（实际上是左迷走神经）也含有右迷走神经纤维，反之亦然。两条迷走神经和两条迷走神经干发出大量的神经纤维分布至食管，形成食管前丛和后丛。食管丛向下延续至胃丛。食管颈部由起自迷走神经的喉返神经支配。交感神经节后纤维进入食管丛，因此食管丛既有副交感纤维也有交感纤维。总体而言，食管的副交感神经支配远较交感神经支配多。

F. 食管壁的自主神经丛

食管的斜侧面观，解剖显示食管壁的不同层次。与所有胃肠道的中空器官相似，食管有其自主的内部神经系统。该系统主要由两个丛构成，分别位于黏膜下（黏膜下丛）和肌层内（肠肌丛）。这些神经丛由相互联接并成广泛网络的肌内神经节细胞构成，控制食管肌的功能（例如蠕动）。自主神经网络的活动受交感和副交感神经系统调节（见B）。

5.7 胸腺

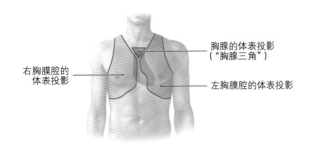

A. 胸腺在胸壁上的投影

为了显示清楚，也标记了胸膜腔的体表投影。胸腺位于上纵隔，向下进入前纵隔，前纵隔位于心和大血管前方和胸骨后方。胸腺在胸壁上的体表投影区有时被称为"胸腺三角。"在低龄儿童的胸部放射片上，大的胸腺显示为心基底部轮廓增宽。

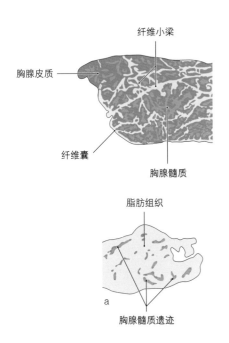

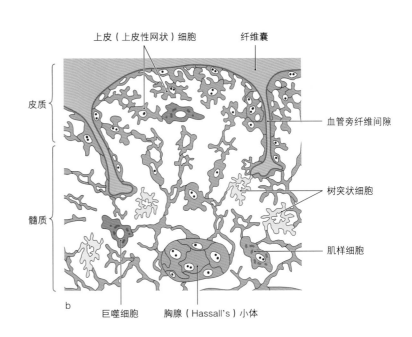

B. 胸腺的组织结构

a. 青春期（上）和老年（下）胸腺的结构。胸腺是重要的淋巴（淋巴上皮）器官，主要起源于内胚层（第三咽囊），但是也有外胚层来源的成分。在 T（胸腺）淋巴细胞成熟和分化为免疫活性细胞过程中具有重要作用。同时，胸腺分泌免疫调节激素（胸腺素、促胸腺生成素、胸腺肽）。先天缺乏胸腺会导致免疫不足。胸腺由皮质和髓质构成。胸腺皮质主要含有胸腺细胞（T 淋巴细胞的前体细胞），染色较深。内部的髓质因为胸腺细胞较少而上皮细胞较多，染色较淡。细的血管化的小梁从胸腺纤维囊深入到实质，将实质分隔为很多小叶。

b. 功能结构（由 Lüllmann Rauch 描述）。胸腺由基本的上皮结构构成（淋巴上皮细胞器官）。胚胎发育期间，T 淋巴细胞前体细胞迁移进入胸腺并成熟（在上皮细胞调控下），成为具有免疫活性的 T 淋巴细胞。上皮细胞在被膜下形成密集层，在胸腺内部和纤维小梁的皮质毛细血管之间（"血－淋巴屏障，"此处未显示）形成分界线。上皮（上皮性网状）细胞的长突起伸入皮质和髓质构成三维网状结构，全方位包裹胸腺细胞（为了清楚显示其他细胞，胸腺细胞此处未显示）。髓质内的上皮细胞聚集形成胸腺（Hassall's）小体。大的胸腺小体最内部的细胞通常退化为均一的间质。胸腺小体的功能尚未完全阐明。胸腺内还有其他细胞包括：

- 巨噬细胞（具有吞噬作用的胸腺细胞）
- 树突状细胞（抗原提呈）
- 肌样细胞（功能不明）

胸腺细胞的成熟发生于从皮质迁移到髓质的过程中。成熟的 T 淋巴细胞可以识别外来抗原，并与内源性细胞区分（"自身耐受"）。

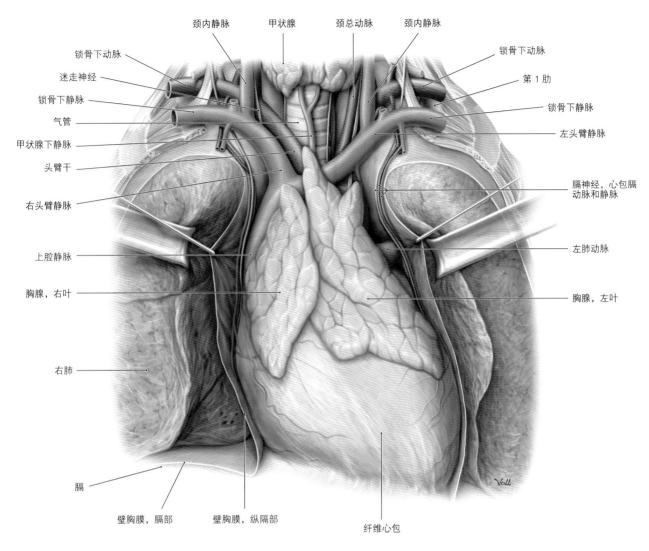

颈内静脉　甲状腺　颈总动脉　颈内静脉

锁骨下动脉

迷走神经

锁骨下静脉

气管

甲状腺下静脉

头臂干

右头臂静脉

上腔静脉

胸腺，右叶

右肺

膈

锁骨下动脉

第 1 肋

锁骨下静脉

左头臂静脉

膈神经，心包膈动脉和静脉

左肺动脉

胸腺，左叶

纤维心包

壁胸膜，膈部　壁胸膜，纵隔部

C. 胸腺的大小和形状

两岁儿童上纵隔的前面观。在这个年龄，胸腺已经发育完全，由两个主叶（右和左）构成，经纤维隔分为很多小叶。通常胸腺位于心包前表面附近，上腔静脉、头臂静脉和主动脉的前方。在幼儿，胸腺可向上伸至颈部近甲状腺水平，位于颈筋膜的气管前层后方。在青春期时胸腺体积达到最大，最大重量为 20~50 克。

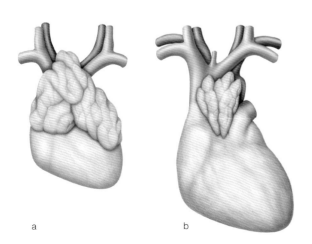

a　b

D. 新生儿（a）和成年（b）胸腺大小

成年的胸腺小于新生儿，位于上纵隔。在新生儿，胸腺向下伸入下纵隔。

6.1 表面解剖，局部分区和可触及的骨性标志

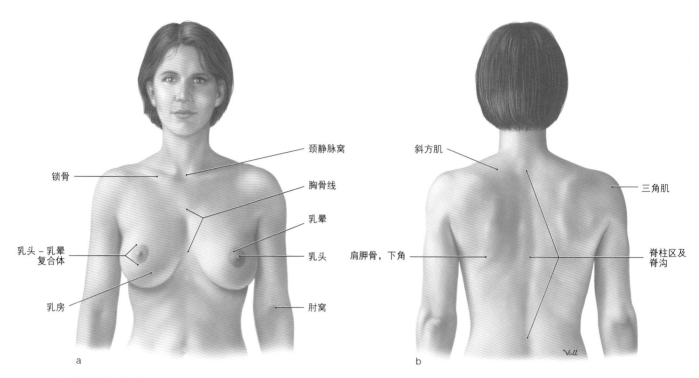

颈静脉窝
锁骨
胸骨线
乳晕
乳头 – 乳晕
复合体
乳头
乳房
肘窝

斜方肌
三角肌
肩胛骨，下角
脊柱区及
脊沟

a
b

A. 女性胸部表面
　a. 前面观。b. 后面观。

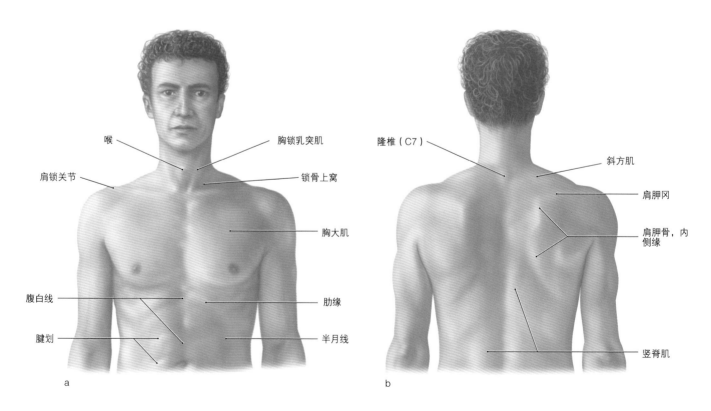

喉
胸锁乳突肌
肩锁关节
锁骨上窝
胸大肌
腹白线
肋缘
腱划
半月线

隆椎（C7）
斜方肌
肩胛冈
肩胛骨，内
侧缘
竖脊肌

a
b

B. 男性胸部表面
　a. 前面观。b. 后面观。

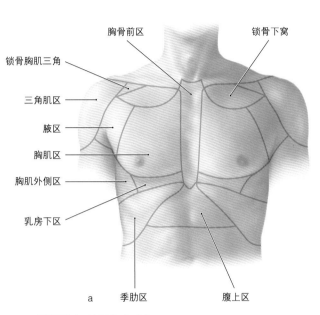

a

C. 男性胸部的局部解剖
a. 前面观。b. 背面观。

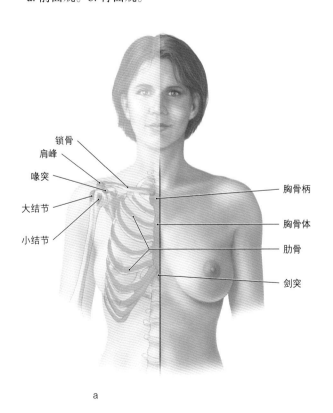

D. 胸部的表面解剖和可触及的骨性标志
a. 前面观。b. 背面观。

6.2 胸部骨骼的解剖标志（器官的体表投影）

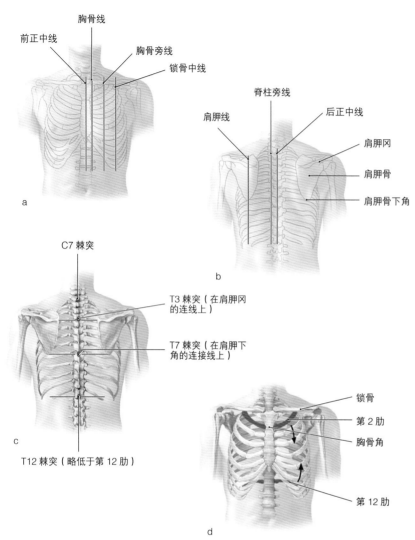

B. 解剖结构的投影与胸椎的对应关系

T1	肩胛骨上缘
T2/3	胸骨的颈静脉切迹
T3	• 肩胛冈的内侧端
	• 肺斜裂的后端
T3/4	• 气管杈
	• 主动脉弓起始处
T3~T4	胸骨柄
T4	主动脉弓末端
T4/5	胸骨角
T5	胸导管跨过正中线处
T5~T8	胸骨
T7	• 肩胛下角
	• 副半奇静脉跨过中线至右侧汇入奇静脉
T8	• 膈的腔静脉裂孔
	– 下腔静脉
	– 右膈神经
	• 左膈神经在中心腱左侧穿过膈
	• 半奇静脉跨过中线至右侧汇入奇静脉
	• 剑胸结合部
T8/9	• 腹壁上血管穿膈处
	• 剑突
T8~T10	肝的上缘（随呼吸移动）
T10	• 膈的食管裂孔
	– 食管
	– 迷走神经前干
	– 迷走神经后干
	• 膈的主动脉裂孔
T12	– 主动脉
	– 奇静脉和半奇静脉
	– 胸导管
	• 腹腔干的起始处（T12 的下缘）
	• 内脏神经穿膈脚处
	• 交感干通过内侧弓状韧带下方；经幽门平面（腹部的标志线，见第 228 页）

A. 胸廓的解剖标志

胸部有一些肉眼可见和可触及的骨性标志，可用于体检和放射线检查（见 B）。这些标志可用于定义一些标志线，根据器官与标志线的关系，便于描述和评估器官的位置和范围。

• 纵向标志线（a、b）由位于前部（a）和后部（b）可见或可触及的骨性结构连接而成，可以描述特定胸部器官的位置及其范围（例如，心尖搏动可在左锁骨中线触诊）。
• 大多数横向标志线（c）由特定胸椎的位置确定。第 7 颈椎

（C7）可通过触及其非常突出的棘突而容易确认。以 C7 为起点，检查者可以定位所有 12 块胸椎（T1~T12）。肩胛冈内侧端对应于 T3 椎骨水平，肩胛骨下角与 T7 椎骨水平对应。
• 肋可作为解剖学标志（d）。胸内器官的水平也与特定的肋和肋间隙对应，尤其是在前方。第 1 肋因在锁骨后方，通常很难触及。而第 2 肋附着于可触及的胸骨角（胸骨柄和胸骨体连接处）。第 2 肋确定后，检查者依次计数其余肋就没有困难了。

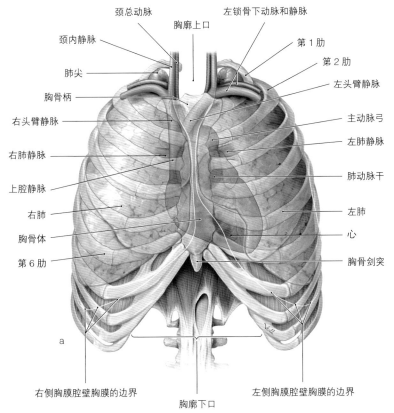

颈总动脉
左锁骨下动脉和静脉
胸廓上口
颈内静脉
第1肋
肺尖
第2肋
胸骨柄
左头臂静脉
右头臂静脉
主动脉弓
左肺静脉
右肺静脉
肺动脉干
上腔静脉
右肺
左肺
胸骨体
心
第6肋
胸骨剑突
右侧胸膜腔壁胸膜的边界
左侧胸膜腔壁胸膜的边界
胸廓下口
a

C. 胸部概述

a. 前面观。肋间肌、筋膜和腹腔器官已经移除。b. 后面观的简化示意图。为了清晰起见，仅勾勒出肩胛骨和几个腹腔器官的轮廓。胸腔是三个主要体腔之一，另外两个是腹腔和盆腔。构成胸腔壁的结构如下。

- 骨：12块胸椎，12对肋和胸骨。
- 结缔组织：胸内筋膜和肌筋膜。
- 肌：主要是肋间肌、胸内肌和膈。

胸腔分为位于中央含有纵隔器官的纵隔和成对的胸膜腔两部分。纵隔包含循环系统的"核心动力机"——心，以及胸部的消化系统——食管。胸膜腔内有呼吸系统的主要器官——肺。此外，许多神经血管结构穿过或终止于胸腔。

胸廓骨性结构的顶端开口为胸廓上口（胸廓入口），肌和结缔组织密封并保护上口，但与颈部结构由胸廓上口相通。胸廓下口（胸廓出口）借膈及其筋膜与腹腔分隔（a可清楚显示）。

注意：膈通常呈高圆顶状，具有相当高的凸面，使得部分腹腔位于胸腔下口上方（见b中腹腔器官的阴影）。因此，垂直于躯干壁的贯通伤，如枪伤或匕首伤，可能同时穿透腹腔和胸腔（"多腔损伤"）。

T1椎骨
第1肋
左肺
右肺
肩胛骨
胸膜壁层
膈
脾
肝
左肾上腺
右肾上腺
左肾
第12肋
横结肠
右肾
降结肠
T12椎骨
升结肠
b

6.3 胸前壁的结构及其神经血管结构

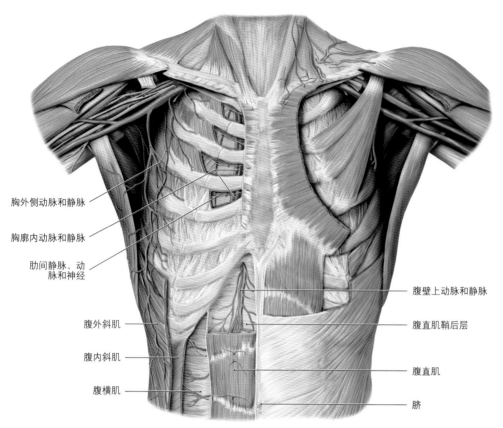

胸外侧动脉和静脉

胸廓内动脉和静脉

肋间静脉、动脉和神经

腹外斜肌

腹内斜肌

腹横肌

腹壁上动脉和静脉

腹直肌鞘后层

腹直肌

脐

A. 躯干前壁的神经血管结构

前面观：右侧躯干的胸大肌和胸小肌已完全移除，腹外斜肌和腹内斜肌部分移除，以显示筋膜上（皮下）和深层（筋膜下）的神经血管结构。为了便于显示上腹壁血管，右侧腹直肌的上部被移除或透明化。为在图中显示肋间血管的走行，肋骨间隙完全暴露出来。

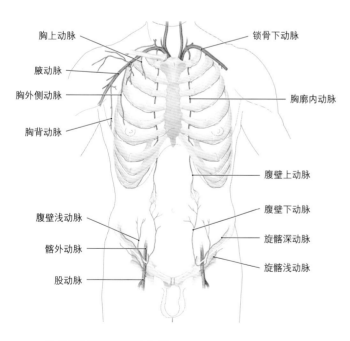

胸上动脉

腋动脉

胸外侧动脉

胸背动脉

腹壁浅动脉

髂外动脉

股动脉

锁骨下动脉

胸廓内动脉

腹壁上动脉

腹壁下动脉

旋髂深动脉

旋髂浅动脉

B. 躯干前壁的动脉血供

前面观。躯干前壁的血液供应有两个主要来源：胸廓内动脉（起源于锁骨下动脉）和腹壁下动脉（起源于髂外动脉）。同时也有腋动脉（胸上动脉、胸背动脉、胸外侧动脉）和股动脉（腹壁浅动脉和旋髂浅动脉）的小分支供血。

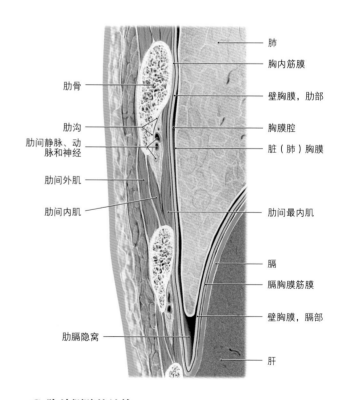

肋骨

肋沟

肋间静脉、动脉和神经

肋间外肌

肋间内肌

肋膈隐窝

肺

胸内筋膜

壁胸膜，肋部

胸膜腔

脏（肺）胸膜

肋间最内肌

膈

膈胸膜筋膜

壁胸膜，膈部

肝

C. 胸外侧壁的结构

经胸外侧壁和肋膈隐窝的冠状切面。

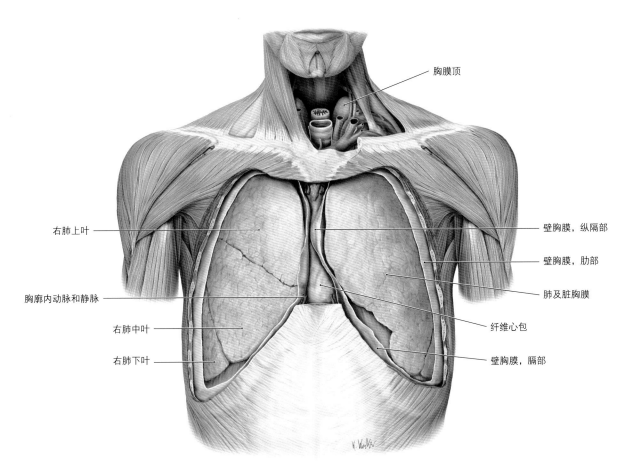

D. 胸部，已打开胸膜腔
前面观。

左侧（图中右侧）标注：
- 胸膜顶
- 壁胸膜，纵隔部
- 壁胸膜，肋部
- 肺及脏胸膜
- 纤维心包
- 壁胸膜，膈部

左侧（图中左侧）标注：
- 右肺上叶
- 胸廓内动脉和静脉
- 右肺中叶
- 右肺下叶

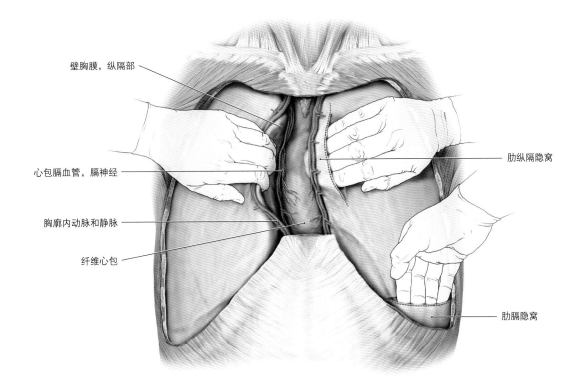

E. 肋纵隔隐窝和肋膈隐窝

在左侧，从胸骨旁和第9肋上方切开壁胸膜，可以伸入

指尖定位肋纵隔隐窝和肋膈隐窝。在右侧，小心将肺及其纵隔胸膜从心包分开，可显示心包膈血管和膈神经。

图中标注：
- 壁胸膜，纵隔部
- 心包膈血管，膈神经
- 胸廓内动脉和静脉
- 纤维心包
- 肋纵隔隐窝
- 肋膈隐窝

6.4 原位胸腔器官：前面观、外侧面观和下面观

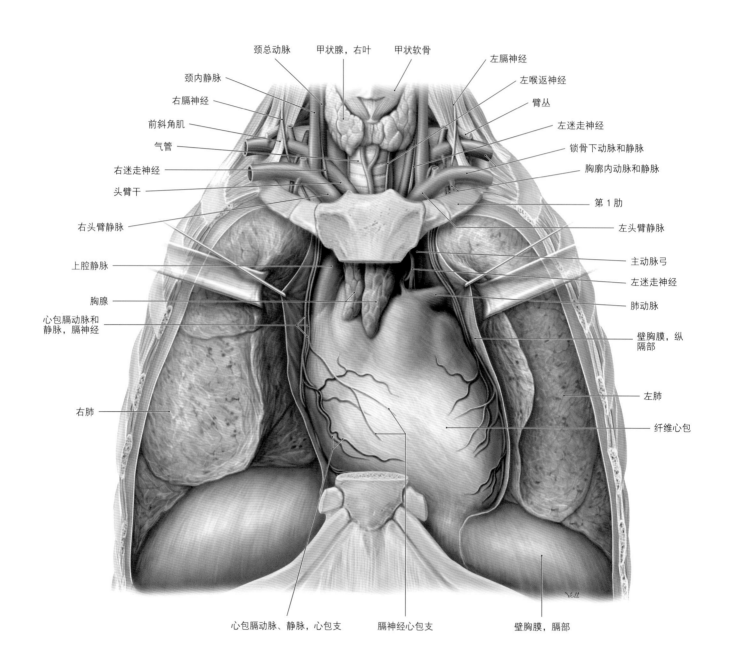

颈总动脉　　甲状腺，右叶　　甲状软骨

颈内静脉

右膈神经

前斜角肌

气管

右迷走神经

头臂干

右头臂静脉

上腔静脉

胸腺

心包膈动脉和静脉，膈神经

右肺

左膈神经

左喉返神经

臂丛

左迷走神经

锁骨下动脉和静脉

胸廓内动脉和静脉

第 1 肋

左头臂静脉

主动脉弓

左迷走神经

肺动脉

壁胸膜，纵隔部

左肺

纤维心包

心包膈动脉、静脉，心包支　　膈神经心包支　　壁胸膜，膈部

A. 纵隔，去除胸前壁的前面观

胸部的冠状切面。移除前纵隔所有结缔组织。此图中可见明显的胸腺占据上纵隔并向下伸入前纵隔。还可以看到从上纵隔延续到颈部或上肢的结构有主动脉弓、上腔静脉和气管，而气管大部分被心周围的血管遮挡。在冠状切面上可见中纵隔，主要由心和心包（与膈融合）以及相关的神经血管结构——膈神经和心包膈血管构成。这些血管沿心包向膈下降，同时发出心包支。

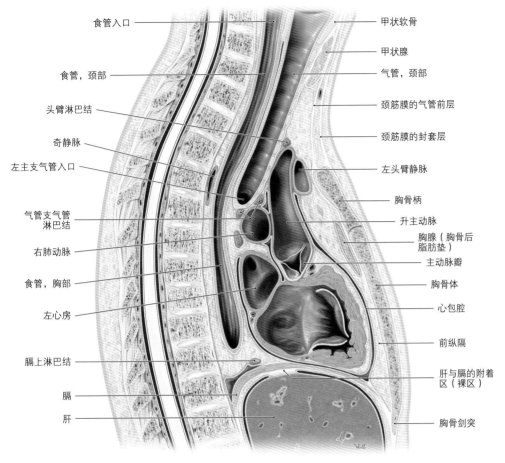

食管入口

食管，颈部

头臂淋巴结

奇静脉

左主支气管入口

气管支气管
淋巴结

右肺动脉

食管，胸部

左心房

膈上淋巴结

膈

肝

甲状软骨

甲状腺

气管，颈部

颈筋膜的气管前层

颈筋膜的封套层

左头臂静脉

胸骨柄

升主动脉

胸腺（胸骨后
脂肪垫）

主动脉瓣

胸骨体

心包腔

前纵隔

肝与膈的附着
区（裸区）

胸骨剑突

B. 纵隔的外侧面观

正中矢状面：右侧面观。剖开心包、心、气管和食管，剖面简化绘图。此外侧面观显示，气管位于食管正前方，在从颈部下降进入胸腔过程中从前向后迁移。从胸廓上口进入胸腔后，气管走行于心周围血管后方。食管则紧邻左心房。

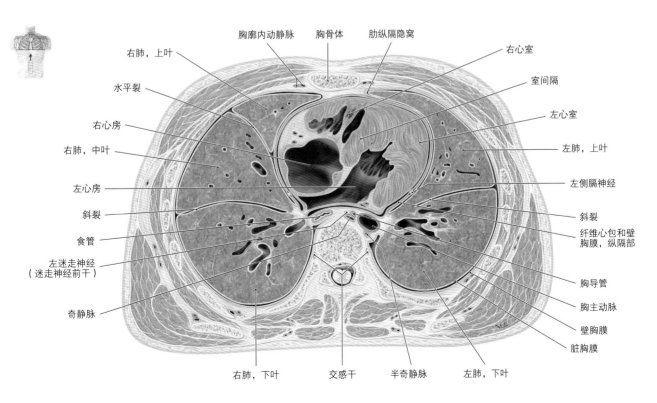

胸廓内动静脉　胸骨体　肋纵隔隐窝

右肺，上叶

水平裂

右心房

右肺，中叶

左心房

斜裂

食管

左迷走神经
（迷走神经前干）

奇静脉

右肺，下叶　交感干　半奇静脉　左肺，下叶

右心室

室间隔

左心室

左肺，上叶

左侧膈神经

斜裂

纤维心包和壁
胸膜，纵隔部

胸导管

胸主动脉

壁胸膜

脏胸膜

C. 纵隔的下面观

第 8 胸椎水平的横切面。

此图清楚地显示出心在胸腔的位置不对称（见第 97 页）。两侧可见肋纵隔隐窝伸入心和胸骨之间（见第 183 页）。

6.5 原位胸腔器官：后面观

A. 纵隔后面观（引自 Platzar）

移除胸椎、部分胸后壁和左侧壁胸膜以显示肺。注意胸导管在胸主动脉和食管之间的行程。

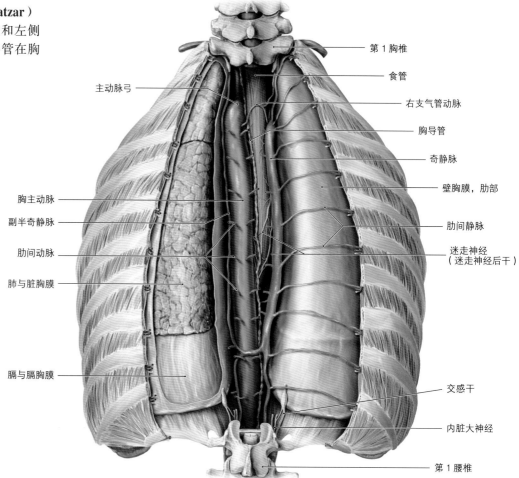

第 1 胸椎

食管

右支气管动脉

胸导管

奇静脉

壁胸膜，肋部

主动脉弓

胸主动脉

副半奇静脉

肋间动脉

肺与脏胸膜

肋间静脉

迷走神经
（迷走神经后干）

膈与膈胸膜

交感干

内脏大神经

第 1 腰椎

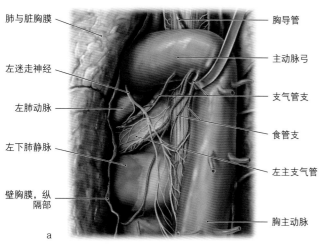

肺与脏胸膜

左迷走神经

左肺动脉

左下肺静脉

壁胸膜，纵隔部

胸导管

主动脉弓

支气管支

食管支

左主支气管

胸主动脉

a

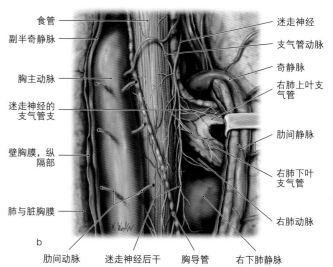

食管

副半奇静脉

胸主动脉

迷走神经的支气管支

壁胸膜，纵隔部

肺与脏胸膜

迷走神经

支气管动脉

奇静脉

右肺上叶支气管

肋间静脉

右肺下叶支气管

右肺动脉

b

肋间动脉　迷走神经后干　胸导管　右下肺静脉

B. 左肺门（a）和右肺门（b），后面观（引自 Platzar）

为了显示左肺门，在主动脉弓和胸主动脉连接处向外牵拉主动脉（a）；在 b 中，向外侧牵拉奇静脉以显示右肺门。

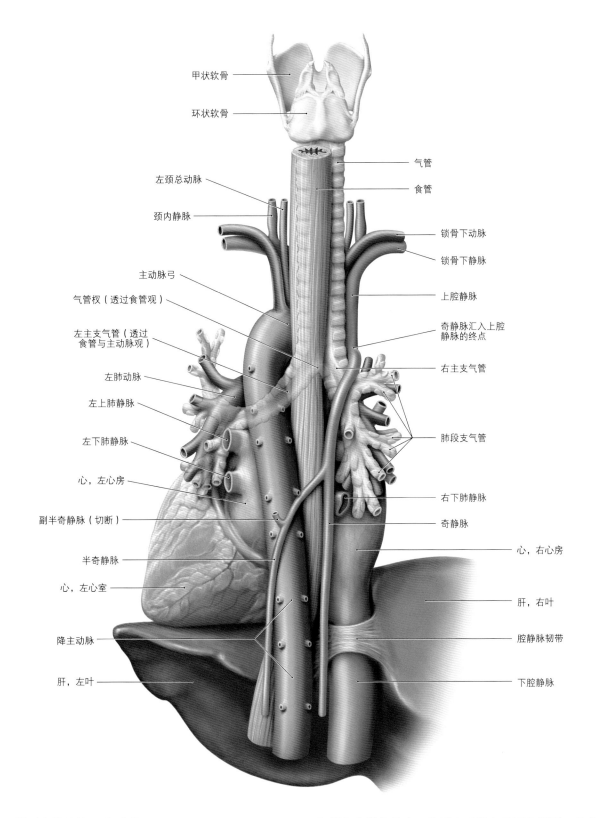

甲状软骨
环状软骨
气管
食管
左颈总动脉
颈内静脉
锁骨下动脉
锁骨下静脉
主动脉弓
上腔静脉
气管杈（透过食管观）
奇静脉汇入上腔静脉的终点
左主支气管（透过食管与主动脉观）
右主支气管
左肺动脉
左上肺静脉
左下肺静脉
肺段支气管
心，左心房
副半奇静脉（切断）
右下肺静脉
半奇静脉
奇静脉
心，左心室
心，右心房
降主动脉
肝，右叶
肝，左叶
腔静脉韧带
下腔静脉

C. 纵隔内的结构，后面观

　　后纵隔的结构如图所示。特别要注意降主动脉、奇静脉和半奇静脉以及食管的行程，均走行于气管后方，并遮挡部分气管（后纵隔的前面观见第 192 页）。主动脉在行程中与周围结构的局部解剖关系发生多次变化。主动脉近端在中纵隔内上升，中纵隔是下纵隔的一部分。在此水平主动脉位于气管和食管的前方。然后主动脉上升至上纵隔，并弯向左后方形成主动脉弓。主动脉弓位于食管和气管的左侧，并在左主支气管上弓形跨过（主动脉"骑跨"在支气管上）。在后面的行程中，主动脉转向后，在食管后方向内后方下行，进入后纵隔，并紧邻奇静脉和半奇静脉。还要注意肝的近侧与右心也十分邻近。

6.6　心：心包腔

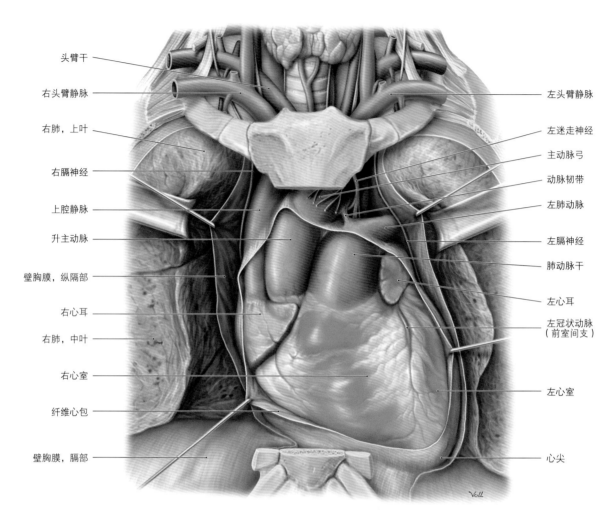

头臂干

右头臂静脉

右肺，上叶

右膈神经

上腔静脉

升主动脉

壁胸膜，纵隔部

右心耳

右肺，中叶

右心室

纤维心包

壁胸膜，膈部

左头臂静脉

左迷走神经

主动脉弓

动脉韧带

左肺动脉

左膈神经

肺动脉干

左心耳

左冠状动脉
（前室间支）

左心室

心尖

A. 打开的心包腔显示心的胸肋面

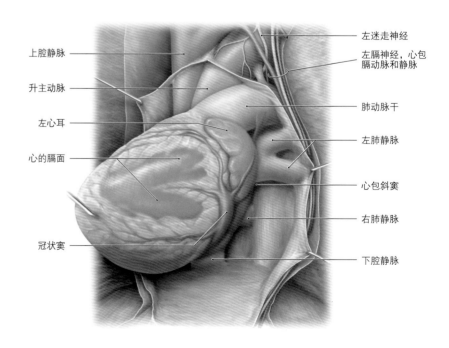

上腔静脉

升主动脉

左心耳

心的膈面

冠状窦

左迷走神经

左膈神经，心包
膈动脉和静脉

肺动脉干

左肺静脉

心包斜窦

右肺静脉

下腔静脉

B. 心的膈面（也称为心后壁）
提起心，可见心的膈面和心包斜窦。

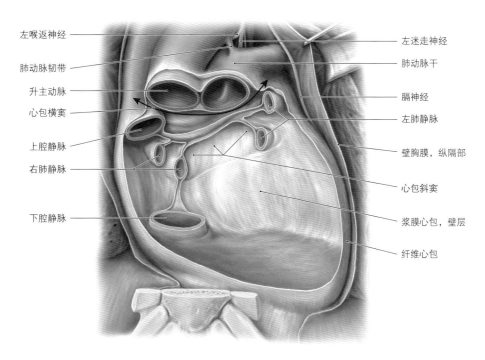

左喉返神经

肺动脉韧带

升主动脉

心包横窦

上腔静脉

右肺静脉

下腔静脉

左迷走神经

肺动脉干

膈神经

左肺静脉

壁胸膜，纵隔部

心包斜窦

浆膜心包，壁层

纤维心包

C. 摘除心后的心包腔

注意壁层反折为脏层的位置和心包与膈之间的附着处。

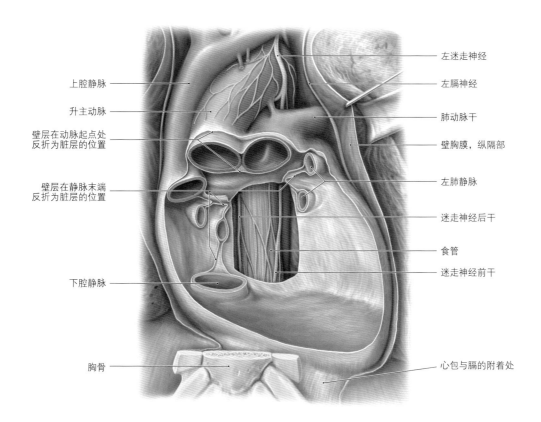

上腔静脉

升主动脉

壁层在动脉起点处
反折为脏层的位置

壁层在静脉末端
反折为脏层的位置

下腔静脉

胸骨

左迷走神经

左膈神经

肺动脉干

壁胸膜，纵隔部

左肺静脉

迷走神经后干

食管

迷走神经前干

心包与膈的附着处

D. 沿左心房后面走行的食管行程

　　在心包膜的心包斜窦区开窗后，可见紧邻走行的食管和
迷走神经前干。

6.7 纵隔概述

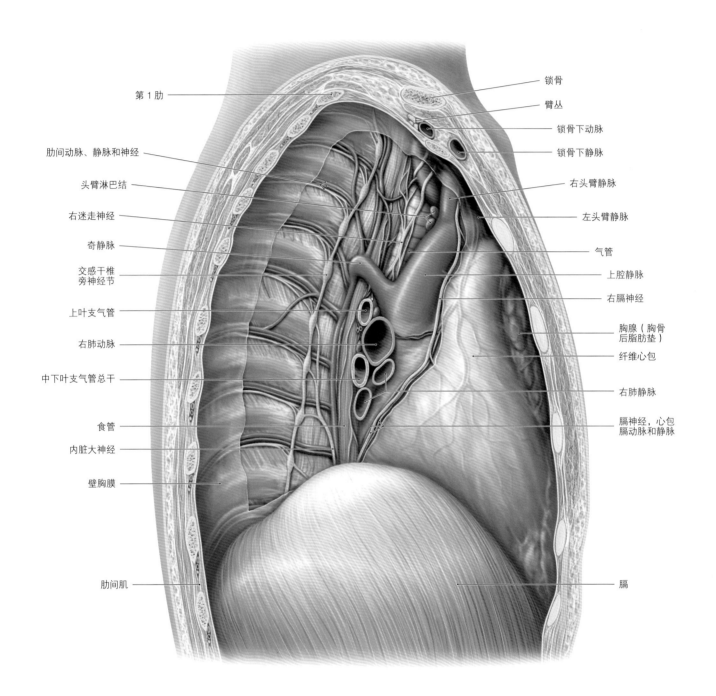

第 1 肋

肋间动脉、静脉和神经

头臂淋巴结

右迷走神经

奇静脉

交感干椎
旁神经节

上叶支气管

右肺动脉

中下叶支气管总干

食管

内脏大神经

壁胸膜

肋间肌

锁骨

臂丛

锁骨下动脉

锁骨下静脉

右头臂静脉

左头臂静脉

气管

上腔静脉

右膈神经

胸腺（胸骨
后脂肪垫）

纤维心包

右肺静脉

膈神经，心包
膈动脉和静脉

膈

A. 纵隔的右侧面观

　　旁矢状切面。移除整个右肺和大部分胸膜腔壁（壁胸膜见第 192 页），以显示出毗邻椎体的后纵隔结构，尤其是交感干和汇入上腔静脉的奇静脉。在中纵隔处，可见（右）膈神经和（右）心包膈动、静脉行于心包膜外。在食管外侧壁上可以直接看到（右）迷走神经。位于正中矢状面的气管被其他结构（迷走神经、奇静脉、淋巴结）遮挡；图中可以清晰地看到横断的上叶支气管和中下叶支气管总干。这些支气管来自纵隔，从肺动脉的上方和下方进入右肺。胸腺在这里相对突出，在出生后早期比较大（见第 177 页），但在成年后退化，并逐渐在老年被一个胸骨后小脂肪垫取代（退化胸腺）。

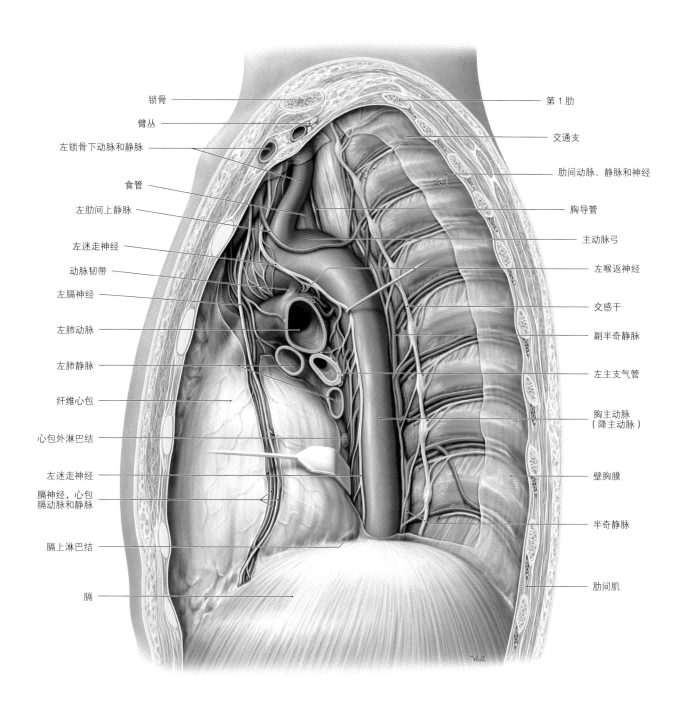

锁骨

臂丛

左锁骨下动脉和静脉

食管

左肋间上静脉

左迷走神经

动脉韧带

左膈神经

左肺动脉

左肺静脉

纤维心包

心包外淋巴结

左迷走神经

膈神经，心包
膈动脉和静脉

膈上淋巴结

膈

第 1 肋

交通支

肋间动脉、静脉和神经

胸导管

主动脉弓

左喉返神经

交感干

副半奇静脉

左主支气管

胸主动脉
（降主动脉）

壁胸膜

半奇静脉

肋间肌

B. 纵隔的左侧面观

　　旁矢状切面。移除整个左肺及大部分左胸膜腔的壁胸膜，但保留心包完整。可以从左侧看到纵隔中成对的结构（交感干、迷走神经、膈神经、心包膈血管）。也可见单独的结构，如半奇静脉和（变异较多的）副半奇静脉。这一区域的重要血管是主动脉，食管前方可见主动脉弓，外侧可见降主动脉。两条左肺静脉均在进入左心房的末端附近离断，再次显示出左心房与食管之间密切的位置关系。在左侧旁矢状面中气管也被遮挡，但可以清楚地看到左主支气管（周围由肺血管包裹）。

6.8 后纵隔

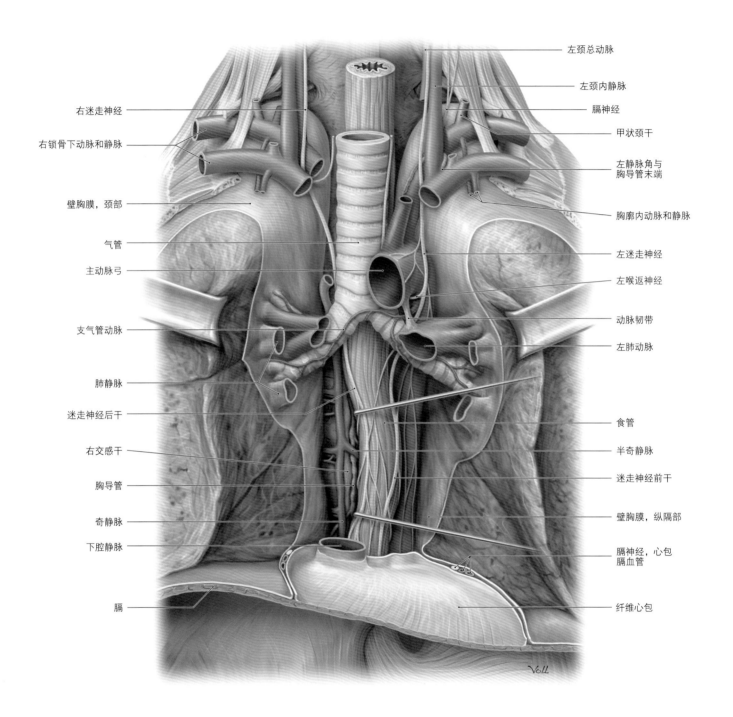

左颈总动脉

左颈内静脉

膈神经

甲状颈干

左静脉角与
胸导管末端

胸廓内动脉和静脉

左迷走神经

左喉返神经

动脉韧带

左肺动脉

食管

半奇静脉

迷走神经前干

壁胸膜，纵隔部

膈神经，心包
膈血管

纤维心包

右迷走神经

右锁骨下动脉和静脉

壁胸膜，颈部

气管

主动脉弓

支气管动脉

肺静脉

迷走神经后干

右交感干

胸导管

奇静脉

下腔静脉

膈

A. 后纵隔，前面观

移除心，食管向外侧轻微牵拉。图中可见的后纵隔主要
结构有食管、迷走神经、胸主动脉、肋间血管、奇静脉、半
奇静脉和交感干。

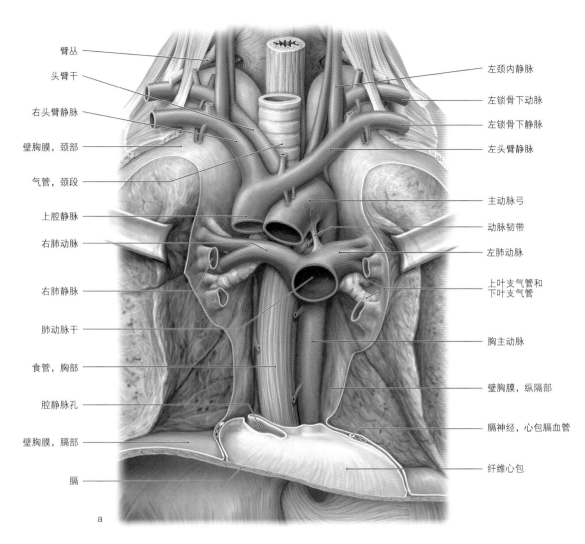

臂丛
头臂干
右头臂静脉
壁胸膜，颈部
气管，颈段
上腔静脉
右肺动脉
右肺静脉
肺动脉干
食管，胸部
腔静脉孔
壁胸膜，膈部
膈

左颈内静脉
左锁骨下动脉
左锁骨下静脉
左头臂静脉
主动脉弓
动脉韧带
左肺动脉
上叶支气管和下叶支气管
胸主动脉
壁胸膜，纵隔部
膈神经，心包膈血管
纤维心包

a

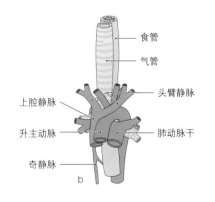

食管
气管
头臂静脉
上腔静脉
升主动脉
肺动脉干
奇静脉

b

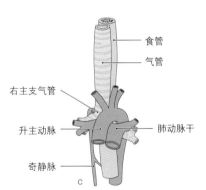

食管
气管
右主支气管
升主动脉
肺动脉干
奇静脉

c

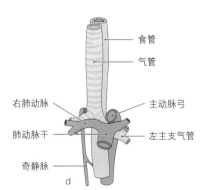

食管
气管
右肺动脉
主动脉弓
肺动脉干
左主支气管
奇静脉

d

B. 局部解剖学关系（引自 Agur）

a. 前面观。已移除心。

b~e. 在上面的图中，逐步切除结构，以更充分地显露气管和支气管。

b. 位置与 a 类似。所有结构均完整，可见气管位于食管前方。气管杈前方有主动脉弓和肺动脉。

c. 切除上腔静脉和头臂静脉后，刚好可见右主支气管，奇静脉"骑跨"在右肺上叶支气管上。

d. 升主动脉及大部分主动脉弓已移除，显露气管杈及肺动脉。

e. 肺动脉干移除后，可见主动脉"骑跨"在左主支气管上。

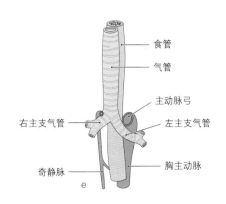

食管
气管
主动脉弓
右主支气管
左主支气管
奇静脉
胸主动脉

e

6.9 上纵隔

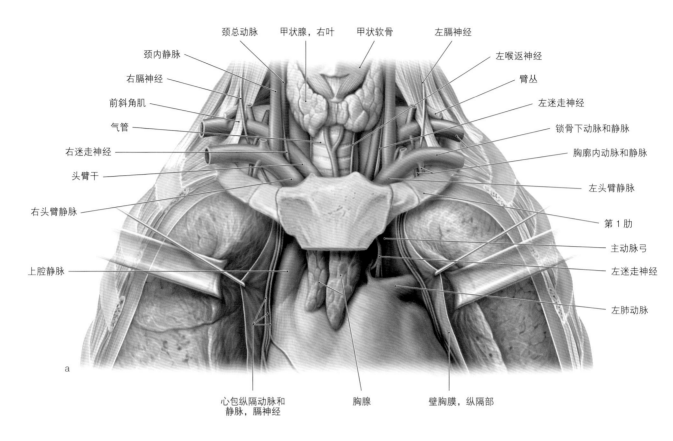

颈总动脉　甲状腺，右叶　甲状软骨　左膈神经
颈内静脉　　　　　　　　　　　　　　左喉返神经
右膈神经　　　　　　　　　　　　　　臂丛
前斜角肌　　　　　　　　　　　　　　左迷走神经
气管　　　　　　　　　　　　　　锁骨下动脉和静脉
右迷走神经　　　　　　　　　　　胸廓内动脉和静脉
头臂干　　　　　　　　　　　　　左头臂静脉
右头臂静脉　　　　　　　　　　　第 1 肋
　　　　　　　　　　　　　　　　主动脉弓
上腔静脉　　　　　　　　　　　　左迷走神经
　　　　　　　　　　　　　　　　左肺动脉

心包纵隔动脉和　　　胸腺　　壁胸膜，纵隔部
静脉，膈神经

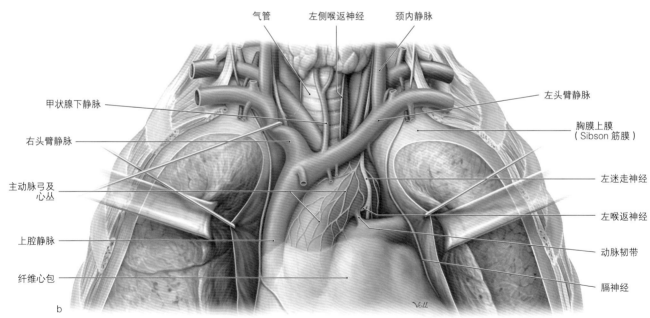

气管　左侧喉返神经　颈内静脉

甲状腺下静脉　　　　　　　　　左头臂静脉
右头臂静脉　　　　　　　　　　胸膜上膜
　　　　　　　　　　　　　　　（Sibson 筋膜）
主动脉弓及　　　　　　　　　　左迷走神经
心丛
上腔静脉　　　　　　　　　　　左喉返神经
纤维心包　　　　　　　　　　　动脉韧带
　　　　　　　　　　　　　　　膈神经

b

A. 胸廓上口和上纵隔

a. 胸骨体和相邻的肋已切除，在胸廓上口水平，上纵隔与颈部相邻，只有在切除胸骨柄后才能看到上纵隔的实际结构（见 b）。

b. 显露上纵隔，胸骨柄和胸腺或胸腺残体（胸骨后脂肪垫）已切除。

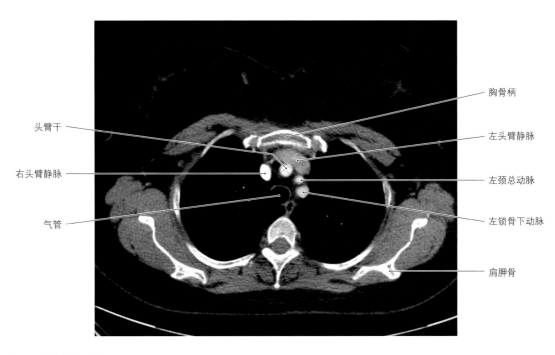

胸骨柄

左头臂静脉

头臂干

右头臂静脉

左颈总动脉

左锁骨下动脉

气管

肩胛骨

B. 胸廓上口的断层解剖

胸廓上口（胸骨柄或 T3）的横断面（轴位）CT 扫描（软组织窗），下面观（引自 Prof. Dr. med. S. Müller-Hülsbeck，Diagnostische und interventionelle Radiologie/Neuroradio logie，Ev.-Luth. Diakonis-senanstalt，Flensburg）。

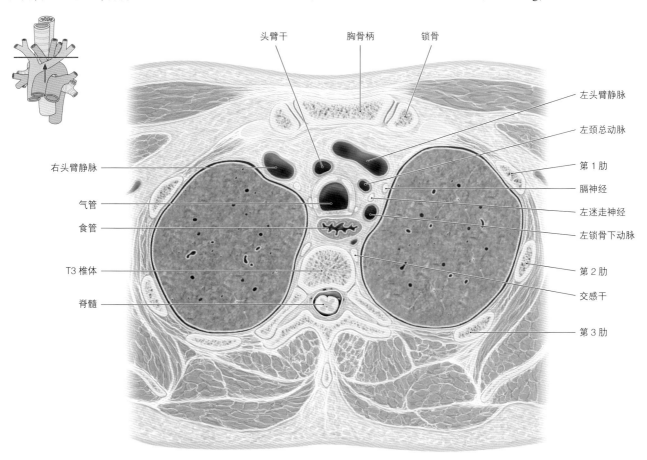

头臂干　　胸骨柄　　锁骨

左头臂静脉

左颈总动脉

右头臂静脉

第 1 肋

膈神经

气管

左迷走神经

食管

左锁骨下动脉

T3 椎体

第 2 肋

交感干

脊髓

第 3 肋

C. 胸廓上口水平的横断面

下面观。

6.10 主动脉弓和胸廓上口

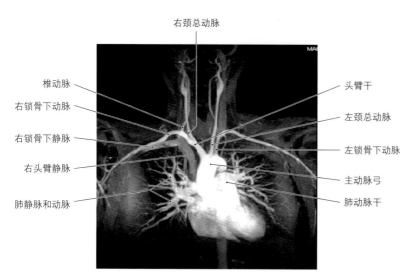

右颈总动脉
椎动脉
右锁骨下动脉
右锁骨下静脉
右头臂静脉
肺静脉和动脉
头臂干
左颈总动脉
左锁骨下动脉
主动脉弓
肺动脉干

A. 心周围血管的磁共振增强血管造影

图像显示了心周围血管正常解剖的 MR 血管造影（造影剂通过肘窝的静脉注射）。图像应用最大强度投影（maximum intensity projection, MIP）技术生成，使用 3D 快速梯度回波序列，在注射造影剂前后的相同位置进行测量。随后用图像差集生成 3D 数据，其中只包含血管信息。应用这种技术，可以在几秒内获得动态序列（如肺循环）的图像（引自 Prof. Dr. med. S. MüllerHülsbeck, Diagnostische u. interventionelle Radiologie/Neuroradiologie, Ev.Luth. Diakonissenanstalt, Flensburg）。

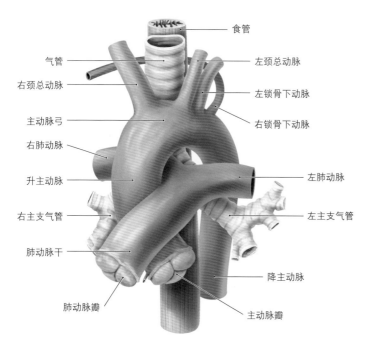

食管
气管
右颈总动脉
主动脉弓
右肺动脉
升主动脉
右主支气管
肺动脉干
肺动脉瓣
左颈总动脉
左锁骨下动脉
右锁骨下动脉
左肺动脉
左主支气管
降主动脉
主动脉瓣

B. 先天性主动脉弓畸形：异常锁骨下动脉（畸形动脉）

如果右锁骨下动脉作为最后一支血管在左锁骨下动脉远侧发自主动脉弓，然后走行于气管和食道后方，这种情况称为异常锁骨下动脉（畸形动脉）（也见 C）。只有当患者出现临床症状（吞咽困难、呼吸困难和喘鸣）时，才可作为手术适应证。

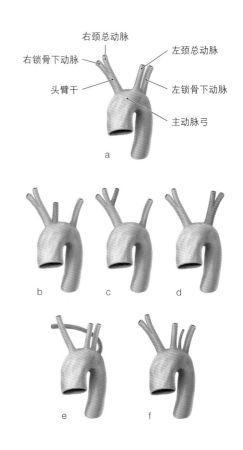

右颈总动脉
右锁骨下动脉
头臂干
左颈总动脉
左锁骨下动脉
主动脉弓

a

b   c   d

e   f

C. 主动脉弓分支的发出部位：常见模式和变异（引自 Lippert 和 Pabst）

前面观。

a. 常见模式（占 70%）：右锁骨下动脉和右颈总动脉均起自头臂干，头臂干起自主动脉弓，而左颈总动脉和左锁骨下动脉直接起自主动脉弓。

b. 变异 1（占 13%）：头臂干（及其两个分支——右锁骨下动脉和右颈总动脉）和左颈总动脉均起自主动脉弓。

c. 变异 2（占 9%）：除右锁骨下动脉和右颈总动脉外，左颈总动脉也起自头臂干。

d. 变异 3（占 1%）：有两条头臂干，一条分为右锁骨下动脉和右颈总动脉，另一条分为左锁骨下动脉和左颈总动脉。

e. 变异 4（占 1%）：右锁骨下动脉是起自主动脉弓的最后一个分支，称为畸形动脉（来自拉丁语）。

f. 变异 5（占 1%）：左椎动脉直接起自主动脉弓。

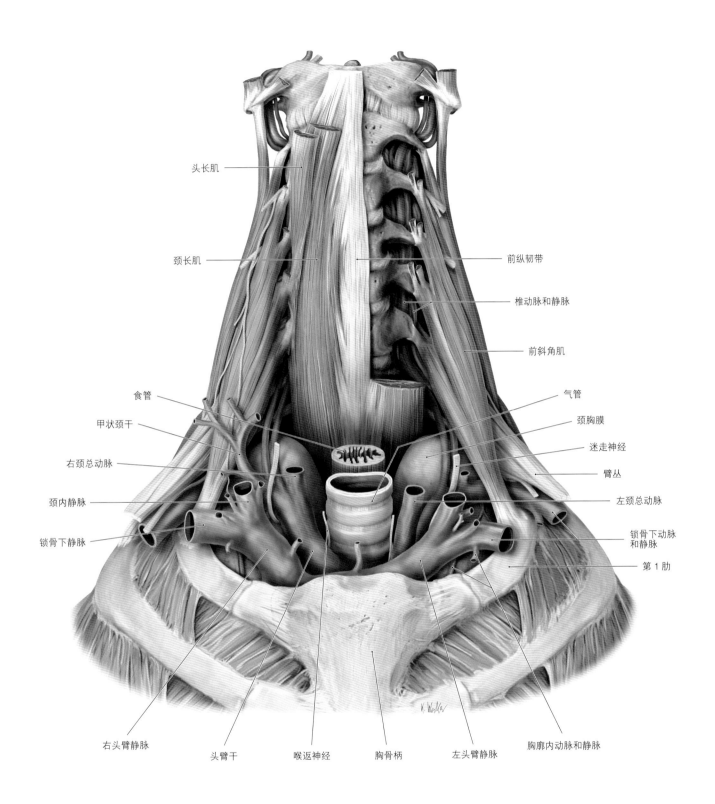

头长肌

颈长肌

前纵韧带

椎动脉和静脉

前斜角肌

食管

甲状颈干

右颈总动脉

颈内静脉

锁骨下静脉

气管

颈胸膜

迷走神经

臂丛

左颈总动脉

锁骨下动脉和静脉

第 1 肋

右头臂静脉

头臂干

喉返神经

胸骨柄

左头臂静脉

胸廓内动脉和静脉

D. 主动脉分支在胸廓上口处的局部解剖

切除颈部器官后的前面观。切除部分椎前肌（头长肌和颈长肌），以显示左椎动脉的走行。

6.11 临床表现：主动脉缩窄

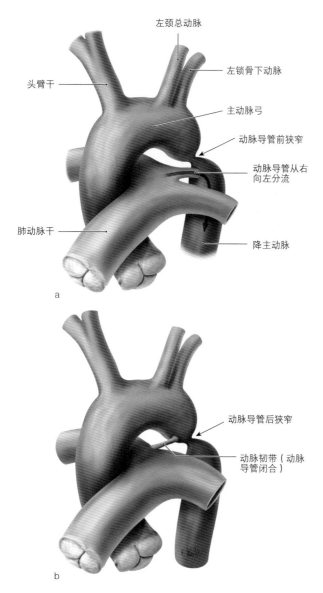

a

左颈总动脉
左锁骨下动脉
头臂干
主动脉弓
动脉导管前狭窄
动脉导管从右向左分流
肺动脉干
降主动脉

b

动脉导管后狭窄
动脉韧带（动脉导管闭合）

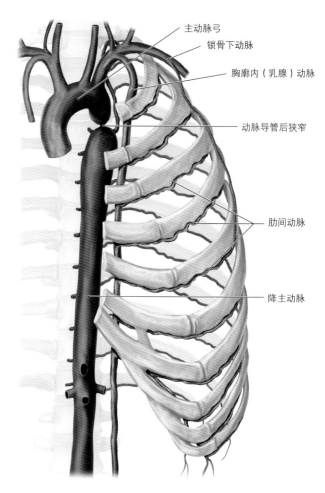

主动脉弓
锁骨下动脉
胸廓内（乳腺）动脉
动脉导管后狭窄
肋间动脉
降主动脉

A. 定义、结构和流行病学

a. 动脉导管前主动脉峡部狭窄。b. 动脉导管后主动脉峡部狭窄。

主动脉峡部狭窄（主动脉缩窄）的特征是狭窄位于主动脉弓和降主动脉之间（主动脉峡部）。因此，它位于左锁骨下动脉的远端，大约在动脉韧带（动脉导管闭合处）水平。根据与动脉韧带的解剖位置关系，分为两种类型，即导管前型和导管后型。

- 导管前型：狭窄位于开放的动脉导管近侧。
- 导管后型：狭窄位于动脉导管闭合处（动脉韧带）的远侧。

由于导管前缩窄会在出生后几年内出现症状，因此也称为"婴儿型"。导管后型，通常在儿童进入青春期后进展，也称为"成人型"。主动脉峡部的主动脉弓狭窄是一种相对常见的异常（占先天性心脏和血管畸形的 5%~7%；男女比

例是 3：1）。由于临床症状并不总是发生（见 B），临床表现少见。

B. 病理生理学和临床症状

主动脉缩窄导致以下特征性变化：上半身体循环血压上升（高血压），而下半身体循环血压下降。主要症状包括上肢和下肢存在动脉压差（股动脉搏动微弱或缺失）、双足冰凉以及因供血不足而引起的间歇性跛行。

- **导管前型**主动脉狭窄导致下半身的低血压，伴动脉导管开放，会导致血液由右向左分流、下半身发绀及右心室超负荷（呼吸困难、急促）。这种情况可能导致危及婴儿生命的紧急情况出现，需要手术纠正（切除狭窄段并端端吻合）。
- **导管后型**主动脉狭窄伴动脉导管闭合（此处显示）导致胸主动脉和腹主动脉间建立侧支吻合 [经由锁骨下动脉、胸廓内动脉和（或）肋间动脉]。根据侧支循环功能的代偿情况，患者可能有很少或根本没有症状。如果患者有症状，主要症状通常为难治性高血压，年轻时经常伴有头痛、耳鸣、眩晕和流鼻血。上半身慢性高血压的并发症（左心室肥大、冠心病、脑出血）常在晚年发生。

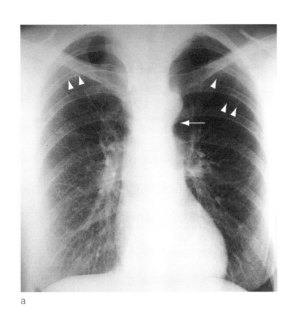

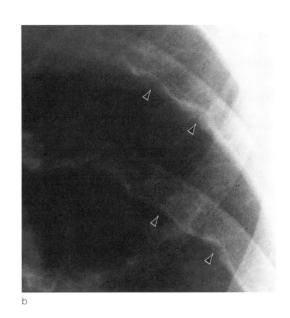

C. 放射学常规诊断

a 和 b. 动脉导管后主动脉峡部狭窄的后前正位片（引自 Reiser，M. et al.：Radiologie [Duale Reihe]，2.Aufl. Thieme，Stuttgart 2006）。

胸主动脉显示主动脉外形轻度改变。狭窄后降主动脉扩张，主动脉弓变窄，主动脉外轮廓狭窄节段水平可见压痕（箭头）。肋骨切迹（b 为放大的细节，红色箭头）是指肋间动脉扩张和伸长引起肋沟周围的骨改变，通常可见于肋的下缘。

狭窄的程度和位置在血管造影平片或者带有三维重建功能的 MRI 或螺旋 CT 上可以最佳显示（见第 162 页）。

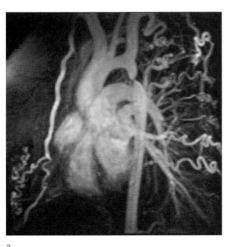

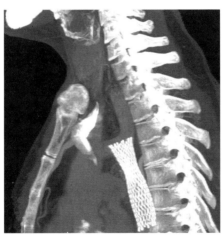

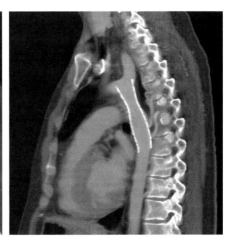

D. 主动脉峡部狭窄的介入治疗

与婴儿主动脉峡部狭窄的外科治疗不同，在过去几年中，成人主动脉峡部狭窄的治疗越来越多地采用微创、介入技术 [球囊扩张和（或）支架置入]。

a. 成人主动脉峡部狭窄的 MR 血管造影，显示严重狭窄伴明显的侧支循环。b. 球囊扩张后置入自膨胀镍钛合金支架后的 CT 图像。c. 支架置入 22 个月后的 CT 扫描对照（Schneider et al.：Kardiologie up 2date 4/2008，DOI 10.1055/s-2007-995625，Thieme，Stuttgart）。

6.12 临床表现：主动脉瘤

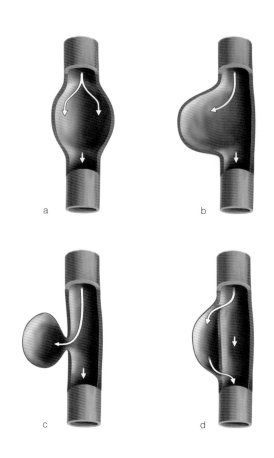

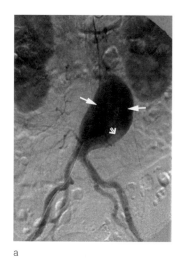

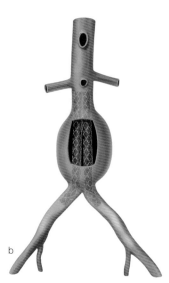

A. 定义和分类

动脉瘤是一种异常的动脉扩张，通常由动脉粥样硬化引起。动脉瘤可以发生在任何动脉，但通常发生在肾下腹主动脉（90% 的病例）；外周动脉瘤主要见于腘动脉。动脉瘤的分类如下。

- **真性动脉瘤**（a、b）：累及动脉壁全层的血管腔扩大，但血管壁保持完整。梭状动脉瘤与囊状动脉瘤在形态学上存在差异，梭状动脉瘤累及全部血管壁，囊状动脉瘤只累及部分管壁。

- **假性动脉瘤**（c）：血管周围血肿，通常继发于血管壁穿孔（如动脉穿刺）或血管术后吻合口处。如果血管不能闭合，血液就会进入血管周围结缔组织，形成动脉瘤腔，腔内布满血栓样物质。

- **夹层动脉瘤**（d）：内膜 / 中膜撕裂，随后中膜 / 外膜扩张，导致在血管壁内形成第二个"假"腔。这导致血管形成两个通道，一个是不通的灌注腔，另一个是真通道。根据内膜撕裂的位置，也就是血液进入的部位，整个主动脉或只有腹主动脉会受到影响。随着病情的进展，可发生外穿孔（破裂并继发出血）或夹层膜穿孔回血管腔（称为再入），见 C。

B. 肾下动脉瘤：症状、诊断和治疗

a. 不累及肾或盆腔动脉的肾下囊性动脉瘤的证据，可以通过数字减影血管造影获得。动脉瘤壁上可见血栓性沉积物（引自 Reiser，M. et al.：Radiologie [Duale Reihe]，2.Aufl. Thieme，Stuttgart 2006）。

b. 人工血管分流肾下动脉瘤的示意图（主动脉与髂动脉分权假体）。

症状：当扩张的血管压迫其他结构（邻近的椎骨）或器官（输尿管、神经等）时，腹内动脉瘤会产生症状（典型的症状是胸痛或腹痛，以及呈带状放射的腰背痛）。血管壁的血栓形成可造成栓塞，导致急性周围缺血。然而，动脉瘤破裂表现为持续的剧烈疼痛（急腹症）和休克迹象。

注意：动脉瘤破裂是一种严重的急性危及生命的紧急情况。只有立即手术才能挽救患者的生命（手术死亡率为 30%～50%）。

诊断：大多数动脉瘤是通过超声检查确诊的。这种非侵入性技术通常能确保对动脉瘤的定位和范围做出可靠的评估。CT 造影检查是评估胸主动脉瘤和腹主动脉瘤（以及灌注腔和壁血栓）的大小和相对解剖位置时的首选技术。经动脉数字减影血管造影可以提供血管分支的信息，尤其是肾动脉。

治疗：治疗的适应证以破裂风险为基础。特征性的症状、明显的不对称模式（如图所示），以及直径超过 5 cm 和快速增长（每年超过 1 cm），都是外科手术的绝对适应证。手术过程包括动脉瘤切除和移植物置换。目前，介入治疗常用于肾下动脉瘤的治疗。经股动脉入路将导管置入主动脉，在导管的引导下，定位置入塑料假体支架（腔内支架放置）。

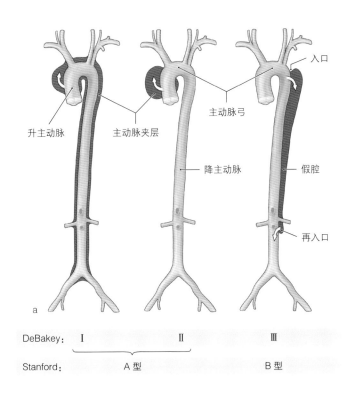

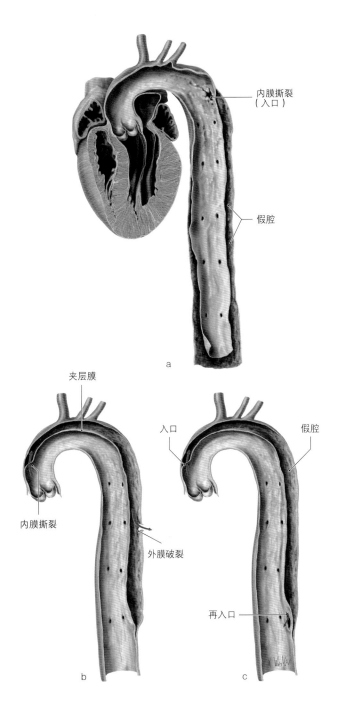

C. 主动脉夹层：基于解剖学位置的分类

a. 主动脉夹层可以基于解剖学位置按照 Stanford 或 DeBakey 系统进行分类。最常见的是基于夹层入路位置的 Stanford 分类。

* 夹层累及升主动脉（Stanford A 型，约占 80%）。
* 夹层累及降主动脉（Stanford B 型，约占 20%）。

DeBakey 分类进一步对 Stanford A 型进行分类。

* DeBakey Ⅰ 型（累及全部主动脉）。
* DeBakey Ⅱ 型（累及升主动脉）。
* DeBakey Ⅲ 型等同于 Stanford B 型（夹层累及降主动脉）。

b. DeBakey Ⅰ 型（Stanford A 型）主动脉夹层的轴向 CT 显示的升主动脉（白色箭头）和降主动脉（空心箭头）：假腔延迟充盈比真腔密度低（引自 Reiser，M. et al.：Radiologie [Duale Reihe]，2.Aufl. Thieme，Stuttgart，2006）。

D. 主动脉夹层的病理生理学

a. 主动脉夹层合并内膜撕裂和假腔。b. 主动脉夹层，内膜撕裂，外壁破裂。c. 主动脉夹层合并内膜撕裂（入路）和再入路撕裂。

在典型的主动脉夹层中（每 10 万人中 2.6~3.5 人），动脉高血压最初导致主动脉壁层的退行性改变，导致内膜撕裂和部分中膜撕裂。主动脉壁裂开产生假腔和真腔，两腔之间有夹层膜隔开。根据内膜最初的撕裂位置，全部主动脉（位于胸主动脉水平的内膜撕裂）或仅腹主动脉受累。夹层膜的突出可导致内脏分支继发性闭塞，引起缺血性综合征。随着病情的进展，可能会发生主动脉外壁穿孔（破裂出血）或回到真正的腔内（预后有利的再次进入）。

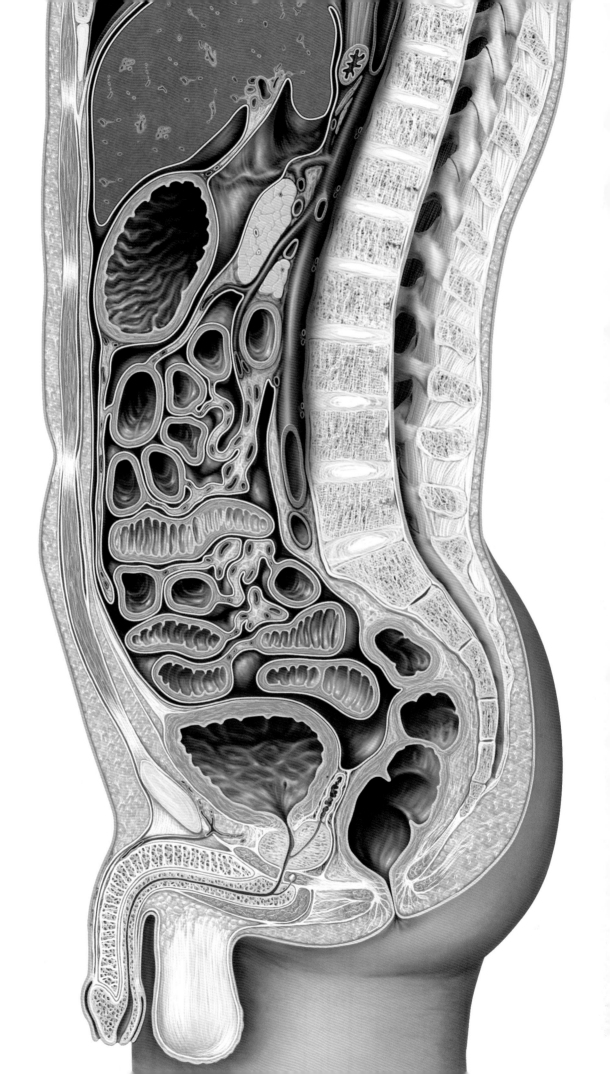

腹部和盆部

1.1 构造、壁结构和功能

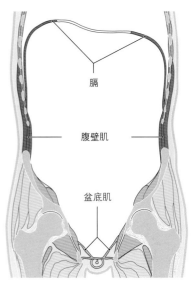

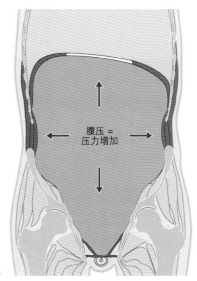

a

A. 腹腔和盆腔的构造及其壁结构

胸腔和腹腔被膈分开，而腹腔和盆腔是相互连通的。

以局部解剖关系的界线分开。因此，它们形成一个单独的功能单元（见第 2 页）。

骨（脊柱、胸廓和骨盆）和肌（膈、腹肌和盆底肌）连同其筋膜和肌腱构成腔壁。以下结构构成其边界。

- 上界（见 Ca）：膈的左、右穹和中心腱。
- 下界（见 Cb）：骨盆、盆壁肌（髂肌、闭孔内肌、梨状肌和尾骨肌）和盆底肌（主要是肛提肌构成的大部分盆膈）。
- 后界（见 Cc）：腰椎、腹后肌群（腰方肌和腰大肌）及固有背肌。
- 前界和外侧界（见 Cd）：腹前外侧肌群及其腱膜（腹直肌和腹横肌，以及腹内斜肌、腹外斜肌）。

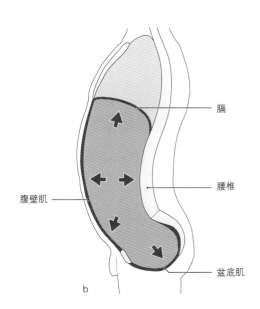

b

B. 腹壁和盆壁结构的功能：腹压

腹壁和盆壁的结构使形成腹压成为可能，并对维持弹性性能具有重要作用。"腹压"描述的是膈和腹、盆肌的随意收缩。当肌收缩时，腹腔容积减少，从而显著增加腹内压力：直立位时腹压约为 1.7 kPa（2.75 mmHg），仰卧时腹压约为 0.2 kPa（1.5 mmHg），当咳嗽或打喷嚏等压力增加时，腹压达 10~20 kPa（75~150 mmHg）。

腹压的重要性体现在以下方面。

- 排空直肠（排便）、膀胱（排尿）和胃（呕吐）。
- 生产娩出时的宫缩（"分娩痛"）。
- 稳定脊柱（主要是腰椎）和躯干（体壁变硬，如充气的球壁），如举重物时，当然也包括站立时（腹压的静压效应）。

当压力负荷超出肌筋膜复合体的强度时，会导致疝。疝可以发生于腹前壁或更常发生于腹股沟区，由于腹腔和盆腔器官的重量，从上至下增加了对腹壁的压力。此外，特别是盆底肌承受腹压的能力较腹壁肌和膈要低。增加腹压时，声门关闭使空气保留在肺内来支撑膈；盆底肌就没有类似的代偿机制，而成为其特有的弱点。过度拉伸后（如阴道分娩），盆底肌不能将盆腔器官维持在正常位置（盆底下垂），不能对腹压提供足够的支撑，其结果是导致大、小便失禁。

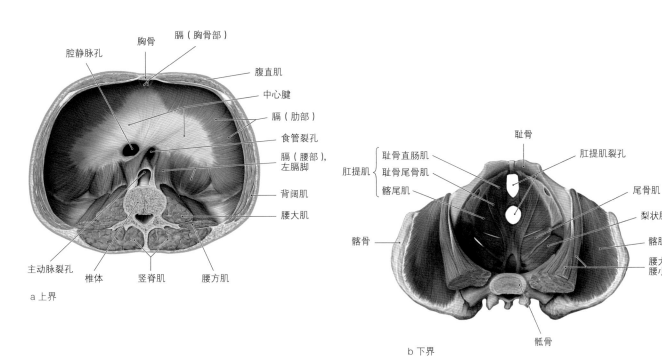

a 上界

腔静脉孔
胸骨
膈（胸骨部）
腹直肌
中心腱
膈（肋部）
食管裂孔
膈（腰部），左膈脚
背阔肌
腰大肌
主动脉裂孔
椎体
竖脊肌
腰方肌

b 下界

耻骨
肛提肌裂孔
肛提肌
耻骨直肠肌
耻骨尾骨肌
髂尾肌
尾骨肌
梨状肌
髂骨
髂肌
腰大肌和腰小肌
骶骨

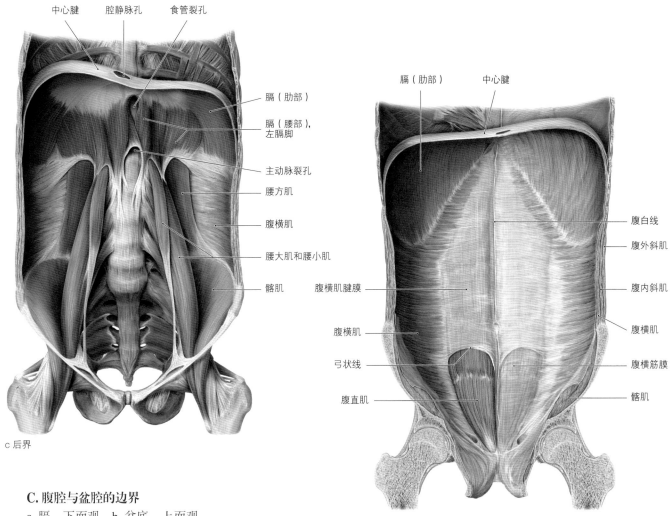

c 后界

中心腱
腔静脉孔
食管裂孔
膈（肋部）
膈（腰部），左膈脚
主动脉裂孔
腰方肌
腹横肌
腰大肌和腰小肌
髂肌

d 前界和外侧界

膈（肋部）
中心腱
腹白线
腹外斜肌
腹内斜肌
腹横肌
腹横肌腱膜
腹横肌
弓状线
腹横筋膜
腹直肌
髂肌

C. 腹腔与盆腔的边界

a. 膈，下面观。b. 盆底，上面观。
c（d）. 腹后（前）壁前（后）面观。

1.2 腹腔和盆腔的分部

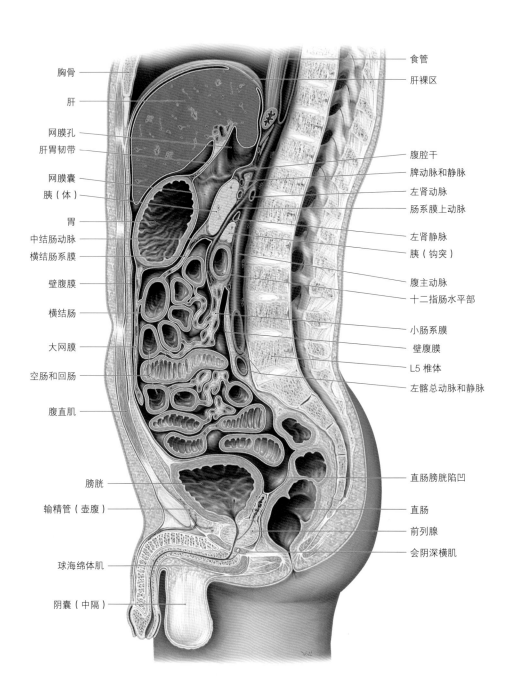

胸骨

肝

网膜孔

肝胃韧带

网膜囊

胰（体）

胃

中结肠动脉

横结肠系膜

壁腹膜

横结肠

大网膜

空肠和回肠

腹直肌

膀胱

输精管（壶腹）

球海绵体肌

阴囊（中隔）

食管

肝裸区

腹腔干

脾动脉和静脉

左肾动脉

肠系膜上动脉

左肾静脉

胰（钩突）

腹主动脉

十二指肠水平部

小肠系膜

壁腹膜

L5 椎体

左髂总动脉和静脉

直肠膀胱陷凹

直肠

前列腺

会阴深横肌

A. 腹、盆腔正中矢状面，左侧面观

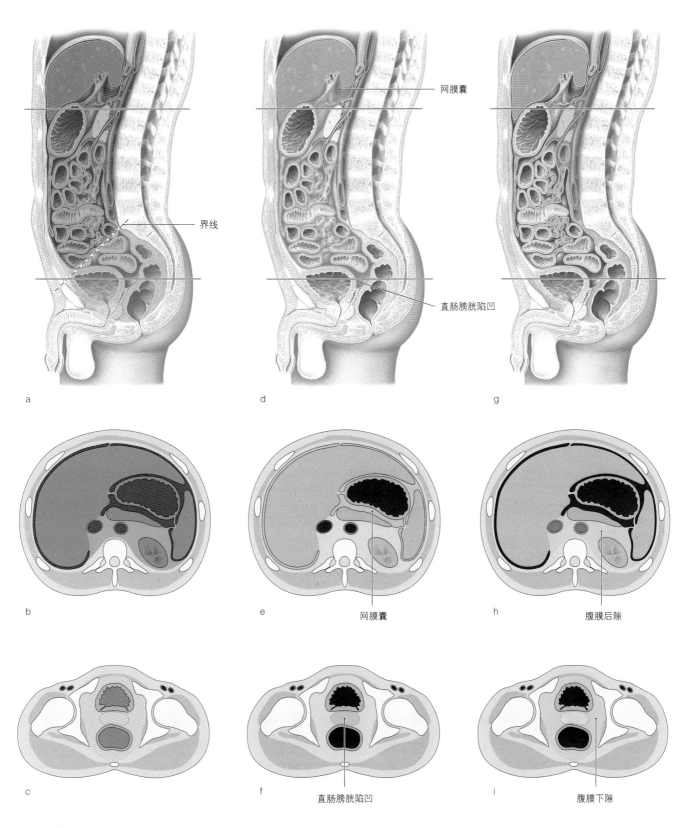

a

网膜囊

界线

直肠膀胱陷凹

d

g

b

e　网膜囊

h　腹膜后隙

c

f　直肠膀胱陷凹

i　腹膜下隙

B. 盆腔和腹腔的分部

每列图显示了一个正中矢状断面的左侧面观，以及两个横断面，一个在 L1 水平，另一个在骶骨下部水平，均为下面观。

a~c. 体腔的解剖图：腹腔和盆腔（分隔两腔的假想线是界线）。

d~f. 浆膜腔（腹膜腔）：腹部腹膜腔和盆部腹膜腔。

g~i. 结缔组织间隙（腹膜外隙）：腹膜后隙和腹膜下隙。

浆膜腔和腹膜外隙借腹膜分隔（见第 209 页）。

1.3 根据与腹腔和盆腔关系而分类的内脏器官

腹腔和盆腔器官可以依据不同解剖标准进行分类：
- 按前后方向分层（A）。
- 按上下的平面关系（B）。
- 按腹膜覆盖情况分为腹膜内位和腹膜外位（C 和 D）。

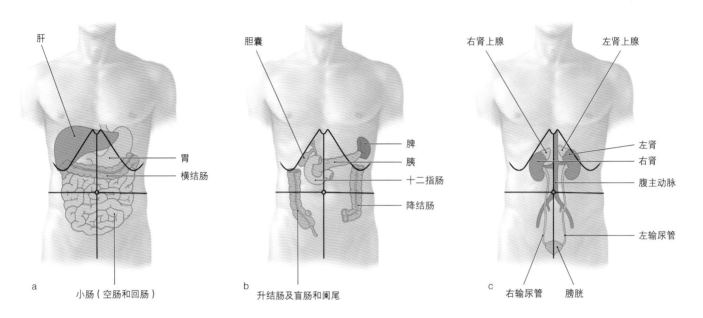

A. 腹腔和盆腔器官按层分类

按前后方向，腹腔和盆腔器官大致可以分为三层。从外科角度看这种分类尤其实用。

注意：大的器官占位可以超过一层（见第 206 页）。

a. 前层：肝、胃、横结肠、空肠、回肠和膀胱（为清晰起见此处未显示，与其他泌尿器官显示在 c）。

b. 中层：肝、十二指肠、胰、脾、升结肠、降结肠和子宫（为清晰起见未显示，伸入到前层）。

c. 后层：大血管、肾、输尿管和肾上腺（为清晰起见，显示了膀胱与其他泌尿器官的关系，见 a）。

B. 腹腔和盆腔器官按平面分类

器官大致沿上下方向，根据其与横结肠（上腹部和下腹部器官）和小骨盆（盆腔器官）的关系进行分类。因为肾和肾上腺位于腹膜后，故未列在表中。将肾投影到腹壁上，其下极伸入下腹部。

平面	器官
• **上腹部** （横结肠以上）	• 胃
	• 十二指肠
	• 肝
	• 胆囊和胆管
	• 脾
	• 胰
• **下腹部** （在横结肠与骨盆入口平面之间）	• 空肠和回肠
	• 盲肠和部分结肠
	注：横结肠位于上腹部，按功能分类归到下腹部
• **小骨盆**	• 膀胱
	• 输尿管末端
	• 直肠
	• 子宫、输卵管、卵巢和阴道
	• 部分输精管、前列腺和精囊 （睾丸和附睾位于盆腔外）

C. 腹膜内位和腹膜外位器官在腹腔和盆腔的位置

正中矢状切面（肾在切面外）的左侧面观。

腹膜腔是一个密闭腔，内衬**腹膜**，四周被腹膜外间隙包围。腹膜外间隙在外侧、前方和上方都形似一个非常窄的裂隙（见第207页）。只有后部（腹膜后隙）和下部（盆腔的腹膜外隙）是真正的间隙且内有器官。由于腹膜覆盖器官（脏腹膜）和体壁（壁腹膜），腹膜内位器官间易于互相滑动。腹膜外位器官，如膀胱或直肠，没有或只有部分腹膜覆盖。膀胱只有一面被覆腹膜（上表面），当膀胱充盈时，可向上扩张。这部分腹膜在女性还覆盖大部分子宫，称为尿生殖系统腹膜。

系膜是一个结缔组织带（一种悬韧带，又称"系"），也有腹膜覆盖——在系膜附着体壁处有壁腹膜覆盖，在附着器官处有脏腹膜覆盖。腹膜内位器官的神经、血管位于系膜内，使器官悬于其上。悬韧带允许腹膜内位器官比腹膜外位器官有更大的活动度。腹膜外位器官因其发生于腹膜后，或者在胚胎发育过程中迁移到腹膜后（见 D 和第47页）而被固定于腹膜腔壁的结缔组织内。

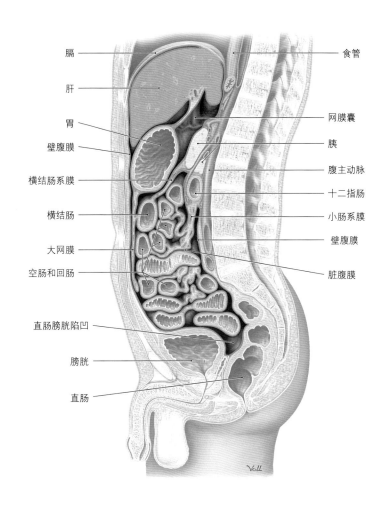

D. 腹腔和盆腔的腹膜内位器官和腹膜外位器官

与腹膜的位置关系	器官
腹膜内位 （器官完全被腹膜覆盖和被系膜悬挂） • 位于腹部的腹膜腔内	• 胃、脾、肝和胆囊、小肠（部分十二指肠上部和升部，加上空肠和回肠）、横结肠和乙状结肠、盲肠（部分由于大小不同，可属于腹膜外位，见下面）
• 位于盆部的腹膜腔内	• 子宫底和体、卵巢、输卵管和直肠上部
腹膜外位 （器官无系膜，它们的神经血管位于腹膜外结缔组织内） 初始腹膜外位（一开始就在腹膜外） • 在腹部和盆部腹膜腔后方，因此称为腹膜后 • 在盆部腹膜腔下方，因此称为腹膜下	 • 肾、肾上腺和输尿管 • 膀胱、前列腺、精囊、子宫颈、阴道和直肠骶曲 [膀胱上面被腹膜覆盖（尿生殖系统腹膜）]
继发腹膜外位（在胚胎发育过程中移到腹膜外，器官前方有腹膜覆盖） • 在腹部和盆部腹膜腔后方，所谓的腹膜后	• 小肠（十二指肠的降部、水平部和部分升部）、胰、升结肠和降结肠、部分盲肠（见上）、直肠骶曲以上的部分

2.1 腹主动脉分支：概况和成对的分支

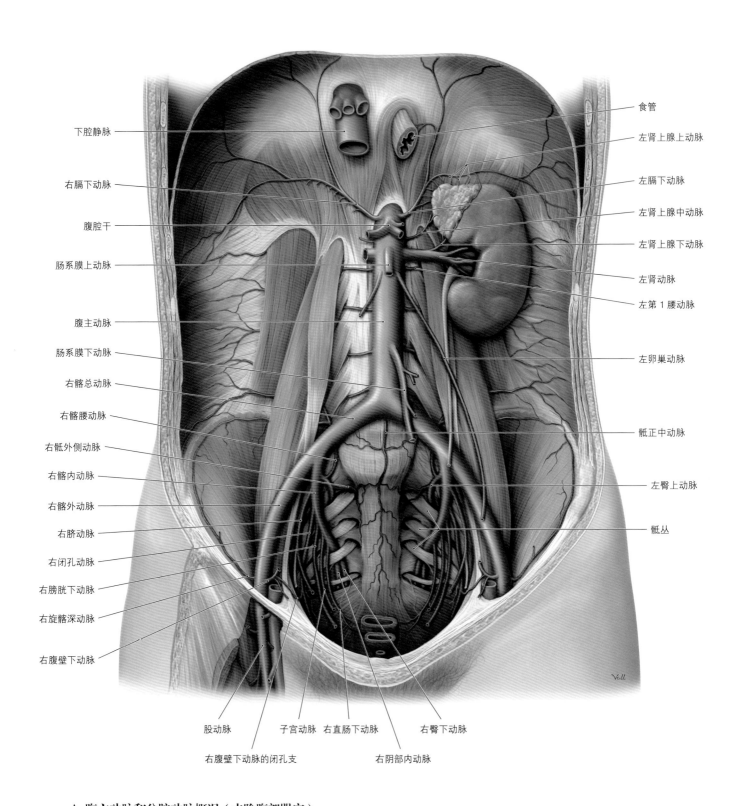

左侧标注（自上而下）：
下腔静脉
右膈下动脉
腹腔干
肠系膜上动脉
腹主动脉
肠系膜下动脉
右髂总动脉
右髂腰动脉
右骶外侧动脉
右髂内动脉
右髂外动脉
右脐动脉
右闭孔动脉
右膀胱下动脉
右旋髂深动脉
右腹壁下动脉

右侧标注（自上而下）：
食管
左肾上腺上动脉
左膈下动脉
左肾上腺中动脉
左肾上腺下动脉
左肾动脉
左第 1 腰动脉
左卵巢动脉
骶正中动脉
左臀上动脉
骶丛

底部标注（自左向右）：
股动脉
子宫动脉
右直肠下动脉
右臀下动脉
右腹壁下动脉的闭孔支
右阴部内动脉

A. 腹主动脉和盆腔动脉概况（去除腹部器官）

前面观（女性盆腔）。食管略微下拉，完全切除腹膜。
腹主动脉是胸主动脉向远端的延续，沿中线偏左侧下行
至 L4 椎体水平，如 B 所示（在老人可至 L5 椎体）。然后分

为成对的髂总动脉（主动脉分叉）。髂总动脉进一步分为髂
内动脉和髂外动脉。腹主动脉（见 C）及其主要分支发出各
种分支供应腹腔和盆腔（见 D）。

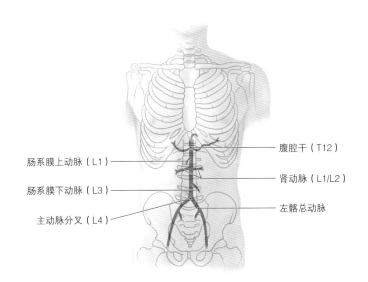

B. 腹主动脉及其主要分支在脊柱和骨盆上的投影

五个主要动脉干的前面观。腹主动脉的主要分支可以根据其与椎体的关系在影像学上定位。

肠系膜上动脉（L1）

肠系膜下动脉（L3）

主动脉分叉（L4）

腹腔干（T12）

肾动脉（L1/L2）

左髂总动脉

D. 供应腹部和盆部的动脉功能组

腹主动脉和盆腔动脉的分支可分为 5 个功能组（→表示发出）。该区域的不成对分支的血供细节见第 213 页。

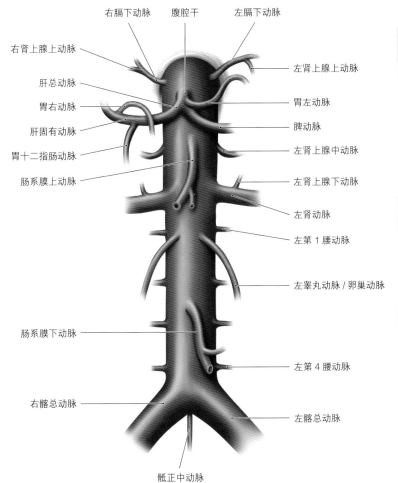

右膈下动脉　腹腔干　左膈下动脉

右肾上腺上动脉

肝总动脉

胃右动脉

肝固有动脉

胃十二指肠动脉

肠系膜上动脉

左肾上腺上动脉

胃左动脉

脾动脉

左肾上腺中动脉

左肾上腺下动脉

左肾动脉

左第 1 腰动脉

左睾丸动脉 / 卵巢动脉

肠系膜下动脉

左第 4 腰动脉

右髂总动脉

左髂总动脉

骶正中动脉

C. 腹主动脉的系列分支

成对分支（及一条不成对分支）供应膈、肾、肾上腺、腹后壁、脊髓和生殖腺（见 C）
• 左、右膈下动脉 　→左、右肾上腺上动脉 • 左、右肾上腺中动脉 • 左、右肾动脉 　→左、右肾上腺下动脉 • 左、右睾丸（卵巢）动脉 • 左、右腰动脉（第 1 至第 4） • 骶正中动脉（与最下腰动脉）
一条不成对的干供应肝、胆囊、胰、脾、胃和十二指肠（见 C，第 213 页和第 265 页）
• 腹腔干及其分支 　– 胃左动脉 　– 脾动脉 　– 肝总动脉
一条不成对的干供应小肠和结肠左曲之前的大肠（见 C，第 213 页和第 269 页）
• 肠系膜上动脉
一条不成对的干供应结肠左曲之后的大肠（见 C，第 213 页）
• 肠系膜下动脉
一条间接（见下文）成对的干供应盆腔（见 A，第 213 页）
• 髂内动脉（发自髂总动脉，不是直接发自腹主动脉，因此是"间接成对的干"）

2.2 腹主动脉分支：不成对和间接成对的分支

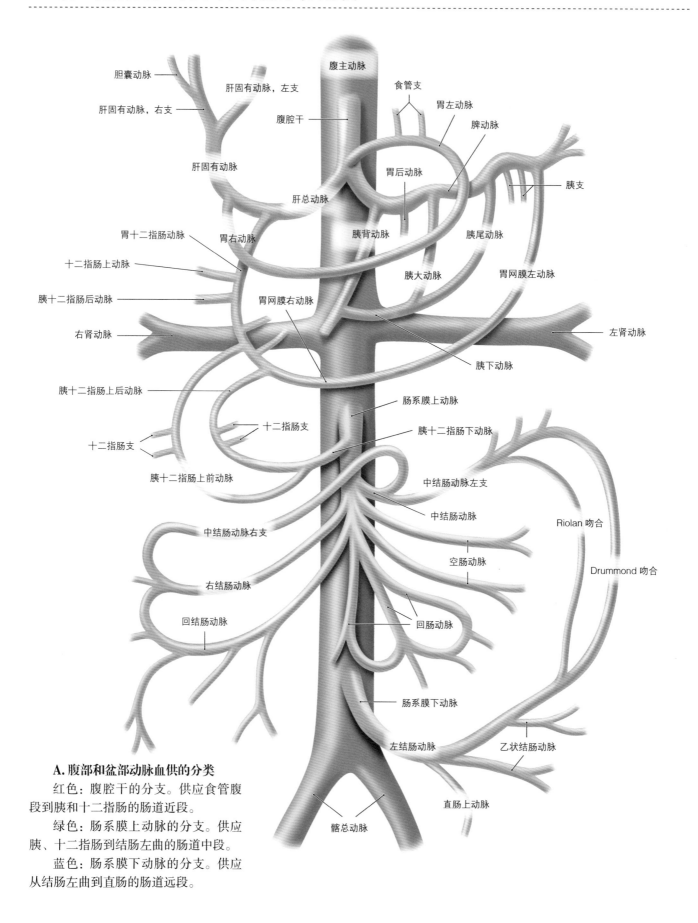

胆囊动脉

肝固有动脉，左支

肝固有动脉，右支

腹主动脉

食管支

胃左动脉

脾动脉

腹腔干

肝固有动脉

胃后动脉

胰支

肝总动脉

胃十二指肠动脉

胃右动脉

胰尾动脉

十二指肠上动脉

胰背动脉

胰十二指肠后动脉

胃网膜右动脉

胰大动脉

胃网膜左动脉

右肾动脉

左肾动脉

胰十二指肠上后动脉

胰下动脉

十二指肠支

肠系膜上动脉

胰十二指肠下动脉

十二指肠支

胰十二指肠上前动脉

中结肠动脉左支

中结肠动脉

Riolan 吻合

中结肠动脉右支

空肠动脉

Drummond 吻合

右结肠动脉

回肠动脉

回结肠动脉

肠系膜下动脉

左结肠动脉

乙状结肠动脉

髂总动脉

直肠上动脉

A. 腹部和盆部动脉血供的分类

红色：腹腔干的分支。供应食管腹段到胰和十二指肠的肠道近段。

绿色：肠系膜上动脉的分支。供应胰、十二指肠到结肠左曲的肠道中段。

蓝色：肠系膜下动脉的分支。供应从结肠左曲到直肠的肠道远段。

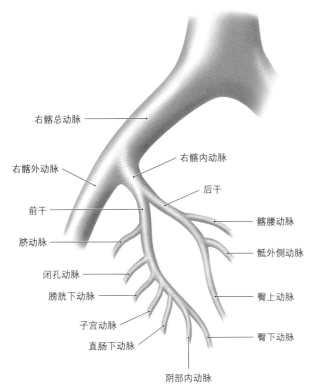

B. 右髂总动脉及其分支

主动脉分叉是腹主动脉分为两条髂总动脉的位置，再进一步发出多个分支供应脏器和盆壁（见D）。

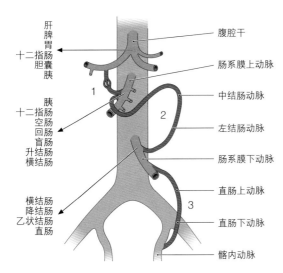

C. 腹腔动脉的吻合

（1）腹腔干和肠系膜上动脉之间借胰十二指肠动脉吻合。

（2）肠系膜上、下动脉间（中结肠动脉和左结肠动脉，Riolan 吻合和 Drummond 吻合，见 A）。

（3）肠系膜下动脉和髂内动脉之间（直肠上动脉和直肠下动脉）。

这些吻合在肠的正常血供障碍时作为侧支供血，具有重要作用。

D. 腹部和盆部动脉血供的分类

成对分支供应的区域见第 211 页（→ 表示延续为）。

注意：不成对干之间的吻合（见 A 和 C）。

一条不成对的干供应肝、胆囊、胰、脾、胃和十二指肠（见 A）	
• 腹腔干及分支	
− 脾动脉	→胃网膜左动脉
	→胃后动脉（和胃短动脉）
	→胰支
	→胰尾动脉
	→胰大动脉
	→胰背动脉
	→胰下动脉
	→胰横动脉
− 胃左动脉	→食管支
− 肝总动脉	→胃十二指肠动脉
	→十二指肠上动脉（胃十二指肠动脉的不恒定分支）
	→十二指肠后动脉
	→胃网膜右动脉
	→胰十二指肠上前和上后动脉
	→十二指肠支
	→胃右动脉
	→肝固有动脉
	→胆囊动脉

一条不成对的干供应小肠和结肠左曲之前的大肠（见 A）	
• 肠系膜上动脉	→胰十二指肠下动脉
	→空肠动脉和回肠动脉
	→回结肠动脉
	→右结肠动脉
	→中结肠动脉

一条不成对的干供应结肠左曲之后的大肠（见 A）	
• 肠系膜下动脉	→左结肠动脉
	→乙状结肠动脉
	→直肠上动脉

间接成对的干（见下）供应盆腔（见 B）	
• 髂内动脉（发自髂总动脉，不直接起自腹主动脉，因此称为"间接成对的干"）及分支供应	
	→脐动脉
	→膀胱上动脉
	→输精管动脉
	→膀胱下动脉
	→子宫动脉
	→直肠下动脉
	→阴部内动脉
盆腔壁支（成对）	→髂腰动脉
	→骶外侧动脉
	→闭孔动脉
	→臀上动脉和臀下动脉

2.3 下腔静脉系统

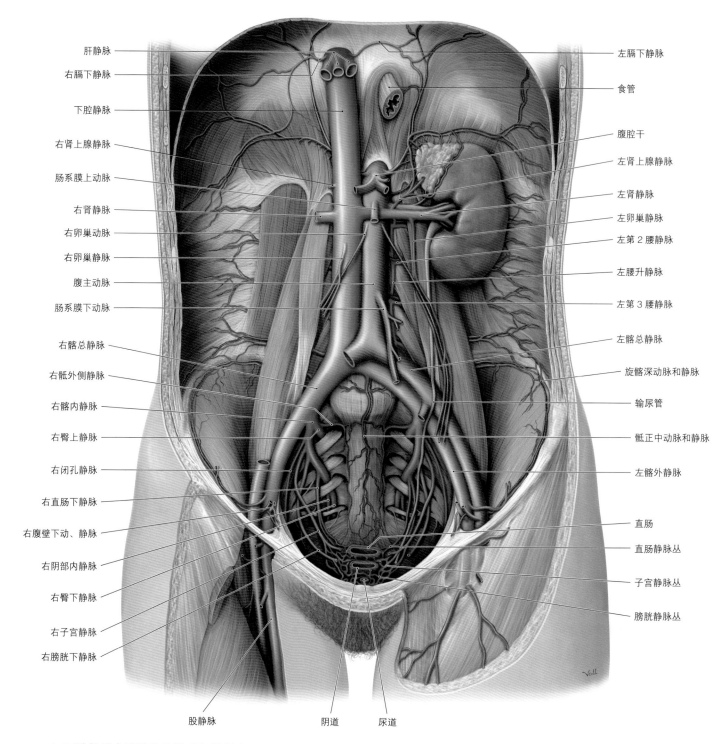

肝静脉

右膈下静脉

下腔静脉

右肾上腺静脉

肠系膜上动脉

右肾静脉

右卵巢动脉

右卵巢静脉

腹主动脉

肠系膜下动脉

右髂总静脉

右骶外侧静脉

右髂内静脉

右臀上静脉

右闭孔静脉

右直肠下静脉

右腹壁下动、静脉

右阴部内静脉

右臀下静脉

右子宫静脉

右膀胱下静脉

左膈下静脉

食管

腹腔干

左肾上腺静脉

左肾静脉

左卵巢静脉

左第 2 腰静脉

左腰升静脉

左第 3 腰静脉

左髂总静脉

旋髂深动脉和静脉

输尿管

骶正中动脉和静脉

左髂外静脉

直肠

直肠静脉丛

子宫静脉丛

膀胱静脉丛

股静脉　　阴道　　尿道

A. 下腔静脉在腹腔和盆腔后部的属支

打开的女性腹腔前面观。除左肾和肾上腺，移除了所有器官，食管略向下拉。

下腔静脉接收众多回流腹腔和盆腔（当然包括下肢的静脉血）静脉血的属支，类似于腹主动脉成对分支分布的区域。下腔静脉由两条髂总静脉在主动脉分叉的后下方 L5 椎体水平汇合形成（见 C）。

注意左肾静脉的特殊位置，该位置使其有被肠系膜上动脉压迫的风险（见第 269 页）。左肾静脉走行于腹主动脉前方，但在肠系膜上动脉后方。男性盆腔静脉的描述见第 347 页。

盆腔静脉存在许多变异，如髂内静脉的属支通常较多（不像上图所示），但在进入髂静脉前会合成一条独立的干（也见第 349 页）。

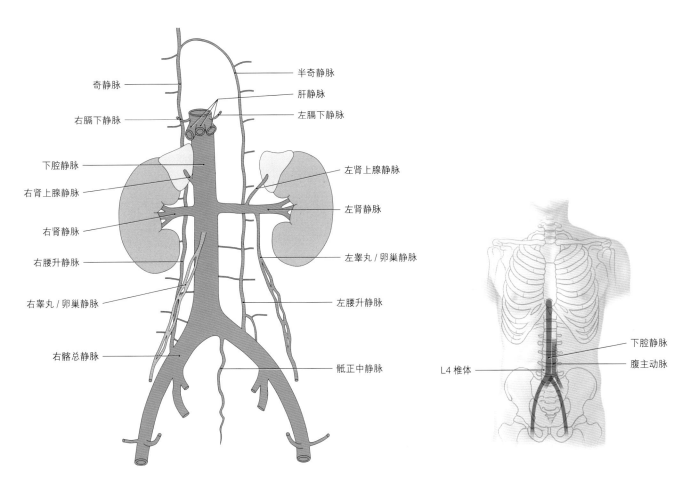

奇静脉
右膈下静脉
下腔静脉
右肾上腺静脉
右肾静脉
右腰升静脉
右睾丸／卵巢静脉
右髂总静脉

半奇静脉
肝静脉
左膈下静脉
左肾上腺静脉
左肾静脉
左睾丸／卵巢静脉
左腰升静脉
骶正中静脉

下腔静脉
腹主动脉
L4 椎体

B. 下腔静脉的属支

左、右肾静脉回流的差异在此图显示得比 A 图更清晰，也显示了右腰升静脉延续为奇静脉。

直接属支使静脉血直接回流到下腔静脉，不经过中间的毛细血管床。

直接属支引流下述器官：

- 膈、腹壁、肾、肾上腺、睾丸／卵巢和肝。
- 在盆腔（通过髂总静脉）引流盆壁和盆底、子宫、输卵管、膀胱、输尿管、附属性腺、直肠下段和下肢。

间接属支回流的血经过肝门静脉系的肝的毛细血管床（见第 217 页），下列器官有间接属支。

- 脾。
- 消化系统的器官：胰、十二指肠、空肠、回肠、盲肠、结肠和直肠上段。

注意：下腔静脉的静脉血可通过腰升静脉回流到奇静脉或半奇静脉，从而进入上腔静脉。因此，两条腔静脉间的连接在腹腔和胸腔后壁：腔静脉间或腔静脉内吻合。腔静脉吻合位置及重要性的讨论见第 218 页。在身体左侧，肾上腺静脉和膈下静脉间常存在吻合（此处未显示，见 A）。

C. 下腔静脉在脊柱上的投影

下腔静脉沿腹主动脉右侧上行，在 T8 水平穿过膈的腔静脉孔。髂总静脉在 L5 水平汇成下腔静脉（也见 A）。

D. 下腔静脉的直接属支

- 左、右膈下静脉
- 肝静脉
- 右肾上腺静脉
- 左、右肾静脉，在 L1/L2 水平（左睾丸／卵巢静脉和左肾上腺静脉回流入左肾静脉）
- 腰静脉
- 右睾丸／卵巢静脉
- 髂总静脉（L5 水平）
- 骶正中静脉（常汇入左髂总静脉）

2.4 门静脉系统（肝门静脉）

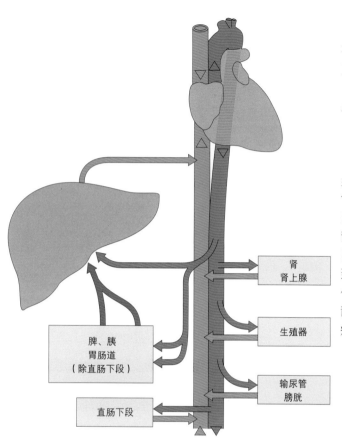

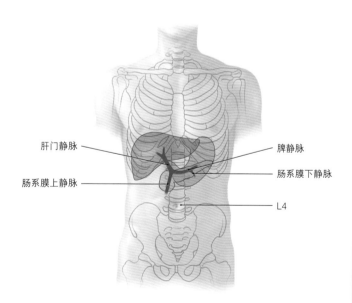

肝门静脉

脾静脉

肠系膜上静脉

肠系膜下静脉

L4

B. 肝门静脉及其两大属支在脊柱上的投影

　　肝门静脉由肠系膜上静脉和脾静脉在 L1 水平的中线右侧汇合形成。肠系膜下静脉通常汇入脾静脉，也经此路径将血液运到肝门静脉。注意肝门静脉与肝、胃和胰的关系。

A. 腹部的肝门静脉系统

　　腹腔和盆腔器官的动脉血供和静脉回流因其功能结构而有所不同，其全部动脉血供都来自腹主动脉或其一条主要分支，而静脉回流则通过两套不同的静脉系统中的一套完成。

　　（1）器官的静脉直接或间接（经髂静脉）回流至下腔静脉，然后将血液回流至右心（也见第 214 页）。

　　（2）器官的静脉先直接或间接（经肠系膜静脉或脾静脉）回流至肝门静脉，然后到肝，再进入下腔静脉并回到右心。

　　第一条路径引流泌尿器官、肾上腺、生殖器官和腹壁、盆壁的静脉。第二条路径引流消化系统器官（胃肠道中空器官、胰、胆囊）和脾（见 D)。只有直肠下段例外，不经过门静脉路径而直接经髂静脉回流到下腔静脉。这条通过肝门静脉系的静脉回流路径保证消化管运送的富含营养物质的血回心之前在肝进行代谢处理。它也为退化红细胞成分从脾运到肝提供了路径。因此，肝门静脉的功能是将血运到肝进行代谢。相比而言，肝固有动脉为肝提供氧和其他营养。肝门静脉系与腔静脉系之间有吻合（门腔静脉吻合），在某些疾病时，可作为侧支循环通路（见第 218 页）。

C. 门静脉属支

- **肠系膜上静脉**（见第 276 页）及其属支
  - 胰十二指肠静脉
  - 胰静脉
  - 胃网膜右静脉
  - 空肠静脉
  - 回肠静脉
  - 回结肠静脉
  - 右结肠静脉
  - 中结肠静脉
- **肠系膜下静脉**（见第 277 页）及其属支
  - 左结肠静脉
  - 乙状结肠静脉
  - 直肠上静脉
- **脾静脉**（见第 275 页）及其属支
  - 胃网膜左静脉
  - 胰静脉
  - 胃短静脉
- **直接属支**（见第 275 页）
  - 胆囊静脉
  - 胃左静脉和食管静脉
  - 胃右静脉
  - 胰十二指肠上后静脉
  - 幽门前静脉
  - 附脐静脉

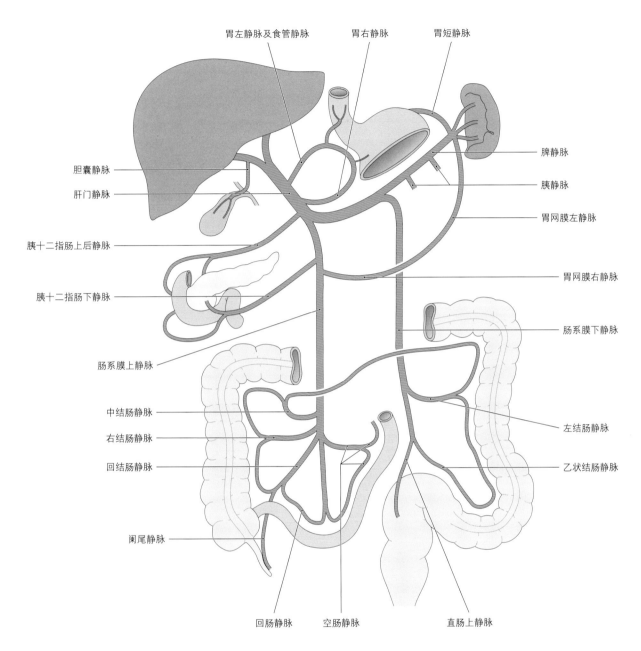

胃左静脉及食管静脉　胃右静脉　胃短静脉

脾静脉

胰静脉

胃网膜左静脉

胃网膜右静脉

肠系膜下静脉

左结肠静脉

乙状结肠静脉

胆囊静脉

肝门静脉

胰十二指肠上后静脉

胰十二指肠下静脉

肠系膜上静脉

中结肠静脉

右结肠静脉

回结肠静脉

阑尾静脉

回肠静脉　空肠静脉　直肠上静脉

D. 肝门静脉的分布（也见 C）

　　肝门静脉是一条直径较大的短血管（全长 6~12 cm）。进入肝后分为两条主干，分别进入两个肝叶。门静脉引流的区域对应于腹腔干和肠系膜上、下动脉的供应区。门静脉接收从消化道中空器官（除直肠下段）和胰、胆囊、脾回流的静脉血。部分血液由相应器官的静脉直接汇入门静脉，其余的则经肠系膜静脉或脾静脉汇入肝门静脉。

2.5 腹部和盆部的静脉吻合

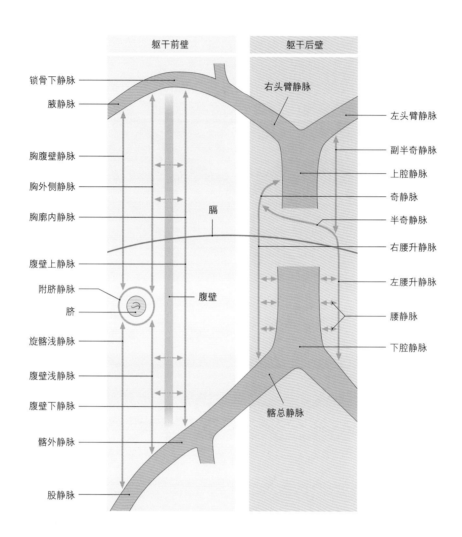

A. 腔静脉间吻合

上、下腔静脉在躯干前、后壁上存在大的静脉吻合。作为腔静脉或腔静脉间吻合，当患者腹腔的下腔静脉或盆腔的髂总静脉回流受阻时，它们可提供侧支循环通路，将静脉血回流到上腔静脉和右心。胸壁的静脉构成侧支循环的上部。腹前壁的静脉既提供浅通路（腹直肌前方），又提供深通路（腹直肌后方）。在胸部，这些路通路位于胸廓外或胸廓内。

注意：在躯干前壁，附脐静脉（见 B）在肝门静脉和腔静脉间建立了一个侧支循环通路。这个门腔静脉通路对于肝门静脉回流受阻的患者非常重要，因其可影响躯干前壁上的浅、深回流通路。

- 腹后壁的静脉吻合。它们连接腰升静脉和奇静脉 / 半奇静脉，有两条通路。

(1) 腰升静脉和奇静脉 / 半奇静脉间的直接通路。

下腔静脉→（可经髂总静脉）腰升静脉→奇静脉 / 半奇静脉→**上腔静脉**。

(2) 腰升静脉和奇静脉 / 半奇静脉间的间接通路，经躯干壁的横行静脉（肋间静脉和腰静脉，以脊柱静脉丛为中介；为了显示清晰，此处未显示）。

下腔静脉→（可经髂总静脉）腰升静脉→腰静脉→椎静脉丛→肋间后静脉→奇静脉 / 半奇静脉→**上腔静脉**。

- 腹前壁的静脉吻合。通过浅、深皮静脉（彼此之间可交换血液），有两条通路。

(1) 深通路（腹直肌后方）。

下腔静脉→髂总静脉→髂外静脉→腹壁下静脉→腹壁上静脉→胸廓内静脉→锁骨下静脉→头臂静脉→**上腔静脉**。

(2) 浅通路（腹直肌前方）。

下腔静脉→髂总静脉→髂外静脉→股静脉→腹壁浅静脉 / 旋髂浅静脉→胸腹壁静脉 / 胸外侧静脉→腋静脉→锁骨下静脉→头臂静脉→**上腔静脉**。

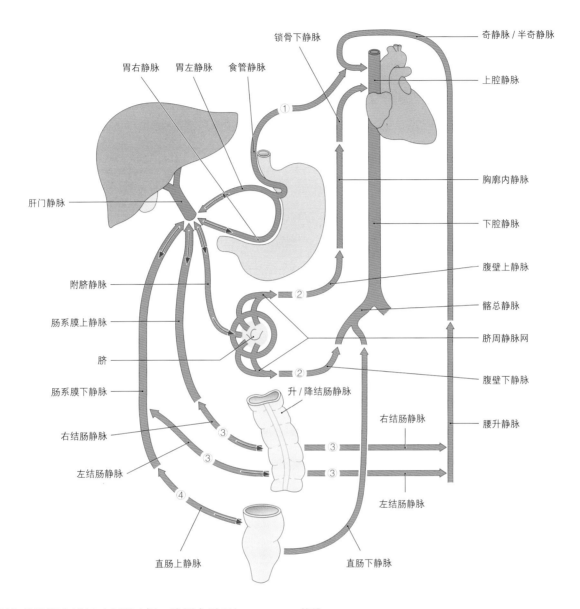

胃右静脉　胃左静脉　食管静脉　锁骨下静脉　奇静脉/半奇静脉　上腔静脉　胸廓内静脉　下腔静脉　腹壁上静脉　髂总静脉　脐周静脉网　腹壁下静脉　腰升静脉　右结肠静脉　左结肠静脉　直肠下静脉　升/降结肠静脉　肝门静脉　附脐静脉　肠系膜上静脉　脐　肠系膜下静脉　右结肠静脉　左结肠静脉　直肠上静脉

B. 肝门静脉侧支循环示意图（门-腔侧支循环）

在肝门静脉系和上、下腔静脉之间也存在静脉侧支循环途径。这些门腔侧副循环是生理途径，发生下列情况时会起作用：在器官的静脉重叠区域（食管静脉丛、结肠静脉丛、直肠静脉丛）或持续开放的血管在出生后闭锁（脐静脉、附脐静脉网）。这些侧支循环途径在肝门静脉系受累时（如肝硬化）具有重要的临床意义。当静脉压力增加时，肝门静脉能将血液从肝返送至供应的血管。因此，正常运送血液进入肝的静脉发生返流（见红色箭头），将血经上、下腔静脉送回心。门腔静脉分流术能挽救生命，但也会导致明显的其他问题，由于分流路径上（特别是食管和直肠）的一些血管很少能回流如此多的反流血，因此会引起系统压力增加并容易破裂出血。以下**四个侧支循环**至关重要。

①经胃和食管远端的静脉（这些静脉扩张可引起食管静脉曲张，产生危及生命的出血风险）。

门静脉←胃静脉←食管静脉→奇静脉/半奇静脉→**上腔静脉**。

②经腹前壁的静脉。

门静脉←脐静脉（开放部）←脐周静脉网→腹壁上静脉→胸廓内静脉→锁骨下静脉→**上腔静脉**。

门静脉←脐静脉（开放部）→脐周静脉网→腹壁下静脉→髂外静脉→**下腔静脉**。

注意：从脐周静脉网回流到腹前壁的浅静脉（胸腹壁静脉、胸外侧静脉、腹壁浅静脉，见A）较少，导致这些静脉曲张（海蛇头）。

③经腹后壁的静脉。

门静脉←肠系膜上、下静脉←左、右结肠静脉→左、右腰升静脉→奇静脉/半奇静脉→**上腔静脉**。腰升静脉也可运送血液到下腔静脉。

④经直肠静脉丛（曲张）。

门静脉←肠系膜下静脉←直肠上静脉←直肠中/下静脉→髂内静脉→**下腔静脉**。

2.6 淋巴干和淋巴结

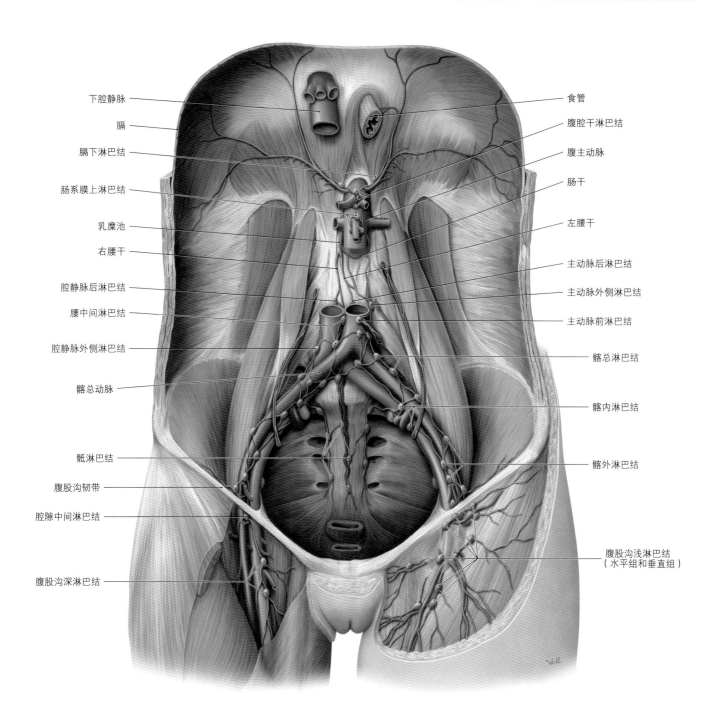

左侧标注（从上到下）：
下腔静脉
膈
膈下淋巴结
肠系膜上淋巴结
乳糜池
右腰干
腔静脉后淋巴结
腰中间淋巴结
腔静脉外侧淋巴结
髂总动脉
骶淋巴结
腹股沟韧带
腔隙中间淋巴结
腹股沟深淋巴结

右侧标注（从上到下）：
食管
腹腔干淋巴结
腹主动脉
肠干
左腰干
主动脉后淋巴结
主动脉外侧淋巴结
主动脉前淋巴结
髂总淋巴结
髂内淋巴结
髂外淋巴结
腹股沟浅淋巴结
（水平组和垂直组）

A. 腹腔和盆腔的壁淋巴结概况

打开的女性腹腔前面观。为了清晰显示，图中所有内脏结构均已切除，主要的血管、淋巴管放大显示。此图忽略了淋巴结的真实数量（数百个）和大小的差异（1 mm 到大于1 cm）。局部淋巴结（见 C）排列密集，使独立的淋巴结群不易辨认。腹腔和盆腔的淋巴结按其位置分为壁淋巴结和脏淋巴结。壁淋巴结位于体壁附近（常沿血管分布），而脏淋巴结位于器官附近的腹膜外隙的结缔组织内，或附着于器官的系膜内。大部分壁淋巴结位于腹腔和盆腔的后壁：在腹腔

和盆腔后壁的大血管周围呈簇状分布，如腹腔内的腹主动脉和下腔静脉，盆腔内的髂动脉、静脉及其分支和属支。只有较少的淋巴结位于躯干前壁，如腹股沟淋巴结和髂外动脉周围的淋巴结（髂淋巴结）。如身体其他部位一样，淋巴结和淋巴管在腹部和盆部呈复杂的网络排列。因此，淋巴引流遵循多区域回流模式，而不是单一固定的途径（见第 222 页）。盆腔器官的潜在淋巴回流途径尤其多，几个器官可共享淋巴回流途径。例如，某些淋巴结可接收膀胱、生殖器官和直肠的淋巴回流（不同器官占的回流比例不同）。

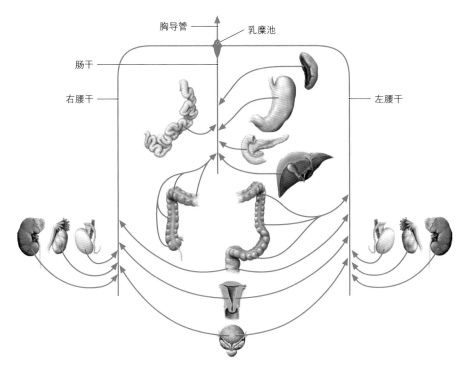

B. 腹腔和盆腔的淋巴干

腹腔和盆腔器官的淋巴通过一个或多个淋巴结群（见 C）后，回流到腰干和肠干（见第 222 页）。这些淋巴干通常汇合形成一个膨大的乳糜池。乳糜池的淋巴通过胸导管回流到左锁骨下静脉和颈内静脉汇合处。胸导管是将淋巴运回静脉系统的主要淋巴导管。

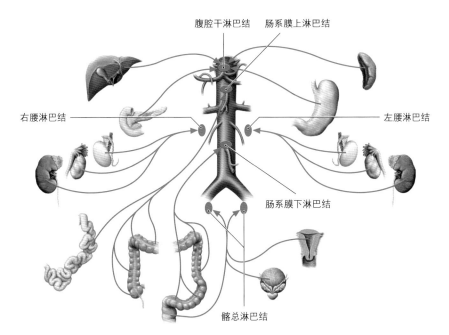

C. 腹腔和盆腔的淋巴结群

腹腔和盆腔器官的淋巴在进入淋巴干之前，要经过收集特定器官（或区域）淋巴的淋巴结过滤。离开局部淋巴结后，这些淋巴回流到集合淋巴结。**集合淋巴结**收集几个淋巴结群的淋巴并运送到淋巴干。在腹腔和盆腔，就是腰干和肠干。

注意：一个淋巴结可以是不同器官的局部淋巴结，但同时也可收集几个局部淋巴结，也具有集合淋巴结的功能。这个原则用腹腔和盆腔的腰淋巴结来说明：它们是肾、肾上腺、性腺和附件（见第 314 页）的局部淋巴结，同时也是髂淋巴结的集合淋巴结。

D. 淋巴结群及其引流区域

淋巴结群和集合淋巴结	位置（见 C）	器官或器官段回流的淋巴结群（引流区域）
腹腔淋巴结	腹腔干周围	食管远 1/3 段、胃、大网膜、十二指肠（上部和降部）、胰、脾、肝和胆囊
肠系膜上淋巴结	肠系膜上动脉起点处	十二指肠第 2 至第 4 部分、空肠和回肠、盲肠与阑尾、升结肠、横结肠（近侧 2/3）
肠系膜下淋巴结	肠系膜下动脉起点处	横结肠（远侧 1/3）、降结肠、乙状结肠、直肠（近侧部）
腰淋巴结（右、中间、左）	腹主动脉和下腔静脉周围	膈（腹侧）、肾、肾上腺、睾丸和附睾、卵巢、输卵管、子宫底、输尿管、后腹膜
髂淋巴结	髂血管周围	直肠（肛门端）、膀胱和尿道、子宫（体和颈）、输精管、精囊、前列腺、外生殖器（通过腹股沟淋巴结）

2.7 腹、盆腔器官淋巴回流概述

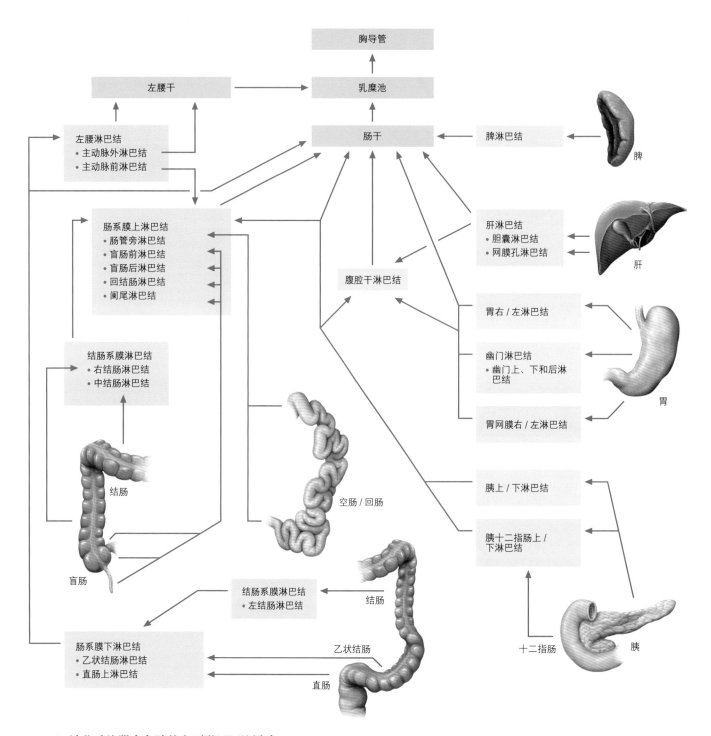

A. 消化系统器官和脾的主要淋巴回流通路

　　脾和大部分消化器官的淋巴直接通过局部淋巴结或中转淋巴结到肠干，除降结肠、乙状结肠和直肠上部，它们的淋巴回流到左腰干。上图中器官和内脏的淋巴结主要汇入三大收集站（单个淋巴结见第 280 页）。

　　• 腹腔淋巴结：收集来自胃、十二指肠、胰、脾和肝的淋巴。在解剖学关系上，它们易于与上腹部器官附近的区域淋巴结区分。

　　• 肠系膜上淋巴结：收集来自空肠、回肠、升结肠和横结肠的淋巴。

　　• 肠系膜下淋巴结：收集来自降结肠、乙状结肠和直肠的淋巴。

这些收集淋巴结主要通过肠干引流到乳糜池。还有一个辅助的到乳糜池的淋巴回流路线，即左腰干。

直肠的淋巴回流见 第 283 页。

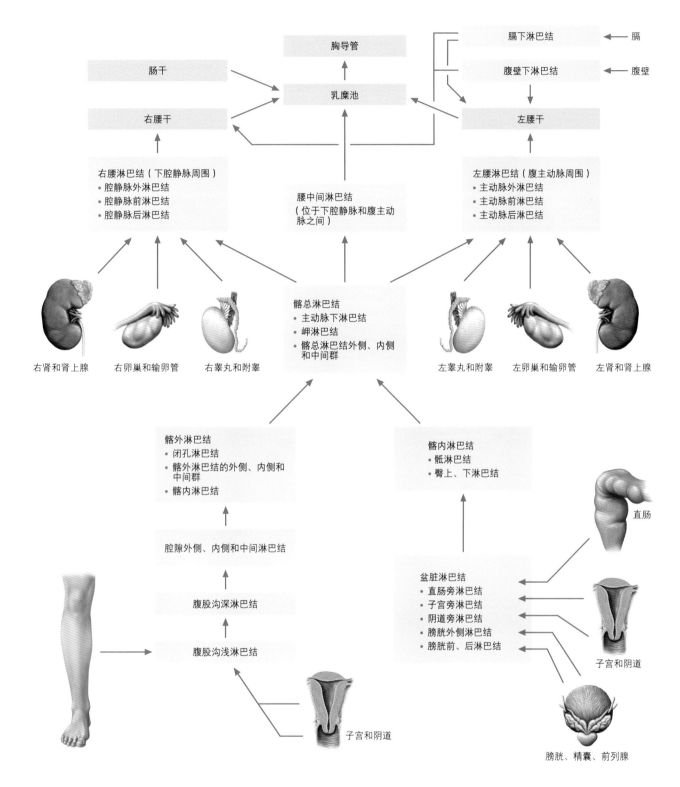

B. 腹膜后和盆腔器官（以及下肢）的主要淋巴回流路径

这些器官的淋巴主要回流到左、右腰干。下面是腹膜后和盆腔器官（以及下肢）的重要淋巴结群。

- 髂总淋巴结：收集来自盆腔器官和下肢的淋巴。
- 右和左腰淋巴结：收集髂总淋巴结和腹膜后器官、生殖腺的局部淋巴结的淋巴，尽管后者位于盆腔或阴囊。由于生殖腺在发育过程中要下降，它们仍然保持

与腰干淋巴结的连接（类似于它们的血供，见第350页）。因此，当睾丸（或卵巢）的肿瘤经过淋巴转移时，通常是直接转移到腹部，而不是盆部。

髂淋巴结和腰淋巴结都被分类为壁淋巴结，这个类别中还有膈和上腹部淋巴结。而直肠旁淋巴结和子宫旁淋巴结被分类为内脏淋巴结。

2.8 自主神经节和神经丛

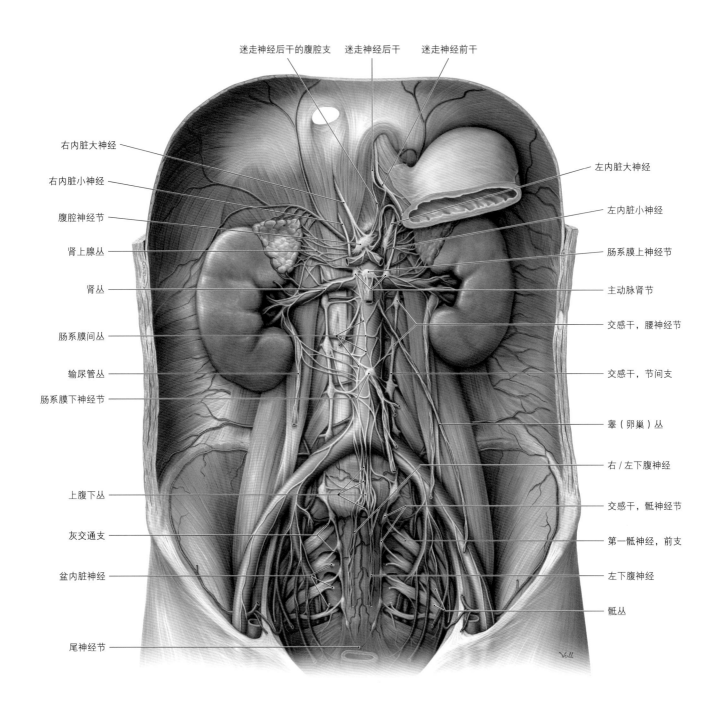

迷走神经后干的腹腔支　迷走神经后干　迷走神经前干

右内脏大神经

右内脏小神经

腹腔神经节

肾上腺丛

肾丛

肠系膜间丛

输尿管丛

肠系膜下神经节

上腹下丛

灰交通支

盆内脏神经

尾神经节

左内脏大神经

左内脏小神经

肠系膜上神经节

主动脉肾节

交感干，腰神经节

交感干，节间支

睾（卵巢）丛

右 / 左下腹神经

交感干，骶神经节

第一骶神经，前支

左下腹神经

骶丛

A. 腹腔和盆腔的自主神经节和神经丛概况

打开的男性腹腔和盆腔前面观，切除全部腹膜。切除大部分胃，轻微下拉残胃和食管。除直肠残端，也切除了盆腔的其他器官。自主神经系统形成广泛的丛和一些围绕腹主动脉的神经节，在盆腔内，神经节是第一突触前神经元与第二突触后神经元形成突触的位置。所有腹主动脉前方和侧方的自主神经丛被统称为腹主动脉丛，包括位于腹主动脉的成对

和不成对分支周围的单独的神经丛（见 B）。通常，交感和副交感纤维在到靶器官行程中要先一起形成神经丛。

注意：左、右迷走神经在食管周围形成迷走神经前干和后干。两个干都包含两个迷走神经的纤维，迷走神经前干含更多的左迷走神经的纤维，迷走神经后干含更多的右迷走神经的纤维。迷走前干通常终止于胃，迷走后干支配全部小肠和中、远 1/3 横结肠以前的大肠。

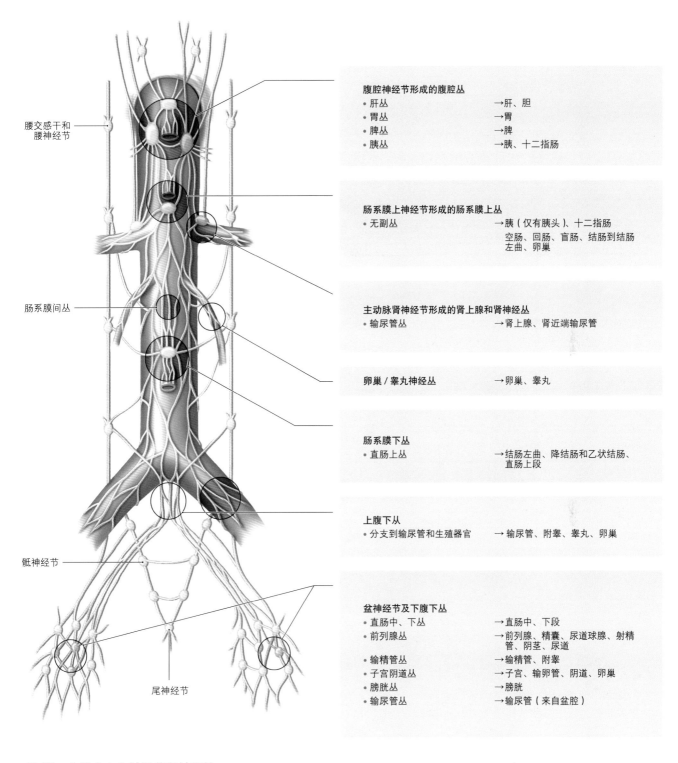

腰交感干和
腰神经节

腹腔神经节形成的腹腔丛
- 肝丛 → 肝、胆
- 胃丛 → 胃
- 脾丛 → 脾
- 胰丛 → 胰、十二指肠

肠系膜上神经节形成的肠系膜上丛
- 无副丛 → 胰（仅有胰头）、十二指肠
  空肠、回肠、盲肠、结肠到结肠
  左曲、卵巢

肠系膜间丛

主动脉肾神经节形成的肾上腺和肾神经丛
- 输尿管丛 → 肾上腺、肾近端输尿管

卵巢/睾丸神经丛 → 卵巢、睾丸

肠系膜下丛
- 直肠上丛 → 结肠左曲、降结肠和乙状结肠、
  直肠上段

上腹下丛
- 分支到输尿管和生殖器官 → 输尿管、附睾、睾丸、卵巢

骶神经节

盆神经节及下腹下丛
- 直肠中、下丛 → 直肠中、下段
- 前列腺丛 → 前列腺、精囊、尿道球腺、射精
  管、阴茎、尿道
- 输精管丛 → 输精管、附睾
- 子宫阴道丛 → 子宫、输卵管、阴道、卵巢
- 膀胱丛 → 膀胱
- 输尿管丛 → 输尿管（来自盆腔）

尾神经节

B. 腹、盆腔内自主神经节和神经丛

自主神经系统的神经节和神经丛是根据它们分布区域伴行或围绕的动脉来命名的（如腹腔神经节和肠系膜丛）。在交感神经系统里，神经节里的突触前神经元与突触后神经元形成的突触远离器官（或神经丛里的神经节远离器官）；在副交感神经系统里，神经节里的突触离器官较近（或神经丛里的神经节细胞离器官近）。因此，副交感神经节通常位于靶器官旁或器官壁内，在此接受迷走神经和盆内脏神经的分支。

注意：即使神经丛内也可能包含聚集的神经节细胞，但有时非常小。例如，肾丛，包含肾神经节（太小，以至于不能在图中绘出）。

自主神经丛包含传出纤维（内脏运动）和众多的传入纤维（内脏感觉），包含了交感和副交感两种成分。

2.9 交感和副交感神经系统的构成

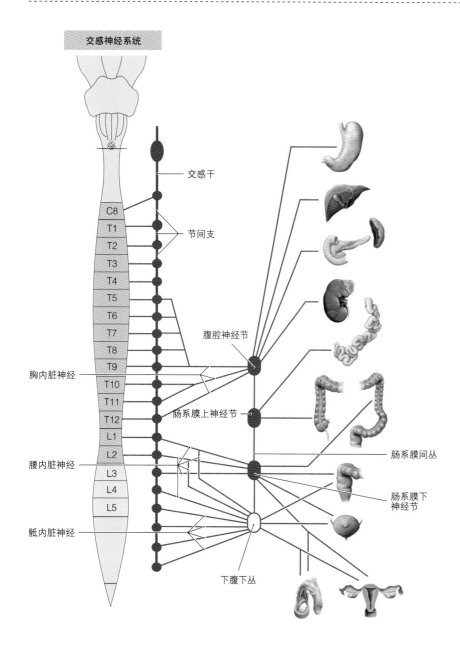

交感神经系统

交感干

节间支

C8
T1
T2
T3
T4
T5
T6
T7
T8
T9
T10
T11
T12
L1
L2
L3
L4
L5

胸内脏神经

腰内脏神经

骶内脏神经

腹腔神经节

肠系膜上神经节

肠系膜间丛

肠系膜下
神经节

下腹下丛

B. 腹腔和盆腔器官的交感神经系统的作用

器官，器官系统	交感神经系统作用
• 胃肠道	
− 纵行和环行肌纤维	减少运动
− 括约肌	收缩
− 腺体	减少分泌
• 脾被膜	收缩
• 肝	增加肝糖原分解或糖原异生
• 胰	
− 胰的内分泌	减少胰岛素分泌
− 胰的外分泌	减少分泌
• 膀胱	
− 膀胱逼尿肌	松弛
− 膀胱的功能括约肌	收缩
• 精囊	收缩（射精）
• 输精管	收缩（射精）
• 子宫	收缩或放松，取决于激素状态
• 动脉	血管收缩

A. 腹部和盆部交感神经系统的构造

供应**腹腔器官**的交感神经系统的**第 1 级**或节前神经元位于 T5~T12 脊髓节段的外侧角。它们的节前神经元穿过交感干的神经节形成胸内脏神经（内脏大、小神经，偶尔有来自 T12 的胸最小内脏神经）。与第 2 级或突触后神经元形成突触的位置在腹腔神经节、肠系膜上（或下）神经或主动脉肾神经节（见第 287 页）。

供应**盆腔器官**的交感神经系统的**第 1 级**或节前神经元位于 L1 和 L2 脊髓节段的外侧角。它们的节前神经元穿过交感干的腰神经节，形成腰内脏神经。与第 2 级或突触后神经元形成的突触位于腰神经节、肠系膜下神经节或下腹下丛。除此之外，节后神经元的突触后纤维一般与靶器官的动脉一起进入靶器官，通常有自主神经系统的副交感纤维一起伴行。

注意：交感神经系统的周围神经节沿脊柱侧面（椎旁）分布。在腹腔和盆腔的周围神经节也可位于脊柱（椎前）和骶骨前方。

椎旁神经节与神经节间支相连，形成交感干——在脊柱两侧延伸的两条长通路。神经节根据相应的脊柱节段命名（胸神经节、腰神经节等），不同部位神经节的数量也不同。椎前神经节位于腹主动脉主要分支起点处；也可根据动脉名称命名（腹腔神经节、肠系膜上和下神经节等）。

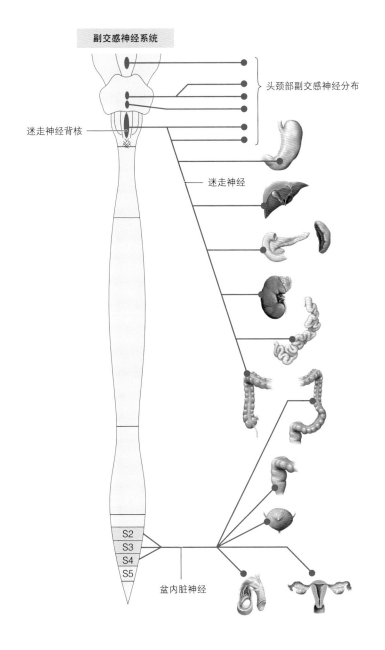

副交感神经系统

头颈部副交感神经分布

迷走神经背核

迷走神经

盆内脏神经

S2
S3
S4
S5

D. 腹腔和盆腔器官的副交感神经系统的作用

器官，器官系统	副交感神经系统的作用
• 胃肠管道	
— 纵行和环行纤维	运动增加
— 括约肌	松弛
— 腺体	分泌增加
• 脾被膜	—
• 肝	—
• 胰	
— 胰的内分泌	
— 胰的外分泌	分泌增加
• 膀胱	收缩
— 膀胱逼尿肌	
— 膀胱的功能括约肌	
• 精囊	
• 输精管	
• 子宫	
• 动脉	阴茎或阴蒂的动脉扩张（勃起）

注意肾上腺髓质和肾所发挥的特殊作用。肾上腺髓质在系统发生和功能上类似"交感神经节"，因此它是交感神经系统的一部分，未列在此表内。肾的血管不受交感或副交感神经系统调节，而是自主调节（仅调节肾的血流）。因功能的原因，肾自主调节肾的血压。

C. 腹部和盆部副交感神经系统的构造

对比交感神经系统的胸腰段的构造，腹部和盆部的副交感神经系统由两个局部位置不同的系统构成：颅部和骶部。这个系统的第 1 级或突触前神经元与第 2 级或突触后神经元形成突触的位置也与交感神经系统不同，位于器官壁的壁内神经节。

- **腹部和盆部副交感神经系统的颅部：**突触前神经元位于迷走神经背核（即迷走神经在延髓的核团）。它的轴突（突触前神经纤维）走行于迷走神经内，到内脏或壁内神经节与突触后神经元形成突触。该系统分布

于胃、肝、胆囊、胰、十二指肠、肾、肾上腺、小肠和从升结肠到结肠左曲的大肠。

- **腹部和盆部的副交感神经系统的骶部：**来自 S2~S4 脊髓节段外侧角（骶中间带外侧核）。它的轴突（突触前神经纤维）在 S2~S4 脊神经内走行很短一段，然后分出来与盆内脏神经一起走行至下腹下丛或器官壁的神经节内，与突触后神经元形成突触。副交感神经系统的骶部在腹部和盆部分布于结肠左曲、降结肠和乙状结肠、直肠、肛门、膀胱、尿道和内、外生殖器。

3.1 胃：位置、外形、分部和内面观

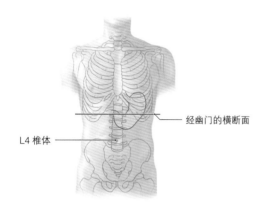

A. 在躯干上的投影

前面观。

胃属于腹膜内位器官，位于左上象限（上腹部）。

注意经幽门的横断面（耻骨联合上缘与胸骨柄上缘连线中点，见第 360 页）。它是一个重要的解剖学标志：幽门正好位于或稍低于经幽门平面。与胃的其他部分不同，幽门基本不动，因其与十二指肠相连，后者位于腹膜后（因此相对固定）。

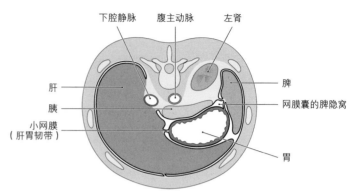

B. 毗邻关系

约为 T12/L1 水平的横断面。上面观。

注意胃与脾、胰、肝和网膜囊的关系。胃大弯延伸到脾，肝左叶从胃前方延伸至左上象限。打开腹腔，只有很小部分胃可见，因为大部分被肝遮盖了。胃的后方有一个狭窄的腹膜间隙称为网膜囊，它的后壁大部分是胰。由于有腹膜覆盖，胃相对于邻近器官有更大的活动性。这对促进胃蠕动很重要。由于胚胎发育期间它位于腹侧和背侧胃系膜间（见第 42 页），胃直接借腹膜附着于肝和脾。

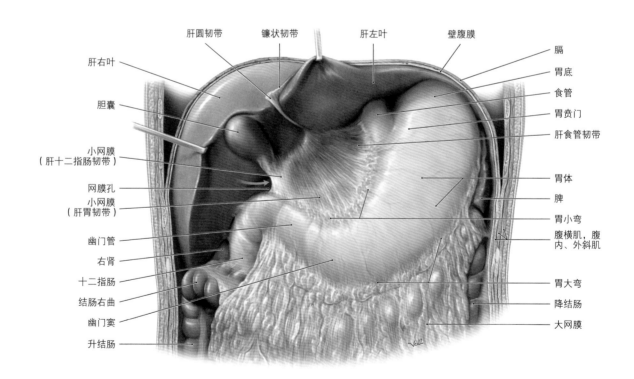

C. 胃原位显示

打开的上腹部前面观。为了更好地显示，肝被往外上拉，食管被稍向下拉。箭头指网膜孔，是网膜囊在小网膜后方的开口。肝和十二指肠降部间的腹膜连结可见。小网膜可再分为相对厚的肝十二指肠韧带（内有进出肝门的血管神经结构）和薄的肝胃韧带，后者附着于胃小弯。肝食管韧带也能辨认。胃大弯在左上象限与脾紧邻。大网膜是双层腹膜，覆盖横结肠并垂于小肠袢（此处不可见）前。

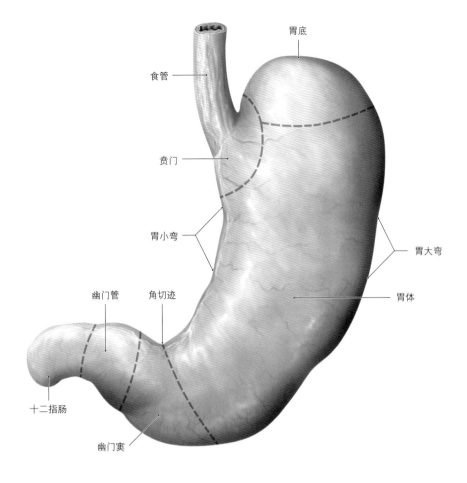

D. 形态和解剖分部

前壁的前面观。胃体是胃最大的部分，以盲端止于胃底。对于直立的患者，胃底是站立位时胃的最高部，常充满空气（影像上可见，称为"胃泡"）。

注意：贲门是胃的入口区，是食管进入胃的地方（在贲门口）。食管由外膜结缔组织覆盖，而胃由脏腹膜或浆膜覆盖。外膜到浆膜的过渡边界清楚，偶尔浆膜会延续到食管下段一小段距离。

胃开口于十二指肠的部位称为幽门部，包括一个宽大的幽门窦，一个狭窄的幽门管和幽门自身（幽门口）。胃的环行肌层在幽门管末端显著增厚，构成幽门括约肌（此处不可见），形成一个在幽门管外部的可见缩窄。

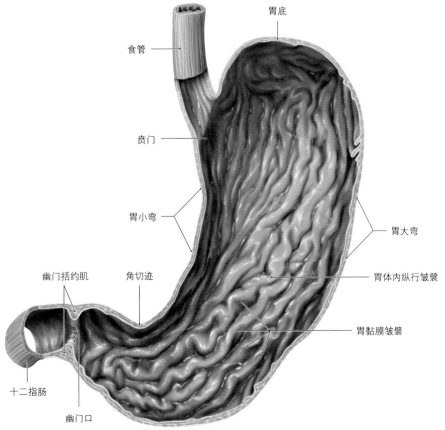

E. 胃的内面

切除前壁的胃的前面观。为清晰起见，显示了小部分食管和十二指肠。胃黏膜形成显著的皱襞以增加表面积，这些皱襞纵行至幽门，形成"胃管"。胃黏膜皱襞在胃体最突出，沿胃大弯走行至幽门尺寸变小。黏膜赋予胃内壁光泽。

注意：幽门口在这个切面相当大。通常，这个口的开放直径仅有 2~3 mm。

3.2 胃：壁的结构和组织学

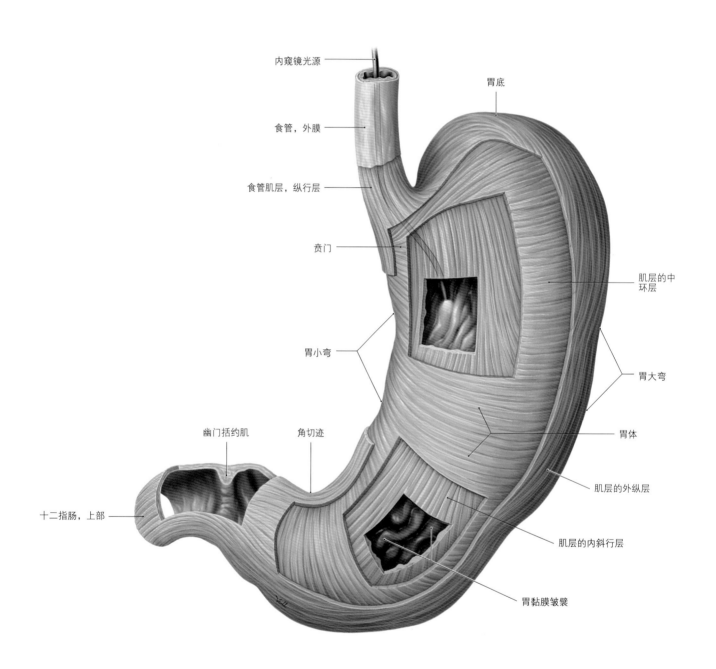

内窥镜光源

胃底

食管，外膜

食管肌层，纵行层

贲门

肌层的中环层

胃小弯

胃大弯

胃体

幽门括约肌

角切迹

肌层的外纵层

十二指肠，上部

肌层的内斜行层

胃黏膜皱襞

A. 肌层

前面观，胃前壁的浆膜和浆膜下层切除。胃的肌层在几处开窗。整个胃壁厚度从 3 mm 到约 10 mm（B 显示单层）。大部分肌层不是两层（像其他中空的胃肠道）而是三层。

- 外纵行层，最明显的是胃大弯（最大纵向扩张）。
- 中环行层，在胃体最发达，在幽门管最强壮（环形括约肌，见第 229 页）。

- 最内层的斜行纤维源于环行层，在胃体处清晰可见。

肌壁的三层结构使胃能完成有力的搅拌运动。这些肌可以有力地推动固体食物至有酸性胃液的胃壁，将食物分解成近 1 mm 大小的颗粒，可以轻松地通过幽门。纵行的胃黏膜皱襞（皱襞在胃膨胀的时候消失）形成管道，称为胃管，能快速地将液体从胃的入口送到幽门。

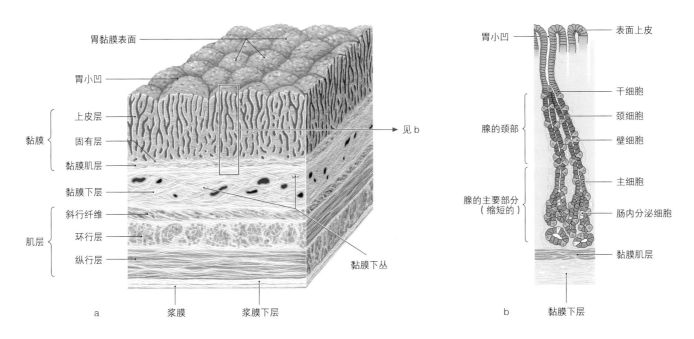

a 图中标注：胃黏膜表面、胃小凹、上皮层、固有层、黏膜肌层、黏膜下层、斜行纤维、环行层、纵行层、黏膜、肌层、见b、黏膜下丛、浆膜、浆膜下层

b 图中标注：胃小凹、表面上皮、干细胞、颈细胞、壁细胞、主细胞、肠内分泌细胞、黏膜肌层、腺的颈部、腺的主要部分（缩短的）、黏膜下层

B. 胃壁和胃腺的结构

a. **胃壁的结构**展示了胃壁结构的分层，它是胃肠道中典型的中空性器官。然而，胃的独特性在于其有三层肌，而不是两层（见 A）。

：浆膜层（腹膜脏层）和浆膜下层（为浆膜提供附着和为肌层传输血管、神经结构的结缔组织层）仅出现在器官被脏腹膜覆盖的区域。在缺乏腹膜覆盖的壁（如大部分十二指肠和结肠），浆膜和浆膜下层被外膜替代，外膜是连接器官壁与周围结构间的结缔组织。

黏膜内含有聚合为腺的特殊细胞（显微镜下可见）。腺孔开口于胃小凹底部（见 b）。胃体和幽门的腺体向下延伸至黏膜肌层（更深层次的腺体 = 更多的细胞 = 更多的分泌输出）。黏膜下层（为肌层传送神经、血管结构的结缔组织层）包含控制胃肠道中空性器官内脏感觉和内脏运动的黏膜下丛。该丛类似于肠肌丛（位于肌层，控制内脏肌的内脏运动，

此处未显示），是肠神经系统的一部分，共包含约数百万的分散的神经节细胞。

b. **胃腺的结构**（引自 Lüllmann-Rauch）（胃体部腺的简图）。胃底和胃体中有几种不同类型的细胞。

- 表面上皮细胞：位于黏膜最表面，分泌一层黏液膜。
- 颈细胞：产生黏蛋白加强黏液膜（使之具有更多阴离子）。
- 壁细胞：产生盐酸和内因子，是维生素 B12 在回肠吸收所必须的。
- 主细胞：产生胃蛋白酶原，在胃中转化为胃蛋白酶（消化蛋白质）。
- 肠内分泌细胞：不同亚型可产生胃泌素（G 细胞）、生长抑素（D 细胞）或控制胃动力和胃分泌的其他因子。
- 干细胞：可转化为表面上皮细胞和腺体细胞的储备库。

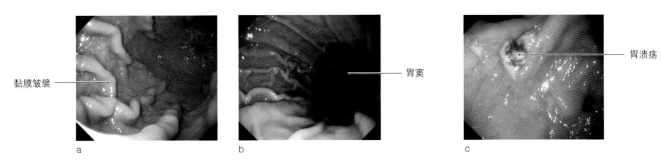

a 标注：黏膜皱襞   b 标注：胃窦   c 标注：胃溃疡

C. 胃黏膜在内镜下的外观

a 和 b. 健康的胃黏膜表面光滑反光。c. 胃溃疡。

a. 胃体内面观，通过充气，使其适度扩张。黏膜突出，黏膜皱襞弯曲形成胃管。

b. 幽门窦检查显示黏膜皱襞没有胃体突出明显。

c. 纤维蛋白覆盖的胃溃疡带有血色素点。胃溃疡的定义是，组织缺损至少延伸至黏膜肌层，但是许多溃疡深达胃壁。大部分胃溃疡是由于感染了幽门螺杆菌，一种对胃酸有抵抗力的细菌（引自 Block，Schachschal u. Schmidt：Der Gastroskopie-Trainer. Thieme，Stuttgart 2002）。

3.3 小肠：十二指肠

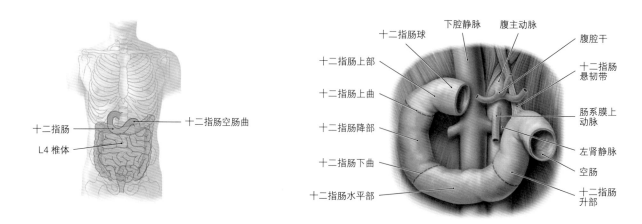

A. 在脊柱上的投影

十二指肠是一段 C 形的小肠，主要位于脊柱右侧的右上象限，围绕 L1 至 L3 椎体，偶尔至 L4。通常十二指肠凹面在 L2 水平包绕胰头（见 D）。

B. 十二指肠分部

前面观。十二指肠的解剖分部（上部、降部、水平部和升部及其间的弯曲）总长相当于 12 个手指宽度。

注意十二指肠悬韧带（又称 Treitz 韧带），常内含平滑肌纤维。活动的小肠袢可能围绕该韧带旋转而卡在韧带与其后方的血管之间（尤其是腹主动脉）。这种"Treitz 疝"可能引起肠管的机械梗阻，使血供受阻。

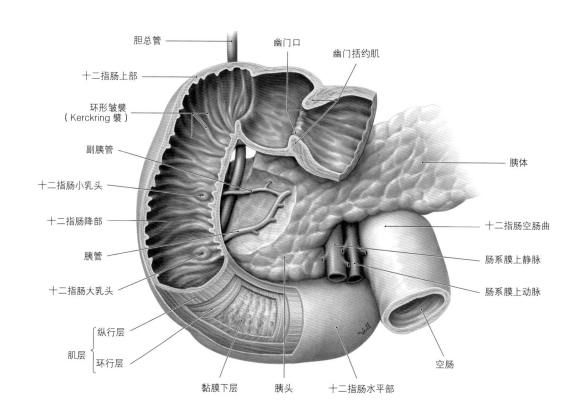

C. 壁结构和管口

前面观。大部分十二指肠被打开。幽门口（此处极大地扩张）开放让食糜通过时，腔直径仅有约 2~3 mm。十二指肠具有其他胃肠道中空性器官相同的壁结构（见 B，第 231 页）。黏膜层结构见 F。十二指肠降部在其内弯曲上有两个小隆起。十二指肠小乳头，有副胰管的开口；和十二指肠大乳头（又称为肝胰壶腹），有胰管和胆总管的共同开口。因此，辅助消化的胆汁和胰液在十二指肠上段释放。

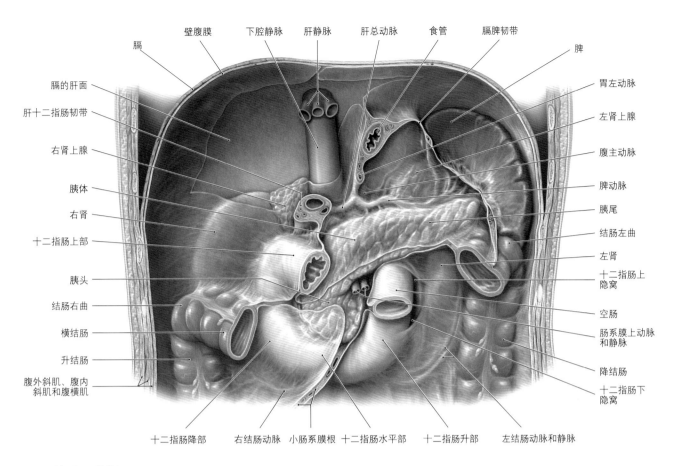

壁腹膜　下腔静脉　肝静脉　肝总动脉　食管　膈脾韧带

膈　　　　　　　　　　　　　　　　　　　　　　　　脾

膈的肝面　　　　　　　　　　　　　　　　　　　　　胃左动脉

肝十二指肠韧带　　　　　　　　　　　　　　　　　　左肾上腺

右肾上腺　　　　　　　　　　　　　　　　　　　　　腹主动脉

胰体　　　　　　　　　　　　　　　　　　　　　　　脾动脉

右肾　　　　　　　　　　　　　　　　　　　　　　　胰尾

十二指肠上部　　　　　　　　　　　　　　　　　　　结肠左曲

胰头　　　　　　　　　　　　　　　　　　　　　　　左肾

结肠右曲　　　　　　　　　　　　　　　　　　　　　十二指肠上
隐窝

横结肠　　　　　　　　　　　　　　　　　　　　　　空肠

升结肠　　　　　　　　　　　　　　　　　　　　　　肠系膜上动脉
和静脉

腹外斜肌、腹内　　　　　　　　　　　　　　　　　　降结肠
斜肌和腹横肌

　　　　　　　　　　　　　　　　　　　　　　　　　十二指肠下
隐窝

十二指肠降部　右结肠动脉　小肠系膜根　十二指肠水平部　十二指肠升部　左结肠动脉和静脉

D. 原位十二指肠

前面观。胃、肝、小肠和大部分横结肠被切除。大幅削薄了腹膜后脂肪和结缔组织，包括肾周脂肪囊。胰头位于 C 形十二指肠袢的凹面。十二指肠上部的前 2 cm 仍属腹膜内位（被肝十二指肠韧带附着于肝上），但大部分十二指肠属腹膜后位。

由于十二指肠与胰头紧邻，胰的占位（肿瘤）或畸形（环状胰）病变可引起十二指肠梗阻。十二指肠－空肠交界处的腹膜形成十二指肠上、下隐窝。活动的小肠袢可进入这些腹膜隐窝，成为嵌顿（内疝），造成一个潜在的威胁生命的肠梗阻。

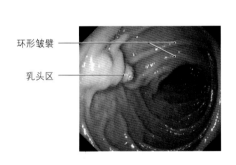

环形皱襞

乳头区

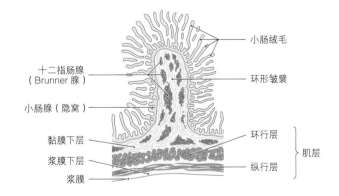

小肠绒毛

十二指肠腺
（Brunner 腺）

环形皱襞

小肠腺（隐窝）

黏膜下层　　　　　　　　　　　　　环行层

浆膜下层　　　　　　　　　　　　　纵行层　　肌层

浆膜

E. 胃镜观

内窥镜向下进入十二指肠降部。胆管和胰管开口于十二指肠的乳头区，在图像左侧大约 10 点钟的位置可见。环状襞（Kerckring 襞）与小肠所见的一样，从近侧往远侧逐渐消失（引自 Block，Schachschaland Schmidt：Der Gastroskopie-Trainer. Thieme，Stuttgart 2002）。

F. 组织学结构

经十二指肠壁的纵切面。十二指肠与其他胃肠道中空性器官有基本相同的组织学结构（见 B，第 231 页），有一些明显的不同，如存在十二指肠腺（Brunner 腺，分泌黏蛋白和碳酸氢盐中和酸性胃液）和 Kerckring 襞（特化的环状襞）。其他可以区分十二指肠与空肠、回肠的特点是，前者有更突出的黏膜皱襞，往小肠末端逐渐消失。

注意：小肠所有部分的外层肌与胃不同，只有两层，包括内层的环形肌纤维和外层的纵行肌纤维。

3.4 小肠：空肠和回肠

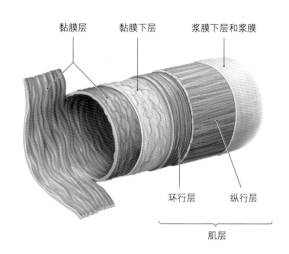

B. 空肠和回肠壁的结构

小肠壁的层次显示于"套叠的"横截面上。粘膜层沿纵向切开。空肠和回肠与其他胃肠道的中空性器官有相同的基本壁结构（见 B，第 231 页），但可观察到局部差异包括环形皱襞（见 C）和血供（见第 268 页）。

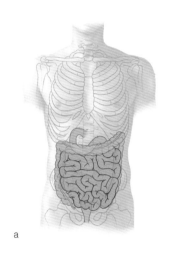

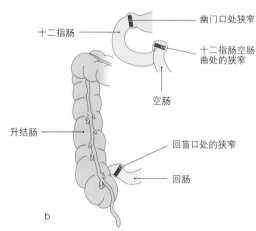

A. 小肠的部分：概述（a）和解剖学狭窄（b）

前面观。大肠像框一样围绕着小肠袢。由于小肠袢属腹膜内位器官，因此活动度大，不可能根据骨的标志定义它们的位置。如果在胚胎发育过程中（见第 46 页），小肠袢正常旋转，十二指肠位于横结肠后方。如果小肠袢旋转方向错误，十二指肠将位于横结肠前方。

注意以下正常的解剖学狭窄。

- 幽门和十二指肠交界处（幽门口内腔直径仅有 2～3 mm）。
- 十二指肠空肠曲。
- 回盲口。

吞下的异物可停留在这些位置，阻止小肠运输，引起机械性小肠瘫痪（机械性肠梗阻，一种危及生命的状态，是绝对的外科手术指征）。

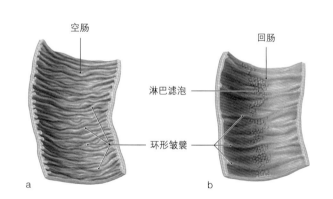

C. 空肠壁与回肠壁结构的差异

空肠（a）和回肠（b）的大体观，沿纵向切开以显示其黏膜的表面解剖。

注意：空肠中横向的环形皱襞比回肠密。回肠壁上（从固有层至黏膜下层）的淋巴滤泡尤其丰富，功能为对小肠内容物的抗原产生免疫反应（"集合淋巴滤泡"，Peyer 集合淋巴结）。

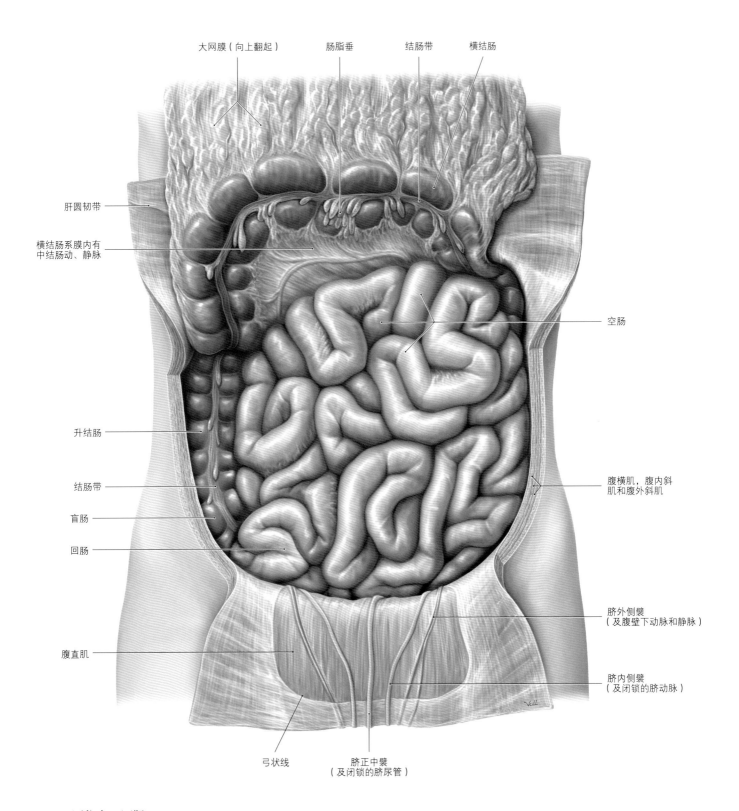

大网膜（向上翻起）　肠脂垂　结肠带　横结肠

肝圆韧带

横结肠系膜内有
中结肠动、静脉

升结肠

结肠带

盲肠

回肠

腹直肌

弓状线

脐正中襞
（及闭锁的脐尿管）

空肠

腹横肌，腹内斜
肌和腹外斜肌

脐外侧襞
（及腹壁下动脉和静脉）

脐内侧襞
（及闭锁的脐动脉）

D. 原位空、回肠

前面观。打开腹壁，横结肠向上翻起，空肠和回肠袢完全充填于横结肠系膜下方和结肠框内的腹膜腔的 4 个象限内。在此解剖图上，小肠袢在降结肠前方轻微地向左移位，遮住了降结肠。升结肠和盲肠在腹腔右侧可见。

3.5 大肠：结肠分段

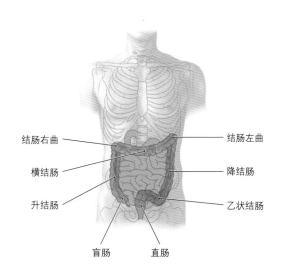

结肠右曲　　　　　　　结肠左曲
横结肠　　　　　　　　降结肠
升结肠　　　　　　　　乙状结肠
盲肠　　　直肠

B. 大肠典型的形态特征

区分大肠和小肠的形态特点有四个——三个在外部可见，一个在内部。注意这些特征不是平均出现在大肠的所有部分，在盲肠、阑尾和直肠没有。

结肠带	在绝大部分大肠上，纵行的肌纤维不形成包绕肠壁的连续层，但集中形成三条纵带（结肠带）（见 C）。直肠和阑尾没有结肠带。三条结肠带汇聚形成阑尾的肌层
肠脂垂	浆膜上充满脂肪的突出物，分散在大肠的表面，除了盲肠（缺乏或稀少）和直肠（缺乏）
结肠袋	在大肠横襞间肠壁的囊袋状突起（见第 238 页），直肠缺乏
半月襞	仅内部可见，与上面的外部特征相反。肌收缩形成其功能性特征。内部皱襞与外部分隔结肠袋的缩窄对应

A. 大肠在骨架上的投影

因为初级肠祥（中肠）的胚胎旋转，大肠形成典型的框包围小肠。根据肠旋转，各结肠段的位置和长度可能会有所不同。例如，当肠祥旋转正常，升结肠的长度就"正常"（如图所示）。如果肠旋转不全，升结肠就会变短。横结肠由于有结肠系膜，具有一定的活动性，而升结肠和降结肠因为被固定在腹膜腔的腹后壁，活动性小。结肠左曲比结肠右曲高，是因为后者有部分空间被较大的肝右叶占据。同理，降结肠的位置通常比升结肠更靠后。

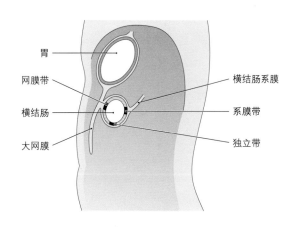

胃
网膜带　　　　　　　横结肠系膜
横结肠　　　　　　　系膜带
大网膜　　　　　　　独立带

C. 三条结肠带

矢状断面的左侧面观。三条结肠带根据在结肠上的位置命名。

- 独立带。
- 网膜带（在大网膜附着处的结肠带）。
- 结肠系膜带（在肠系膜附着处的结肠带）。

D. 大肠的解剖分部

大肠由近侧至远侧由以下几个部分构成
• 盲肠和阑尾
• 结肠，分为四部 　– 升结肠 　– 横结肠 　– 降结肠 　– 乙状结肠
• 直肠

注意：因为各种原因，有些学者认为直肠是肠道的一个独立部分，不是大肠的一部分。然而，根据解剖学术语，即作为国际标准的人体解剖术语，直肠是大肠的一段

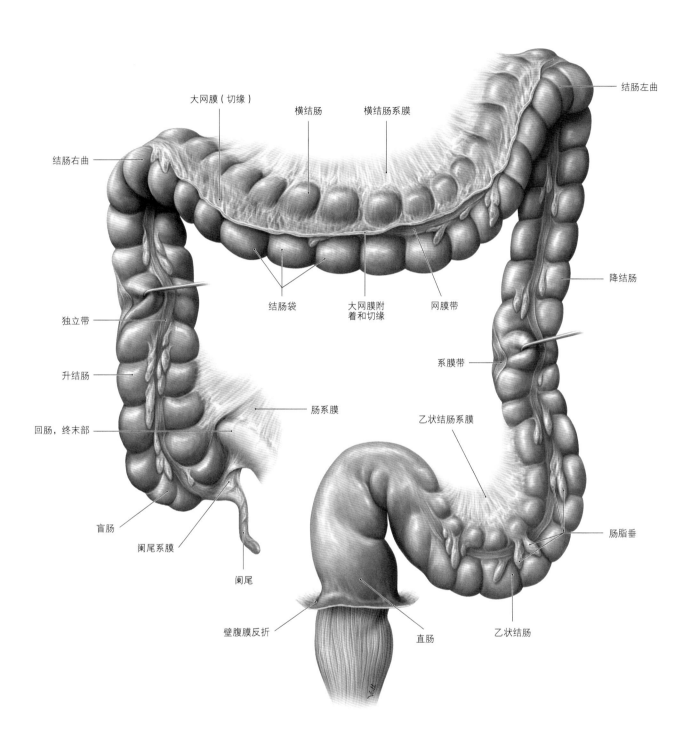

大网膜（切缘）　横结肠　横结肠系膜

结肠左曲

结肠右曲

降结肠

结肠袋　大网膜附着和切缘　网膜带

独立带

系膜带

升结肠

肠系膜

乙状结肠系膜

回肠，终末部

肠脂垂

盲肠

阑尾系膜

阑尾

壁腹膜反折

直肠

乙状结肠

E. 大肠：分段、形态和显著特征

大肠前面观。显示回肠末端和部分横结肠、乙状结肠。升结肠和降结肠被旋转以显示它们的结肠带。

注意：结直肠癌已成为工业化国家最常见的肿瘤之一，好发于乙状结肠与直肠交界处和直肠本身（即结肠左曲远端，见第 248 页）。

不同的结肠段都有大肠的形态特征（结肠袋、结肠带、肠脂垂，见 B）。这些典型特征在直肠与乙状结肠交界处以远消失。消失的结肠带在直肠上被连续的纵行肌纤维层代替。直肠有内部横襞形成的三个永久性的缩窄来替代结肠袋（见第 241 页）。直肠前壁的腹膜反折处是腹膜反折到子宫后壁（女性）或膀胱上表面（男性）的位置。

注意：升结肠和降结肠是腹膜后位（继发性），与乙状结肠和横结肠不同，它们没有结肠系膜，仅有前面被腹膜覆盖。直肠属腹膜外位，在小骨盆内，缺乏"悬韧带"而具有独特的特征。

3.6 大肠：壁结构，盲肠和阑尾

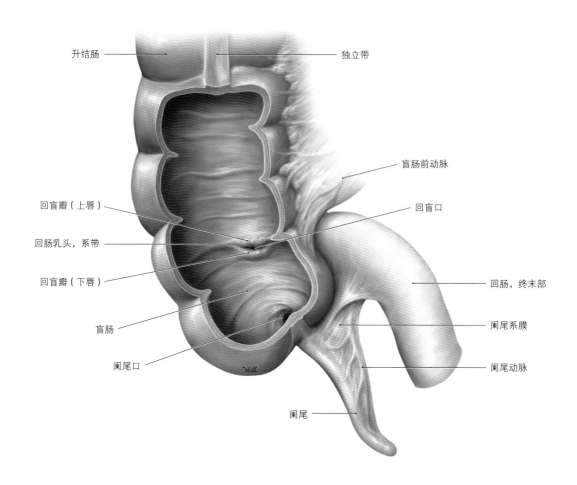

升结肠　　　　　　　　　　　独立带

盲肠前动脉

回盲瓣（上唇）　　　　　　　回盲口

回肠乳头，系带

回盲瓣（下唇）　　　　　　　回肠，终末部

阑尾系膜

盲肠

阑尾动脉

阑尾口

阑尾

A. 盲肠和回肠末端

前面观。盲肠以独特的端－侧连接与小肠（回肠）末端和阑尾连接。因此，盲肠壁上有两个开口：回盲口，开口于小乳头（回肠乳头）上；阑尾口，开口于小乳头下方。回盲口在活体时近似圆形，但在尸体上呈裂缝状。它由上、下瓣或唇围成——回结肠唇（上唇）和回盲肠唇（下唇），两唇延续为一条窄的黏膜嵴，即回盲孔的系带。

B. 回盲口

盲肠和回肠纵行的冠状断面前面观。

回盲口封闭回肠末端，防止大肠内容物反流（结构性缩窄，见 A，第 234 页）。在回盲口，回肠末端翻出的大肠的环行肌层突入盲肠腔。除了纵行肌层和腹膜，回肠壁所有层都参与构成回盲口的结构。回肠和盲肠的环行肌层在功能上为括约肌，定时开放，允许小肠的内容物进入大肠，并有效防止反流。该括约肌的功能类似于幽门。

注意：阑尾炎是胃肠道最常见的需要外科治疗的疾病之一。如果急性阑尾炎不及时治疗，感染可穿孔进入腹膜腔（通俗术语叫"阑尾穿孔"）。这为肠腔内的细菌提供了进入腹膜腔的路径，接触到大面积的腹膜，很快形成危及生命的腹膜感染（腹膜炎）。

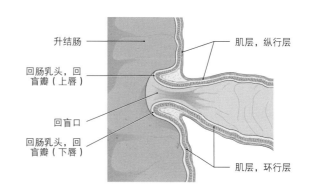

升结肠　　　　　　　　　　肌层，纵行层

回肠乳头，回盲瓣（上唇）

回盲口

回肠乳头，回盲瓣（下唇）

肌层，环行层

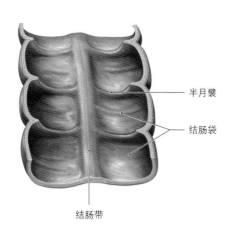

C. 结肠内面

结肠内面以横行的皱襞为特征，称为半月襞，由结肠壁上肌性的结肠带缩短形成，在外面呈现为环形缩窄。横襞间的囊袋即结肠袋。半月襞的特征依据结肠带的肌张力而变化。横襞和结肠袋随着蠕动波沿结肠缓慢下行。

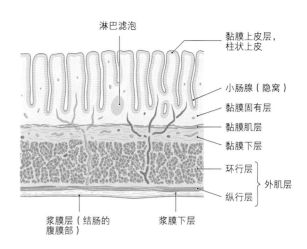

D. 结肠和盲肠的壁结构

经肠壁的纵切面。所有胃肠道典型的壁分层为：黏膜层、黏膜下层、肌层和浆膜层（或结肠腹膜后部的外膜，见B，第 231 页）。然而，结肠和盲肠壁的结构不同于胃和小肠，具有以下几个特点。

- 黏膜层缺乏绒毛（即总表面积没有小肠所扩展的大）。代替绒毛的是大量的深隐窝（Lieberkühn 隐窝），比小肠数量多很多。
- 黏膜上皮层有大量的杯状细胞（为清晰起见，这里没有显示）。
- 结肠黏膜表面大部分起伏，有大量新月形、半月襞（见 C）。
- 肌层由内环行层和外纵行层构成，纵行肌汇聚成三条纵行带——结肠带（见第 236 页）。

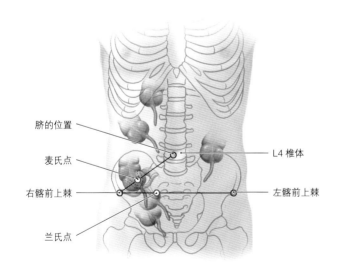

E. 阑尾的位置变异

胚胎肠道旋转被干扰时会导致盲肠和阑尾的许多位置变异。阑尾甚至可位于左侧腹部。正常位置的阑尾炎具有两个特征性压痛点。

- 麦氏点：在脐与右髂前上棘的连线上。麦氏点位于这条线上，靠近右髂前上棘的外 1/3 处。
- 兰氏点：位于两个髂前上棘的连线上。兰氏点为靠近右侧髂前上棘 1/3 处。

尽管非常有用，但这两点并非有明确的临床症状。压痛可出现在腹部其他地方，尤其在阑尾位置变异时。

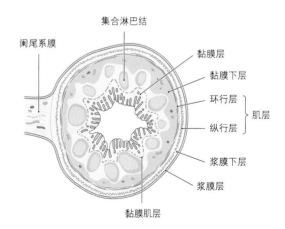

F. 阑尾壁的结构

阑尾壁具有腹膜内肠管所具备的典型壁结构。有一个突出的特征是在黏膜下层有丰富的淋巴滤泡（也出现于结肠和盲肠，但数量少得多）。由于具有高度免疫活性，阑尾被描述为"肠扁桃体"。其黏膜层有许多深隐窝与固有层和黏膜下层淋巴滤泡接触紧密（隐窝和淋巴滤泡，此处不可见）。因为阑尾是腹膜内位的，它有一个小的系膜，称为阑尾系膜，内有血管、神经结构。

3.7 大肠：直肠的位置、外形和内面观

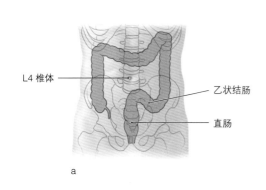

L4 椎体

乙状结肠

直肠

a

髂骨

耻骨

坐骨

骶骨

骶曲

会阴曲

直肠

b

A. 直肠的位置和弯曲

前面观（a）和左前面观（b）。直肠有 15~16 cm 长，约从第 3 骶椎上缘延伸至会阴。前面的投影是"直的"（如 a 所示）；在矢状位投影上可见两个弯曲（见 b）：骶曲（腹膜后）和会阴曲（腹膜外），会阴曲代表着肛管的起始已位于腹膜外。骶曲与骶骨的形态一致——凹向前。会阴曲是直肠控制排便的重要因素（见第 242 页）。

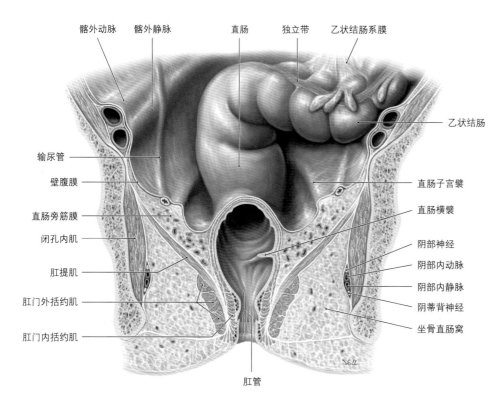

髂外动脉　髂外静脉　直肠　独立带　乙状结肠系膜

输尿管

壁腹膜

直肠旁筋膜

闭孔内肌

肛提肌

肛门外括约肌

肛门内括约肌

肛管

乙状结肠

直肠子宫襞

直肠横襞

阴部神经

阴部内动脉

阴部内静脉

阴蒂背神经

坐骨直肠窝

C. 直肠独特的形态学特征

直肠的黏膜和壁结构与大肠，包括结肠、盲肠，没有区别。然而，它缺乏几个结肠的特征

• 无结肠带，直肠有连续的纵行肌层
• 无肠脂垂
• 无结肠袋
• 无半月襞，直肠有直肠横襞
• 直肠壁缺乏神经节细胞
• 胚胎发育：肛门直肠线以上的部分与结肠一样发育自内胚层；肛管发育自外胚层（这就是为什么有些学者不认为肛管是直肠的一部分）

B. 原位直肠

女性盆部冠状切面，前面观，直肠在下横襞中部水平打开。乙状结肠的结肠带未延续至直肠。直肠外壁上的缩窄与内壁上的横襞相对应。直肠（只有在壶腹充满时，才显示此状态）显示的位置稍高。肛提肌下方是强大的肛门外括约肌，是直肠排便控制装置的肌性成分。腹膜腔下方的直肠旁结缔组织包含许多供应直肠的血管。

这幅图是根据一个女性尸体切面绘制的。因此，腹膜从直肠前壁反折至子宫后壁。尽管直肠前壁和子宫在此图中均不可见（在此切面的前方），但部分直肠子宫襞仍可见。

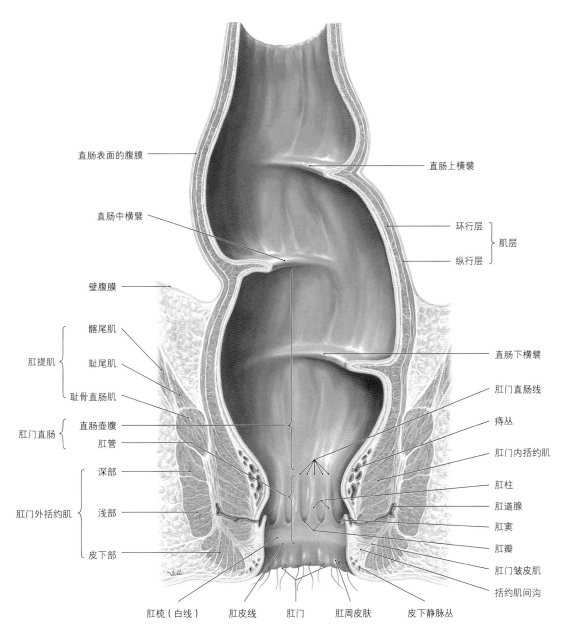

直肠表面的腹膜

直肠上横襞

直肠中横襞

环行层 ⎫
　　　　⎬ 肌层
纵行层 ⎭

壁腹膜

髂尾肌 ⎫
　　　　⎪
耻尾肌 ⎬ 肛提肌
　　　　⎪
耻骨直肠肌 ⎭

直肠下横襞

肛门直肠线

痔丛

直肠壶腹 ⎫
　　　　⎬ 肛门直肠
肛管 ⎭

肛门内括约肌

肛柱

肛道腺

深部 ⎫
　　　⎪
浅部 ⎬ 肛门外括约肌
　　　⎪
皮下部 ⎭

肛窦

肛瓣

肛门皱皮肌

括约肌间沟

肛梳（白线）　　肛皮线　　肛门　　肛周皮肤　　皮下静脉丛

D. 直肠和肛管：分部、内表面和壁结构

直肠冠状切面的前面观，直肠前壁已切除。直肠有三个永久性的横襞代替了半月襞。直肠远端，又名肛门直肠，有一明显的可触及的突起（耻骨直肠肌悬带或肛门直肠交界）可作为辨认标志，该标志在黏膜表面可见。直肠肛管分为两段，直肠壶腹和肛管。

- **直肠壶腹：** 在直肠最下部，位于直肠中横襞（Kohlrausch 襞）和肛门直肠交界之间。直肠壶腹是直肠最能扩张的部分，与流行的观点相反，直肠壶腹的作用不是储存粪便而是排空（见排便机制，第 237 页）。中横襞，从右后壁突向直肠，离肛门约 6~7 cm，指检能到达。因此，中横襞以下的直肠肿瘤可以触诊。
- **肛管：** 位于肛门直肠交界处下方的腹膜反折处远端（见 A）。它大约 4 cm 长，通常被肛门括约肌关闭。临床重要的"外科肛管"起始于肛门直肠交界水平并延

伸至肛皮线，也可触及。在肛门内、外括约肌之间有一条沟（括约肌间沟）位于肛梳（白线）的交界处，此区域有密集的躯体神经分布，肛周皮肤色素较多（见 第 242 页 B）。在肛梳上方有 8~10 条纵行的黏膜襞（肛柱），由位于黏膜下层的直肠动脉海绵体（痔丛）形成（见 第 242 页）。黏膜襞的远端与瓣状的横襞（肛瓣）相连。所有肛瓣连在一起构成齿状线，因为其明显可见而成为重要标志。肛瓣后方是袋状的空间（肛窦或 Morgagni 袋），里面有 6~8 个残留的分泌黏液的肛腺（肛道腺）排出管。这些腺体最常见的位置在后联合（大约在截石位，6 点钟的位置），或位于黏膜下，或位于括约肌间沟（肛门内括约肌和肛门外括约肌之间）的空隙，因此排出管部分横穿肛门内括约肌。

注意：腺体的细菌感染可引起难治的肛周脓肿和肛瘘（见第 247 页）。

3.8 排便控制器官：结构与组成

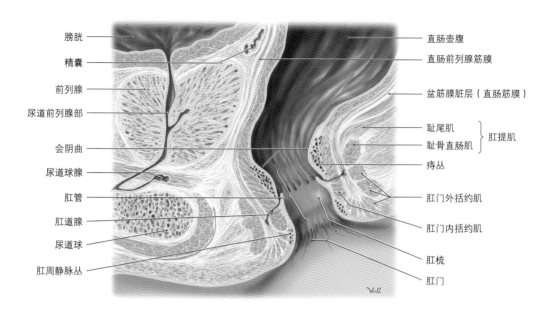

膀胱　　　　　　　　　　　　　　　　直肠壶腹
精囊　　　　　　　　　　　　　　　　直肠前列腺筋膜
前列腺　　　　　　　　　　　　　　　盆筋膜脏层（直肠筋膜）
尿道前列腺部
会阴曲　　　　　　　　　　　　　　　耻尾肌 ｝肛提肌
　　　　　　　　　　　　　　　　　　耻骨直肠肌
尿道球腺　　　　　　　　　　　　　　痔丛
肛管　　　　　　　　　　　　　　　　肛门外括约肌
肛道腺　　　　　　　　　　　　　　　肛门内括约肌
尿道球　　　　　　　　　　　　　　　肛梳
肛周静脉丛　　　　　　　　　　　　　肛门

A. 排便控制装置的组成

男性肛管水平的正中矢状切面，左侧面观。

排便控制装置或控制器官，控制着直肠的关闭（控制）和开放（排便），在排泄固态、液态和气态肠内容物前后保持紧密关闭。

它由一个可扩张的中空器官以及血管性和肌性的控制机制及其神经控制组成。这些血管肌肉控制机制整合在一个结构狭窄的部分，从会阴曲水平开始一直延续到肛管。

- 可扩张的中空性器官
  - 有拉伸感受器的直肠，主要在直肠壶腹（内脏感觉神经支配）。
  - 肛管内可扩张的皮肤（躯体感觉神经支配）。

- 肌性控制
  - 肛门内括约肌（内脏运动神经支配）。
  - 肛门外括约肌（躯体运动神经支配）。
  - 肛提肌，尤其耻骨直肠肌（躯体运动神经支配）。
- 血管性控制
  - 痔丛（永久膨胀的海绵组织，只在排便时消退）。
- 神经控制
  - 内脏和躯体神经系统（主要来自 S2~S4）与盆内脏神经、阴部神经和直肠丛。

就功能而言，控制和排便是排便控制装置的感受器和效应器在中枢神经系统参与下精细调节后的反馈结果（见第 244 页）。

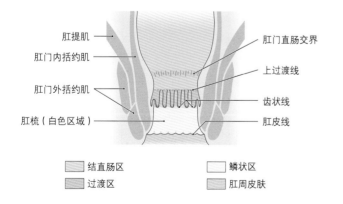

肛提肌　　　　　　　　　　肛门直肠交界
肛门内括约肌　　　　　　　上过渡线
肛门外括约肌　　　　　　　齿状线
肛梳（白色区域）　　　　　肛皮线

▢ 结直肠区　　▢ 鳞状区
▢ 过渡区　　　▢ 肛周皮肤

B. 肛管的上皮区域（引自 Lüllmann-Rauch）

在肛管，结直肠黏膜的单层柱状上皮在过渡区水平与肛梳和肛周皮肤的复层鳞状上皮相续。过渡区位于特征性标志附近。肛管的上皮可分为以下区域。

- **结直肠区**：在肛门直肠交界与上过渡线之间。同质的结直肠黏膜和隐窝。
- **过渡区**：在肛柱水平（在上过渡线和齿状线之间）。结直肠黏膜的镶嵌模式，单层柱状上皮和复层鳞状上皮。
- **鳞状区**：在齿状线和肛皮线之间：均匀覆盖复层非角质化鳞状上皮，紧密连接于下层的肛门内括约肌，因此是白色外观（白线）。深感觉神经支配，有触觉、压觉、温度觉和主要疼痛感受器（临床上为肛梳）。
- **肛周皮肤**：在肛皮线以下。皮肤外层的复层鳞状上皮的起始（色素沉着、外分泌腺、大汗腺和毛囊丰富）。

注意：肛管的上皮区的知识对区分直肠癌（通常是腺癌）和肛管癌（角质化或非角质化鳞状上皮）有重要作用。

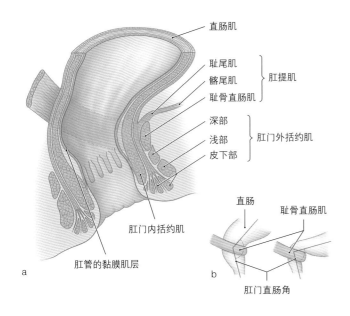

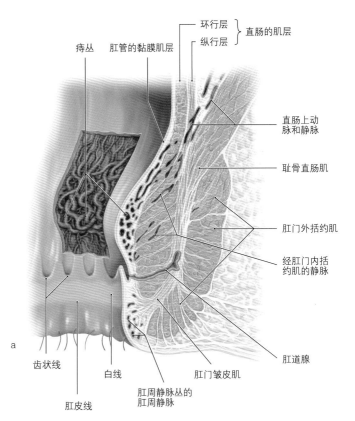

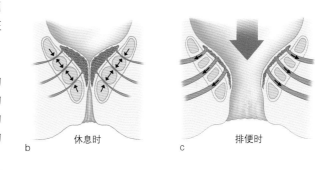

C. 肌性排便控制装置的结构

a. 正中矢状面，左侧面观。b. 耻骨直肠肌悬带和肛门直肠角，肌松弛（左）和肌收缩（右）。

肛门括约肌的复杂系统包括平滑肌和骨骼肌。然而，平滑肌是直肠壁肌的直接延续，骨骼肌由盆底肌特化而成。因此，这些肌性排便控制装置的维持受到躯体运动神经和内脏自主神经的双重控制。

自主支配的平滑肌包括以下几种。

- 肛门内括约肌：最重要的平滑肌；是直肠环行肌层的延续，形成强劲的圆环。交感神经纤维和显著减少的肠神经节细胞（神经节细胞减少症）使其维持持续的紧张性活动，以协助收缩肛管（内括约肌负责 70% 的粪便控制）。

- 肛管的黏膜肌层：黏膜肌层延续并超过痔丛直至齿状线，可稳定痔丛并使之维持在原位。

- 肛门皱皮肌：作为直肠纵行肌层的延续，肌纤维跨过肛管与肛门外括约肌的皮下部交织并止于肛周皮肤。肛门皱皮肌的命名源于肌收缩时在肛周皮肤产生的放射状皱褶。

随意支配的骨骼肌包括以下几种。

- 肛门外括约肌：圆柱形肌围绕肛管外壁，由 3 个可辨认的部分组成：深部、浅部和皮下部。深部和皮下部是环形排列。浅部位于前方的会阴体与后方的肛尾韧带之间，像夹子一样围绕肛管。大部分由 I 型肌纤维构成，具有缓慢、持久和耐疲劳的特点。

- 耻骨直肠肌：作为肛提肌最内侧的部分，形成一个强大的肌性悬带，在肛门直肠交界水平环绕着直肠，紧贴肛门外括约肌深部。起于耻骨的固定端，所以当耻骨直肠肌收缩时，会在肛管和直肠之间的肛门直肠角产生一个"扭结"。

D. 血管排便控制装置的结构

a. 肛管的纵切面，痔丛开窗。b 和 c. 休息时和排便时的痔丛。在齿状线以上的肛柱水平，黏膜下层有海绵体，即痔丛。它的弹性很大程度上确保直肠能够密封液体和气体。痔丛的循环配置与阴茎海绵结构相似，但不同的是它是永久膨胀的。痔丛是网状海绵组织，唯一的血供是直肠上动脉的 3 条分支（在截石位位于 3、7 和 11 点方向），并在肛柱附近进一步分支（见 第 273 页）。血液通过动静脉吻合的方式经穿括约肌的静脉进入静脉回流系统（大部分沿肛门内括约肌）到达肠系膜下静脉回流区（回流到肝门静脉），也有部分通过直肠中、下静脉进入外静脉丛的肛周静脉。当排便时括约装置松弛，允许血液从痔丛回流。

注意：痔丛的异常扩张（增生）超出生理范围会导致痔病，最常见的直肠疾病之一（见第 246 页）。

3.9　排便控制器官：功能

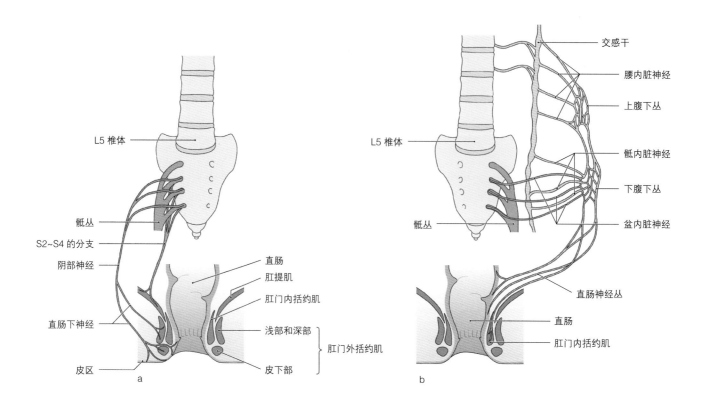

A. 神经支配（引自 Stelzner）

a. 躯体运动和躯体感觉神经支配。b. 内脏运动和内脏感觉神经支配。

- **躯体运动神经：**阴部神经支配肛门外括约肌，提肌神经支配肛提肌（尤其是耻骨直肠肌）。它们为肛门外括约肌和肛提肌提供主动的、部分随意的神经支配。
- **躯体感觉神经：**直肠下神经支配肛门和肛周皮肤。来自阴部神经，传递压觉，尤其是痛觉。肛门皮肤对疼痛非常敏感。即使是肛门皮肤小的撕裂，通常表现出炎性变化，往往极其疼痛。

B. 排便机制（引自 Wedel，见右页）

a. 直肠壶腹的充盈。b. 随意控制的括约肌松弛和粪便推进。排便和控制排便都在中枢神经系统控制下，涉及不同的解剖结构，从大脑皮质到肛周皮肤，肛直肠也是影响因素之一。直接参与的结构有盆底肌和下蹲所涉及的肌、腹压以及自主神经、感觉神经及其高级中枢。

直肠壶腹的充盈和壶腹壁局部牵张感受器的刺激：当粪便被顺行的蠕动波推进直肠壶腹时，力学感受器感受到扩张后将信息经后索的内脏传入神经传递到大脑皮层感觉区，产生强烈的便意。嗅觉、视觉或听觉刺激可加速或降低这种感知，随后产生自主行为去排便。

- **内脏运动：**盆内脏神经（S2~S4）支配肛门内括约肌。内括约肌在休息时的肌张力（腰骶内脏神经支配）有助于肛管保持关闭，并抑制痔丛静脉回流；海绵体维持膨胀，不让粪便排出和气体排出。就局部解剖关系而言，盆内脏神经与直肠丛关系密切。
- **内脏感觉：**盆内脏神经（S2~S4）支配直肠壁，尤其是直肠壶腹的牵张感受器。壶腹被粪便扩张触发了需要排便的主观意识。

直肠肛管的抑制反射和随意支配的括约肌的松弛：当壶腹被排泄物充填时，直肠内压增加，肛门内括约肌松弛，随后耻骨直肠肌悬带和肛门外括约肌受意识控制松弛。因此，肛管直肠角变直，肛管扩张。

粪便推进：直肠排空是在直肠压力直接无意识增加的辅助下，伴随随意肌收缩以增加压力来完成的。随意肌包括：腹肌（腹压）、会阴肌（上提盆底）、膈（膈收缩）和声门肌（声门关闭）。蹲姿进一步使腹压增加（屈肌反射）。随着粪便的推进，痔丛垫回流，推出粪便。

完成排便：在括约肌装置允许粪便通过后，高敏感度的肛梳接触粪便，可感知粪便的体积、稠度和位置。这个感觉启动了完成排便的自主过程。一旦括约肌装置收缩和痔丛充盈则排便完成。

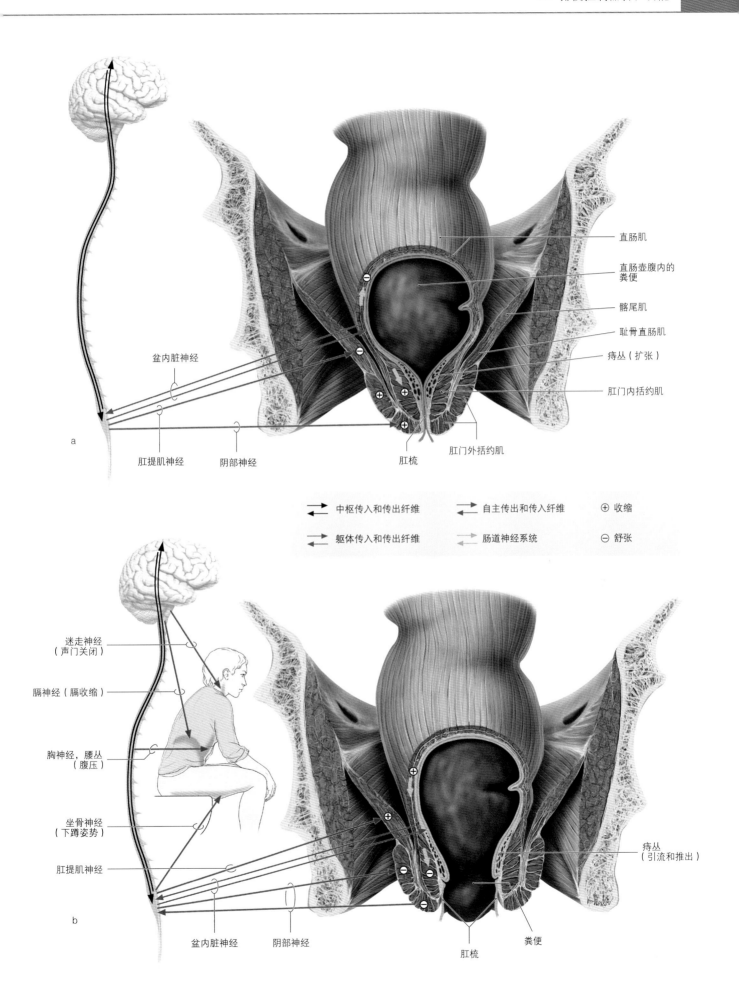

直肠肌

直肠壶腹内的
粪便

髂尾肌

耻骨直肠肌

痔丛（扩张）

肛门内括约肌

盆内脏神经

肛提肌神经　　阴部神经

肛梳　　肛门外括约肌

a

中枢传入和传出纤维　　自主传出和传入纤维　　⊕ 收缩

躯体传入和传出纤维　　肠道神经系统　　⊖ 舒张

迷走神经
（声门关闭）

膈神经（膈收缩）

胸神经，腰丛
（腹压）

坐骨神经
（下蹲姿势）

肛提肌神经

盆内脏神经　　阴部神经

痔丛
（引流和推出）

粪便

肛梳

b

3.10 肛管疾病：痔病、肛门胀肿和肛瘘

第Ⅰ级　　　　　　第Ⅱ级　　　　　　第Ⅲ级　　　　　　第Ⅳ级

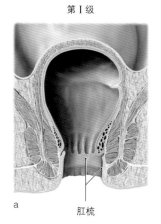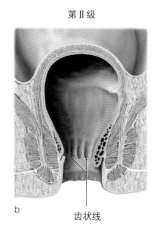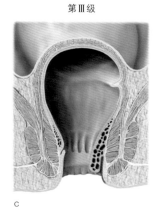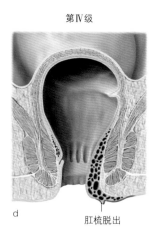

a　　　　肛梳　　　b　　　　齿状线　　　c　　　　　　　　d　　　　肛梳脱出

A. 痔病

痔病是最常见的直肠疾病。疾病发生于齿状线上方直肠的海绵体的环形痔丛，它很大程度上是负责精细调节肛门排便控制。痔疮是一个通用术语，用来描述增生（扩大）的有动脉血供的海绵体，最初没有引起任何症状。痔疮一旦产生症状 [出血（鲜红的动脉血），黏液分泌物，瘙痒，灼热，大便失禁等]，就会变成病理性的，这时他们需要治疗（痔病）。通常痔疮是排便时肛门压力增加所致，常因为饮食中缺少纤维和液体，造成慢性便秘而引起。

另一个原因是静脉回流障碍，由于肛门括约肌张力增加，导致痔丛静脉曲张。痔的诊断和分类是基于检查、触诊和肛管直肠镜检。依据痔疮的严重程度和症状，可分为 4 级。

- 第Ⅰ级（a）：肿胀，组织的弹性垫（位于齿状线上方）仅在直肠镜下可见，可引起无痛性出鲜血（无痛是因为肿胀垫位于肛梳上方）。

- 第Ⅱ级（b）：可见的增生性血管垫，当排便或压力增大时，可脱垂至肛管内或外部，但排空肠道后立即收回。滴血和排出黏液可能导致渗出或瘙痒，也称为肛周湿疹。

- 第Ⅲ级（c）：在排便或腹内压增加时，自发产生痔脱垂，需要手动复位。可能有血栓形成和脱垂物嵌顿导致显著疼痛。

- 第Ⅳ级（d）：在这个阶段，结节性肿物及肛管的大部分，包括高痛觉敏感的肛梳，永久脱垂（不能复位），附在肛缘（亦称肛门脱垂）。

注意：与德国医学术语不同，英国、美国和瑞士术语区分内痔和外痔。内痔源自直肠内静脉丛，外痔是在肛缘的皮下血栓（如肛周的血栓形成）。然而，我们认为外痔是单纯的直肠海绵体的增生血管垫及其供血动脉脱出至外面。

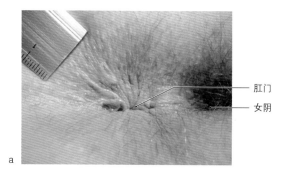

a　　　　　　　肛门
　　　　　　　女阴

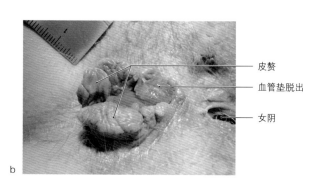

　　　　　　　皮赘
　　　　　　血管垫脱出

　　　　　　　女阴

b

B. 有或没有痔疮的肛周皮肤

a. 一位 38 岁女性患者的正常肛周皮肤。

b. 一位 54 岁女性患者第Ⅳ级痔疮。在前连合处黏膜脱

垂合并左、右侧肛门皮赘（无害，通常无症状的肛周皮肤褶皱）（引自 Rohde，H.：Lehratlas der Proktologie. Thieme，Stuttgart 2006）。

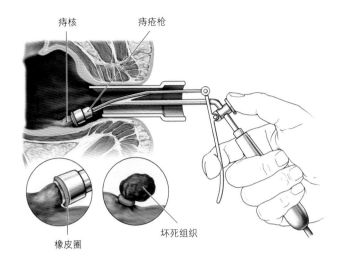

痔核　痔疮枪

橡皮圈　坏死组织

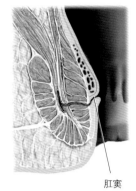

肛窦

a 肛道腺

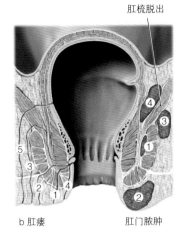

肛梳脱出

b 肛瘘　肛门脓肿

C. 治疗痔疮的可能性

治疗痔疮主要是针对预防，切除痔疮和恢复受影响区正常的解剖和生理。因此，可能的治疗分为预防措施和对症（保守、半侵袭、外科）治疗。

- **预防措施：**重点在于告诉患者合适的营养习惯（转成富含纤维、液体足够的低脂饮食，避免酒精、烟和辛辣调料）并改善排便习惯（只有当感觉排便冲动时排便，避免紧张，不用泻药，合适但不过度的肛门清洁）。
- **保守措施：**局部治疗，可使用药膏、栓剂、肛门卫生棉条和坐浴来缓解症状。
- **半侵袭措施：**硬化疗法（源自 Blond）、橡皮圈结扎（源自 Barron）和多普勒超声引导下动脉结扎被证明有效，尤其是对Ⅰ级和Ⅱ级痔疮的治疗。硬化疗法使用 0.5~1.0 mL 聚多卡醇注入齿状线以上的黏膜下层。聚多卡醇是一种硬化剂，损伤血管的内皮后替代为纤维组织。这种治疗的目的是固化痔疮。橡皮筋结扎手术是治疗Ⅱ级痔疮的首选方法（见图）。使用一种特殊的痔疮枪，将多余的痔组织用橡皮筋结扎。坏死组织一到两周内脱落。痔的动脉结扎有助于减少增大的血管垫的血供，使其缩小。
- **手术措施：**第Ⅲ级和第Ⅳ级的痔疮需要手术干预。普通手术治疗包括外剥内扎术后的痔疮切除和 Longo 式吻合器痔固定术。痔疮切除包括放射状节段切除和扩增垫的结扎。而吻合器痔固定术是插入一个特殊的装置复位脱垂的痔疮，然后从肛管近端环形切除黏膜及部分痔组织，再用一个圆形吻合器将剩余组织固定于原位。这个手术最大的好处是减少了术后疼痛，因为钉线置于没有感觉神经支配的直肠黏膜区域。

D. 肛瘘和肛脓肿

这两种疾病的症状是密切相关的，几乎是同一种疾病引起的，即残留的肛道腺感染（见第 241 页）。通常，肛脓肿代表急性隐秘腺感染，肛瘘是慢性表现。依据肛道腺的解剖——最常位于后联合附近的内括约肌间隙，并开口于肛窦（a）——依据肛瘘和肛脓肿（b）的路线和与括约装置的位置关系进行分类。

- **肛瘘**（典型的瘘是完整的，意味着在肛管有一个内口，在皮肤上有一个外口；因此，两个口一个在肛窦，一个在肛周皮肤）：
  ① 内括约肌肛瘘：占肛瘘的 50%~70%，穿过肛门内括约肌。
  ② 经括约肌肛瘘：占肛瘘的 30%~40%，穿过肛门内、外括约肌。
  ③ 括约肌上肛瘘：约占肛瘘的 5%，在括约肌间上方穿过耻骨直肠肌悬带。
  ④ 皮下或肛梳下肛瘘：占肛瘘的 5%~10%，不穿过任何括约肌，直接在肛管下方开口于肛周皮肤（又称边缘瘘）。
  ⑤ 非典型肛瘘：约占肛瘘的 5%，不起于肛道腺，但从直肠壶腹经肛提肌开口于皮肤（也称为外括约肌肛瘘），是克罗恩病的常见症状。
- **肛脓肿**（由肛瘘引起，没有外口，因此是个盲端）
  ① 内括约肌脓肿：在肛道腺内。
  ② 皮下或肛梳下脓肿：肛周或肛管周围。
  ③ 坐骨直肠或肛提肌下脓肿：肛提肌下的坐骨直肠（肛门）窝内。
  ④ 盆腔直肠或肛提肌上脓肿：直肠和肛提肌漏斗之间的直肠周围筋膜内。

注意：肛瘘和肛脓肿总是需要适当的手术治疗。尤其是肛脓肿，伴随着剧烈的疼痛、发热、白细胞增多等急诊的指征。肛瘘外科治疗的目的，除封堵瘘道，还要治疗肛道腺感染并预防复发。解剖学关系的确切知识是成功治疗的关键。

3.11 直肠癌

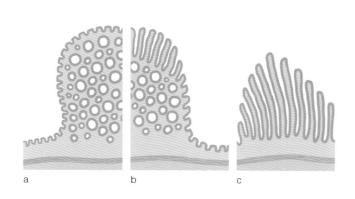

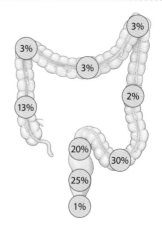

A. 大肠的腺瘤息肉

a. 管状息肉。b. 管状绒毛状息肉。c. 绒毛状息肉。

腺瘤是一种良性上皮肿瘤（瘤变），起源于腺组织。当起源于大肠黏膜时，它往往超出黏膜，长成息肉（术语为"大肠息肉"）。根据它们的形态特征可分为以下几项。

- 管状腺瘤（占所有大肠息肉的 75%）：通常有蒂且小于 2 cm。
- 管状绒毛状腺瘤（占所有大肠息肉的 15%）：混合性，恶性转化的风险显著高于管状腺瘤。
- 绒毛状腺瘤（占所有大肠息肉的 10%，高恶性转化的风险为 30%）：毛状表面且比管状腺瘤整体扁平；由于其基底宽阔，较难在内窥镜下切除，因此有很高的复发风险。

注意：所有的腺瘤都可以发展成癌。恶性转化的风险与息肉的大小、组织学类型和发育异常的程度（如分化程度）相关。

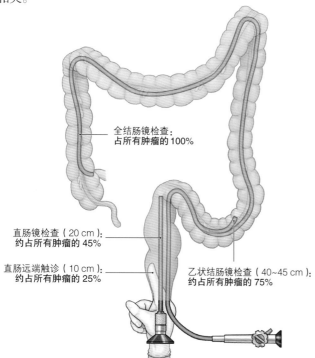

全结肠镜检查：
占所有肿瘤的 100%

直肠镜检查（20 cm）：
约占所有肿瘤的 45%

直肠远端触诊（10 cm）：
约占所有肿瘤的 25%

乙状结肠镜检查（40~45 cm）：
约占所有肿瘤的 75%

B. 结直肠癌的发生率及危险因素

在西方，结直肠癌是胃肠道最常见的癌。在欧洲和美国，结直肠癌占所有新诊断癌症的 15%，且发病率还在增加。仅在德国，每年就有 60 000 例新发病例，结直肠腺癌是与性别无关的第二常见癌症（超过一半的患者死于此）。几乎 45% 的肿瘤发生在直肠（见图）。目前尚不清楚结直肠癌的病因，但下列外源性和内源性风险因素似乎扮演一定角色。

- 外源性风险因素
  - 大量肉类、高脂、低纤维饮食。
  - 维生素（叶酸，维生素 A、C、E）和微量元素（硒）摄入不足。
  - 饮酒。
  - 接触石棉。
  - 较低的社会经济地位（与营养不良有关，见上）。
  - 缺乏运动。
- 内源性风险因素
  - 大肠的腺瘤息肉。
  - 结肠癌发病率高的家庭。
  - 肠道炎性疾病（如溃疡性结肠炎、克罗恩病）。

注意：结直肠癌不包括肛管肿瘤（1%）。

C. 癌症筛查

筛查及早发现癌症在结直肠癌中尤其有效。这是因为其有相当长的潜伏期，从原发的良性腺瘤转化为癌需要数年。良性结直肠肿瘤主要始于结直肠黏膜上的息肉改变（管状、绒毛和管状绒毛状腺瘤，可带蒂或基底宽阔，单发或多发），绒毛状腺瘤有最大的恶变倾向（30%）（见 A）。指南推荐的结直肠癌筛查包括年度粪便隐血试验（40 岁开始隐血测试）、直肠指诊和结肠镜检查（55 岁开始），以及选择直接干预切除肿瘤细胞。CT 结肠镜（虚拟结肠镜检查）提供了一个额外的微创方法替代传统内镜检查。大量研究表明，内镜检查的结果惊人地减少了 60%~80% 发病率和死亡率。

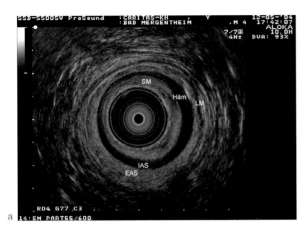

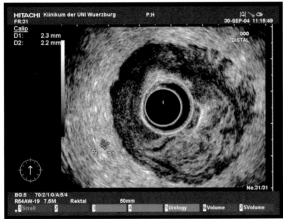

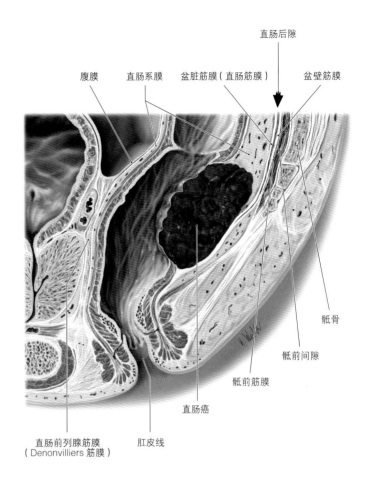

直肠后隙

腹膜　直肠系膜　盆脏筋膜（直肠筋膜）　盆壁筋膜

骶骨

骶前间隙

骶前筋膜

直肠癌

直肠前列腺筋膜
（Denonvilliers 筋膜）　肛皮线

D. 直肠和肛门的超声内镜检查

在直肠和肛门的超声内镜检查中，肛门直肠壁的层次和周围结构被高空间分辨率的影像清晰地显示出来。而直肠内的超声图像主要显示了直肠壁的层次，肛管内超声检查可以评估括约肌和盆底。为了正确评估超声内镜成像结果，充分的解剖学知识至关重要。360°传感器的横向定位是用于超声内镜检查最常用的成像平面，有助于对显示的结构进行精确的解剖定位。

a. 肛门的超声内镜检查： 显示肛管内括约肌的技术，以与强回声的黏膜下层（部分痔丛）相连续的环形低回声肛门内括约肌作为标志。内括约肌外是肛门外括约肌，具有混合性回声模式。作为纵行肌的延续，肛门皱皮肌的纤维可见，是括约肌间隙的薄层低回声区。

b. 直肠的超声内镜检查： 大型环状直肠肿瘤浸润直肠周围脂肪组织。直肠超声内镜检查用于直肠癌的术前分期，确定浸润到直肠壁的深度和恶性区域淋巴结的数量。这些信息对于手术入路至关重要：完整切除直肠（腹会阴切除）、保留排便控制装置（全直肠系膜切除，见 E）或局部治疗（引自：Dietrich，Ch. [Hrsg]: Endosonographie，Lehrbuch und Atlas des endoskopischen Ultraschalls. Thieme，Stuttgart 2007）。

E. 全直肠系膜切除术

80% 的直肠癌手术可以保留括约肌。保留括约肌的一个前提条件是肿瘤远端距肛皮线至少 6 cm。全直肠系膜切除术的引入显著改善了肿瘤预后（减少了局部复发率），尤其是位于直肠中段或下 1/3 的癌。全直肠系膜切除术考虑到局部转移模式，通过不仅仅切除肿瘤，还切除了浸润的直肠周围脂肪组织，而且完全切除局部淋巴引流区。此外，外科治疗以盆腔自主神经丛（下腹下丛）为引导，主要是为了预防失禁和前列腺功能障碍。因此，该手术也被称为神经导向或神经导航下的直肠系膜切除术（见 第 381 页）。

手术入路： 游离直肠上血管的淋巴血管蒂后，集中结扎肠系膜下动脉和静脉（血管结扎）。肠系膜下动脉结扎要距其起点 2 cm，以避免损伤主动脉周围的自主神经丛。在后方，实际的全直肠系膜切除术包括游离整个直肠后脂肪垫（即直肠系膜位于游离段）和盆脏筋膜（直肠筋膜）与盆壁筋膜之间的直肠后间隙（黑色箭头，见第 381 页）。在前方，游离直肠前间隙及前列腺（Denonvilliers）筋膜。在侧方，游离延伸到盆壁（直肠旁筋膜）的整个区域，同时需保护下腹部和骨盆的内脏神经。将直肠与肛提肌游离并确认耻骨直肠肌后，保留 2 cm 的安全缘，切除直肠。用吻合器来连接直肠和结肠残端，该手术称为结肠肛管吻合术。

3.12 肝：位置和毗邻关系

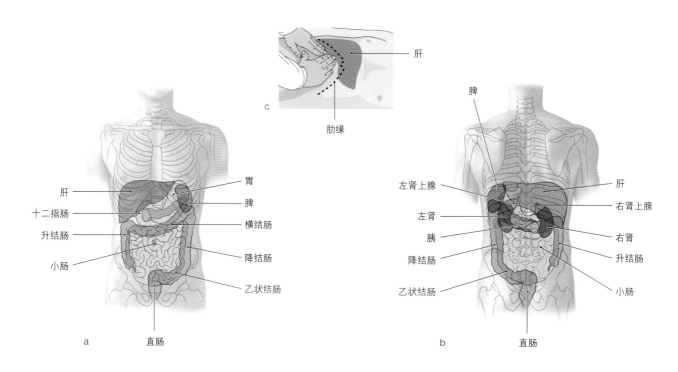

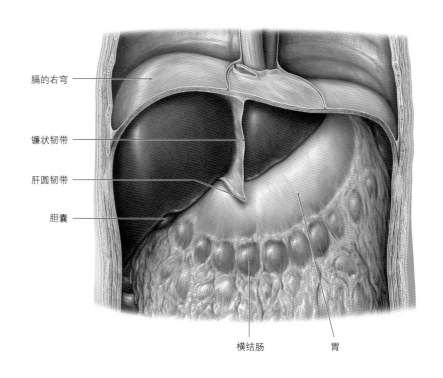

A. 肝在躯干和邻近器官上的投影，肝触诊

a.前面观。b.后面观。c.肝触诊。

肝主要位于右上象限，但也跨过上腹部进入左上象限，位于胃的前方。肝右叶与右肾和结肠右曲关系密切。由于半膈穹的存在，胸膜腔与肝前表面和后表面重叠。由于肝附着于膈的下面，其位置受呼吸活动的影响显著，也与姿势和年龄相关。站立位时，肝的位置下降。同时，也受到随年龄增长而逐渐固定的器官的影响。肝触诊（c）在患者仰卧位时最容易，患者腹壁放松（腿屈曲）并尽力呼气（肝与膈上升），然后尽力吸气。吸气引起肝下降，其尖锐的下缘（见B）在肋缘处可触及。如果肝异常增大（肝肿大），偶尔也可到达骨盆边缘。

B. 原位肝：肝在腹腔内的位置

打开的腹腔的前面观，心和肺已切除，镰状韧带和肝圆韧带在前方切断。

肝占据右季肋区，跨过腹上区至左上象限。胃在肝左叶下缘可见，胆囊在肝右叶下缘可见。

注意：由于膈的穹顶结构，肝和胸腔位于同一水平面并且部分重叠。因此，胸腔的穿通伤包含肺，也可能涉及腹腔内的肝。这就是所谓的多腔损伤。

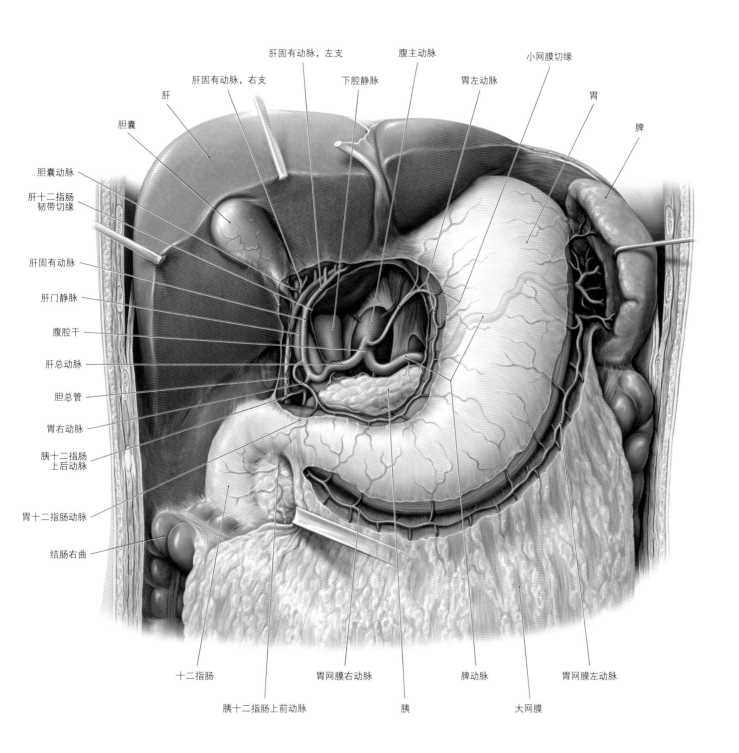

肝固有动脉，右支

肝

胆囊

胆囊动脉

肝十二指肠
韧带切缘

肝固有动脉

肝门静脉

腹腔干

肝总动脉

胆总管

胃右动脉

胰十二指肠
上后动脉

胃十二指肠动脉

结肠右曲

肝固有动脉，左支

下腔静脉

腹主动脉

胃左动脉

小网膜切缘

胃

脾

十二指肠

胰十二指肠上前动脉

胃网膜右动脉

胰

脾动脉

大网膜

胃网膜左动脉

C. 小网膜打开后的原位肝

打开的上腹部的前面观，肝和脾向上提起。

小网膜打开，可直视网膜囊。紧邻肝右叶的右上方可见到一小部分胸膜腔（见第 253 页）。肝前缘在原位时朝向下方，较锐利，当肝增大时可明显触及。肝的下面有一胆囊窝（见第 256 页），胆囊底向前朝向腹壁，略超过肝下缘。小网膜右部的肝十二指肠韧带包绕肝的血管（肝固有动脉和肝门静脉）和胆总管。肝右叶的下方可见右肾的轮廓。

注意：肝静脉在膈下汇入下腔静脉（见第 257 页），距右心房只有几厘米。因此，在右心失去了泵血功能时（右心衰竭），可致肝充血，引起明显的肝肿大。当触诊肝时，检查者应考虑器官的位置变化（见 Ac）。

3.13 肝：与腹膜的关系和形状

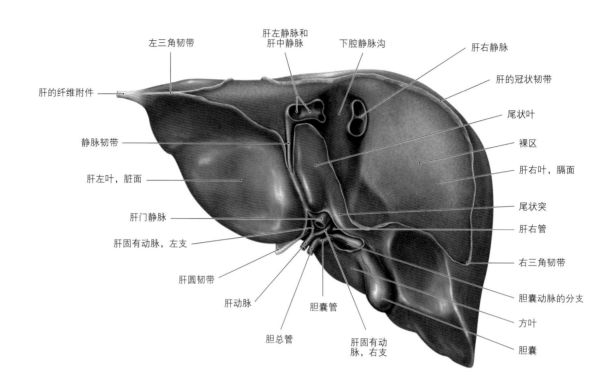

A. 肝的腹膜覆盖

　　肝膈面上部的后面观。纤维囊包裹肝并延伸到出入肝的神经血管结构。在纤维囊的外面大部分肝的表面有光滑的脏腹膜覆盖，只有在范围变化很大的肝裸区缺乏腹膜覆盖。由于表面只有纤维囊，所以肝裸区表面很粗糙。肝静脉（通常有 3 支）在肝裸区离开肝，因此位于腹膜外。这与所有的腹膜内位器官不同，它们的出入静脉和动脉有系膜结构包裹。以肝为例，只有输入动脉、输入门静脉和胆总管走行于肝十二指肠韧带内（见 Cb），而没有输出静脉。在膈下面脏腹膜反折为壁腹膜处，脆弱的腹膜上皮常形成有结缔组织支持的韧带束（冠状韧带，见 Ca）。这种结缔组织在肝左叶尖端处形成一个锥形带（肝的纤维附件）。

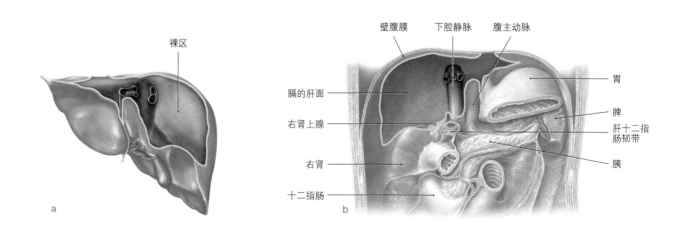

B. 肝裸区和肝的膈面

　　肝的膈面后面观（a）和膈的下面（b）。腹膜在肝和膈上的反折线展示了与肝裸区对应的膈的肝面相对应的镜像。肝裸区通过腹膜反折（冠状韧带）紧密地附着于膈的下面，使肝不能活动，虽然肝属于腹膜内位器官。

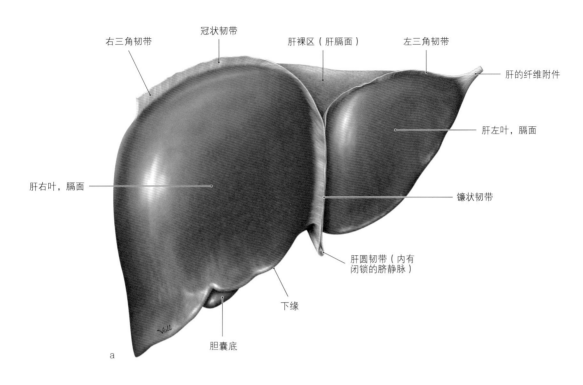

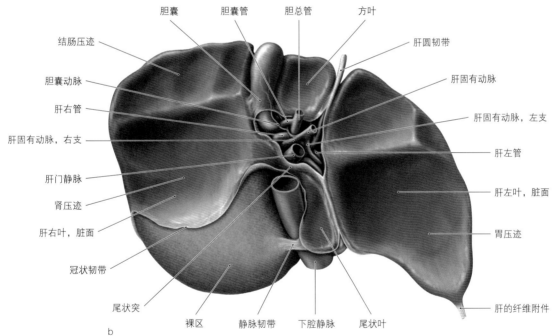

C. 肝：膈面和脏面

a. **膈面前面观**。此面可见到两个叶：较大的右叶和较小的左叶。两叶间是肝的镰状韧带，一个延伸到腹前壁的"腹侧系膜"。

b. **脏面下面观**。此面可见到四个肝叶中的另外两个叶：尾状叶和方叶。脏面有肝门，是神经、血管出入肝的部位（肝总管、肝固有动脉、肝门静脉）。就解剖学关系而言，肝

十二指肠韧带是小网膜的一部分。肝十二指肠韧带的范围可通过观察围绕在门脉三联管的脏腹膜切缘来确定。沿着肝胃韧带形成了肝的"背侧系膜"。在化学试剂保存的肝上可清楚看到来自邻近器官的许多压迹。胆囊与肝脏的内脏表面紧密相连。胆囊底略超过肝下界，胆囊颈指向肝门并在此与肝外胆管相连。

3.14 肝：分段及其组织学

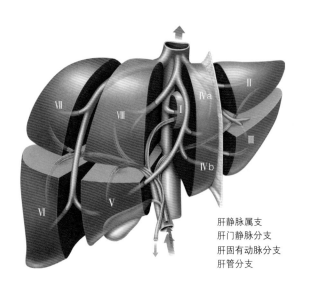

肝静脉属支
肝门静脉分支
肝固有动脉分支
肝管分支

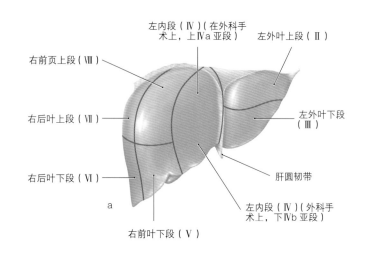

左内段（Ⅳ）（在外科手术上，上Ⅳa亚段）
左外叶上段（Ⅱ）
右前页上段（Ⅷ）
右后叶上段（Ⅶ）
左外叶下段（Ⅲ）
右后叶下段（Ⅵ）
肝圆韧带
a
左内段（Ⅳ）（外科手术上，下Ⅳb亚段）
右前叶下段（Ⅴ）

A. 肝段划分

前面观。肝固有动脉、肝门静脉和肝总管在肝门出入肝，称为"肝门三联管"。中央支先分为两大支，按照功能，将肝分为左叶（黄色）和右叶（紫色）。肝左、右叶的分界是一条连接胆囊床和下腔静脉假想线（腔静脉—胆囊线，见 Cb）。因此，它与镰状韧带形成的在外面可见的界限不同（见第 245 页）。肝门三联管在肝内进行分支，形成在功能上或多或少相互独立的八个段。这允许外科医生切除一个或多个肝段而不损伤肝整体。此外，其余肝段具有较高的再生潜力。在上图中，肝在其虚拟段的分界被"切开"以显示肝段的位置和形态（数字编号在 B 和 C 中显示）。

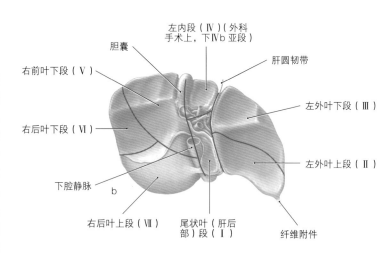

左内段（Ⅳ）（外科手术上，下Ⅳb亚段）
胆囊
右前叶下段（Ⅴ）
肝圆韧带
左外叶下段（Ⅲ）
右后叶下段（Ⅵ）
左外叶上段（Ⅱ）
下腔静脉
b
纤维附件
右后叶上段（Ⅶ）
尾状叶（肝后部）段（Ⅰ）

B. 肝段的分部和划分

肝左叶	• 后部，尾状叶	• 段 Ⅰ
	• 左外叶	• 左外叶上段（段Ⅱ）
		• 左外叶下段（段Ⅲ）
肝右叶	• 左内叶	• 左内叶（段Ⅳ），再分为Ⅳa亚段（上）和Ⅳb亚段（下）
	• 右前叶	• 右前叶下段（段Ⅴ）
		• 右前叶上段（段Ⅷ）
	• 右后叶	• 右后叶下段（段Ⅵ）
		• 右后叶上段（段Ⅶ）

C. 肝段界限在肝表面的投影

肝的膈面观（a）和肝的脏面观（b）。按肝门血管三联管定义的肝段（见 A）及其虚拟的界限 * 投射到肝表面。肝段的这种模式根据血管分布划分，可与传统依据外形标准划分的肝的四个叶直接对比。为外科目的，按照分部和段分组是有效的分组方法（见 B），因为肝选择性手术切除的部分不仅包含一个段，也可能是两个相邻的段或整个左肝或右肝。外科医生可以通过结扎供血的血管，直到肝由于缺血而变色来识别和确认肝段。

*b 中的蓝线：腔静脉—胆囊线。

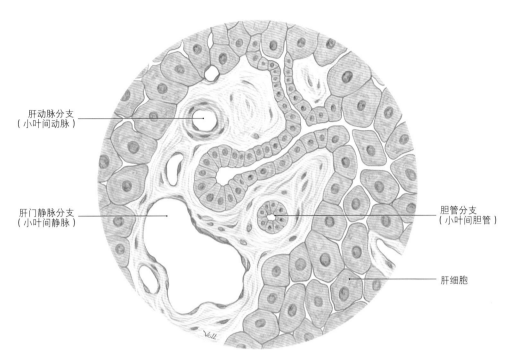

肝动脉分支
（小叶间动脉）

肝门静脉分支
（小叶间静脉）

胆管分支
（小叶间胆管）

肝细胞

D. 门脉区的组织学

　　苏木精和伊红染色，放大倍数约 540×。在肝门处的肝三联管显微分支为网状嵌入结缔组织——肝门区。这个平面的肝门三联管包括已分支为小叶间动脉（位于几个小叶间）的肝动脉，分支为小叶间静脉的肝门静脉和分支为小叶间胆管的肝总管。这些结构很容易根据管径、壁的厚度和壁结构的差异彼此区分。

- 小叶间动脉：壁厚，鳞状上皮，管腔小。
- 小叶间静脉：壁薄，鳞状上皮，管腔大。
- 小叶间胆管：立方上皮且管腔非常小。

　　肝硬化的特征是肝的结缔组织增生，肝门区和中央静脉最明显。坏死的肝细胞永久地被疤痕组织替代。肝血窦（肝的毛细血管床）在疤痕区闭塞，流经肝的血流量逐渐减少。而流入的血管仍然携带同样数量的血液入肝。因此引起肝门静脉回流障碍，致压力异常增大（门静脉高压）。在许多情况下，血液通过其他路径返回右心（门腔静脉侧支循环，见第 210 页）。

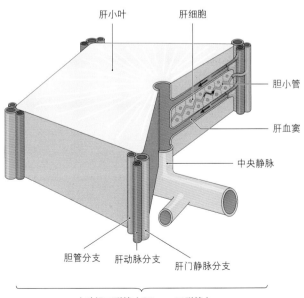

肝小叶　　肝细胞

胆小管

肝血窦

中央静脉

胆管分支　肝动脉分支　肝门静脉分支

小叶间三联管（Glisson 三联管）

E. 中央静脉小叶（肝小叶）的结构

　　这是一个基于大量组织切片研究后，构建的一个肝小叶三维结构模型（见 D）。每个多面体肝小叶由排列在中央静脉周围的肝细胞组成（因此称为中央静脉小叶）。最终，中央静脉的血回流到肝静脉。这个模型的肝门区（见 D）位于相邻的小叶间，在小叶互连处（因此称为"小叶间"动脉、静脉及胆管）。

　　小叶间动脉和门静脉将血液运输入有稳定壁的血窦时（见 D），没有壁的胆小管将胆汁转运到小叶间胆管。它们走行于肝细胞之间，但在肝血窦对面。如果胆汁淤滞在相邻肝细胞之间（如肝炎引起），肝细胞可能分离并失去细胞间的联系。可能会形成异常增大的空间，使胆汁从胆小管溢出并渗透到细胞的另一面，可以进入血窦和血流，造成皮肤和黏膜黄染（黄疸）。

3.15 胆囊和胆管：位置和毗邻关系

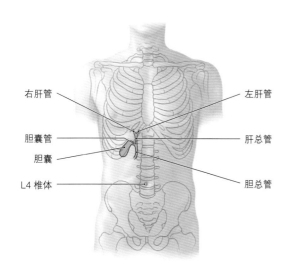

A. 肝外胆管在骨骼上的投影

前面观。胆囊投影在锁骨中线与第9肋下缘相交处。胆总管开口（通常与胰管汇合开口于十二指肠大乳头）约位于 L2 椎体水平。胆囊约在 L1/L2 水平露出右肋弓下缘。某些疾病（如胆囊炎）在此处有压痛。

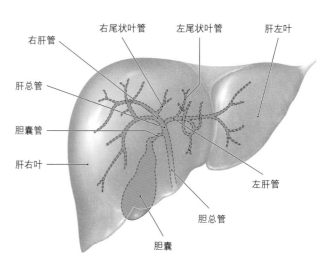

B. 肝内和肝外胆管在肝表面的投影

前面观。在肝门区胆汁从胆小管（微观）流入小叶间胆管（见第 255 页）。这些管汇成越来越大的单位，引流一个肝段。所有肝段的胆汁最终流入两条大集合管，即肝左、右管，它们在肝内还分别接受左、右尾状叶管胆汁的流入。肝左、右管合成肝总管。胆囊的排泄管，胆囊管几乎立即从侧方汇入肝总管形成胆总管。

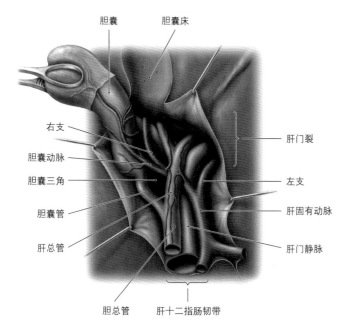

C. 肝门裂处的 Calot 三角局部解剖

前下面观。肝右叶的前缘向上推，胆囊从胆囊床上提起并牵向右侧。在肝门裂和肝十二指肠韧带处切开腹膜。为了更好地显露，神经、淋巴结及淋巴管均已切除（引自 von Lanz 和 Wachsmuth）。95% 的肝外胆管损伤发生于术中，在胆囊切除术中最为常见。特别是在微创手术方法切除胆囊（腹腔镜胆囊切除术）时，精确识别解剖结构是这个手术的一个基本方面。因此，横断胆囊动脉和胆囊管前确认 Calot 三角非常重要，其界限是胆囊动脉、胆囊管和肝总管。抓住胆囊底略向上拉，以暴露和打开 Calot 三角。用夹子结扎要切断的结构。

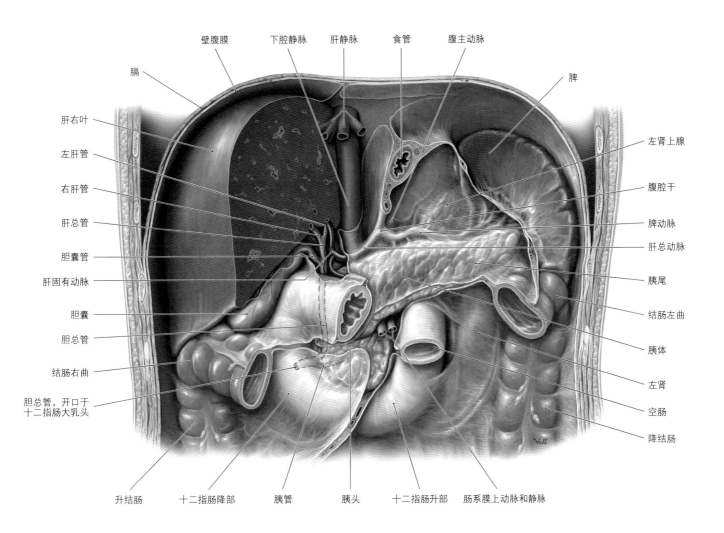

壁腹膜　下腔静脉　肝静脉　食管　腹主动脉

膈

肝右叶

左肝管

右肝管

肝总管

胆囊管

肝固有动脉

胆囊

胆总管

结肠右曲

胆总管，开口于
十二指肠大乳头

脾

左肾上腺

腹腔干

脾动脉

肝总动脉

胰尾

结肠左曲

胰体

左肾

空肠

降结肠

升结肠　十二指肠降部　胰管　胰头　十二指肠升部　肠系膜上动脉和静脉

D. 胆道与邻近器官的关系

打开的腹腔的前面观。切除胃、小肠、横结肠和大部分肝，在肝十二指肠韧带区切开腹膜。胆囊部分位于肝脏面的窝内。胆总管在十二指肠后方行向胰头。经过胰头后，胆管通常与胰管汇合，如此图所示。两条管共同开口于十二指肠降部的十二指肠大乳头（见第 258 页）。

E. 胆汁：分泌、成分和功能

分泌

胆汁是一种由肝（肝胆汁）产生的稀薄分泌物（最多每天 1 200 mL）。胆汁的水和盐吸收后储存在胆囊（胆囊胆汁）或通过胆管进入十二指肠。胆汁分泌的主要驱动力是 ATP 泵，主要运送胆酸和其他物质到胆小管，水也通过渗透作用进入。

成分

水、胆酸或胆酸盐（如胆盐、脱氧胆酸盐）、磷脂（主要是卵磷脂）、胆色素（如胆红素）、胆固醇、无机盐等。

肠肝循环

分泌进入胆囊的 98% 的胆盐在回肠末端被重新吸收，通过肝门静脉回到肝，然后由肝细胞再分泌。照此方式，胆盐在从粪便中排出前每天循环多达 10 次。

功能

胆汁基本上有两大作用

• 小肠内吸收脂肪：胆酸盐与磷脂一起乳化不溶解的脂肪（形成脂质微粒）。

• 胆固醇和其他废物的排泄路径（如胆红素，血红蛋白降解的副产品）

胆结石

胆结石由于胆囊胆汁成分变化产生（胆固醇和胆色素结石）。结石本身不产生任何症状。只有当结石引起胆管堵塞或炎症时才产生症状（胆石症、胆囊炎）。

3.16 肝外胆管和胰管

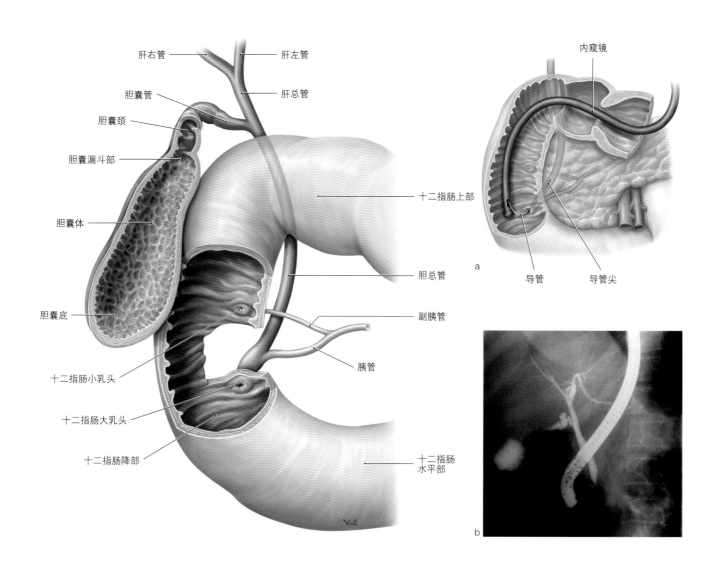

肝右管   肝左管

胆囊管   肝总管

胆囊颈

胆囊漏斗部

十二指肠上部

胆囊体

胆总管

胆囊底   副胰管

十二指肠小乳头   胰管

十二指肠大乳头

十二指肠降部   十二指肠水平部

内窥镜

a

导管   导管尖

b

A. 肝外胆管分部

前面观。胆囊被打开，十二指肠被打开并开窗。胆囊黏膜的网状皱襞清晰可见。皱襞之间的黏膜可能加深形成隐窝，可有细菌存留（有胆囊炎风险）。胆囊最大的部分是体，借漏斗形的漏斗部与颈部相连。胆囊颈通向胆囊管，以端-侧吻合的方式开口于肝总管，后者由肝左、右管合成。胆囊管与肝总管汇合后形成的大管称为胆总管。这个管通常接受胰管，然后，两者的分泌液在十二指肠大乳头（Vater 壶腹）排入十二指肠。在大乳头上方较短距离处有十二指肠小乳头，它的相关管道（副胰管）从胆总管前方跨过。此图显示了胆总管和胰管汇合形成一个壶腹的正常发育模式（变异见 D）。

注意：胆总管和胰管末端结合有两个重要意义。胰头肿瘤可阻塞胆总管（引起胆汁反流回肝产生黄疸），胆结石从胆囊进入胆总管，也可阻塞胰管末端。阻塞胰腺分泌可引发危及生命的胰腺炎。

B. 经内镜逆行胆胰管成像术

a. 前面观，十二指肠前壁开放。

b. 经内镜逆行胆胰管成像术（endoscopic retrograde cholangio-pancreatography，ERCP）相应区域的图像（b 引自 Möller, T.B., E. Reif: Taschenatlas der Röntgenanatomie, 3. Aufl. Thieme, Stuttgart 2006）。

ERCP 是一种用造影剂（见 b）显示胆管、胆囊和胰管的技术。使用内窥镜定位十二指肠乳头（大乳头或小乳头），在乳头口注入造影剂。然后评估导管充满造影剂的 X 线平片。ERCP 也可借助安装在内窥镜尖端的剪切装置取出乳头部位的胆结石（内窥镜下乳头切开术）。因此，ERCP 可用于诊断和治疗。

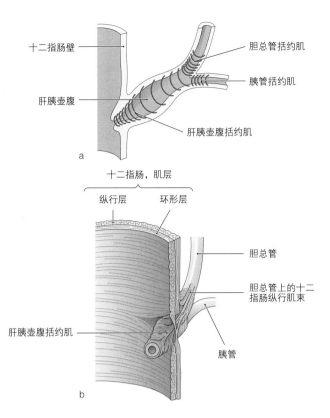

C. 胆道括约肌系统的功能和结构

a. 胆总管和胰管的括约肌。 每条管道都有各自的括约肌系统。典型的是两条管汇合形成一个大的壶腹，肝胰壶腹，且各有自己的括约肌。括约肌的机制由管壁上邻近的静脉垫（此处不可见）支持。

b. 十二指肠壁上括约肌系统的整合。 两条管道的肌与肝胰壶腹的括约肌编织后穿过十二指肠壁。

注意：壶腹括约肌系统与十二指肠壁上的环形肌分别是独立工作的，允许有括约功能，即使在空腹十二指肠松弛时。这种状态下，管道括约肌收缩，胆汁储存。进食后，括约肌系统开放，允许胆汁进入十二指肠。括约肌系统形成一个正常的解剖学缩窄，胆结石可能嵌顿于此而阻塞胆汁和胰液的流出（胰腺炎，见 A）。括约肌的功能、胆囊排出胆汁和肝分泌胆汁部分是由自主神经系统控制（尤其副交感神经系统），部分由胃肠道激素控制（例如，胆囊收缩素和胰泌素）。

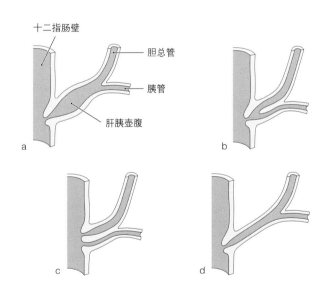

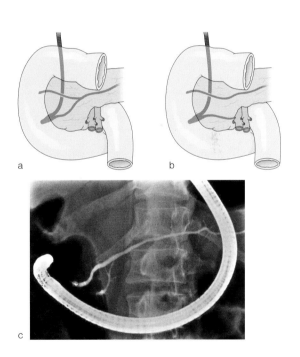

D. 肝外胆管：经典解剖和变异

胆总管和胰管末端变异。

a. 经典解剖： 两个管都以总壶腹的形式开口于十二指肠大乳头（最常见的形式）。

b~d. 变异。

b. 不同程度的总壶腹分隔。

c. 完整的壶腹分隔，每条管各有一个开口。

d. 两条管汇合后不形成真正的壶腹。

E. 胰：正常解剖和变异

a. 胰芽已经融合。b. 胰分裂（多达 10% 的被检查患者）。c. 胰分裂的 ERCP（c 引自 Brambs，H.J.：Pareto-Reihe Radiologie. Gastrointestinales System. Thieme，Stuttgart 2007）。

背侧胰芽与腹侧胰芽融合失败（见第 43 页）导致胰腺分开（胰分裂，非临床疾病，通常是偶然发现的）。两个胰芽的导管完全分开。腹侧胰芽的导管开口于十二指肠大乳头，背侧胰芽的导管开口于十二指肠小乳头。ERCP 检查（见 c）时对两个导管通过两个乳头分别注射造影剂。

3.17 胰

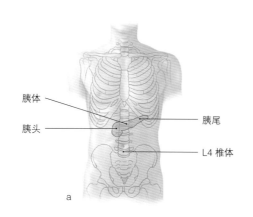

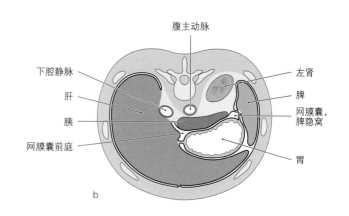

A. 胰的位置

a. 在脊柱上的投影。b. 在 T12/L1 水平经腹部的横断面，上面观。

注意：胰头在此平面以下，所以此平面显示的胰较短。

胰腺是一个细长的器官，横卧于左上象限和右上象限，主要位于上腹部。然而，大部分胰体在 L1/L2 水平跨过中线。胰头指向右侧并伸展到 L2/L3 水平。胰尾在左上腹部靠近脾。与胰的疾病相关的疼痛往往是一种"束腰痛"环绕上腹部，甚至下胸部（见第 284 页）。

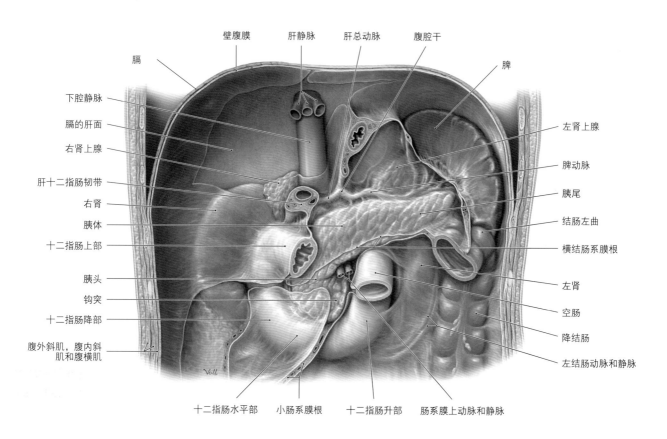

B. 原位胰

前面观。切除了肝、胃、小肠和结肠左曲近侧的大肠。腹膜后脂肪和结缔组织及肾周脂肪囊绘制的较薄，以更好地显示腹膜后结构。胰是一个继发的腹膜后器官，位于网膜囊的后壁。胰头位于 C 形的十二指肠环内。横结肠系膜附着在胰的前表面。由于胰邻近其他器官和大血管或位于它们的后方，所以手术较难进入。同时，由于位置邻近，胰腺肿瘤可以侵入并包绕肠系膜上动脉和静脉（导致它们所供应的器官循环障碍，如空肠、回肠和升结肠）。胰头的炎症或肿瘤可引起主要的胆管阻塞（导致梗阻性黄疸）。

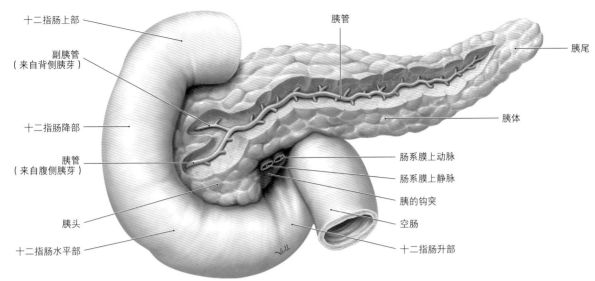

十二指肠上部
副胰管（来自背侧胰芽）
十二指肠降部
胰管（来自腹侧胰芽）
胰头
十二指肠水平部

胰管
胰尾
胰体
肠系膜上动脉
肠系膜上静脉
胰的钩突
空肠
十二指肠升部

C. 胰管的位置和走行

前面观。切除部分胰的前部。腹侧胰芽和背侧胰芽的导管汇合成一个总管，即主胰管（由胰头来的腹侧胰管和背侧胰管的远侧部形成（最常见的情况）。它横过胰全长，开口于十二指肠降部，通常与胆总管共同开口在十二指肠大乳头。小的副胰管（胰头内前背侧胰管的剩余近侧部）开口于十二指肠小乳头（见第 259 页）。导管可能存在几种变异解剖。

- 两条管保持分隔并开口于两个不同乳头（胰腺分裂，见第 259 页）。
- 两条管汇合形成一条管，开口于一个乳头。
- 在这两种情况下（虽然很少），胆总管单独开口于十二指肠。

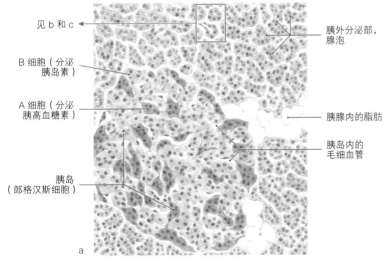

见 b 和 c
B 细胞（分泌胰岛素）
A 细胞（分泌胰高血糖素）
胰岛（郎格汉斯细胞）
a

胰外分泌部，腺泡
胰腺内的脂肪
胰岛内的毛细血管

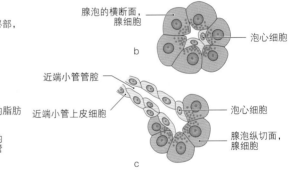

腺泡的横断面，腺细胞
泡心细胞
近端小管管腔
近端小管上皮细胞
泡心细胞
腺泡纵切面，腺细胞
b
c

D. 胰的组织学结构

a. 胰组织。b 和 c. 来自 a 的细节：腺泡横断面和纵断面的高倍放大观。

a. 组织学上，胰由两个不同功能类型的腺组织构成。

- **外分泌胰**（98% 的器官实质，图中上部的浅粉红色）由无数的浆液性腺体组成（腺泡，见 b 和 c），分泌一种富含酶的液体经胰管进入十二指肠。生产的速度约为 2 L/d，这种液体含有的酶参与许多肠道消化过程。胰外分泌不足导致消化功能受损。

- **内分泌胰**（2% 的器官实质）也被称为胰岛约 100 万个上皮细胞，可分为 α（A）细胞（20% 的胰岛细胞）和 β（B）细胞（80% 的胰岛细胞）。β 细胞产生胰岛素，

降低血糖水平；α 细胞产生胰高血糖素。其他胰岛细胞类型包括 δ（D）细胞和 F 细胞，产生生长激素抑制素或胰多肽。特殊的染色方法可显示这些细胞。胰岛产生的激素直接进入血流（这就是胰岛中存在许多毛细血管的原因）。

注意：β 细胞的数量减少和胰岛素分泌不足或有缺陷，可导致糖尿病的临床情况。

b. **腺泡细胞**每天产生约 2 L "胰液"，一种富含酶的分泌液（含有大量蛋白质），通过胰管运送到十二指肠。这种分泌液对消化很重要。因此，胰的外分泌机能减退将导致消化不良。

注意：通常用常规技术染色的腺泡细胞颜色较深。尽管如此，它们在组织学切片上颜色的深浅并不均匀。运输分泌液的部分（小管细胞）染色较浅。因为运输分泌物的起始部分凹入染色更深的腺泡中心，它们在组织切片上很明显。这些位于腺泡中心的细胞，属于分泌液的运输部，称为泡心细胞。胰是唯一含泡心细胞的外分泌腺。

3.18　脾

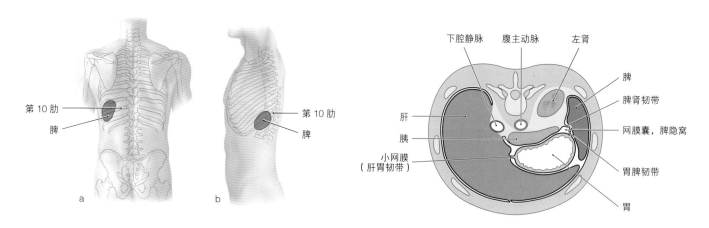

A. 脾在骨骼上的投影

　　后面观（a）和左侧面观（b）。脾位于左上象限。它的位置随呼吸有很大变化，因为它在膈下方且直接受膈运动影响，即使（不像肝）并没有附着于膈上。在功能余气量下（吸气和呼气之间的休息位置），脾门与左侧第 10 肋相交。通常健康、不肿大的脾在体检时不能触及。

B. 脾的位置

　　腹部横断面，上面观。这个断面显示脾与毗邻器官的关系。腹膜内位的脾位于其自己分区内，被折叠的腹膜连于躯干后壁（脾肾韧带）和胃（胃脾韧带）。网膜囊隐窝（脾隐窝）延伸至脾。

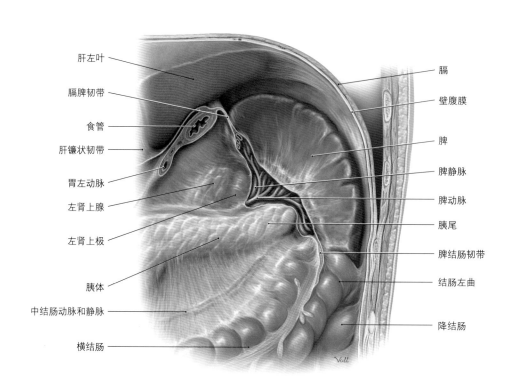

C. 原位脾：与腹膜的关系

　　左上象限的前面观，胃已切除。当脾异常增大时，会严重地挤压胃和结肠，引起疼痛。此图显示了脾与胰尾和结肠左曲关系紧密，后者又称为脾曲。

　　注意脾和横结肠之间由腹膜连接（脾结肠韧带，大网膜的一部分）。胚胎发育中，大网膜是背侧系膜，脾从其内发育。在胚胎时期的胃旋转时，脾从最初的在肠后方转移到左上象限。"岔气"（运动时胸腔下的刺痛感）被认为是锻炼时脾膨胀牵拉了覆盖脾的腹膜和脾结肠韧带所致。

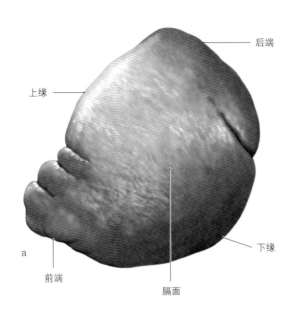

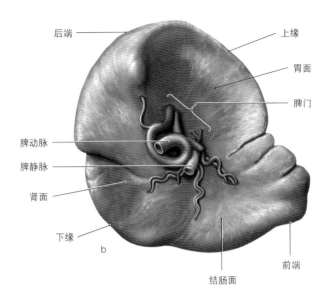

D. 脾：形态和表面解剖

脾的肋面观（a）和脏面观（b）。不同人的脾中结构变化很大，但是因为这个非常柔软的器官被一个坚固的纤维囊包裹，使它保持着一个相对稳定的外形（"咖啡豆"）。由于软的脾组织难以缝合，通过脾切除来治疗脾损伤并不少见，它消除了严重腹腔内出血的潜在因素。在脾门处出入的血管通常弯曲，形成多个线圈。

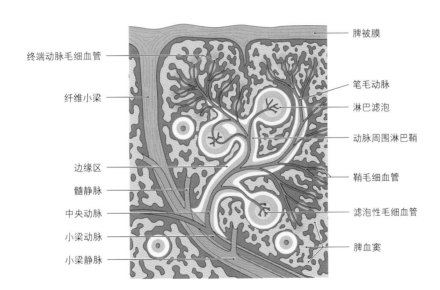

E. 脾的结构

脾是最大的单个淋巴器官，也是唯一直接并入到血流的淋巴器官（可筛选出异常细胞，见下文）。称为小梁的索状结缔组织自坚韧的纤维囊伸向脾门，将脾组织细分为小腔。纤维小梁的分支和其中走行的血管（小梁动脉和静脉）决定了脾的构架。纤维小梁之间是一个细网状结缔组织组成的网络，即脾髓。进入脾髓后血管就称为髓动脉（中央动脉）和髓静脉。终端动脉分支呈现面包霉菌的菌丝（青霉素）样外观，因此命名为笔毛动脉。脾髓分为两种类型：红髓和白髓。

- 红髓在活体由充满血液（大量红细胞聚集）的腔（脾血窦）组成，可以解释它的红色外观和它的名称（在此处显示的断面髓内无血，是无色的）。红髓的功能是从血流中筛选出老化和有缺陷的红细胞。网状网络内的众多血窦赋予脾柔软、海绵状的一致性。
- 白髓由脾结节（Malpighian 体）组成——不同大小的淋巴细胞聚集（动脉周围淋巴鞘，淋巴滤泡），由对抗原反应增殖的 β 细胞克隆构成。

白髓内的淋巴细胞聚集形成中央动脉的鞘，不同程度确保血液和淋巴细胞密切接触。中央动脉在将血液送到红髓的血窦前广泛分叉。血液经此由髓静脉运送到小梁静脉，依次汇入脾静脉。

3.19 腹腔干的分支：胃、肝和胆囊的动脉血供

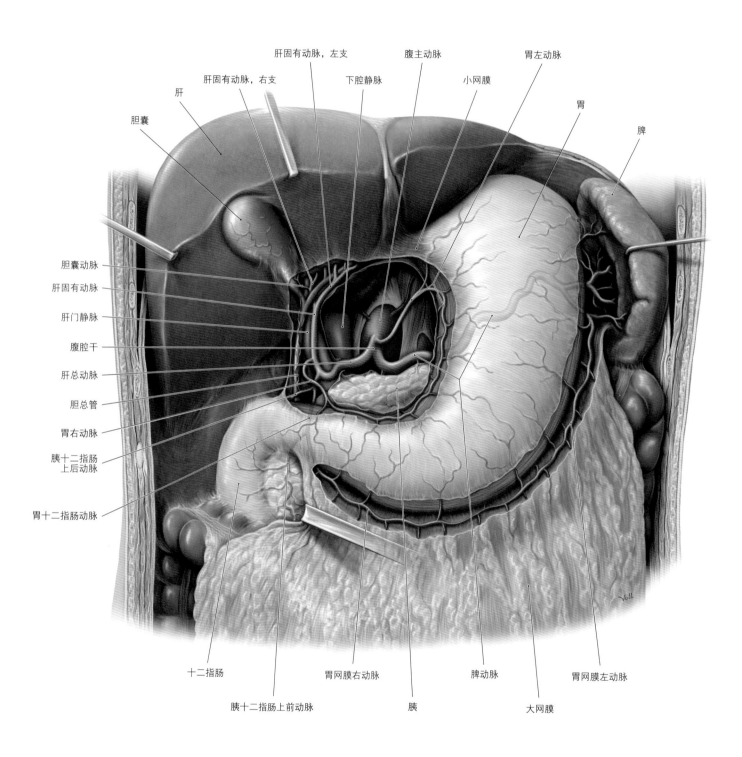

胆囊

肝

胆囊动脉

肝固有动脉

肝门静脉

腹腔干

肝总动脉

胆总管

胃右动脉

胰十二指肠
上后动脉

胃十二指肠动脉

肝固有动脉，右支

肝固有动脉，左支

下腔静脉

腹主动脉

小网膜

胃左动脉

胃

脾

十二指肠

胰十二指肠上前动脉

胃网膜右动脉

胰

脾动脉

大网膜

胃网膜左动脉

A. 腹腔干和分布到胃、肝和胆囊的动脉

前面观。打开小网膜以显示腹腔干。切开大网膜以显示胃网膜动脉。

腹腔干是腹主动脉前方发出的第一条脏支（见第 211 页），仅有 1 cm 长。25% 的腹腔干发出三脚架似的三个动脉分支，如图所示。腹腔干主要的变异见 C。

注意：肝固有动脉、肝门静脉和胆总管经肝十二指肠韧带入肝，肝十二指肠韧带是小网膜的一部分。这些血管在胆囊和胆管的外科手术中应注意保护。

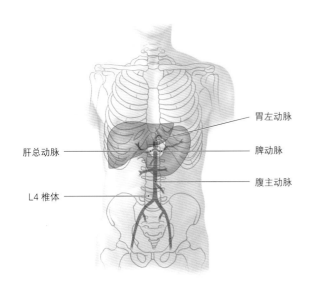

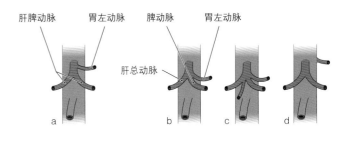

B. 腹腔干在脊柱（T12）上的投影及其与肝和胃的毗邻关系

C. 腹腔干的变异（引自 Lippert 和 Pabst）

a. 肝总动脉、胃左动脉和脾动脉有共同起点（约占25%）。

b. 腹腔干分成胃左动脉和肝脾动脉（约占50%）。

c. 腹腔干发出第四个分支到胰（约占10%）。

d. 胃左动脉直接发自腹主动脉（约占5%）。所有其他变异的发生率小于5%。

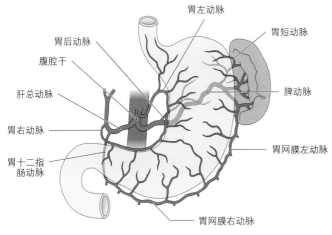

D. 胃的动脉

注意：胃的后壁由胃后动脉供应，60% 起自脾动脉。胃动脉的变异确实存在，但是为了简单起见，这里没有画图说明。

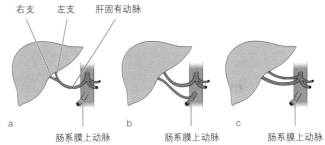

E. 肝的动脉血供变异（引自 Lippert 和 Pabst）

a. 典型的肝固有动脉分为左支和右支（约占75%）。

b. 右支起于肠系膜上动脉（约占10%）。

c. 两个分支分别从腹腔干发出（少于5%）。

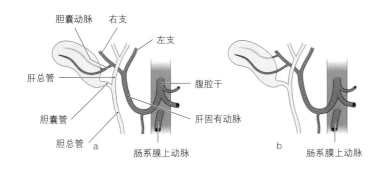

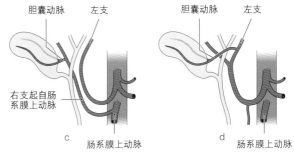

F. 胆囊动脉的常见变异（引自 Lippert 和 Pabst）

a. 胆囊动脉分支，经过胆囊的前面和后面（占46%）。

b. 两条胆囊动脉供应胆囊（占13%）。

c. 胆囊动脉起自肠系膜上动脉右支（占12%）。

d. 胆囊动脉起自肝固有动脉左支（占5%）。

3.20 腹腔干的分支：胰、十二指肠和脾的动脉血供

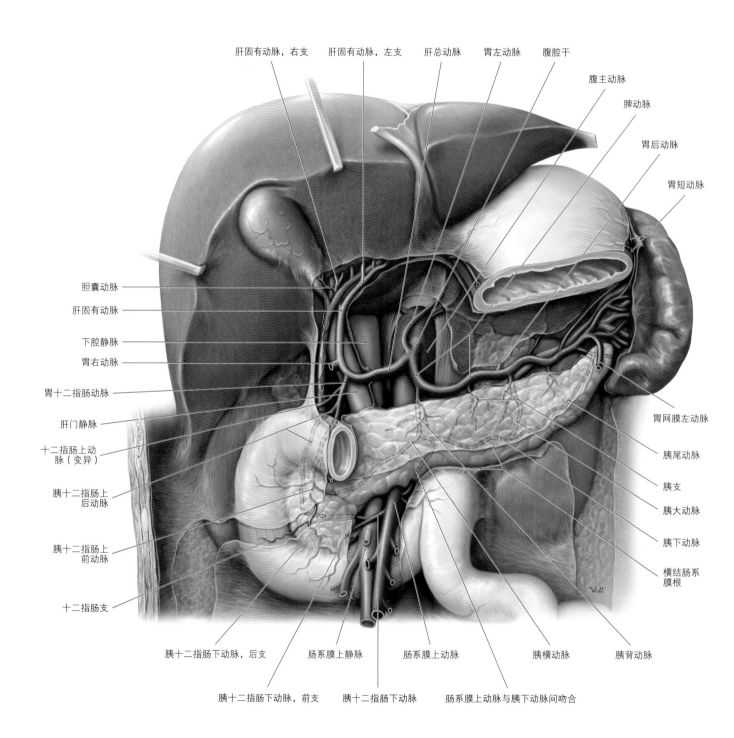

肝固有动脉，右支　　肝固有动脉，左支　　肝总动脉　　胃左动脉　　腹腔干

腹主动脉

脾动脉

胃后动脉

胃短动脉

胆囊动脉

肝固有动脉

下腔静脉

胃右动脉

胃十二指肠动脉

肝门静脉

十二指肠上动脉（变异）

胰十二指肠上后动脉

胰十二指肠上前动脉

十二指肠支

胃网膜左动脉

胰尾动脉

胰支

胰大动脉

胰下动脉

横结肠系膜根

胰十二指肠下动脉，后支　　肠系膜上静脉　　肠系膜上动脉　　胰横动脉　　胰背动脉

胰十二指肠下动脉，前支　　胰十二指肠下动脉　　肠系膜上动脉与胰下动脉间吻合

A. 腹腔干及到胰、十二指肠和脾的动脉

前面观，切除了胃体、幽门、小网膜和结肠。为了更好显露血管，去除了部分壁腹膜。

胃左动脉行向左，走行于胃小弯上方。肝固有动脉在肝十二指肠韧带内走行向右进入肝。脾动脉在进入脾之前，沿途发出分支供应胰（靠近脾的部分），并通过胃网膜左动脉供应胃。肠系膜上动脉（静脉）紧邻胰头下行（并发出分支到胰，见 C）。胰的肿瘤可能压迫肠系膜上动脉和静脉，限制其血流。腹腔干是供应消化系统器官（包括脾）的 3 个动脉中位于最上方的。

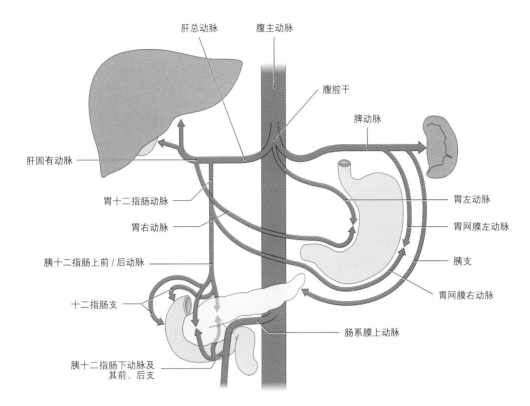

B. 腹腔干的分布示意图概况

注意：肠系膜上动脉的分支为胰提供了另外的血液。

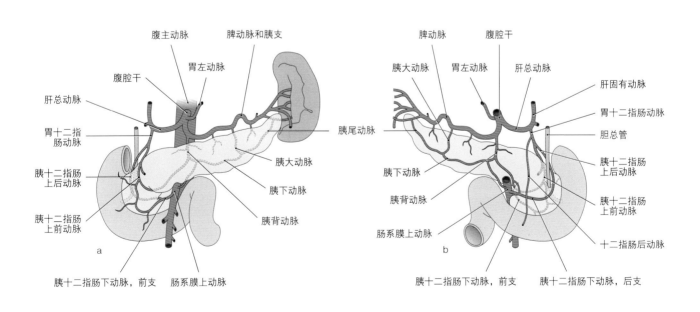

C. 胰的动脉血供

a. 前面观。b. 后面观。在 b 中，切除腹主动脉以显示腹腔干和肠系膜上动脉的起点。

注意：胰的血供既来自于腹腔干的分支，也来自于肠系膜上动脉的分支。供应胰的上动脉和下动脉形成吻合系统，称为"胰弓"。脾动脉和胰下动脉间最大的吻合支称为胰大动脉。

3.21 肠系膜上动脉的分支：胰、小肠和大肠的动脉血供

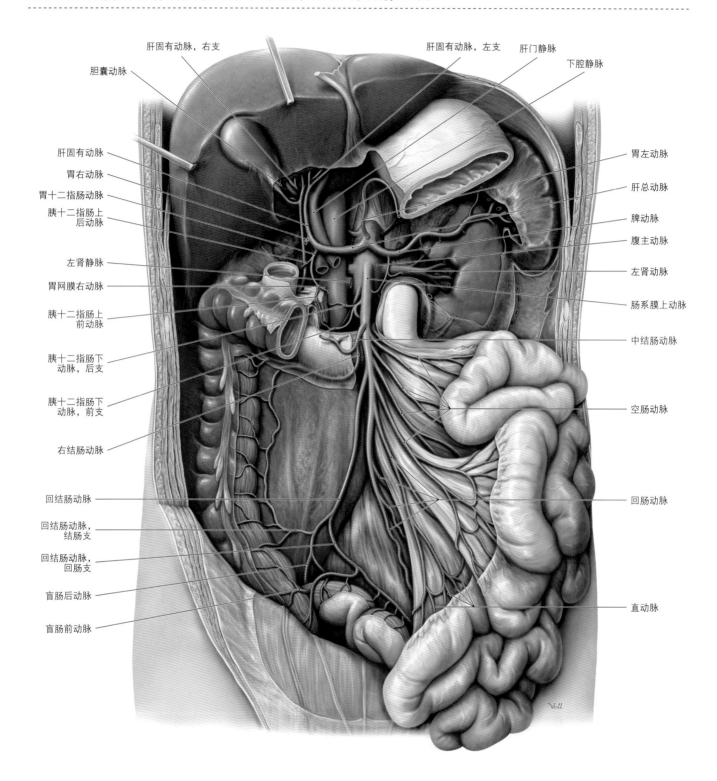

肝固有动脉，右支
胆囊动脉
肝固有动脉
胃右动脉
胃十二指肠动脉
胰十二指肠上
后动脉
左肾静脉
胃网膜右动脉
胰十二指肠上
前动脉
胰十二指肠下
动脉，后支
胰十二指肠下
动脉，前支
右结肠动脉
回结肠动脉
回结肠动脉，
结肠支
回结肠动脉，
回肠支
盲肠后动脉
盲肠前动脉

肝固有动脉，左支　肝门静脉
下腔静脉
胃左动脉
肝总动脉
脾动脉
腹主动脉
左肾动脉
肠系膜上动脉
中结肠动脉
空肠动脉
回肠动脉
直动脉

A. 肠系膜上动脉的分布

前面观。为清楚显示结构，胃和腹膜被部分去除或开窗，完整保留了大部分横结肠下方的腹膜后结缔组织。

肠系膜上动脉在 L1 椎体水平起于腹主动脉前方，行向前下，向右侧发出大部分分支。因此，只有如图将小肠袢翻到左侧时，肠系膜上动脉才易于观察和解剖。此图也显示

了肠系膜上动脉的小肠支形成的系列吻合弓（沿空肠只有一级吻合弓，但沿回肠向远端形成多级吻合弓）。直动脉从吻合弓分布至相关的肠管。肠系膜上动脉及其众多分支供应小肠、部分胰（见第 267 页）和相当大一部分大肠（见 C），直至结肠左曲（此处不可见）。肠系膜上动脉的干跨过十二指肠和左肾静脉（见 D）。

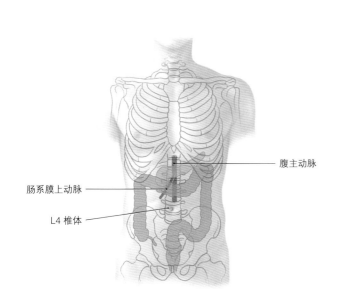

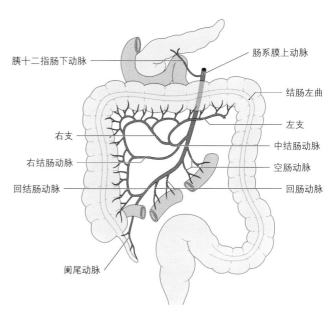

B. 肠系膜上动脉在脊柱上的投影及其与大肠和胰的关系

肠系膜上动脉在第 1 腰椎水平发出。

C. 肠系膜上动脉分支序列（也见 E）

肠系膜上动脉与具体器官的关系。肠系膜上动脉的供应范围约止于结肠左曲，该点是肠系膜下动脉供应的起点（见第 271 页）。两个肠系膜系统间通常存在多个吻合（见第 213 页）。

注意：此图为近似示意图，不包含不同结构之间的局部解剖学关系。

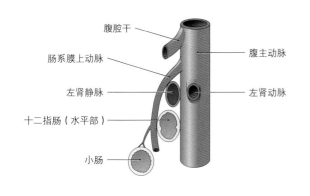

D. 肠系膜上动脉与十二指肠和左肾静脉的毗邻关系

左侧面观。

注意：肠系膜上动脉在十二指肠和左肾静脉前方下行。左肾静脉位于主动脉肠系膜角内，可能被卡压和压迫。

E. 肠系膜上动脉的分支，按供应的器官顺序列出

- 胰十二指肠下动脉
- 空肠和回肠动脉（约 14~20 条）
- 回结肠动脉与盲肠前、后动脉和阑尾动脉
- 右结肠动脉
- 中结肠动脉

分布至小肠和大肠的动脉形成许多弓，从上面发出小的直动脉（直血管），经肠系膜供应肠的各部

注意：右结肠动脉起源多变。根据 Lippert 和 Pabst（1985），以及 Kuzu（2017）等人的研究，直接起自肠系膜上动脉的仅占 40%，20% 右结肠动脉与中结肠动脉共干，15% 直接起自回结肠动脉。25% 的右结肠动脉缺如。

3.22 肠系膜下动脉的分支：大肠的动脉血供

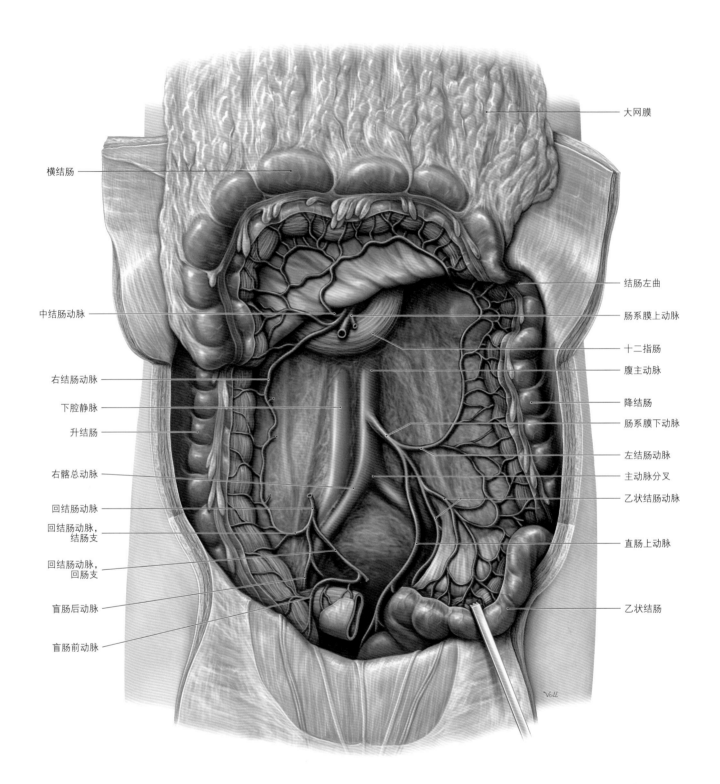

横结肠

中结肠动脉

右结肠动脉

下腔静脉

升结肠

右髂总动脉

回结肠动脉

回结肠动脉，
结肠支

回结肠动脉，
回肠支

盲肠后动脉

盲肠前动脉

大网膜

结肠左曲

肠系膜上动脉

十二指肠

腹主动脉

降结肠

肠系膜下动脉

左结肠动脉

主动脉分叉

乙状结肠动脉

直肠上动脉

乙状结肠

A. 来自肠系膜上动脉和肠系膜下动脉的大肠动脉血供

前面观。切除空肠和大部分回肠，将横结肠向上翻起。在腹膜上开窗或进行了部分切除，在原位保留了部分腹膜后结缔组织。肠系膜下动脉在 L3 椎体水平（见 B）起自腹主动脉，向左侧下行。因此，只有在小肠袢翻向右侧时（此处

小肠袢已切除），才易于观察和解剖肠系膜下动脉。此图显示了肠系膜下动脉的分支形成的众多吻合弓。此动脉供应从结肠左曲开始的大肠远侧部。

注意：直肠由 3 条动脉供应（见 D），其中只有一条直肠上动脉在此图中可见。

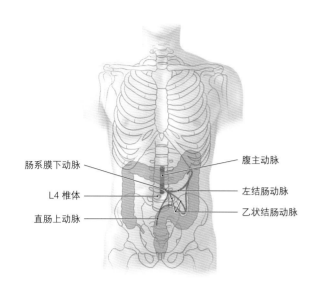

B. 肠系膜下动脉在脊柱上的投影及其与大肠的关系

肠系膜下动脉在 L3 椎体水平发自腹主动脉。

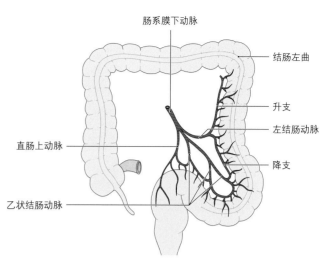

C. 肠系膜下动脉分支序列（见第 213 页）

左结肠动脉、乙状结肠动脉（2 支或 3 支）、直肠上动脉。注意结肠左曲是肠系膜上动脉血供和肠系膜下动脉血供的大致分界标志。

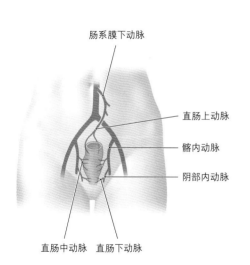

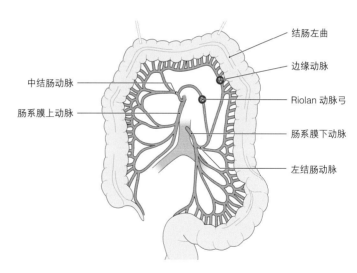

D. 肠系膜下动脉对直肠血供的贡献

直肠的血供来自 3 条不同的动脉或分支（见第 273 页）。

- 肠系膜下动脉（或其分支，直肠上动脉）。
- 直肠下动脉（直接支）。
- 阴部内动脉（或其分支，直肠下动脉）。

肠系膜下动脉供应大部分直肠上段，而其他 2 条动脉供应直肠下段的一小部分。

E. 大肠动脉之间的吻合

大肠动脉之间的吻合导致两种结果：病理因素所致低血流量的一条动脉可以通过吻合从邻近的一条动脉补偿血液。正常低血流的那部分结肠也可以得到充分的血供。当切除部分结肠时，结扎供应血管中断吻合可以防止通过邻近的血管失血。下面描述了 2 条大的吻合支。

- Riolan 动脉弓：中结肠动脉和左结肠动脉之间的直接连接（通常靠近主干，中结肠动脉和左结肠动脉分别来自肠系膜上动脉和肠系膜下动脉）。

- Drummond 边缘动脉：靠近肠管边缘，连接全部结肠的动脉。

这种连接方式被称为吻合其实并不准确。

由于上述的广泛吻合，结肠区的动脉闭塞性疾病非常罕见。导致症状的血管阻塞主要见于 3 条主要血管中的 2 条（腹腔干、肠系膜上或下动脉）发生严重狭窄。在这种情况下，患者主诉餐后大约 15 分钟上腹疼痛。疼痛是由于饱餐后结肠需氧量增加，血管阻塞导致的缺血引起。因此，患者要少食多餐（少餐综合征）。由于食物量少流向结肠的血液不需要增加。

3.23 肠系膜下动脉的分支：直肠的血供

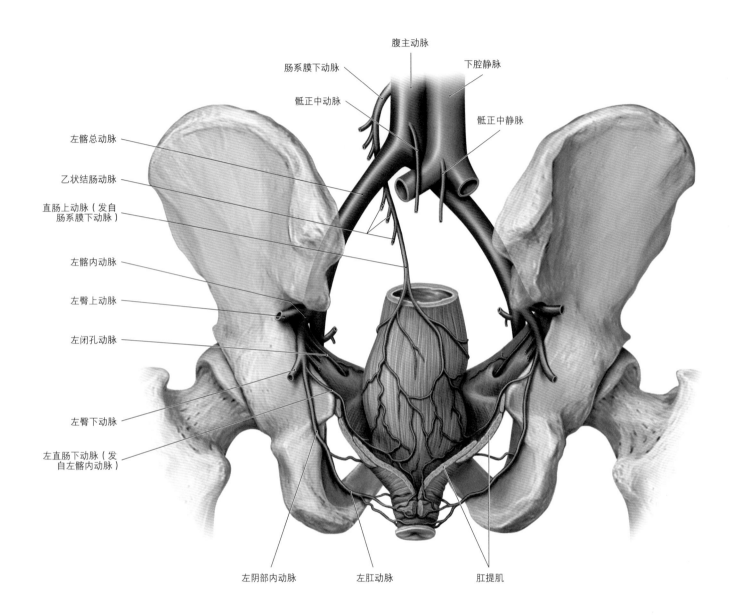

A. 直肠的动脉血供

后面观。为了清晰显示，部分髂骨以半透明状显示。

注意：不成对的直肠上动脉（发自不成对的肠系膜下动脉）发出两条分支至直肠。右侧较为粗壮的分支进一步分为两条同样粗的动脉分支。从这两条或三条主要分支发出多条侧支形成吻合的血管网。直肠下动脉（发自髂内动脉）和肛动脉（发自阴部内动脉）是成对的，因为它们的上级动脉是成对的。在女性，直肠下动脉起自子宫动脉并不少见。

肛动脉在阴部管（Alcock's 管）从阴部内动脉发出。直肠上动脉从后上方进入直肠，也与覆盖直肠的腹膜接触（为

清晰起见，这里没有显示）。这条动脉的行程也可描述为"腹膜内"。它在直肠系膜内下行，并在进入直肠海绵体前进一步分支。直肠下动脉和肛动脉从侧方进入直肠，肛提肌在它们之间形成一个界限清晰的分隔：直肠下动脉在肌的上方进入直肠，肛动脉在肌下方进入直肠。由于肛提肌是盆膈必不可少的一部分（见第395页），直肠下动脉和肛动脉的行程又可分别被描述为膈上和膈下。直肠动脉常与直肠静脉伴行，但间距较大。

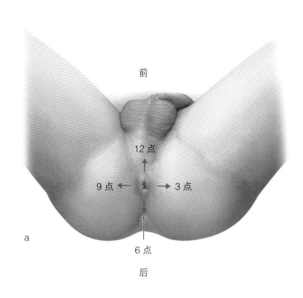

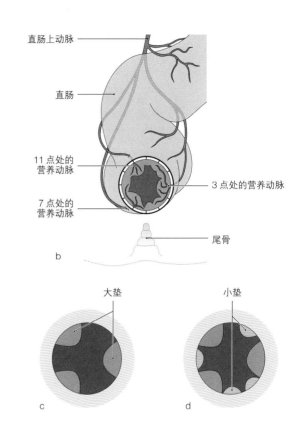

B. 直肠海绵体的动脉血供（痔丛）

a. 患者仰卧在截石位的下面观，检查者面对会阴，用时钟确定方位。痔丛是一种持久扩张的海绵体（见第 243 页），在典型的位置上（3 点、7 点和 11 点）由 3 条主要的分支供血（b），并在肛柱区形成 3 个大垫（c）。3 条大血管发出 4 条分支，在 1 点、5 点、6 点和 9 点的位置形成小垫（d）。这些圆形的海绵状结构充满了血液，作为一种非常有效的排便控制机制，确保液体和气体被封闭。括约肌的持续收缩抑制静脉回流，当排便时括约肌松弛，允许血液从海绵体回流。

注意：痔丛异常扩张（增生）超出生理范围会导致痔疮，是最常见的直肠疾病之一（见第 246 页）。

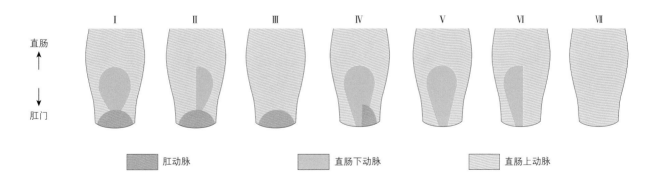

C. 直肠动脉的分布区

在矢状切开直肠上显示不同类型动脉供应的示意图。根据造影剂注入供血动脉后得到的放射影像片绘制。展开结肠观察前壁（引自 Stelzner）。

直肠的动脉血供有 7 种不同类型（Ⅰ~Ⅶ）。最常见的是 Ⅰ 型（占 36%）。上 3/4 几乎完全由不成对的直肠上动脉供血，下 1/4 由较小管径的直肠下动脉（来自髂内动脉）和肛动脉（来自阴部内动脉）供血。三个动脉间存在广泛的吻合。

注意：常见的直肠上动脉供应直肠上 1/3，直肠下动脉供应直肠中 1/3，肛动脉供应直肠下 1/3 的概念是不正确的。

3.24 肝门静脉：胃、十二指肠、胰和脾的静脉回流

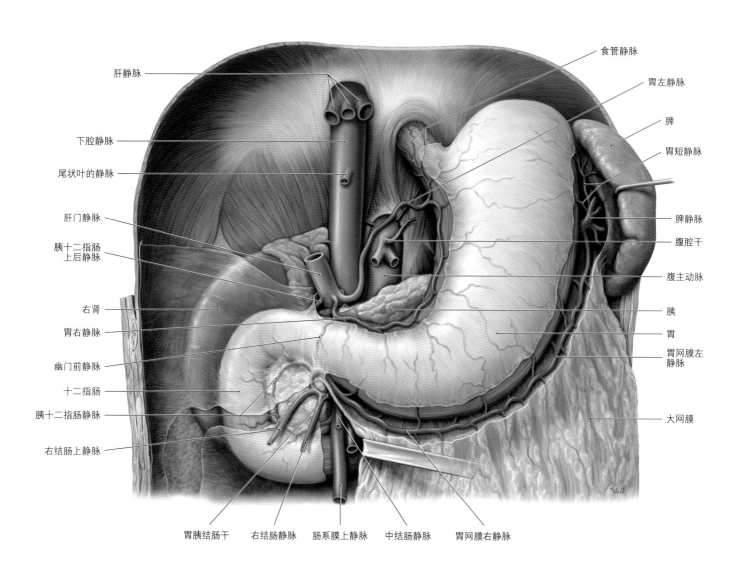

肝静脉

下腔静脉

尾状叶的静脉

肝门静脉

胰十二指肠
上后静脉

右肾

胃右静脉

幽门前静脉

十二指肠

胰十二指肠静脉

右结肠上静脉

食管静脉

胃左静脉

脾

胃短静脉

脾静脉

腹腔干

腹主动脉

胰

胃

胃网膜左
静脉

大网膜

胃胰结肠干　右结肠静脉　肠系膜上静脉　中结肠静脉　胃网膜右静脉

A. 胃和十二指肠的静脉回流

前面观。切除了肝和小网膜，且切开大网膜并拉向左。胃被轻微拉向下，腹膜或切除或多处开窗以显示肝静脉汇入下腔静脉以及肝门静脉系的胃静脉的交通。

胃小弯的血通常直接流进肝门静脉，而胃大弯的血通过脾静脉和肠系膜上静脉进入肝门静脉。十二指肠下部血液主要回流到肠系膜上静脉，而上部通常直接回流到肝门静脉。然而，变异多见。

注意：食管静脉是怎样通过胃左静脉回流到肝门静脉的在门腔静脉侧支循环中很重要（见 B 和第 218 页）。

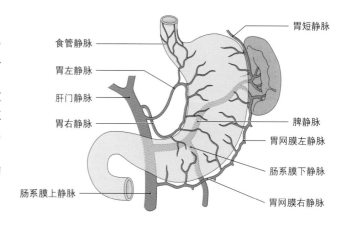

食管静脉

胃左静脉

肝门静脉

胃右静脉

肠系膜上静脉

胃短静脉

脾静脉

胃网膜左静脉

肠系膜下静脉

胃网膜右静脉

B. 肠系膜下静脉与脾静脉的汇合

前面观。此图将胃半透明化，显示了肠系膜下静脉在胃后方汇入脾静脉的典型方式。

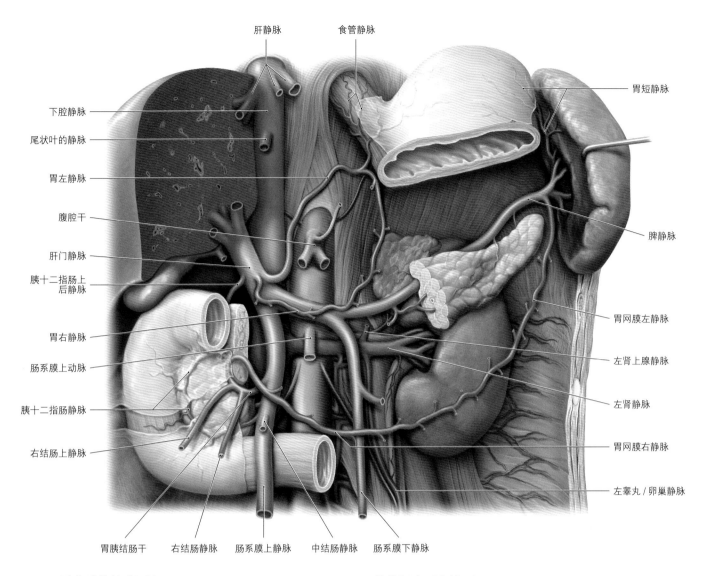

C. 胰和脾的静脉回流

前面观。为更好地显露，胃已部分切除并轻微下拉，并且切除了大部分腹膜。此图清晰显示了肝门静脉在肝附近如何由肠系膜上静脉和脾静脉汇合形成。在 70% 的情况下，脾静脉接受肠系膜下静脉的回流，如图所示，然后与肠系膜上静脉汇合（也见 B）。

来自脾的静脉血经脾静脉直接回流到肝门静脉，而来自胰的血有不同的回流路径：大部分胰静脉（主要来自胰尾和胰体）回流到脾静脉，一部分随胃和升结肠的静脉经胃胰结肠干回流到肠系膜上静脉。

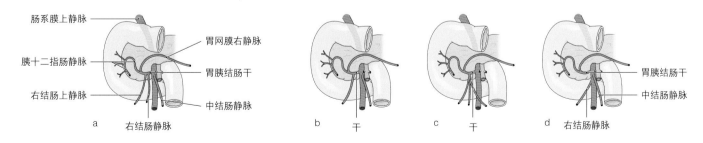

D. 胃胰结肠干的变异（Henle 干）（引自 Jin 等人和 Ignjatovic 等人）

a. 45%。b. 33%。c. 11%。d. 11%。

在约 90% 的情况下，胃胰结肠干接受升结肠（右结肠静脉）和结肠右曲（右结肠上静脉），以及胃（胃网膜右静脉）和胰头/十二指肠（胰十二指肠静脉）的回流。

在约 11% 的情况下，胃胰结肠干也接受中结肠静脉的回流（c）。胃胰结肠干在钩突水平汇入肠系膜上静脉。

注意：胃胰结肠干对于外科医生来说是重要的标志，特别是在胰头和结肠右曲手术时。

3.25 肠系膜上静脉和肠系膜下静脉：小肠和大肠的静脉回流

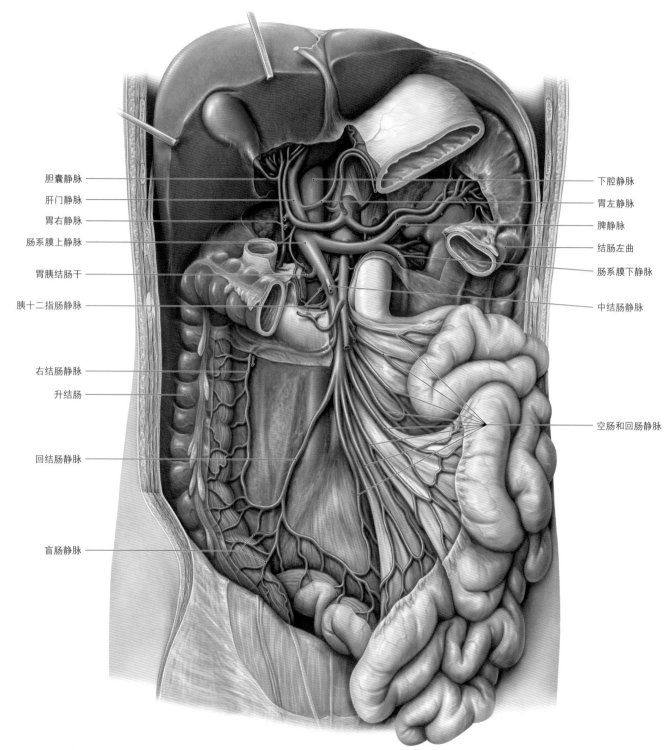

胆囊静脉
肝门静脉
胃右静脉
肠系膜上静脉
胃胰结肠干
胰十二指肠静脉
右结肠静脉
升结肠
回结肠静脉
盲肠静脉

下腔静脉
胃左静脉
脾静脉
结肠左曲
肠系膜下静脉
中结肠静脉
空肠和回肠静脉

A. 肠系膜上静脉的属支

前面观。切除大部分胃，腹膜或切除或多处开窗，仅保留一些腹膜后结缔组织。部分切除肠系膜和横结肠，将小肠袢移向左侧。肠系膜上静脉与脾静脉在 L1 水平汇合形成肝门静脉（见 B，第 274 页）。

小肠仅回流到肠系膜上静脉的属支。肠系膜上静脉也接收来自盲肠、阑尾、升结肠和 2/3 的横结肠（几乎到结肠左

曲）的回流。结肠左曲以下回流到肠系膜下静脉。与肠系膜动脉一样，这两条大静脉之间存在多个吻合。肠系膜上静脉引流范围比肠系膜下静脉更广泛。因此，在小肠和大肠的静脉回流的方式与其动脉血供是一样的。

注意：升结肠是继发性腹膜后位器官，也可接受腹膜后的静脉回流（腰静脉）汇入下腔静脉。这是另一条门腔静脉侧支循环路径（见第 218 页）。

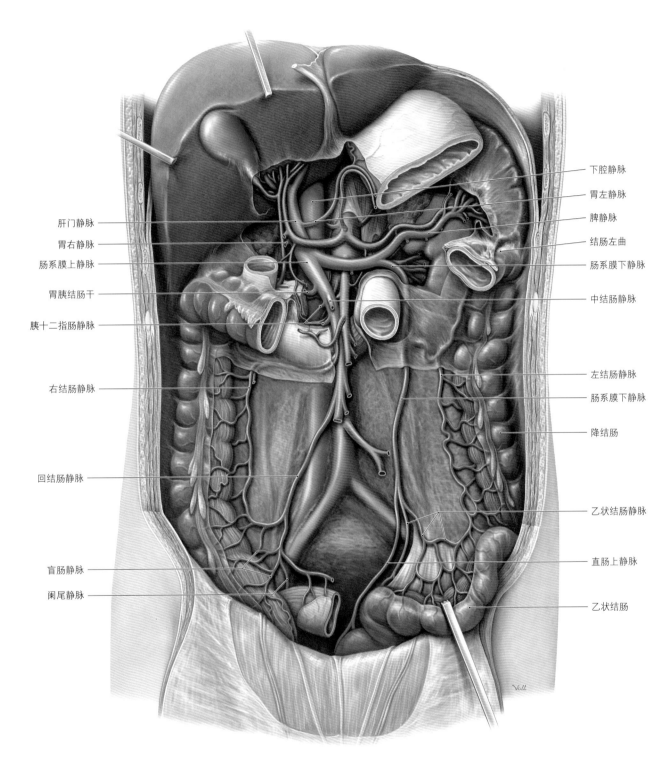

肝门静脉
胃右静脉
肠系膜上静脉
胃胰结肠干
胰十二指肠静脉
右结肠静脉
回结肠静脉
盲肠静脉
阑尾静脉

下腔静脉
胃左静脉
脾静脉
结肠左曲
肠系膜下静脉
中结肠静脉
左结肠静脉
肠系膜下静脉
降结肠
乙状结肠静脉
直肠上静脉
乙状结肠

B. 肠系膜下静脉的属支

前面观。切除大部分胃、胰和小肠。腹膜或切除或多处开窗，原位保留一些腹膜后结缔组织。肠系膜下静脉由左结肠静脉、乙状结肠静脉和直肠上静脉汇合形成。与肠系膜上静脉不同，肠系膜下静脉与动脉分开走行，通常在胃和胰的后方汇入脾静脉（见第 275 页）。因此肠系膜下静脉只接受大肠的血液回流。尽管两条肠系膜静脉之间存在多重吻合，但是肠系膜上静脉和肠系膜下静脉回流区之间的界限通常位于横结肠的结肠左曲附近。降结肠是腹膜后位器官，也可以接受腹膜后静脉（腰静脉）的回流，建立了另外一条门腔静脉侧支循环的途径。

注意：直肠上部的血通过直肠上静脉经肠系膜下静脉回流到肝门静脉。直肠下部的血（此处未显示）通过直肠下静脉和肛静脉回流，经髂静脉（见第 278 页）回流到下腔静脉。直肠上、下部也有一条门腔静脉吻合路径。

3.26 肠系膜下静脉的属支：直肠的静脉回流

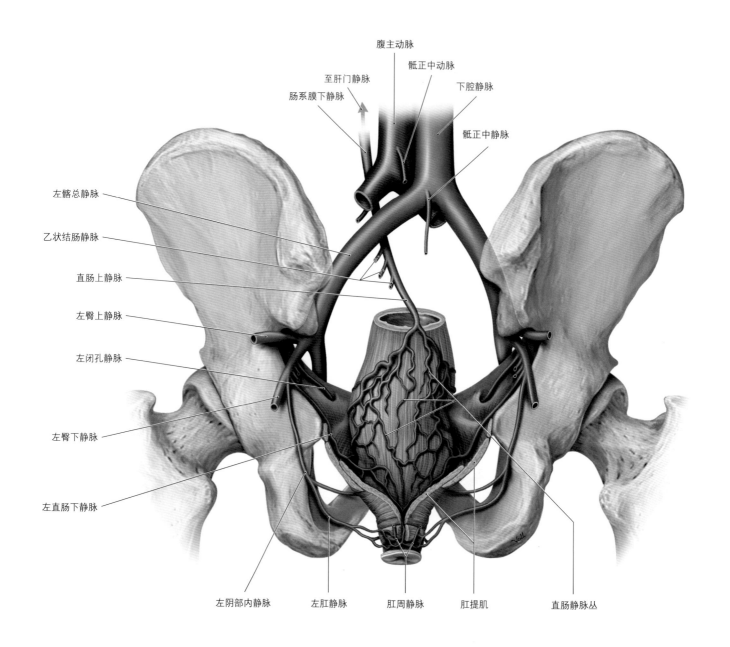

腹主动脉
至肝门静脉
骶正中动脉
肠系膜下静脉
下腔静脉
骶正中静脉
左髂总静脉
乙状结肠静脉
直肠上静脉
左臀上静脉
左闭孔静脉
左臀下静脉
左直肠下静脉
左阴部内静脉　左肛静脉　肛周静脉　肛提肌　直肠静脉丛

A. 直肠的静脉回流

后面观。将部分髂骨半透明化以清晰显示。

注意：不成对的直肠上静脉（回流到不成对的肠系膜下静脉）在直肠上有两条属支。与此相反，直肠下静脉（回到髂内静脉）和肛静脉（回到阴部内静脉）是成对的，它们也回流入成对的静脉干。

因为直肠静脉与相应的动脉伴行一段距离，它们的路径

与前面描述的动脉类似：直肠上静脉沿腹部路径走行，而直肠下静脉和肛静脉分别走行于盆膈上和盆膈下路径。直肠上静脉通过肠系膜下静脉回流到肝门静脉（见 B）。

注意：直肠上静脉回流区的肿瘤可通过肝门静脉转移到肝的毛细血管床（肝转移），而直肠下静脉和肛静脉回流区的肿瘤通过下腔静脉转移到肺的毛细血管床（肺转移）。也要注意这些静脉作为门腔静脉侧支循环的重要性（见 B）。

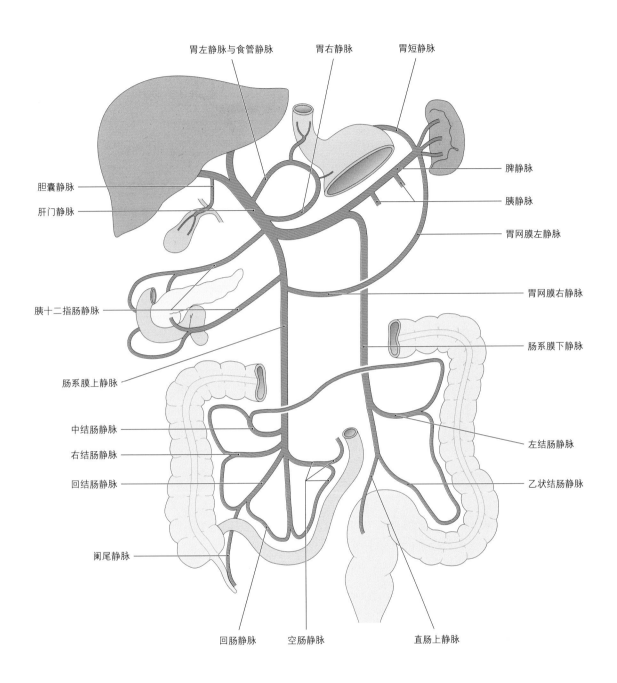

胃左静脉与食管静脉　　胃右静脉　　胃短静脉

胆囊静脉

肝门静脉

脾静脉

胰静脉

胃网膜左静脉

胃网膜右静脉

胰十二指肠静脉

肠系膜下静脉

肠系膜上静脉

中结肠静脉

右结肠静脉

回结肠静脉

左结肠静脉

乙状结肠静脉

阑尾静脉

回肠静脉　　空肠静脉　　直肠上静脉

B. 直肠上静脉回流入门静脉（肝门静脉）

直肠大部分的静脉回流到直肠上静脉，再回流到肝门静脉。例如，上 2/3 的直肠静脉按此路径回流。而直肠下 1/3 的静脉经直肠中和下静脉回流到髂内静脉，再回到下腔静脉。沿直肠周围静脉（直肠静脉丛），在两个回流区（至肝门静脉和下腔静脉）之间存在众多的吻合，在某些情况下（例如，由于肝内回流障碍导致的门脉高压）可能形成门腔吻合。

注意：直肠静脉存在解剖变异，尤其是直肠下 1/3，类

似于动脉。直肠静脉血不仅回流到下腔静脉，还回流到肝门静脉，到达肝。这在直肠给药中具有重要的作用（例如，栓剂的形式）。这个方法是为了绕过肝和首过效应（在肠道吸收的药物在进入体循环前在肝内代谢），以确保药物在全身的系统分布，但是由于直肠静脉存在解剖变异，并不能保证可行。因此，通过直肠给药有不同程度的吸收和系统分布。直肠给药特别适合于儿童，作为很难进行的常规静脉穿刺的替代。

3.27 胃、脾、胰、十二指肠和肝的淋巴回流

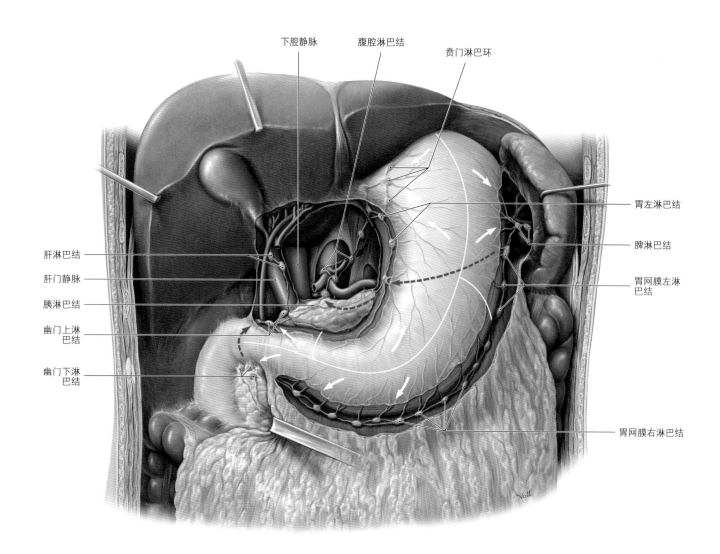

下腔静脉　腹腔淋巴结　贲门淋巴环

肝淋巴结

肝门静脉

胰淋巴结

幽门上淋巴结

幽门下淋巴结

胃左淋巴结

脾淋巴结

胃网膜左淋巴结

胃网膜右淋巴结

A. 胃的淋巴回流

前面观。去除小网膜，大网膜沿胃大弯部分切开，肝轻微拉向上。下面是此区非常重要的淋巴路径。

- 沿**胃大弯和胃小弯**引流。最初回流到局部淋巴结：胃左和胃右淋巴结（朝向胃小弯）或胃网膜左和胃网膜右淋巴结（朝向胃大弯，见白线和箭头）。这些局部淋巴结直接或间接输送淋巴至腹腔淋巴结（间接通过幽门和脾淋巴结），再从那里再回流至肠干。

- 从**胃底和贲门**的引流：最初至多变（不总出现）的胃贲门淋巴环，然后至肠干。

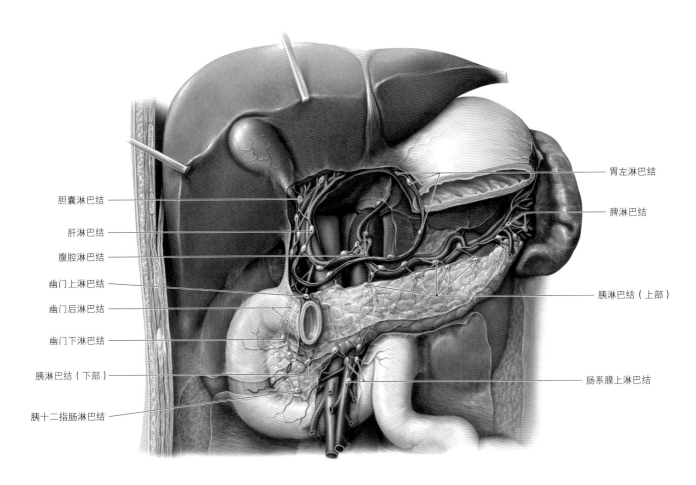

胆囊淋巴结

肝淋巴结

腹腔淋巴结

幽门上淋巴结

幽门后淋巴结

幽门下淋巴结

胰淋巴结（下部）

胰十二指肠淋巴结

胃左淋巴结

脾淋巴结

胰淋巴结（上部）

肠系膜上淋巴结

B. 脾、胰和十二指肠的淋巴回流

前面观。切除大部分胃，离断结肠，将肝向上翻起。此区重要的淋巴结和淋巴结群如下。

- **脾：** 先回流到脾淋巴结，然后直接或间接回流到肠干（间接路径可单独通过胰上淋巴结或通过胰上淋巴结和腹腔淋巴结）。
- **胰：** 先回流到胰上和胰下淋巴结，然后直接或间接（经腹腔淋巴结）回流到肠干；或先回流到胰十二指肠

上和下淋巴结（主要位于胰后方），然后直接或间接经肠系膜上淋巴结到肠干。

- **十二指肠：** 十二指肠上部先回流到幽门淋巴结（见C），然后到胰十二指肠上淋巴结，再到肝淋巴结；或有时候也可直接到腹腔淋巴结，最后到肠干。十二指肠下部先回流到胰十二指肠上或下淋巴结，然后直接到肠干。

C. 肝和胆道的淋巴路径

前面观。此区重要的淋巴路径如下。

肝和肝内胆管（三条回流路径）：

- 大部分淋巴向下回流，经肝淋巴结到腹腔淋巴结，然后到肠干和乳糜池；或也可直接从肝淋巴结回流到肠干和乳糜池。
- 少数淋巴向上回流，经膈下淋巴结到腰干。
- 有时候，淋巴回流可穿过膈（部分经腔静脉孔，部分经膈的肌性裂孔）到膈上淋巴结，然后到支气管纵隔干。

胆囊： 胆囊的淋巴先回流到胆囊淋巴结，然后遵循上述途径。

胆总管： 胆管淋巴回流经幽门淋巴结（幽门上、下和后淋巴结）和孔淋巴结至腹腔淋巴结，然后到肠干。

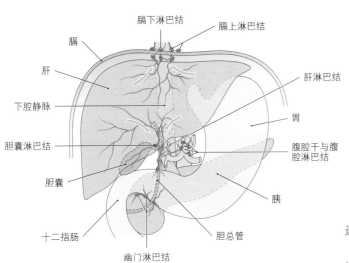

膈下淋巴结

膈上淋巴结

膈

肝

下腔静脉

胆囊淋巴结

胆囊

十二指肠

幽门淋巴结

肝淋巴结

胃

腹腔干与腹腔淋巴结

胰

胆总管

3.28 小肠和大肠的淋巴回流

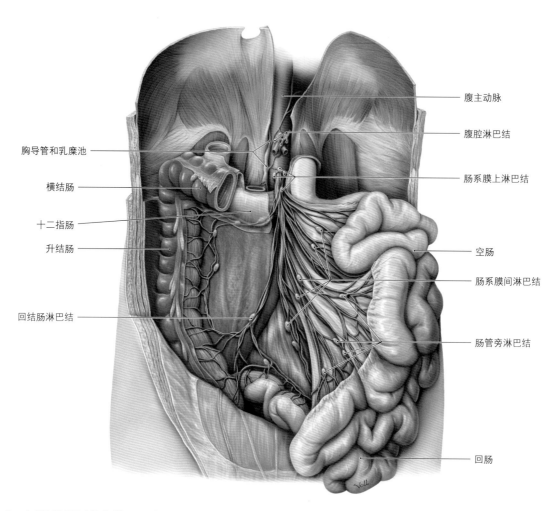

腹主动脉

腹腔淋巴结

肠系膜上淋巴结

空肠

肠系膜间淋巴结

肠管旁淋巴结

回肠

胸导管和乳糜池

横结肠

十二指肠

升结肠

回结肠淋巴结

A. 空、回肠的淋巴结和淋巴回流

前面观。切除胃、肝、胰和大部分结肠。小肠的淋巴结是人体内最大的淋巴结群，不同大小的淋巴结约有 100 个至 150 个。为了清楚起见，上图只显示了少数淋巴结作为淋巴结群的代表。空、回肠的淋巴先回流到局部淋巴结（肠管旁淋巴结），然后到肠系膜上淋巴结，最后到肠干。肠系膜内的淋巴结和淋巴管基本与动脉和静脉的分布一致，被称为

"肠系膜间淋巴结"，因为它们位于内脏和集合淋巴结之间（肠系膜上、下淋巴结）。在恶性肿瘤患者，需要沿回流路径清扫尽可能多的淋巴结，确保切除存在于淋巴结内任何可能存在的微小转移灶（肉眼不可见的转移）。以十二指肠为例，这意味着切除不仅应该包括十二指肠受累的部分，还要包括附着的肠系膜部分及其（中间）淋巴结。有时甚至要切除肠系膜上和下淋巴结。

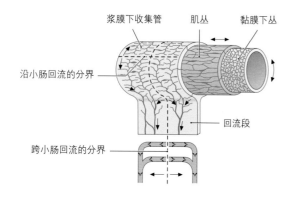

浆膜下收集管　肌丛　黏膜下丛

沿小肠回流的分界

回流段

跨小肠回流的分界

B. 肠段淋巴回流

（引自 Földi 和 Kubik。）

肠壁上的几个丛收集（淋巴管和淋巴收集管网）淋巴液。肠系膜淋巴系在肠系膜内与肠系膜动脉和静脉伴行，原则上它们引流伴行血管供应的肠段。浆膜下收集管的瓣膜决定了流动的方向并明确了肠壁各引流段的界限。由于这些节段性界限的存在，肿瘤沿肠的淋巴途径广泛传播的情况罕见。箭头：淋巴回流的主要方向。

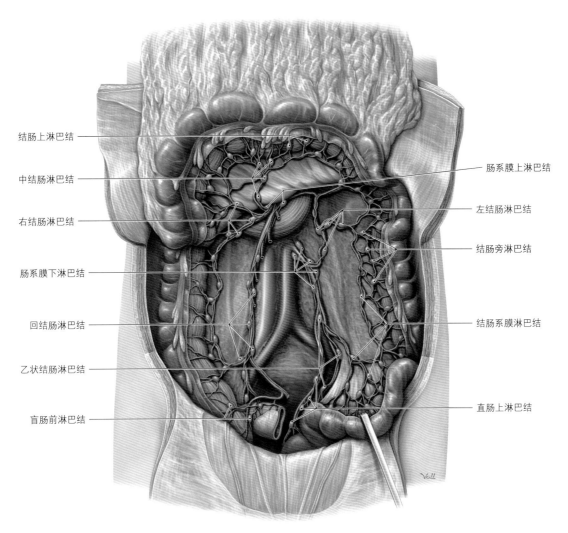

结肠上淋巴结

中结肠淋巴结

右结肠淋巴结

肠系膜下淋巴结

回结肠淋巴结

乙状结肠淋巴结

盲肠前淋巴结

肠系膜上淋巴结

左结肠淋巴结

结肠旁淋巴结

结肠系膜淋巴结

直肠上淋巴结

C. 大肠的淋巴回流（改自 Földi 和 Kubik）

前面观。横结肠和大网膜向上翻起。此区重要的淋巴路径如下。

- **升结肠、盲肠和横结肠：** 这些结构的淋巴先回流到右结肠和中结肠淋巴结，然后到肠系膜上淋巴结，最后到肠干。
- **降结肠：** 降结肠的淋巴先回流到局部淋巴结、左结肠淋巴结，然后到肠系膜下淋巴结，经左腰淋巴结（此处不可见）进入左腰干（此处不可见）。
- **乙状结肠：** 乙状结肠的淋巴先回流到乙状结肠淋巴结，然后沿着降结肠所描述路径回流（见上文）。
- **直肠上段**（也见 D）：直肠上段的淋巴先回流到直肠上淋巴结，然后沿乙状结肠所描述路径回流（见上文）。

因此，恶性肿瘤发生淋巴转移时，恶性肿瘤细胞在到达肠干和胸导管并最后进入血液前必须经过几个淋巴结群（这些淋巴结应该在肿瘤切除术时全部切除）。这个漫长的淋巴转移途径可以提高治愈的可能。

大肠的淋巴结按临床和功能分群比单独按解剖标准分群更多：肠壁淋巴结（结肠上群）、肠附近的淋巴结（结肠旁群）、在三条肠动脉起点处的淋巴结（中央群）和肠系膜动脉起点处的淋巴结（集合淋巴结）。在标准解剖学术语中，结肠上淋巴结不作为一个单独的淋巴结群，而是与结肠旁和中央淋巴结群统称为结肠系膜淋巴结。

D. 直肠淋巴回流

前面观。直肠的淋巴引流有 3 个水平和 3 个主方向（直接或间接经直肠壁上的直肠旁淋巴结）。

- **上水平。** 通过直肠上淋巴结（此处未显示）到肠系膜下淋巴结（→肠干和左腰干）。
- **中水平。** 髂内淋巴结（→右、左腰干）。
- **下水平。**
  - 柱区：到髂内淋巴结。
  - 皮区：通过腹股沟浅淋巴结到髂外淋巴结（→腰干）。

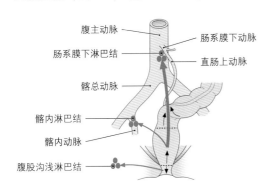

腹主动脉

肠系膜下淋巴结

髂总动脉

髂内淋巴结

髂内动脉

腹股沟浅淋巴结

肠系膜下动脉

直肠上动脉

3.29 肝、胆囊、胃、十二指肠、胰和脾的自主神经支配

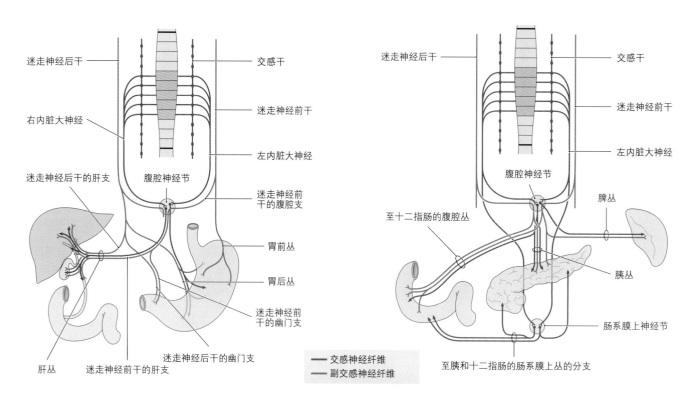

左侧图标注：
迷走神经后干　交感干
右内脏大神经　迷走神经前干
迷走神经后干的肝支　左内脏大神经
腹腔神经节　迷走神经前干的腹腔支
胃前丛
胃后丛
迷走神经前干的幽门支
迷走神经后干的幽门支
肝丛　迷走神经前干的肝支

右侧图标注：
迷走神经后干　交感干
迷走神经前干
左内脏大神经
脾丛
至十二指肠的腹腔丛
腹腔神经节
胰丛
肠系膜上神经节
至胰和十二指肠的肠系膜上丛的分支

—— 交感神经纤维
—— 副交感神经纤维

A. 肝、胆囊和胃的自主神经支配

　　这些器官接受来自腹腔神经节的**交感神经支配**。突触后纤维与腹腔干的分支伴行，而来自内脏神经（主要是内脏大神经）的突触前纤维与神经节内的突触后神经元形成突触。它们接受来自迷走神经干（突触前纤维）的**副交感神经支配**。迷走神经前干（左迷走神经纤维占优势）终止于胃，而迷走神经后干支配大部分肠。胃前、后丛分布于胃的前、后壁。突触后的副交感神经元直接在胃壁上的小神经节内形成突触。

　　交感和副交感的纤维沿着肝固有动脉到肝门，形成肝丛。在肝分支后，该丛的纤维也分布到胆囊和肝内、外的胆管。

B. 胰、十二指肠和脾的自主神经支配

　　这些器官接受来自腹腔神经节和肠系膜上神经节的**交感神经支配**。突触后纤维沿交感干和肠系膜上动脉的分支走行。突触前纤维形成内脏大、小神经。它们接受来自迷走神经干（主要是后干）的**副交感神经**支配。

　　交感和副交感的纤维与脾动脉伴行至脾，形成脾丛，并与脾动脉和肠系膜上动脉的分支伴行到胰，形成胰丛。分布到十二指肠的纤维通过胃十二指肠动脉、胰十二指肠动脉和十二指肠支到达器官，构成肠系膜上丛的一部分。第二个副交感神经元的突触位于器官附近的小神经节。

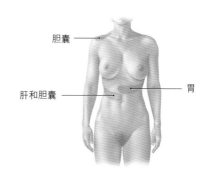

左侧图标注：胆囊　胃　肝和胆囊

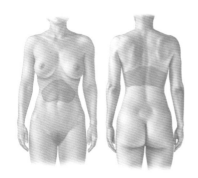

C. 来自肝、胆囊、胃的牵涉痛

　　肝、胆囊和胃的海德区（见第 67 页）从右季肋区和左季肋区延伸至腹上区。胆囊痛可放射至右肩部（C4，膈神经）。没有与十二指肠和脾相关的海德区。

D. 来自胰的牵涉痛

　　胰的海德区环绕腹部。由胰腺疾病引起的疼痛可能不只是在上腹部，还会牵涉背部。前部的海德区与肝和胃的海德区重叠。

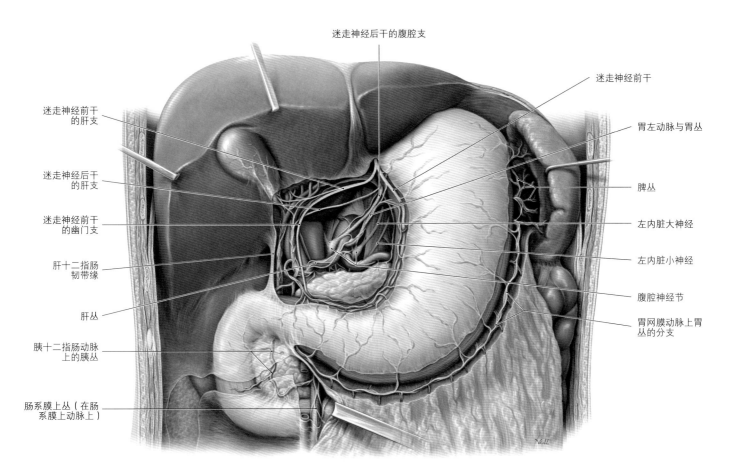

迷走神经后干的腹腔支

迷走神经前干

迷走神经前干
的肝支

迷走神经后干
的肝支

迷走神经前干
的幽门支

肝十二指肠
韧带缘

肝丛

胰十二指肠动脉
上的胰丛

肠系膜上丛（在肠
系膜上动脉上）

胃左动脉与胃丛

脾丛

左内脏大神经

左内脏小神经

腹腔神经节

胃网膜动脉上胃
丛的分支

E. 肝、胆囊、胃、十二指肠、胰和脾的神经支配

前面观。广泛切除了小网膜并切开大网膜。切除了升结肠和部分横结肠。为了显示清楚，去除了部分腹膜后隙的脂肪和结缔组织。来自腹腔神经节的内脏神经丛主要与动脉伴行进入所支配的器官。

注意：**幽门**通常由迷走神经干（副交感神经支配）发出的单独的幽门支支配，通常在起始段与肝支并行。由于这样的关系，在进行选择性近端迷走神经切断术（见 F）时，应在迷走神经干在发出幽门支后切断，幽门功能不会受损。因此，可以减少胃体和胃底的壁细胞分泌胃酸，但不影响胃窦和幽门必要的胃泌素分泌或损害幽门的运动功能。

肝和胆管接受的自主神经支配来自副交感的肝支及加入交感纤维的肝丛。肝丛与肝固有动脉伴行，并发出分支支配胆囊和胆道。**脾和胰**接受的自主神经支配来自脾丛和胰丛。**十二指肠**的部分神经支配来自肠系膜上神经节和肠系膜上丛。

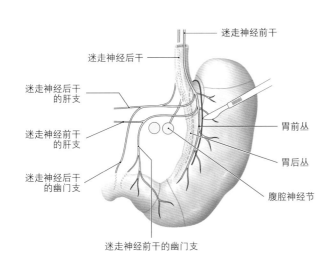

迷走神经前干

迷走神经后干

迷走神经后干
的肝支

迷走神经前干
的肝支

迷走神经后干
的幽门支

迷走神经前干的幽门支

胃前丛

胃后丛

腹腔神经节

F. 选择性近端迷走神经切断术

迷走神经的兴奋刺激 HCL（盐酸）的产生。因此，选择性近端迷走神经切断术被视为难治性胃酸过多的治疗手段。这种手术将刺激壁细胞（主要分布于胃体和胃底）产生胃酸的迷走神经纤维在胃壁上切断，切断位置位于迷走神经干发出幽门支以后。幽门支保留完好，维持了幽门的正常功能。

3.30 小肠的自主神经支配：肠系膜上丛的分布

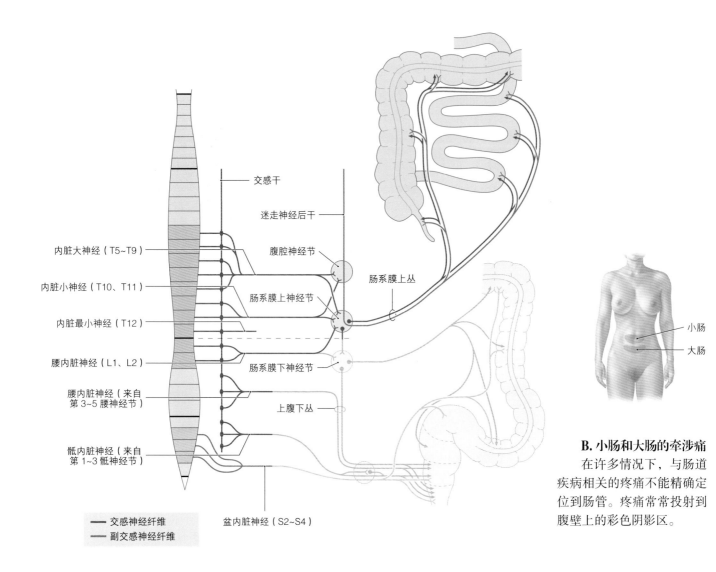

交感干

迷走神经后干

内脏大神经（T5~T9）

内脏小神经（T10、T11）

腹腔神经节

肠系膜上丛

肠系膜上神经节

内脏最小神经（T12）

腰内脏神经（L1、L2）

肠系膜下神经节

腰内脏神经（来自
第 3~5 腰神经节）

骶内脏神经（来自
第 1~3 骶神经节）

上腹下丛

—— 交感神经纤维
—— 副交感神经纤维

盆内脏神经（S2~S4）

小肠

大肠

B. 小肠和大肠的牵涉痛

在许多情况下，与肠道
疾病相关的疼痛不能精确定
位到肠管。疼痛常常投射到
腹壁上的彩色阴影区。

A. 肠系膜上丛的自主神经分布

虽然小肠和大肠在解剖和组织学上具有明显的区别，但
自主神经支配是基于一个特定的神经丛支配一个特定的肠
段，而不管这段是小肠还是大肠。主要的区别是肠段是由肠
系膜上丛，还是下丛支配。这一原则体现在上图中。

交感神经支配。

• 空肠、回肠、盲肠、升结肠和近侧 2/3 横结肠是经肠
系膜上神经节的突触后分支由肠系膜上丛来支配，沿
肠系膜上动脉的分支分布到各个肠段。

• 同样地，远侧 1/3 横结肠、降结肠、乙状结肠和上段
直肠由肠系膜下神经节和相关神经丛的突触后分支支
配，沿肠系膜下动脉的分支分布。

• 中段和下段直肠经腰和骶内脏神经由下腹下丛来支配
（直肠三个层次的神经支配见第 288 页）。

肠系膜上神经节，提供了对全部小肠和部分大肠的**交感**
神经支配，支配了整个肠道的大部分。

小肠和大肠的**副交感神经支配**与其交感神经支配相似。

• 小肠、盲肠、升结肠和近侧 2/3 的横结肠由迷走神经
干及其分支支配。

• 其余的结肠和直肠由来自 S2~S4 节段的盆内脏神经支
配（见第 288 页）。

一些神经的突触位于下腹下丛的神经节细胞内，一些位
于器官壁的神经节细胞内。

因此，迷走神经干（即副交感神经系统脑神经的成分）
提供全部小肠和部分大肠的**副交感**神经支配，支配了大部分
的肠道。横结肠上的 Cannon-Bohm 点标志着自主神经系统
近端和远端支配区的分界。

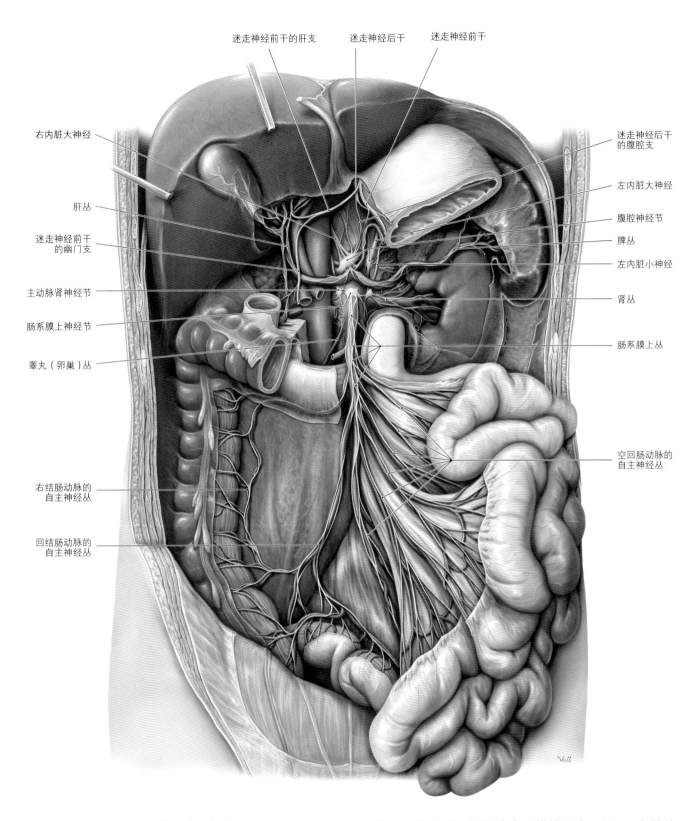

迷走神经前干的肝支　迷走神经后干　迷走神经前干

右内脏大神经

肝丛

迷走神经前干
的幽门支

主动脉肾神经节

肠系膜上神经节

睾丸（卵巢）丛

右结肠动脉的
自主神经丛

回结肠动脉的
自主神经丛

迷走神经后干
的腹腔支

左内脏大神经

腹腔神经节

脾丛

左内脏小神经

肾丛

肠系膜上丛

空回肠动脉的
自主神经丛

C. 肠系膜上丛的自主神经在小肠的分布

前面观。肝向上翻起，切除部分胃和胰。切除横结肠远端大部分，所有的小肠袢翻向左侧。

肠系膜上神经节（**交感神经支配**）的突触后分支沿着肠系膜内的肠系膜上动脉走行，分布到空肠、回肠、盲肠（和阑尾）以及结肠，最远分布到横结肠中、远 1/3 交界处。此点之后的肠管接受来自肠系膜下神经节的交感支配（此处不可见）。从空肠到横结肠远侧 1/3 的**副交感支配**来自迷走神经干及其分支。剩余结肠和直肠的支配已在第 288 页进行了描述。

3.31 小肠的自主神经支配：肠系膜下丛和下腹下丛的分布

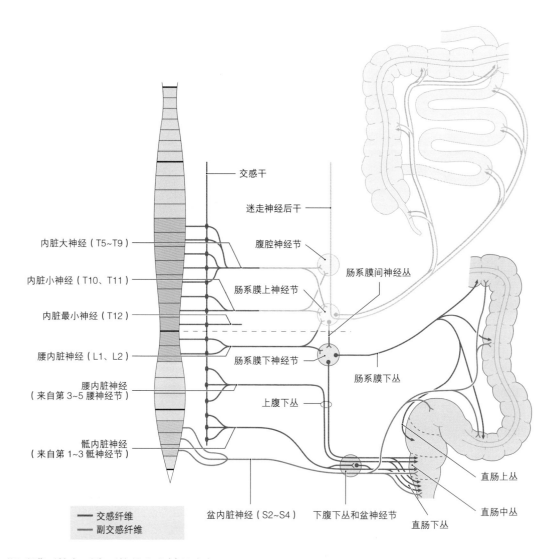

交感干

迷走神经后干

内脏大神经（T5~T9）

腹腔神经节

内脏小神经（T10、T11）

肠系膜上神经节

肠系膜间神经丛

内脏最小神经（T12）

腰内脏神经（L1、L2）

肠系膜下神经节

肠系膜下丛

腰内脏神经
（来自第 3~5 腰神经节）

上腹下丛

骶内脏神经
（来自第 1~3 骶神经节）

直肠上丛

直肠中丛

—— 交感纤维
—— 副交感纤维

盆内脏神经（S2~S4）

下腹下丛和盆神经节

直肠下丛

A. 肠系膜下丛和下腹下丛的自主神经分布

注意：自主神经支配的肠并不按照解剖学分为小肠和大肠。最好的理解方式就是一个特定的神经丛（肠系膜上或下丛、下腹下丛）支配一个特定的肠段。鉴于本单元主要涉及

肠系膜下丛和下腹下丛的分布（也见 C），由这些神经丛支配的区域在上图中突出显示。在神经支配模式上的进一步细节已在第 225 页中描述。

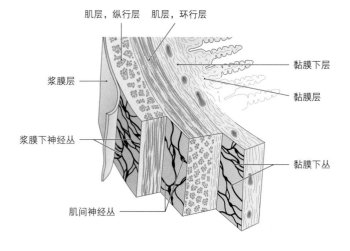

肌层，纵行层　肌层，环行层

黏膜下层

黏膜层

浆膜层

浆膜下神经丛

黏膜下丛

肌间神经丛

B. 肠丛的结构

肠神经丛是自主神经系统的一部分，它仅仅支配胃肠道的所有器官。位于消化管的壁内（壁内神经系统），受交感神经和副交感神经的影响。先天性肠神经丛的缺失会导致严重的肠胃紊乱（例如，巨结肠疾病）。肠神经丛基本上在整个胃肠道有相同的组织结构，虽然下直肠壁上有一个区域缺乏神经节细胞（见第 243 页）。肠神经丛区分为三个子系统：

- 黏膜下神经丛（Meissner 丛）
- 肌间神经丛（Auerbach 丛）
- 浆膜下神经丛

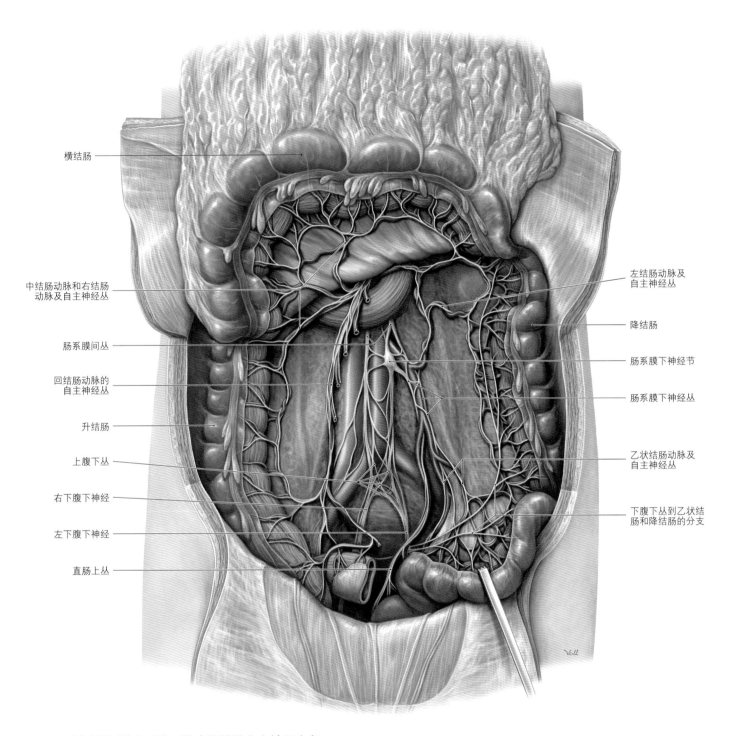

横结肠

中结肠动脉和右结肠
动脉及自主神经丛

肠系膜间丛

回结肠动脉的
自主神经丛

升结肠

上腹下丛

右下腹下神经

左下腹下神经

直肠上丛

左结肠动脉及
自主神经丛

降结肠

肠系膜下神经节

肠系膜下神经丛

乙状结肠动脉及
自主神经丛

下腹下丛到乙状结
肠和降结肠的分支

C. 肠系膜下丛和下腹下丛在肠管的自主神经分布

前面观。切除空肠和回肠，保留盲肠上方一短段回肠残端。横结肠向上翻起，将乙状结肠向下拉。

交感神经支配。

- 盲肠、阑尾、升结肠、降结肠和近侧 2/3 横结肠（加上所有小肠，此处不可见）受肠系膜上神经节的突触后分支支配。

- 远侧 1/3 的横结肠、降结肠、乙状结肠和直肠上段受肠系膜下神经节的突触后分支支配，纤维形成肠系膜下丛随肠系膜下动脉分支走行。

- 直肠中段和下段由经下腹下丛的腰和骶内脏神经支配（随髂内动脉内脏支走行）。

副交感神经支配也在横结肠中、远 1/3 交界处分界。

- 近侧部由迷走神经干及其分支支配（例如，副交感神经系统的脑神经部）。

- 远侧部由 S2~S4 节段的盆内脏神经和部分下腹下丛支配（例如，副交感神经系统的骶部；也见第 227 页）。

4.1 泌尿器官概况，原位肾

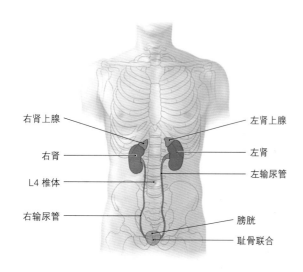

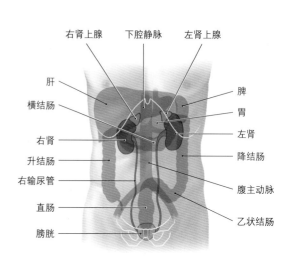

A. 肾和其他泌尿器官在骨骼上的投影

前面观。为方便定位，此图也显示了肾上腺。肾位于脊柱旁边且高度足以与第 11 肋和第 12 肋重叠。肾门位于 L1 / L2 水平。由于肝占用了空间（见第 382 页），通常右肾稍低于左肾。图中所示的膀胱是充盈的。当空虚的时候，膀胱相当小，隐藏于耻骨联合后。输尿管在腹膜后间隙下行，并从后面开口于膀胱。

B. 泌尿器官在腹部和盆部器官上的投影

前面观。由于肝的体积较大，使右肾略向下移。膀胱显示为充盈状态。在男性中，它在直肠前方；在女性中，它在子宫（此处未显示）前方。由于这样的关系，显著充盈的直肠壶腹或由于怀孕增大的子宫会对膀胱施加更大的压力，甚至在膀胱并未充盈时，产生强烈的尿意。尿失禁可能继发于长期的病理过程，如子宫肌性肿瘤（子宫肌瘤），或由于先前的阴道分娩（盆底肌下垂）引起膀胱闭合机制减弱。

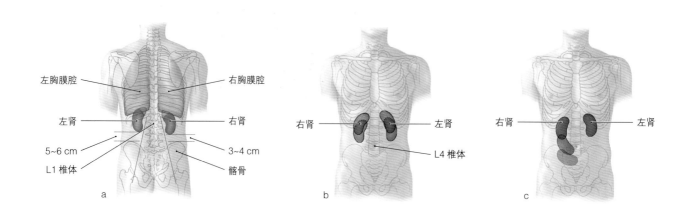

C. 肾的位置，正常与病理性迁移

a. **后面观**。由于膈向上凸，胸膜腔与肾的后面重叠。注意，右肾低于左肾，更接近可触及的髂嵴。

b 和 c. **前面观**。肾位于膈下的腹膜后隙。因此，它们在呼吸过程中被动地与膈一起运动，在吸气时向下并轻微向外移动，这是因为其斜行的位置（肾下极远离脊柱，见 a 中斜行的红线）。

这些被动运动可能导致肾病患者的呼吸相关性疼痛。脂肪囊萎缩会导致肾的病理性迁移增加（"浮动肾，"见 c），正常时脂肪囊在肾周维持其位置稳定。消耗性疾病（如不同来源的转移性肿瘤）可导致严重的脂肪萎缩，肾下垂到腹部较低的水平。由于肾仍连于输尿管和血管蒂，这种下垂可能扭转肾血管或输尿管并干扰肾血流量或尿流量。

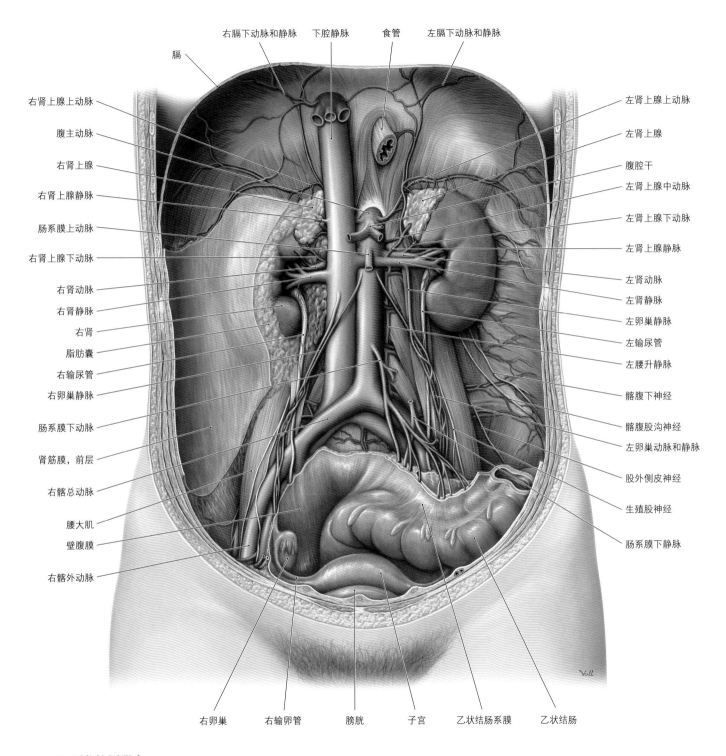

右膈下动脉和静脉　下腔静脉　食管　左膈下动脉和静脉

膈

右肾上腺上动脉

腹主动脉

右肾上腺

右肾上腺静脉

肠系膜上动脉

右肾上腺下动脉

右肾动脉

右肾静脉

右肾

脂肪囊

右输尿管

右卵巢静脉

肠系膜下动脉

肾筋膜，前层

右髂总动脉

腰大肌

壁腹膜

右髂外动脉

左肾上腺上动脉

左肾上腺

腹腔干

左肾上腺中动脉

左肾上腺下动脉

左肾上腺静脉

左肾动脉

左肾静脉

左卵巢静脉

左输尿管

左腰升静脉

髂腹下神经

髂腹股沟神经

左卵巢动脉和静脉

股外侧皮神经

生殖股神经

肠系膜下静脉

右卵巢　右输卵管　膀胱　子宫　乙状结肠系膜　乙状结肠

D. 原位泌尿器官

打开的女性腹部前面观。切除脾和直到乙状结肠的胃肠器官，轻微下拉食管。右侧保留了部分完整的脂肪囊，左侧已切除。肾和肾上腺在腹膜后隙被脂肪囊内的结构连在一起。适度充盈的膀胱位于子宫前方，耻骨联合上方刚好可见。切除壁腹膜，以提供清晰的视野观察腹膜后隙。

注意：输尿管在腹膜后隙下行时，走行于卵巢血管后

方，髂血管的前方。这些地方代表临床上输尿管重要的狭窄处，来自肾盂的结石可能在此嵌顿（见 B，第 301 页）。

在大多数情况下，两个肾在冠状面上并不平行排列。肾门是血管和输尿管进出肾的部位，朝向前内侧（见 Ab，第 292 页）。肾的上极比下极更相互靠近，所以此肾会稍微向中线倾斜。因此，肾门也略微朝向下方。

4.2 肾：位置、形态和结构

A. 肾在肾床中的位置

右肾床。a. 肾门水平的矢状断面，右侧面观。
b. L1/L2 水平经腹部的横断面，上面观。

肾床位于脊柱两侧的腹膜后隙，内有薄的**器官囊（肾纤维囊）**包绕的肾和被肾周脂肪囊包绕的肾上腺，**脂肪囊**也包裹肾。脂肪囊后层比前层厚。

注意：由于肾肿胀（通常由于感染）拉伸了纤维囊，可能引起严重的疼痛。

脂肪囊被**肾筋膜**包绕，两层肾筋膜把它和周围隔开。

- 前层位于壁腹膜后（在某些地方融合）。
- 后层部分附着于腹横筋膜和体壁后方的肌筋膜。

肾筋膜和肾床向下方和内侧开放，允许输尿管和肾血管通过。在外侧和上方与筋膜层愈合。鉴于这样的解剖关系，位于肾筋膜内的肾周炎症倾向于向对侧或下方扩散，可能蔓延至盆腔。

注意：整个肾床在吸气时被膈压迫向下移，间接引起肾和肾上腺也下移。这不同于肝，肝附着于膈上（肝裸区），直接随膈的呼吸而移动。

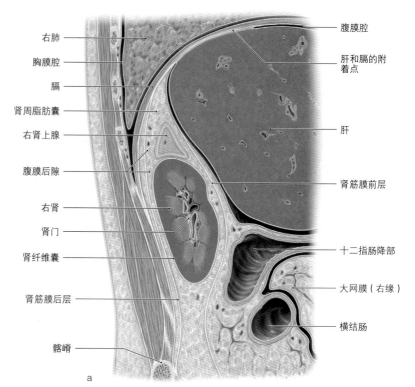

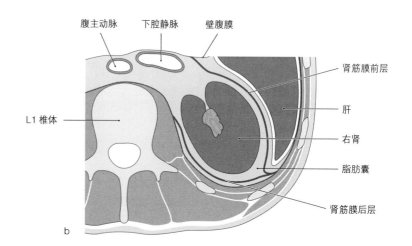

B. 肾床：肾的筋膜和囊

肾的纤维囊	薄而致密的结缔组织囊与每个肾紧密相连
肾周脂肪囊	肾和肾上腺周围的大量脂肪完全占据肾床，在肾的外后方最厚
肾筋膜	结缔组织筋膜囊包绕肾周脂肪及靠近肾的部分腹主动脉和下腔静脉（见 Ab），以及输尿管近侧段；肾筋膜分为薄的前层和厚的后层（见 Aa）

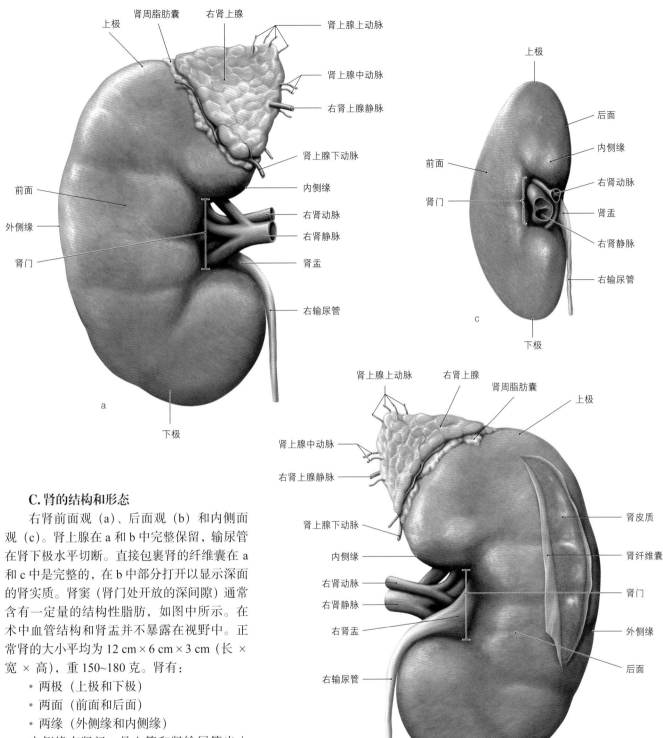

上极
肾周脂肪囊
右肾上腺
肾上腺上动脉
肾上腺中动脉
右肾上腺静脉
肾上腺下动脉
内侧缘
右肾动脉
右肾静脉
肾盂
右输尿管
前面
外侧缘
肾门
下极

a

上极
后面
内侧缘
前面
右肾动脉
肾门
肾盂
右肾静脉
右输尿管
下极

c

肾上腺上动脉
右肾上腺
肾周脂肪囊
上极
肾上腺中动脉
右肾上腺静脉
肾皮质
肾上腺下动脉
肾纤维囊
内侧缘
右肾动脉
肾门
右肾静脉
右肾盂
外侧缘
后面
右输尿管
下极

b

C. 肾的结构和形态

　　右肾前面观（a）、后面观（b）和内侧面观（c）。肾上腺在 a 和 b 中完整保留，输尿管在肾下极水平切断。直接包裹肾的纤维囊在 a 和 c 中是完整的，在 b 中部分打开以显示深面的肾实质。肾窦（肾门处开放的深间隙）通常含有一定量的结构性脂肪，如图中所示。在术中血管结构和肾盂并不暴露在视野中。正常肾的大小平均为 12 cm×6 cm×3 cm（长 × 宽 × 高），重 150~180 克。肾有：

- 两极（上极和下极）
- 两面（前面和后面）
- 两缘（外侧缘和内侧缘）

　　内侧缘有肾门，是血管和肾输尿管出入肾的部位。肾表面的浅沟来源于肾的胚胎小叶。肾门的结构从前至后的排列一般为（如 c 所示）：右肾静脉、右肾动脉和右输尿管。

　　注意：肾动脉通常在肾静脉后方，因为右肾动脉经下腔静脉（肾静脉终止处）后方至右肾，而左肾静脉在腹主动脉前方至左肾（发出肾动脉处）。左肾动脉也可从上方绕过左肾静脉，占据前方的位置。输尿管在血管下方离开肾盂（见第 294 页），通常在相关血管的后方。

4.3 肾：构造和显微结构

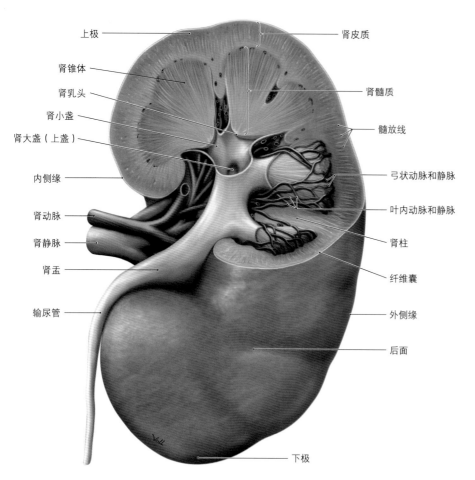

上极
肾锥体
肾乳头
肾小盏
肾大盏（上盏）
内侧缘
肾动脉
肾静脉
肾盂
输尿管

肾皮质
肾髓质
髓放线
弓状动脉和静脉
叶内动脉和静脉
肾柱
纤维囊
外侧缘
后面
下极

A. 肾的大体结构

右肾后面观，切除肾的上半部分。**肾实质**由外层的皮质和内层的髓质构成。

- 肾皮质是相对薄的一层，位于纤维囊的深面，形成柱状（肾柱）插入髓质的肾锥体间。肾皮质和肾柱有约 240 万个肾小体（包含肾小球，见 B）以及近端和远端肾小管（见 C）。
- 肾髓质由约 10~12 个肾锥体构成。肾锥体的底直接朝向肾皮质和纤维囊，而它们的尖汇聚于肾盂。肾髓质主要包括肾小管的升、降支。

肾盂的描述见第 296 页。

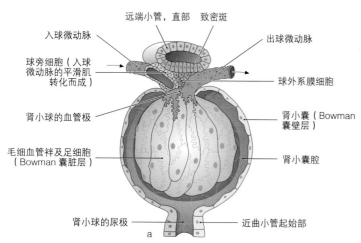

远端小管，直部　致密斑
入球微动脉
球旁细胞（入球微动脉的平滑肌转化而成）
肾小球的血管极
毛细血管祥及足细胞（Bowman 囊脏层）
出球微动脉
球外系膜细胞
肾小囊（Bowman囊壁层）
肾小囊腔
肾小球的尿极
近曲小管起始部
a

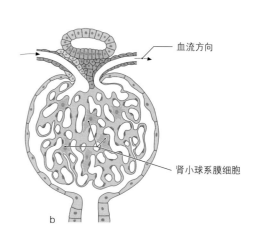

血流方向
肾小球系膜细胞
b

B. 肾小体

a. 打开肾小囊。b. 断面。

肾小体是血管和尿道排泄部之间的交界部位（见 C）。由中央弯曲的血管祥－肾小球和球形内衬鳞状上皮细胞的肾小囊（Bowman 囊）组成。血液从肾小体的血管极经入球小动脉进入肾小球，并经出球小动脉离开肾小球。原尿在肾小体内形成，并进入肾小球的尿极排出小管系统。这个小管系统的起始部分，即近曲小管连于肾小囊（见 C）。

注意：肾小体血管极的特殊细胞可以调节血压，这对于超滤是必要的。

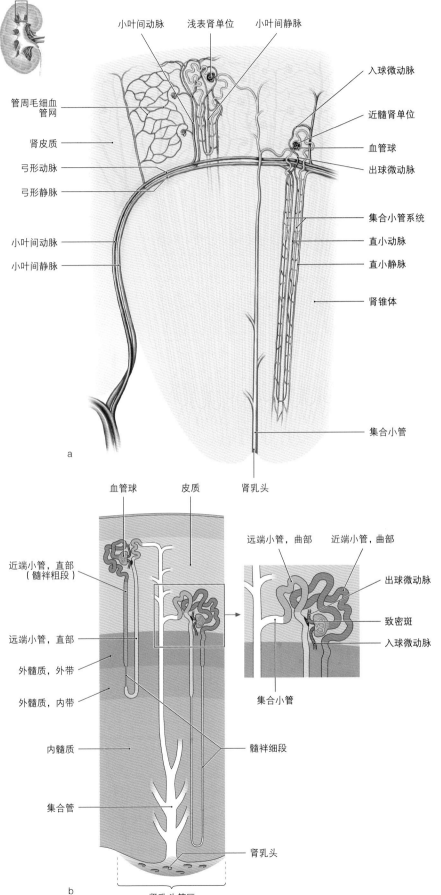

C. 肾血管和肾收集系统的结构

a. 肾血管：髓质锥体与邻近皮质的断面观。肾内血管和收集系统在空间和功能上都是密切相关的。血的超滤液（原尿）流入一个显微镜下的肾小管系统。肾血流（a）由从肾门沿髓质锥体两侧走行的叶间动脉提供。每条小叶间动脉供应相邻两个髓质锥体和对应的皮质区（这些分支未显示）。在锥体的底部，小叶间动脉发出弓状动脉，从小叶间动脉分布到皮质，可远至肾纤维囊。小叶间动脉发出的入球小动脉供应每个肾小球。来自肾小球的出球小动脉仍携带高氧含量血，它们供应肾皮质和髓质。

b. 肾内收集系统：肾最小的功能单位是肾单位，由肾小体、肾小管构成。每个肾单位通过一个短的集合小管引流到集合管，一条集合管收集约 10~12 个肾单位的尿液。大约有 100 万个肾单位，每天处理约 1 700 L 血液形成约 170 L 的原尿。原尿滤液在肾小体的尿极进入小管系统并到达肾乳头形成终尿，流入肾盏系统（约 1.7 L/d）。肾小管系统由近端和远端小管（每个小管都有曲部和直部）和一个中间小管（降支和升支）组成。中间小管和相邻近端和远端小管的直部构成髓袢（Henle 环）。滤液中的物质（主要是水）通过肾小管系统吸收，而其他物质（如离子）则进入滤液。这个过程形成终尿，通过集合小管进入集合管，通过肾乳头进入肾盏系统。肾盏系统通过蠕动将尿液从肾盏、肾盂运送到输尿管。

4.4 肾盂和尿的运输

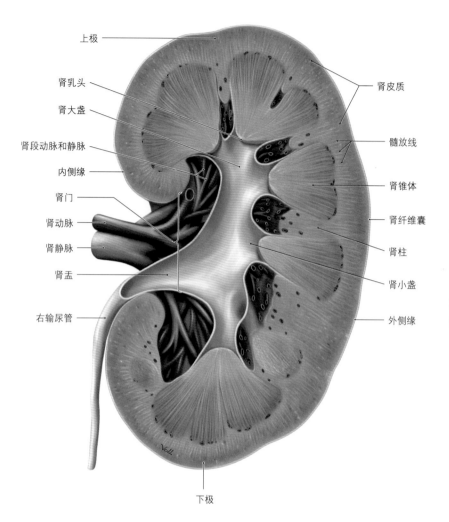

上极

肾乳头

肾大盏

肾段动脉和静脉

内侧缘

肾门

肾动脉

肾静脉

肾盂

右输尿管

肾皮质

髓放线

肾锥体

肾纤维囊

肾柱

肾小盏

外侧缘

下极

A. 肾盂的结构和形态

右肾的正中纵切面，后面观。肾盂位于肾血管的后方，向下与输尿管相延续。它的形状可能会有所不同（见 B），通常被分为 2 个或 3 个不太明显的肾大盏，并进一步分为肾小盏。它们包含肾乳头尖，尿液在此处由肾乳头进入肾盏，而不进入肾实质。肾盏、肾盂和输尿管的平滑肌纤维（管壁结构的细节，见 D）使这些结构可以蠕动收缩（见 C）。

注意：在肾盏、肾盂中形成的结石（见 C，第 301 页）可以变得很大，或多或少地充满管腔并形成管腔的形状（肾盏结石，鹿角石）。

B. 肾盂的形态变异

左侧肾盂前面观。肾盂和输尿管由中肾管发育而来。"输尿管的芽"从肾盂中部向肾原基方向生长并与之相连。肾盂的分支扩展形成了肾大盏和肾小盏。肾大盏的数量和形状变异较大：相邻的肾大盏可融合，并"融入"肾盂。肾盂有基本形式和过渡形式。

- 树突型（有广泛的分支，也称为线型）(a)。非常细的肾大盏和狭窄的肾盂。
- 过渡形式（b）。
- 壶腹型（c）。模糊的肾大盏与宽大的肾盂，肾小盏"直接"连于肾盂。

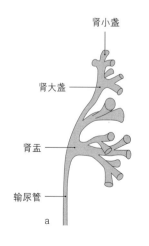

肾小盏

肾大盏

肾盂

输尿管

a

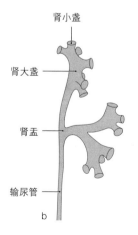

肾小盏

肾大盏

肾盂

输尿管

b

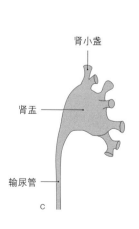

肾小盏

肾盂

输尿管

c

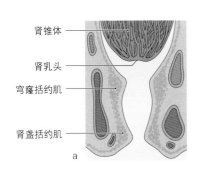

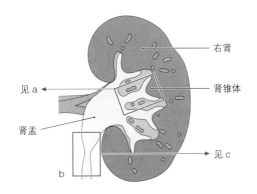

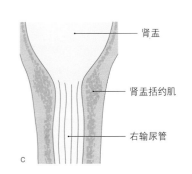

C. 肾盏和肾盂的关闭机制，尿运输

（引自 Rauber 和 Kopsch。）

肾（b）、放大的肾盏（a）和肾盂（c）切面的示意图及肾盏和肾盂在尿运输中的动态功能图（d）。尿液通过主动机制运输。穹窿和肾盏（a）括约肌的平滑肌及肾盂括约肌（c）（功能性括约肌系统）能使肾盏和肾盂的壁分段收缩。这些收缩与输尿管的蠕动波相连续，使得尿道从来不会全长开放，而是部分开放和部分关闭（d）。这样保证了尿向远方流动，从肾乳头尖进入肾盏和肾盂，然后进入输尿管和膀胱，从而防止尿液反流回肾。

注意：如果此主动运输过程受损（如肾结石或抑制输尿管肌的药物），尿可能反流回肾，引起肾盂炎症。肾乳头、肾盏和肾盂通常共同受疾病（如炎症）影响，因为它们彼此靠近。最常见的疾病之一是化脓性细菌肾盂肾炎。

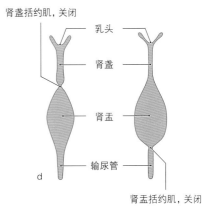

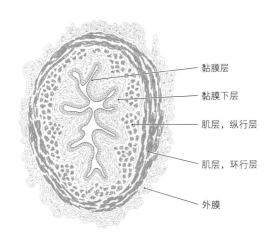

D. 输尿管壁的结构

输尿管的横断面。由于纵向黏膜褶皱，在横断面上显现出特征性的星状腔。与尿道和膀胱一样，输尿管黏膜由不同高度的变移上皮组成（见第 305 页）。平滑肌基本上由一层纵行层和一层环形层构成，它发育得强而有力并显示出功能性的螺旋结构（见 E）。当肾结石进入输尿管时，输尿管壁的平滑肌强力收缩，努力排出结石，引起剧痛（肾或输尿管绞痛）。绞痛可被抑制副交感神经系统活动的药物缓解，尽管这也会抑制正常的尿液运输到膀胱。肾盂的结构类似于输尿管，包括星形的腔。

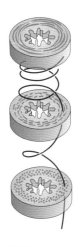

E. 输尿管肌层排列（引自 Graumann，von Keyserlingk 和 Sasse）

输尿管不同水平的横断面示意图。输尿管壁的纵行和环行肌层轻微斜行排列，形成一种螺旋，通过蠕动收缩将尿液推向膀胱。虽然输尿管有丰富的神经支配，但蠕动收缩源自肾盂壁平滑肌细胞自发的去极化。收缩的蠕动波（2~3 cm/s）通过相邻的平滑肌细胞间的直接电连接（缝隙连接）传播。自主运动神经支配和局部感觉反射调节这个本能活动。这种机制可能与控制心率的系统有一些表面上的相似之处。

4.5 肾上腺

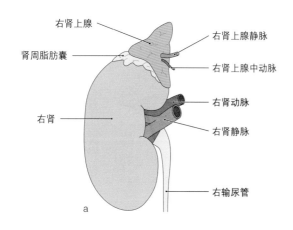

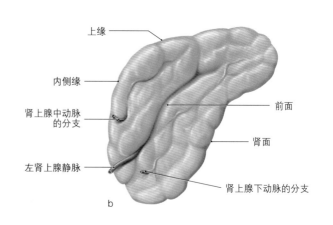

A. 位置和外形

a. 肾上腺在右肾上的位置。b. 独立的左肾上腺，前面观。

肾上腺的肾面位于相应肾的上极。薄层脂肪将肾上腺与肾纤维囊分开（使从肾上分离腺体变得容易）。而肾周脂肪囊包绕肾和肾上腺。

注意：在原位不能看到整个肾上腺，它的真正大小在从肾上被分离之前是无法评估的。位于肾后面的部分在原位图中不可见。

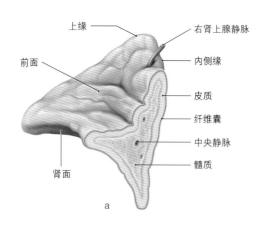

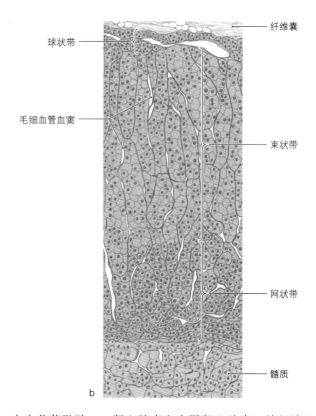

B. 肾上腺的结构

a. 右肾上腺，切开。b. 肾上腺的组织学切片。

肾上腺由外层的皮质和内层的髓质构成（见 a）。肾上腺**皮质**有一层薄的纤维囊覆盖，并由三个形态不同的区组成（见 b），在其中肾上腺皮质激素产生并分泌入血。这些区域由外至内如下。

- 球状带：主要分泌盐皮质激素（醛固酮）。
- 束状带：主要分泌糖皮质激素（氢化可的松）。
- 网状带：性激素（雌激素和雄激素）。

注意：肾上腺皮质的缺失或缺乏均可导致艾迪生病，而肾上腺皮质机能亢进（或肾上腺皮质肿瘤）可导致库欣综合征。

肾上腺髓质本质上是一个完全不同的、来源不同的内分泌腺，这恰好是在解剖学上（也在功能上）与肾上腺皮质有关。皮质来自胚胎期中胚层衬于腹后壁。相比之下，**肾上腺髓质**发育自神经嵴，因此有一个外胚层的起源。肾上腺髓质产生儿茶酚胺——肾上腺素和去甲肾上腺素，并释放入血。从（神经）功能的角度来看，肾上腺髓质与其说是腺体，不如说是交感神经节：突触前交感神经元从内脏大和小神经进入肾上腺髓质。由于肾上腺集内分泌腺和交感神经节于一体，对压力反应时可以同时分泌肾上腺素和糖皮质激素（可的松）。

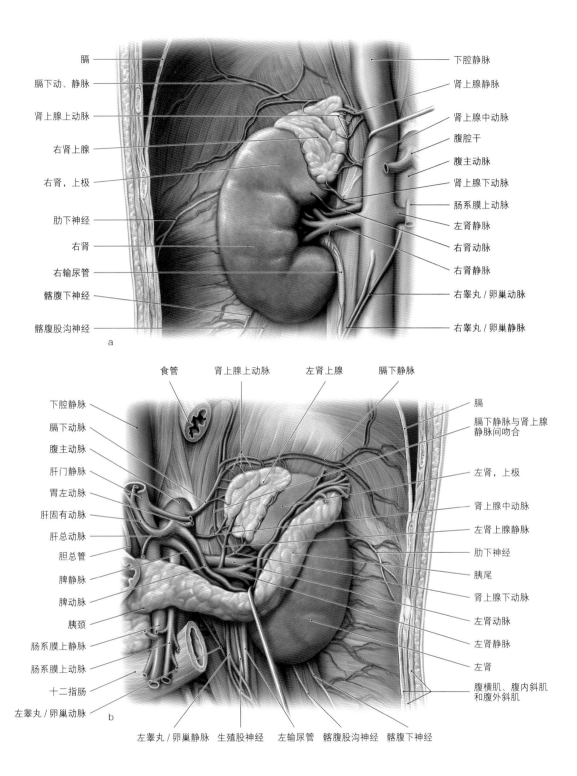

膈
膈下动、静脉
肾上腺上动脉
右肾上腺
右肾，上极
肋下神经
右肾
右输尿管
髂腹下神经
髂腹股沟神经
a

下腔静脉
肾上腺静脉
肾上腺中动脉
腹腔干
腹主动脉
肾上腺下动脉
肠系膜上动脉
左肾静脉
右肾动脉
右肾静脉
右睾丸／卵巢动脉
右睾丸／卵巢静脉

食管　肾上腺上动脉　左肾上腺　膈下静脉

下腔静脉
膈下动脉
腹主动脉
肝门静脉
胃左动脉
肝固有动脉
肝总动脉
胆总管
脾静脉
脾动脉
胰颈
肠系膜上静脉
肠系膜上动脉
十二指肠
左睾丸／卵巢动脉
b

膈
膈下静脉与肾上腺静脉间吻合
左肾，上极
肾上腺中动脉
左肾上腺静脉
肋下神经
胰尾
肾上腺下动脉
左肾动脉
左肾静脉
左肾
腹横肌、腹内斜肌和腹外斜肌

左睾丸／卵巢静脉　生殖股神经　左输尿管　髂腹股沟神经　髂腹下神经

C. 原位左、右肾上腺

右（a）和左（b）肾及肾上腺前面观，切除肾周脂肪囊。为显示肾上腺后的血管，在 a 中拉下腔静脉向内侧，在 b 中拉胰向下方。两个肾上腺主要的不同点如下。

- 右肾上腺通常比左肾上腺小，常向下延伸到肾门。
- 右肾上腺是三角形，而大的左肾上腺是新月形。右肾

上腺通常与下腔静脉（此处拉向内侧）接触，但左肾上腺不与腹主动脉接触。

- 右肾上腺静脉常汇入下腔静脉，不像左肾上腺静脉汇入左肾静脉。

注意：肾上腺血供丰富，因为作为内分泌器官，它分泌激素直接进入血流。

4.6 原位输尿管

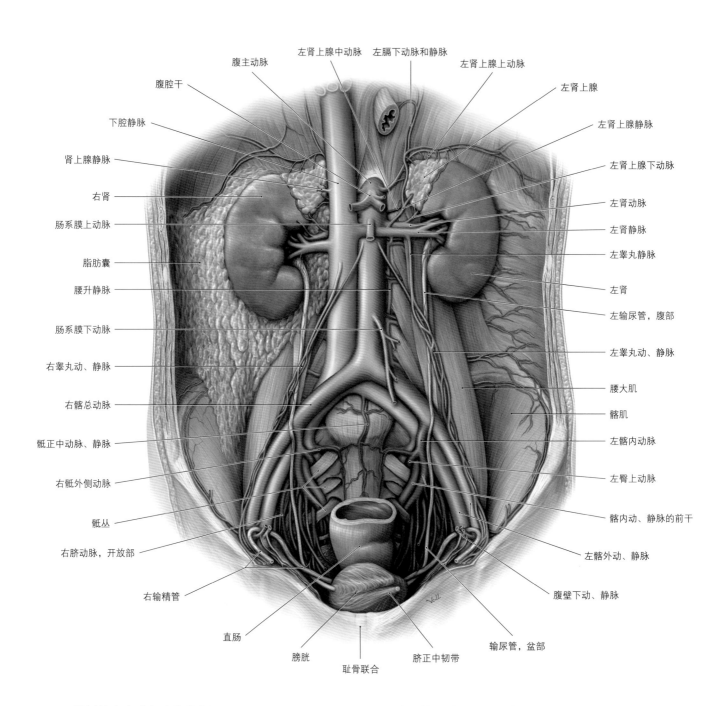

左肾上腺中动脉　左膈下动脉和静脉
腹主动脉　　　　　　　　　左肾上腺上动脉
腹腔干　　　　　　　　　　　　　左肾上腺
下腔静脉　　　　　　　　　　　　　左肾上腺静脉
肾上腺静脉　　　　　　　　　　　左肾上腺下动脉
右肾　　　　　　　　　　　　　　左肾动脉
肠系膜上动脉　　　　　　　　　　左肾静脉
脂肪囊　　　　　　　　　　　　　左睾丸静脉
腰升静脉　　　　　　　　　　　　左肾
肠系膜下动脉　　　　　　　　　　左输尿管，腹部
右睾丸动、静脉　　　　　　　　　左睾丸动、静脉
右髂总动脉　　　　　　　　　　　腰大肌
骶正中动脉、静脉　　　　　　　　髂肌
右骶外侧动脉　　　　　　　　　　左髂内动脉
骶丛　　　　　　　　　　　　　　左臀上动脉
右脐动脉，开放部　　　　　　　　髂内动、静脉的前干
右输精管　　　　　　　　　　　　左髂外动、静脉
直肠　　　　　　　　　　　　　　腹壁下动、静脉
膀胱　　　　　　　　　　　　　　输尿管，盆部
耻骨联合　脐正中韧带

A. 输尿管在腹腔和盆腔的走行

前面观，男性腹腔。除了泌尿系器官、肾上腺和直肠残端外，切除了所有器官。食管轻微下拉，保留右肾的部分脂肪囊。肾盂延续为输尿管，在腹膜后隙稍前方下行，长度约为 26~29 cm，开口于膀胱后部。在解剖学上，输尿管由三部分组成。

- 腹部（从肾盂到骨盆界线）。
- 盆部（从界线到膀胱壁）。
- 壁内部（穿过膀胱壁）。

输尿管也分为三个临床段，不是基于腹部和盆部间的解剖学分界，而是基于游离段和两个与器官连接的段。

- 肾段（与肾相连）。
- 腰段（在肾和膀胱之间）。
- 膀胱段（在膀胱壁内，相当于解剖上的壁内段）。

最常见的先天性输尿管畸形是双输尿管畸形和裂，它们允许尿液返回肾（例如，输尿管裂可能由于膀胱输尿管关闭障碍而反流），产生由膀胱到肾盂的上行感染（细菌性肾盂肾炎）。

B. 输尿管的解剖狭窄

输尿管有 3 个正常的解剖狭窄，来自肾盂的结石容易在此嵌顿。

- 输尿管与肾盂移行处（肾盂输尿管移行部）。
- 输尿管跨过髂总或髂外血管处。
- 输尿管穿过膀胱壁处（输尿管膀胱交界处）。

偶尔可见有第 4 处狭窄，是睾丸或卵巢动脉和静脉跨过输尿管前方处。

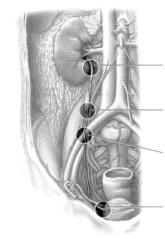

第 1 个狭窄：输尿管在肾下极上方处（腹部）

可能的狭窄，输尿管经睾丸或卵巢血管后方处

第 2 个狭窄：输尿管跨过髂外血管处（盆部）

第 3 个狭窄：输尿管穿膀胱壁处（壁内部）

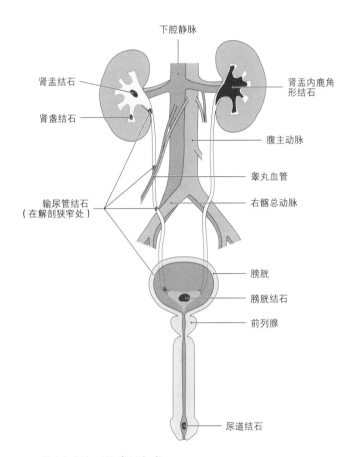

下腔静脉

肾盂结石

肾盏结石

输尿管结石（在解剖狭窄处）

肾盂内鹿角形结石

腹主动脉

睾丸血管

右髂总动脉

膀胱

膀胱结石

前列腺

尿道结石

C. 泌尿系结石的常见部位

当尿液中某些化合物的溶解度超过极限时（如尿酸），这些化合物不再溶解在溶液中，而是沉淀形成晶体。在上尿路的任何地方都能形成结石（石头），也可迁移到任何泌尿器官（肾和肾盂结石、输尿管结石、膀胱结石、尿道结石）的任何部位。较大的结石特别容易嵌顿在输尿管内，常会刺激肌肉收缩形成强力波来驱逐结石，引起剧烈疼痛（肾绞痛、输尿管绞痛）。

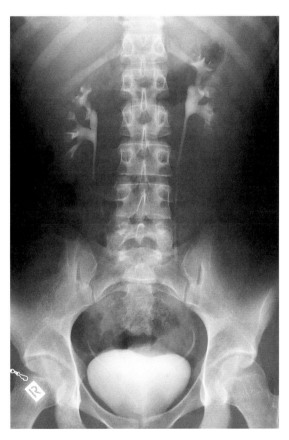

D. 静脉泌尿系造影

静脉尿路造影术是一种放射学检查，注入碘化造影剂并通过肾排泄。检查可以提供关于肾功能和病理发现，如变异、囊肿、尿路梗阻、尿结石、肿瘤等信息（引自 Möller，T.B.，E. Reif：Taschenatlas der Röentgenanatomie，3. Aufl. Thieme，Stuttgart 2006）。

4.7 膀胱原位

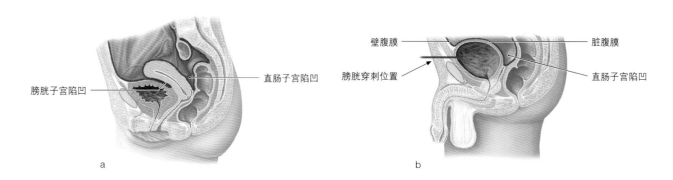

a

b

A. 女性（a）和男性（b）的膀胱位置和腹膜覆盖

正中矢状面，左侧面观。膀胱轻度充盈，将子宫升至稍高的位置。腹膜自腹前壁的后面延伸至膀胱上面，反折至膀胱后面，形成腹膜凹陷；女性形成膀胱子宫陷凹，男性形成直肠膀胱陷凹。大部分膀胱与盆腔结缔组织松散连接。

注意：当膀胱充盈而增大时，泌尿生殖腹膜覆盖的膀胱上部向上推起，位于周围结缔组织内而无腹膜覆盖的膀胱前壁超出耻骨联合上缘（如"地平线上太阳升"）。这提供了一个入路，在耻骨联合上缘对充盈的膀胱经皮穿刺而穿刺针不必进入腹膜腔。

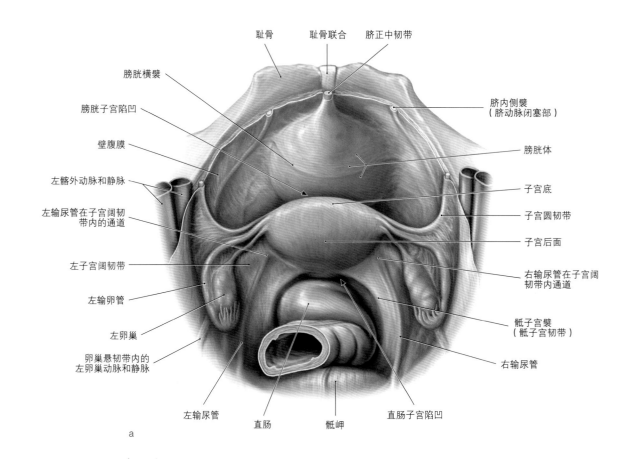

a

B. 膀胱在盆腔和盆底的位置

上面观。为了清晰显示，子宫直立。切除大部分大肠，保留泌尿生殖腹膜完整。当膀胱充盈时，膀胱横襞，即膀胱表面的腹膜皱襞消失（如图所示）。在女性，膀胱位于子宫下方，当膀胱充盈时可抬高子宫。当盆底结构（提肛肌及其筋膜）由于阴道分娩受损而变得薄弱时，可能引起膀胱下降，导致尿失禁。

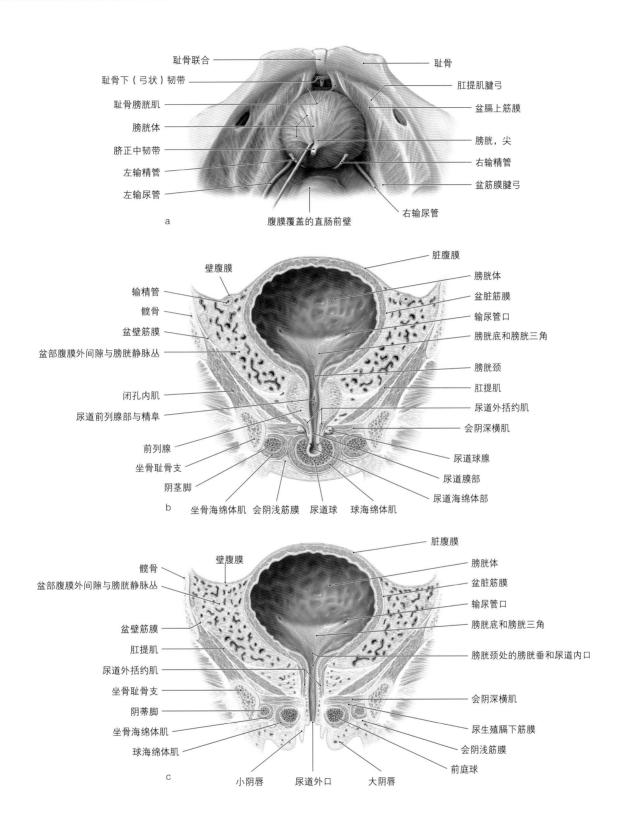

耻骨联合 ——
耻骨下（弓状）韧带 ——
耻骨膀胱肌 ——
膀胱体 ——
脐正中韧带 ——
左输精管 ——
左输尿管 ——

—— 耻骨
—— 肛提肌腱弓
—— 盆膈上筋膜
—— 膀胱，尖
—— 右输精管
—— 盆筋膜腱弓

腹膜覆盖的直肠前壁
a

壁腹膜 ——
输精管 ——
髋骨 ——
盆壁筋膜 ——
盆部腹膜外间隙与膀胱静脉丛 ——
闭孔内肌 ——
尿道前列腺部与精阜 ——
前列腺 ——
坐骨耻骨支 ——
阴茎脚 ——

—— 脏腹膜
—— 膀胱体
—— 盆脏筋膜
—— 输尿管口
—— 膀胱底和膀胱三角
—— 膀胱颈
—— 肛提肌
—— 尿道外括约肌
—— 会阴深横肌
—— 尿道球腺
—— 尿道膜部
—— 尿道海绵体部

坐骨海绵体肌 会阴浅筋膜 尿道球 球海绵体肌
b

壁腹膜 ——
髋骨 ——
盆部腹膜外间隙与膀胱静脉丛 ——
盆壁筋膜 ——
肛提肌 ——
尿道外括约肌 ——
坐骨耻骨支 ——
阴蒂脚 ——
坐骨海绵体肌 ——
球海绵体肌 ——

—— 脏腹膜
—— 膀胱体
—— 盆脏筋膜
—— 输尿管口
—— 膀胱底和膀胱三角
—— 膀胱颈处的膀胱垂和尿道内口
—— 会阴深横肌
—— 尿生殖膈下筋膜
—— 会阴浅筋膜
—— 前庭球

小阴唇 尿道外口 大阴唇
c

C. 男性（a 和 b）和女性（c）膀胱位置的比较

a. 上面观，膀胱轻微后拉。与 B 不同，切除了泌尿生殖腹膜，膀胱充盈近似球形。

膀胱位于盆膈肌上（主要在肛提肌及其筋膜，即盆膈上筋膜上），与盆膈的接触区男性比女性小，因为小骨盆内有前列腺。

b 和 c. 为轻度斜切的冠状面，膀胱和尿道打开。膀胱无腹膜覆盖的部分位于骨盆的结缔组织空间内，有高度发达的静脉丛。静脉丛和移动的脏腹膜允许膀胱体积发生相当大的变化。与膀胱本身一样，尿道的起始部分也有结缔组织包绕，在男性中还有前列腺包绕，位于会阴深横肌和盆膈的肛提肌上。

4.8 膀胱、膀胱颈和尿道：壁的结构和功能

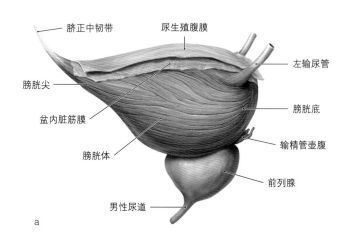

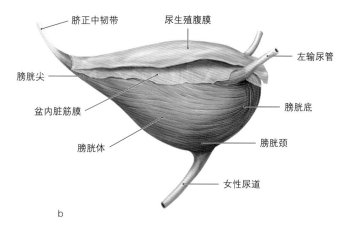

a

b

A. 膀胱和尿道的外形

男性（a）和女性（b）的膀胱，左侧面观。

膀胱是一个中空的肌性器官，收集肾产生的尿液，并在合适的时间运送到尿道。膀胱容积最大时为 500~700 mL（女性＞男性）。当膀胱有大约 150~200 mL 尿时便产生尿意，孕妇由于增大的子宫增加了膀胱的压力，更少尿量即有尿意。正常膀胱排空完全不留残余尿。膀胱分为膀胱体，后面的膀胱底和前方的膀胱尖，与脐正中韧带（闭塞的脐尿管）在躯干前壁内面相续。两条输尿管从背外侧进入膀胱，开口于膀胱底。尿道起始于膀胱前下方的颈部。

B. 膀胱肌和尿道肌

男性膀胱，左侧面观。**膀胱主要的肌有：**

- 逼尿肌（排空膀胱）
- 尿道部括约肌（关闭膀胱）

尿道主要的肌有：

- 尿道扩张肌（开放尿道）
- 尿道外括约肌（关闭尿道）

Dorscher 等人（2001）发现，逼尿肌和尿道内括约肌是两种形态独立的肌（见第 306 页）。逼尿肌由三层组成，功能是在前后方向上将膀胱牢固地附于骨盆。外部纵肌层纤维向后延伸为膀胱前列腺肌（或女性的膀胱阴道肌），并在膀胱结处向前延伸为耻骨膀胱肌，形成腹侧悬挂装置的一个重要组成部分（见第 307 页）。中层和内层向后终止于输尿管间嵴上方（见C）。内括约肌在男性中是椭圆形的，在女性中是圆形的，它唯一的功能是关闭膀胱。在其后方，内括约肌构成了膀胱三角的形态学基础（见C）。扩张肌（见第 306页）是一个扇形肌，起于耻骨联合和盆筋膜的腱弓（见第 307 页）。它向后延伸，跨过尿道口，向下到尿道前面，在此止于尿道球或前庭球。外括约肌由内层的平滑肌纤维和外层的横纹肌纤维组成（更多细节见 D，第 307 页）。

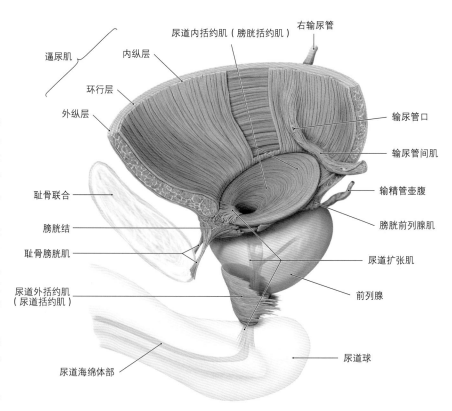

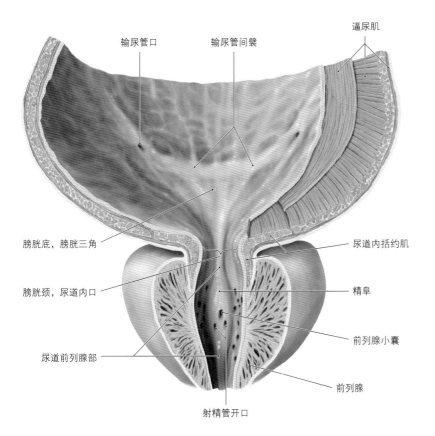

输尿管口　　输尿管间襞　　逼尿肌

膀胱底，膀胱三角

膀胱颈，尿道内口

尿道前列腺部

尿道内括约肌

精阜

前列腺小囊

前列腺

射精管开口

C. 膀胱颈、膀胱三角和尿道内口

男性尿道口水平的冠状切面，前面观。

膀胱内面衬以相当厚的黏膜层（膀胱上皮和相应下层结缔组织，见 D）。除膀胱三角，黏膜容易移动，膀胱不充盈时有皱襞。膀胱三角是膀胱底或膀胱颈上的黏膜平滑区，位于尿道口和从背外侧进入膀胱的两个输尿管之间。膀胱三角的上缘是输尿管间襞，一条嵴，由两个输尿管间的输尿管间肌构成。下面的尿道内括约肌围绕在尿道内口，在男性中像一个椭圆柱体，在女性中像一个圆柱体。

注意：裂隙样的输尿管口和输尿管斜行进入膀胱壁。这个倾斜形成了输尿管的壁内段的正常狭窄（见第 301 页）。斜行、输尿管肌和膀胱壁肌为输尿管口提供了功能性关闭和防止回流。

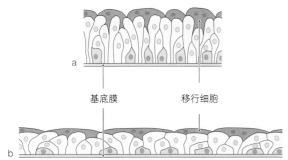

a

b

基底膜　　移行细胞

D. 膀胱黏膜上皮

a. 空虚的膀胱：高上皮。b. 充盈的膀胱：扁平的上皮。

与尿道几乎所有的部分（远端尿道除外）一样，膀胱内衬变移上皮（膀胱上皮），它的高度和层数取决于尿道段的充盈程度。变移上皮主要由多层细胞组成。表层明显的细胞称为"移行细胞"，因为它们能改变形状。

注意：膀胱壁总厚度（肌和黏膜）范围在充盈膀胱为 2~5 mm，而空虚的膀胱为 8~15 mm。

排空和关闭膀胱：排尿和排尿控制

排尿是排空膀胱的一个过程。膀胱充盈时憋住尿液的能力称为排尿控制。开启和关闭膀胱的肌协调互动机制是最优膀胱功能的关键。非随意（自主神经）和随意（阴部神经）控制膀胱和尿道的肌肉发挥重要作用（参见第 316 页）

• 排尿过程中完全排空膀胱

• 关闭输尿管口，防止反流

• 在膀胱充盈时保持排尿控制

排空膀胱（排尿）： 脑干中心（脑桥的排尿中心）兴奋骶髓的排尿中心，逼尿肌收缩增加膀胱内的压力（腹内压和腹部压力辅助支持），内括约肌松弛及尿道扩张肌和耻骨膀胱肌的收缩扩张尿道（尿道内口）

膀胱三角肌同时关闭两条输尿管；外括约肌松弛包括平滑肌部和横纹肌部，黏膜下静脉丛消肿；膀胱开始排尿

膀胱关闭（排尿控制）： 负责维护排尿控制的结构主要包括关闭膀胱和尿道的肌学机制（内括约肌和外括约肌），腹侧悬挂结构（见第 307 页）和部分盆底和会阴体。这些不同结构的最佳相互作用确保了排尿控制。

注意：在休息时，男性和女性的尿道后缘与膀胱底形成一个 110~120° 的夹角（膀胱尿道后角）。盆底下降引起的角度增加可以导致尿失禁

4.9 控尿的功能解剖

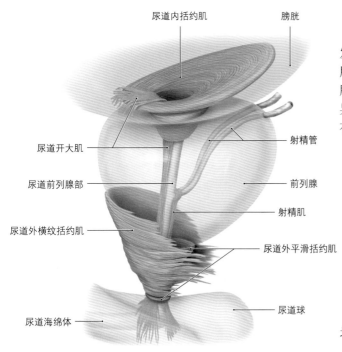

尿道内括约肌　膀胱

尿道开大肌
尿道前列腺部
尿道外横纹括约肌
尿道海绵体

射精管
前列腺
射精肌
尿道外平滑括约肌
尿道球

A. 男性膀胱颈和尿道近端的肌

Dorschner 等人（2001）和 Schwalenberg 等人（2010）发现，维持控尿有赖于不同功能单元的相互协调，包括括约肌的解剖学位置正确，尿道平滑肌和横纹肌的张力正常和在膀胱颈水平腹侧悬吊机制。这些单元中的任何一个发生功能异常都可能引起尿道过度活动而导致尿失禁。两个肌系统是有区别的。

- 括约肌系统
  - 尿道内括约肌。
  - 尿道外括约肌，平滑肌部和横纹肌部。
  - 纵向尿道肌，平滑的腹侧尿道肌和背侧纵向射精肌。
- 盆底肌的纤维锚定系统
  - 腹侧膀胱尿道悬吊装置由耻骨膀胱肌、耻骨尿道肌和耻骨前列腺韧带以及盆筋膜腱弓，膀胱颈悬吊于此。
  - 会阴体（会阴中心腱）锚定尿道外括约肌。

注意：除了背侧纵向射精肌，所有结构在男性和女性均有。

B. 尿道开大肌

这是腹侧纵向尿道肌。这是一块扇形肌起自耻骨联合及盆筋膜腱弓（见 E）。走行于尿道内括约肌腹侧周围的上方，并进入尿道内口。它沿尿道前面向下走行止于尿道球。通过纵向肌的收缩，尿道缩短，尿道内口扩大，从而启动排尿。

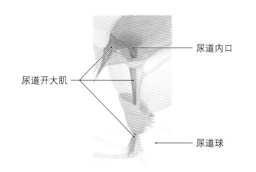

尿道内口
尿道开大肌
尿道球

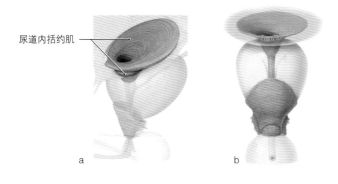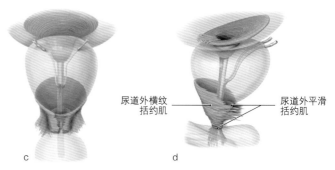

尿道内括约肌

尿道外横纹括约肌　　尿道外平滑括约肌

a　　　b　　　c　　　d

C. 尿道内括约肌和尿道外括约肌

a. 尿道内括约肌。b~d. 尿道外括约肌，前面观、后面观和外侧面观。

Dorschner 等人（2001）发现，内括约肌是独特的、具有独立功能的括约肌。其平滑肌与逼尿肌和尿道肌不相关。因此，它不是起于膀胱三角或逼尿肌系统。一般来说，男性的内括约肌比女性更明显，尤其是延伸到尿道近端的尿道部

分。其中一个原因可能是男性内括约肌不仅确保控制排尿，也有效地关闭膀胱颈防止逆行射精（双重功能）。Dorschner 等人发现（见上），构成外括约肌的结构如下。

- 内层的环行平滑肌层。
- 外层的横纹肌层，呈 Ω 形或马蹄形，后面有一个凹陷。

注意：众多研究表明，横纹外括约肌（像内括约肌）是一种独立的肌，并不是从肛提肌或会阴深横肌分出来的肌束。

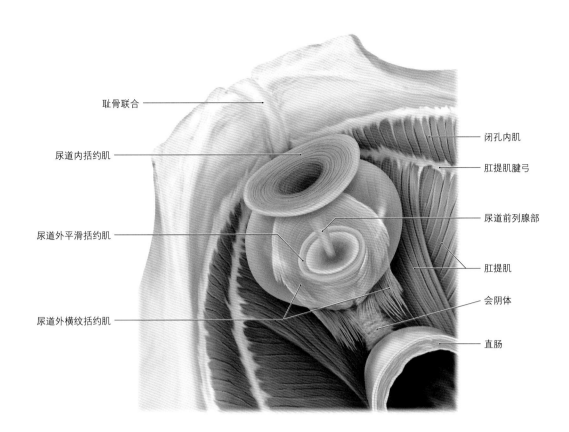

D. 尿道外括约肌与周围结构的结合

尿道外括约肌的前外侧部与明显的静脉丛交界（见 E），并部分穿插于静脉之中。Wallner 等人（2009）和 Schwalenberg 等人（2010）发现，外括约肌的外侧纤维延伸到提肛肌的筋膜。此外，一直在讨论是否其肌纤维也锚定在会阴体上，结果发现当外括约肌收缩时，其纤维牵拉两侧的肛提肌，肛提肌是外括约肌的动态锚定点。而尿道外平滑括约肌的环行肌纤维对尿道膜施加轻度但永久的压力。尿道外横纹括约肌接受躯体神经支配，与会阴体和提肛肌一起，在盆底收缩时增加尿道关闭的压力（提高排尿控制）。

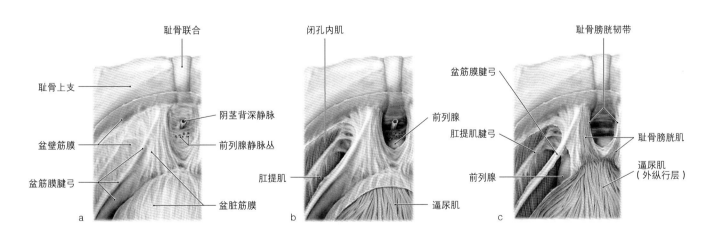

E. 腹侧膀胱尿道悬吊装置

除了膀胱尿道结合在前外侧的稳定，腹侧悬挂装置在耻骨后间隙最重要的功能是悬吊膀胱颈，以确保排尿控制（Schwalenberg 等人，2010 年）。腹侧悬挂装置的基本组成部分包括耻骨膀胱肌和盆筋膜腱弓，后者是一个增厚的盆筋膜带，在盆膈上从耻骨联合延伸至坐骨棘。脏层和壁层（盆膈上筋膜）腹膜在此融合。盆筋膜腱弓由于部分向前延伸，可视为耻骨膀胱肌的另一个腱膜止点，耻骨膀胱肌也作为逼尿肌腹侧外纵层的延续，止于耻骨联合两侧和耻骨。在解剖学名词中列出的耻骨尿道韧带和耻骨前列腺韧带从根本上说并不是韧带，而是盆脏筋膜和盆壁筋膜的强大的结缔组织膜，从耻骨联合伸展至膀胱颈或前列腺。

注意：在切除前列腺的外科手术后，按照上述方法保护和恢复腹侧悬吊装置的结构可以使术后尿失禁明显降低。

4.10 尿道

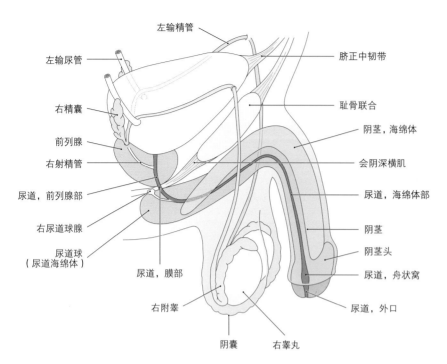

B. 男性尿道的分段、狭窄和扩大（也见 D）

分段	狭窄和扩大
尿道内口	
壁内部	第 1 处狭窄：尿道内括约肌
前列腺部	第 1 处扩大
膜部	第 2 处狭窄：尿道外括约肌
海绵体部	第 2 处扩大：壶腹 第 3 处扩大：舟状窝
尿道外口	第 3 处狭窄

A. 男性尿道的分部

男性盆腔内的泌尿生殖系统，右侧面观。与女性尿道不同，男性尿道的功能是作为泌尿和生殖的共同通道。它平均有 20 cm 长，由四部分组成，有三个狭窄和三个扩张（见 B）。尿道的壁内部在膀胱壁内，此处未显示。女性尿道基本上是直的（见 E）。男性尿道有两个弯曲，即耻骨下弯和耻骨前弯，这些弯曲在经尿道膀胱插管术中具有重要意义（见 F）。

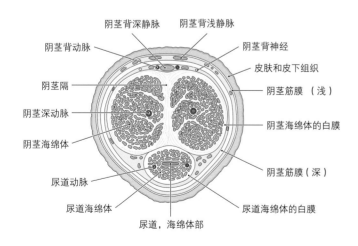

C. 男性尿道在阴茎内的位置

阴茎体的横切面。尿道的海绵体部位于阴茎的尿道海绵体内。即使在最大勃起时，尿道海绵体也不会完全变硬，以确保尿道在射精期间仍然是开放的。尿道腔在横切面上通常呈扁平状而不是圆形，上、下壁相贴。

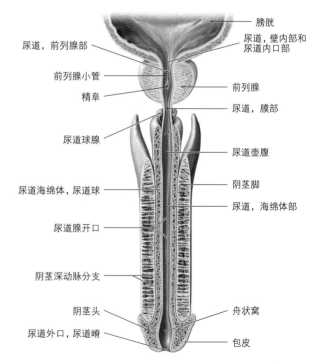

D. 男性尿道纵切面

切开尿道全长，切除所有盆底肌，展示没有弯曲的尿道，可以确认男性尿道的四个部分。男性尿道在尿道海绵体内向远端延伸至阴茎头的尿道外口。前列腺良性增大（前列腺增生，见第 338 页）患者的尿道前列腺部可显著地变窄。这种情况常以尿不出和尿不尽为特征。膀胱内的残余尿可能引起（通常是细菌）膀胱的炎症（膀胱炎）。

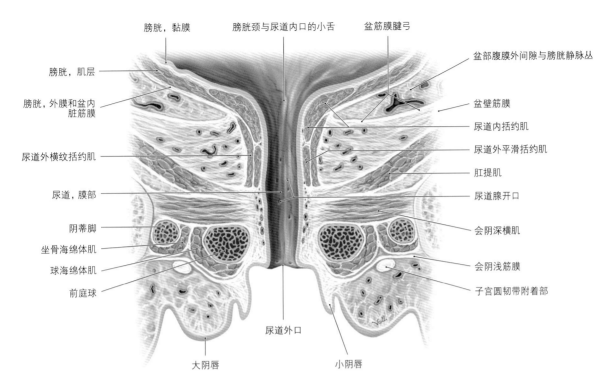

膀胱，黏膜　膀胱颈与尿道内口的小舌　盆筋膜腱弓

盆部腹膜外间隙与膀胱静脉丛

膀胱，肌层

膀胱，外膜和盆内脏筋膜

盆壁筋膜

尿道内括约肌

尿道外平滑括约肌

尿道外横纹括约肌

肛提肌

尿道，膜部

尿道腺开口

阴蒂脚

会阴深横肌

坐骨海绵体肌

球海绵体肌

会阴浅筋膜

前庭球

子宫圆韧带附着部

尿道外口

大阴唇　　　小阴唇

E. 女性尿道的纵切面

稍微向后倾斜的冠状切面，前面观。与男性尿道不同，女性尿道直且只有 3~5 cm，因此比男性容易导尿。同时，女性尿道短，使尿道感染的易感性增加。

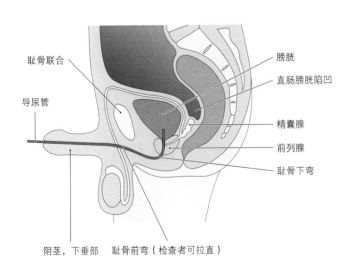

耻骨联合

膀胱

直肠膀胱陷凹

导尿管

精囊腺

前列腺

耻骨下弯

阴茎，下垂部　耻骨前弯（检查者可拉直）

F. 男性经尿道膀胱置管术

男性尿道的两个弯曲（耻骨下弯和耻骨前弯）和三个狭窄可能会成为经尿道置管的阻碍。耻骨前弯可通过拉直阴茎体而变直。

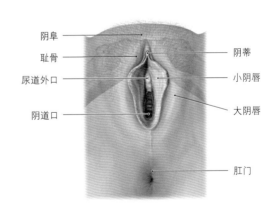

阴阜

阴蒂

耻骨

小阴唇

尿道外口

大阴唇

阴道口

肛门

G. 女性尿道外口

下面观。耻骨以阴影显示来帮助定位。尿道外口位于小阴唇间，阴道前方。虽然靠近女性外生殖器，但女性尿道的唯一功能只是排尿通道。尿道与外生殖器解剖间的关系密切，在胚胎发育过程中很重要，尿道和阴道最初共同开口于尿生殖窦，在进一步发育后才彼此分隔。这种分隔失败会导致阴道和尿道之间形成相连的异常瘘管，阴道尿道瘘。即使胚胎发育正常，尿道（生理上无菌）与阴道（非无菌区）邻近，易诱发尿道的细菌性炎症（尿道炎）。由于女性尿道较短，感染很容易上行至膀胱（膀胱炎）。

4.11 肾和肾上腺的动脉、静脉：概况 *

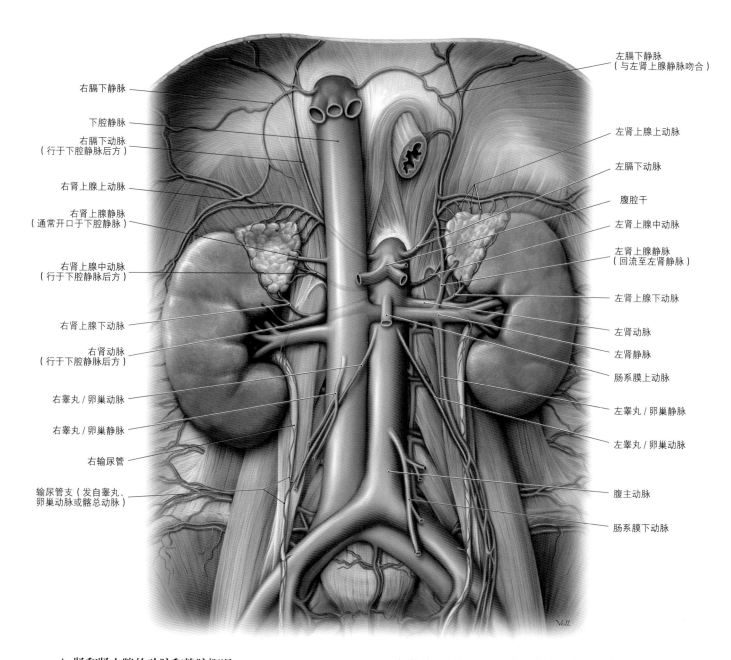

右膈下静脉

下腔静脉

右膈下静脉
（行于下腔静脉后方）

右肾上腺上动脉

右肾上腺静脉
（通常开口于下腔静脉）

右肾上腺中动脉
（行于下腔静脉后方）

右肾上腺下动脉

右肾动脉
（行于下腔静脉后方）

右睾丸／卵巢动脉

右睾丸／卵巢静脉

右输尿管

输尿管支（发自睾丸、
卵巢动脉或髂总动脉）

左膈下静脉
（与左肾上腺静脉吻合）

左肾上腺上动脉

左膈下动脉

腹腔干

左肾上腺中动脉

左肾上腺静脉
（回流至左肾静脉）

左肾上腺下动脉

左肾动脉

左肾静脉

肠系膜上动脉

左睾丸／卵巢静脉

左睾丸／卵巢动脉

腹主动脉

肠系膜下动脉

A. 肾和肾上腺的动脉和静脉概况

前面观。轻微下拉食管，右肾和肾上腺被拉离下腔静脉，以显示肾上腺的血管解剖。去除了其他腹腔脏器。

肾动脉： 在 L1/L2 椎体水平，肾动脉从腹主动脉的侧面发出（见 C）。右肾动脉走行于下腔静脉（图中透明显示）的后方，左肾动脉行于左肾静脉后方。每条肾动脉分为前、后支。肾动脉发出肾上腺下动脉到肾上腺，发出囊（肾周）支到肾周围组织和肾囊（纤维囊和肾周脂肪囊，为显示清楚，此图中已切除），发出输尿管支到输尿管上段和肾盂远端。可能的变异见第 313 页的 E。

肾上腺动脉： 肾上腺上、中和下动脉（发自膈下动脉、腹主动脉和肾动脉，见上）。

肾静脉： 每侧的肾静脉通常由 2 个或 3 个属支汇合形成（变异显示于 F，第 313 页）。左肾静脉接受左肾上腺静脉和左睾丸／卵巢静脉；右肾静脉没有这些属支，直接汇入下腔静脉（也见 D）。肾静脉也接受来自肾纤维囊的囊支，还有肾盂和输尿管近端的小支（此处未显示）。

肾上腺静脉概况如下。

注意：肾上腺 3 条主要动脉（见上）通常只有 1 条静脉伴行（罕见的有 2 条），即肾上腺静脉。而左肾上腺静脉汇入左肾静脉，常与左膈下静脉吻合（如此处所示），右肾上腺静脉直接汇入下腔静脉（也见 D）。

*供应膀胱的血管与内生殖器的神经血管结构一起讨论（见第 346 页），它们共同位于盆腔内。

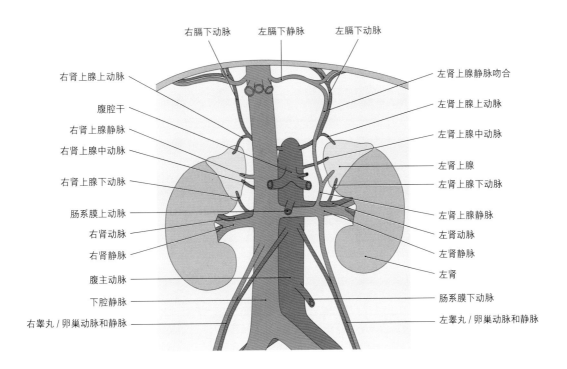

B. 肾和肾上腺的动脉和静脉

前面观。右肾和肾上腺被轻微拉离下腔静脉，以便更清晰地显示它们的血管。这张图和 A 都明确显示肾上腺的血管解剖比肾的更复杂：超过 50 条发自肾上腺动脉干（肾上腺上、中和下动脉）的小分支进入腺体。

注意：肾上腺 3 个主要的动脉通常只有 1 条静脉，肾上腺静脉伴行。这个血管在右侧直接汇入下腔静脉，在左侧汇入肾静脉（见 D）。

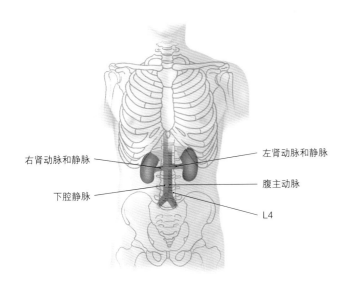

C. 肾动脉和静脉在脊柱上的投影

肾动脉在 L1/L2 水平发自腹主动脉。

注意：肾静脉位于动脉前方。

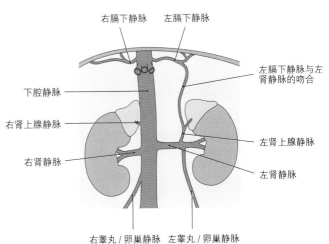

D. 左肾静脉的属支

左肾静脉的属支比右侧多。左肾静脉接受左肾上腺静脉（常与左膈下静脉吻合，见 A）和左睾丸 / 卵巢静脉，然后，右侧的相关静脉则直接回流入下腔静脉。因为这样的解剖关系，精索静脉曲张在左侧比右侧多见。

4.12 肾和肾上腺的动脉、静脉：变异

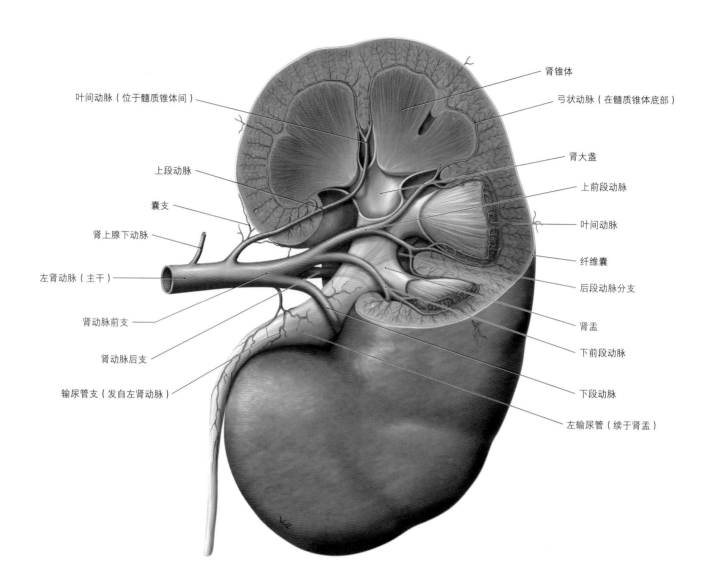

肾锥体

弓状动脉（在髓质锥体底部）

叶间动脉（位于髓质锥体间）

肾大盏

上段动脉

上前段动脉

囊支

叶间动脉

肾上腺下动脉

纤维囊

左肾动脉（主干）

后段动脉分支

肾动脉前支

肾盂

下前段动脉

肾动脉后支

下段动脉

输尿管支（发自左肾动脉）

左输尿管（续于肾盂）

A. 肾动脉分为肾段动脉

左肾前面观。

肾动脉主干分为前、后支。前支进一步分为四条段动脉：

- 上段动脉
- 上前段动脉
- 下前段动脉
- 下段动脉

后支只发出一个段血管——后段动脉。

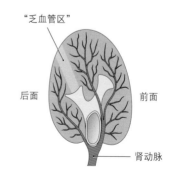

"乏血管区"

后面

前面

肾动脉

B. 肾内的"乏血管"区

右肾下面观。

在后段和前段之间是肾的相对乏血管区，其他地方血管非常多。

该区域为肾内手术提供了一个重要的入路。

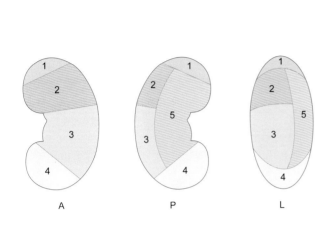

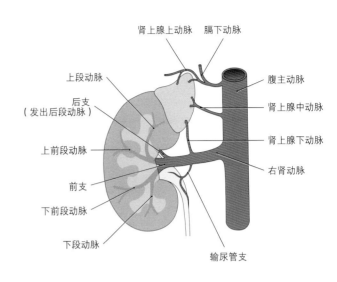

C. 肾段血管

左肾前面观（A），后面观（P）和外侧面观（L）

肾动脉及其分支将肾分为五段：

1 上段

2 上前段

3 下前段

4 下段

5 后段

D. 肾动脉分支与肾段的关系

右肾前面观，显示肾动脉、肾上腺中动脉和膈下动脉发自腹主动脉的起点。

注意：肾动脉分为前支（前、上和下段）和后支（即后段，也见 A)。输尿管上部的血供来自肾动脉的输尿管支。

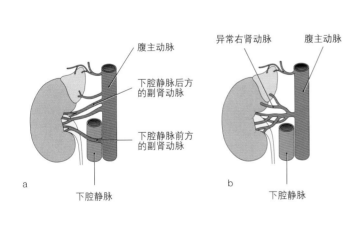

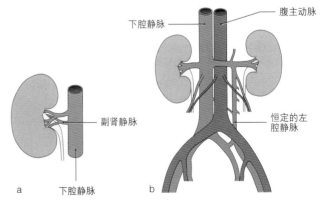

E. 肾动脉的变异

右肾前面观。

a. 两支副肾动脉（一支经下腔静脉前方）。副肾动脉是从腹主动脉到肾门的一条额外动脉。副肾动脉是一种常见变异，此时肾上腺下动脉不从肾动脉发出。

b. 一种异常肾动脉，不从肾门进入肾。

F. 肾静脉的变异

前面观。

a. 副肾静脉。

b. 左腔静脉（恒定的上主静脉下部）上行并汇入肾静脉。

4.13 肾、肾上腺、输尿管和膀胱的淋巴回流

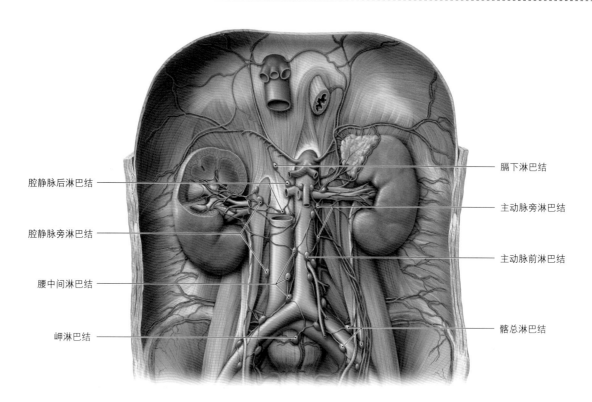

腔静脉后淋巴结

腔静脉旁淋巴结

腰中间淋巴结

岬淋巴结

膈下淋巴结

主动脉旁淋巴结

主动脉前淋巴结

髂总淋巴结

A. 肾、肾上腺和输尿管的淋巴回流（腹段、盆段见 C）

前面观。下述淋巴路径在此区域很重要（也见第 221 页）。

- **右肾和肾上腺：**回流到右腰淋巴结（腔静脉旁、腔静脉前和腔静脉后淋巴结，见 B），然后至右腰干。
- **左肾和肾上腺：**回流到左腰淋巴结（主动脉旁、主动脉前和主动脉后淋巴结见 B），然后至左腰干。
- **输尿管（腹部）：**沿右和左侧的肾和肾上腺的路径（也见 C）。

腰淋巴结另外的功能是收集来自髂总淋巴结的淋巴。

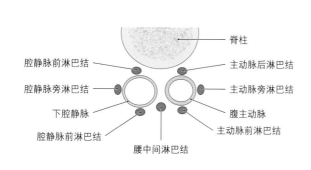

脊柱

腔静脉前淋巴结

腔静脉旁淋巴结

下腔静脉

腔静脉前淋巴结

主动脉后淋巴结

主动脉旁淋巴结

腹主动脉

主动脉前淋巴结

腰中间淋巴结

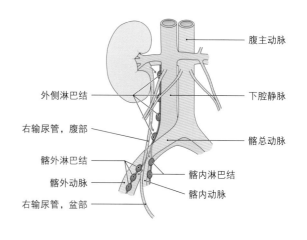

腹主动脉

外侧淋巴结

下腔静脉

右输尿管，腹部

髂总动脉

髂外淋巴结

髂内淋巴结

髂外动脉

髂内动脉

右输尿管，盆部

B. 腰淋巴结的分类

横断面，上面观。腰淋巴结围绕腹主动脉和下腔静脉分布。依据与血管的关系分为 3 群。

- 左腰淋巴结（围绕主动脉）。
- 腰中间淋巴结（在腹主动脉和下腔静脉之间）。
- 右腰淋巴结（围绕下腔静脉）。

这些群再进一步分为亚群（见 A 的说明）。

C. 输尿管的淋巴结

右输尿管前面观。

输尿管的淋巴回流大致分为两个层次。

- 输尿管腹段：腰淋巴结。
  - 右侧：腔静脉旁淋巴结（右腰淋巴结）。
  - 左侧：主动脉旁淋巴结（左腰淋巴结）。
- 输尿管盆段：髂外和内淋巴结。

两个路径都汇入腰干。

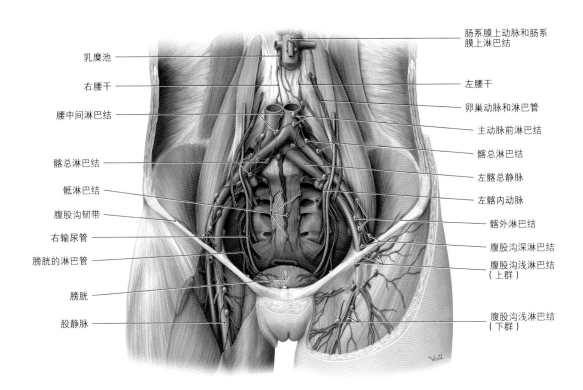

乳糜池

右腰干

腰中间淋巴结

髂总淋巴结

骶淋巴结

腹股沟韧带

右输尿管

膀胱的淋巴管

膀胱

股静脉

肠系膜上动脉和肠系膜上淋巴结

左腰干

卵巢动脉和淋巴管

主动脉前淋巴结

髂总淋巴结

左髂总静脉

左髂内动脉

髂外淋巴结

腹股沟深淋巴结

腹股沟浅淋巴结（上群）

腹股沟浅淋巴结（下群）

D. 盆腔淋巴结概述及膀胱淋巴结回流

　　打开的女性腹腔和盆腔，前面观。除膀胱和小段直肠残端，切除了所有器官和腹膜。膀胱充盈，在耻骨联合上方可见。此图清楚显示了众多的壁淋巴结分布在盆腔内的髂血管周围（见 E）。膀胱的淋巴先回流到内脏淋巴结群。膀胱外侧淋巴结和膀胱前、后淋巴结（统称为膀胱周围淋巴结）。这些淋巴结位于膀胱周围的盆腔结缔组织内，由于其在盆腔的位置较深，此处不可见。这些来自膀胱的淋巴直接或间接沿两条主要路径回流，到达腹主动脉和下腔静脉外侧的淋巴结（腰淋巴结），最后进入腰干。这些路径见 F。

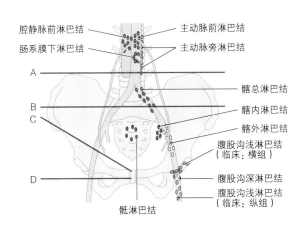

腔静脉前淋巴结

肠系膜下淋巴结

主动脉前淋巴结

主动脉旁淋巴结

A

B

C

D

髂总淋巴结

髂内淋巴结

髂外淋巴结

腹股沟浅淋巴结（临床：横组）

腹股沟深淋巴结

腹股沟浅淋巴结（临床：纵组）

骶淋巴结

E. 盆腔淋巴结概况

　　盆腔淋巴结在骶骨前方，沿大血管分布。但淋巴系统造影（淋巴结造影）术中的血管不可见，所以盆腔淋巴结的定位必须依赖于其他方法。

　　一种方法是使用基于骨骼标志点的四条参考线。

　　A 髂腰线：与髂嵴上缘相切的水平线。

　　B 骶髂关节线：通过骶髂关节中心的水平线。

　　C 腹股沟线：沿腹股沟韧带的线。

　　D 闭孔线：穿过闭孔中心的水平线。

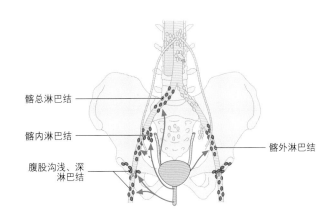

髂总淋巴结

髂内淋巴结

腹股沟浅、深淋巴结

髂外淋巴结

F. 膀胱和尿道的淋巴回流

膀胱由两条主要路径回流。

- 向上沿内脏的髂血管（见 D）。
- 至髂内和髂外淋巴结（主要在膀胱底部）。

尿道内口附近的膀胱通过腹股沟浅、深淋巴结回流。尿道主要经腹股沟深和浅淋巴结回流（尿道外口附近区域主要回流到后者）。尿道近侧部回流到髂淋巴结，特别是髂内淋巴结。

　　注意：阴茎与尿道一样，通过腹股沟浅和深淋巴结回流。

4.14 泌尿系统器官和肾上腺的自主神经支配

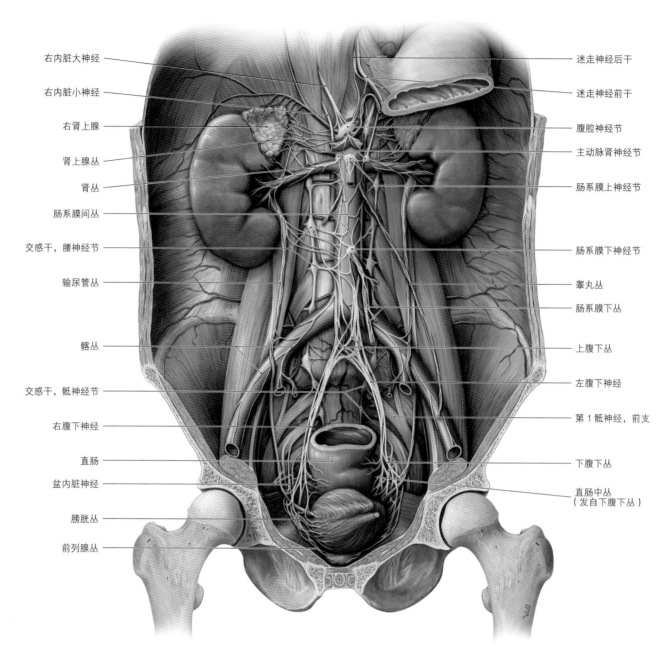

右内脏大神经

右内脏小神经

右肾上腺

肾上腺丛

肾丛

肠系膜间丛

交感干，腰神经节

输尿管丛

髂丛

交感干，骶神经节

右腹下神经

直肠

盆内脏神经

膀胱丛

前列腺丛

迷走神经后干

迷走神经前干

腹腔神经节

主动脉肾神经节

肠系膜上神经节

肠系膜下神经节

睾丸丛

肠系膜下丛

上腹下丛

左腹下神经

第 1 骶神经，前支

下腹下丛

直肠中丛
（发自下腹下丛）

A. 泌尿器官和肾上腺的自主神经支配概况

打开的男性腹腔和盆腔，前面观。为了显示清楚，切除了大部分胃并轻微下拉食管。右肾轻微向外移位，拉直膀胱并翻向左侧。盆腔约在髋臼中心沿冠状面切开。泌尿器官和肾上腺的自主神经支配依具体器官的位置而不同。

• **腹膜后隙**的肾和泌尿管道的上部（**输尿管近段**）最初接受内脏小、最小神经和腰内脏神经的交感纤维（见 B），与主动脉肾神经节或肾神经节内的突触后神经元形成突触。副交感神经纤维来自迷走神经后干，部分来自盆内脏神经（在 B 内描述）。

• 在**腹膜后隙**的肾上腺皮质和髓质接受来自内脏大神经

和内脏小神经的交感纤维；以及来自迷走神经后干的副交感纤维，经肾丛到肾上腺，形成肾上腺丛。肾上腺髓质的交感自主神经支配是个例外，它仅接受肾上腺丛的突触前交感纤维支配。这些轴突直接支配肾上腺髓质细胞。目前，还没有令人信服的证据表明肾上腺髓质接受副交感神经支配。

• **膀胱、输尿管的大部分腹段和盆段**（以及**尿道**，此处未显示）在**盆腔**（见 D）接受来自腰和骶内脏神经的交感纤维，以及接受来自盆内脏神经的副交感纤维（S2~S4）。这些神经丛在 D 中显示。

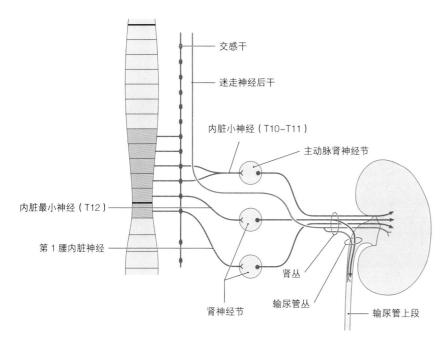

B. 肾和输尿管上部的自主神经支配

　　来自主动脉肾神经节和肾神经节的交感纤维与来自迷走神经后干的副交感纤维混合，形成肾丛，然后进入肾。这些丛的分支形成输尿管丛，支配输尿管腹（上）段。突触前的交感纤维主要来自胸内脏神经。

　　注意：由于解剖位置邻近，主动脉肾神经节常与腹腔神经节融合。概述提供的插图，如第70页，经常显示肾从腹腔神经节接受它们的神经支配。然而在功能上，主动脉肾神经节是分开的，因此在示意图中单独提到。

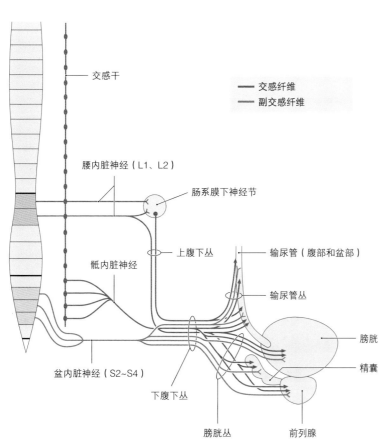

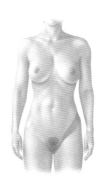

C. 左肾和膀胱的牵涉痛

　　肾和膀胱疾病（炎症、结石）相关的疼痛可能在这些皮肤区域引起疼痛。偶尔，疼痛会放射到腹股沟（腰部至腹股沟疼痛）。

D. 膀胱和输尿管腹段、盆段的自主神经支配

　　来自腰和骶内脏神经的交感神经纤维与来自盆内脏神经的副交感神经纤维一起至下腹下丛，该神经丛发出分支形成另外的神经丛，包括膀胱和输尿管丛，支配膀胱和输尿管（其腹段和盆段）。对于副交感神经纤维而言，与突触后神经元形成的突触完全位于下腹下丛（或器官壁）。交感纤维的

突触部分在肠系膜下神经节，部分在下腹下丛（可见上腹下丛的纤维延续至下腹下丛）。

　　注意：脊髓全横断，作用于S2~S4的副交感神经元（盆内脏神经）的高级中枢神经系统效应中断。由于盆内脏神经要启动和控制排尿，脊髓完全损伤也会引起膀胱控制问题。

5.1 生殖管道概述

生殖器分类

男性和女性生殖器官可以有不同的分类方式。

- 按解剖位置（A）
  - 内生殖器官（内生殖器）
  - 外生殖器官（外生殖器）
- 按功能（B、C）
  - 产生生殖细胞和激素的器官（生殖腺）
  - 运输、孵化和交配器官，以及附属腺体
- 按发育（见第 56 页）
  - 未分化的性腺原基（发育成生殖腺）
  - 两个未分化的管道系统（发育成男、女性运送器官、女性子宫、部分女性交配器官和一个男性的附属腺体）
  - 泌尿生殖窦及其衍生物（发育成两性的外生殖器，附属性腺和部分交配器官）

A. 男性和女性生殖器 *

	男性	女性
内生殖器	睾丸 附睾 输精管 前列腺 精囊 尿道球腺	卵巢 子宫 输卵管 阴道（上部）
外生殖器	阴茎和尿道 阴囊和睾丸覆盖物	阴道（仅前庭部分） 大、小阴唇 阴阜 前庭大、小腺 阴蒂

* 女性外生殖器在临床上又称女阴（阴部）

B. 男性生殖器的功能

器官	功能
睾丸	产生生殖细胞 分泌性激素
附睾	储存精子（精子成熟）
输精管	输送精子的器官
尿道	输送精子和尿液的器官
附属腺体（前列腺，精囊和尿道球腺）	产生分泌液（精液）
阴茎	交配和泌尿器官

C. 女性生殖器的功能

器官	功能
卵巢	产生生殖细胞 分泌性激素
输卵管	受精部位和运输受精卵的器官
子宫	孵化和分娩器官
阴道	交配和分娩器官
大阴唇和小阴唇	交配器官
前庭大腺和小腺	产生分泌液

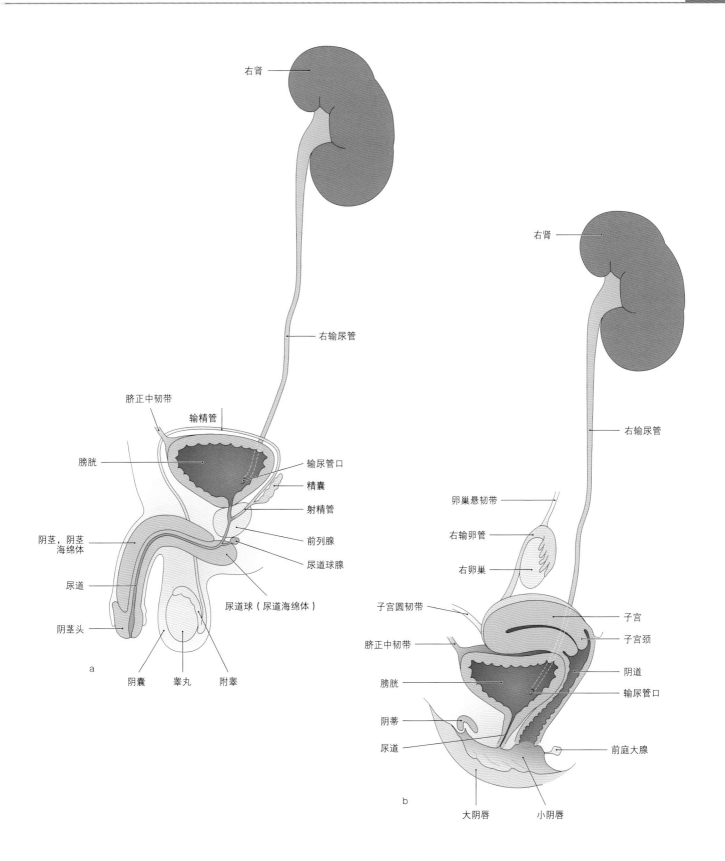

D. 泌尿生殖系统概况

男性和女性生殖系统示意图，左侧观。正中矢状切面，显示单个的盆腔器官和外生殖器。

a. 在**男性**，泌尿和生殖器官在功能和解剖上关系密切。尿道穿过前列腺，后者来源于胚胎时的尿道上皮。所有的附属腺体（前列腺、精囊和尿道球腺）最终将分泌物排入尿道。

b. 在**女性**，泌尿和生殖管道在功能上是相互分开的。然而从毗邻关系上，子宫前壁紧邻膀胱。在外生殖区也是如此，尿道包埋于阴道前壁内。

因此，一般使用合成术语——泌尿生殖系统。

5.2 女性内生殖器：概述

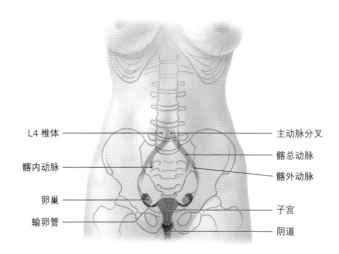

A. 女性内生殖器在骨盆上的投影

前面观。腹主动脉分叉为髂总动脉处这一点可辅助定位。子宫和阴道一样位于盆腔正中线上，而卵巢在左、右下腹位于子宫的后外上方。每个卵巢正好位于髂总动脉分叉下方的窝内。输卵管并没有通过最短路径到卵巢，而是从侧面环绕它们，因为两个副中肾管（发育为输卵管）走行在发育为卵巢的生殖嵴外侧。

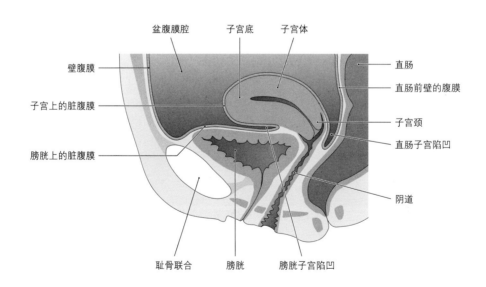

B. 子宫和阴道：与盆腔器官的毗邻关系

女性盆腔正中矢状切面，左侧面观。用颜色勾出腹膜的轮廓。子宫位于膀胱上方，直肠位于子宫后方。脏层腹膜覆盖子宫底和体，然后向膀胱和直肠反折，形成了膀胱子宫陷凹和直肠子宫陷凹。腹膜在子宫后壁的延伸比子宫前壁更远，使得子宫颈和阴道上部的后方有腹膜覆盖，而前部没有。阴道四周有盆腔结缔组织包绕。这些组织在前方和后方增厚，形成膀胱阴道隔和直肠阴道隔。

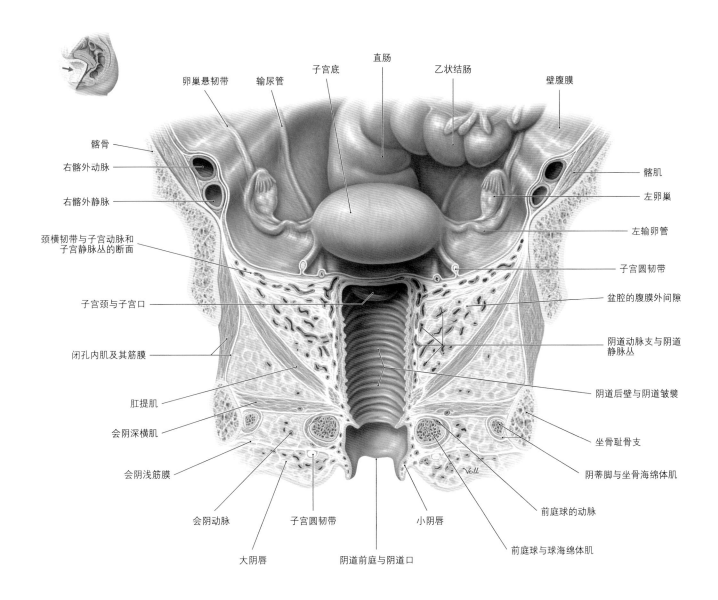

卵巢悬韧带　输尿管　子宫底　直肠　乙状结肠　壁腹膜

髂骨

右髂外动脉

右髂外静脉

颈横韧带与子宫动脉和子宫静脉丛的断面

子宫颈与子宫口

闭孔内肌及其筋膜

肛提肌

会阴深横肌

会阴浅筋膜

会阴动脉　子宫圆韧带　小阴唇

大阴唇　阴道前庭与阴道口

髂肌

左卵巢

左输卵管

子宫圆韧带

盆腔的腹膜外间隙

阴道动脉支与阴道静脉丛

阴道后壁与阴道皱襞

坐骨耻骨支

阴蒂脚与坐骨海绵体肌

前庭球的动脉

前庭球与球海绵体肌

C. 原位显示女性生殖器官

稍有角度的冠状切面，前面观。膀胱位于阴道前方、子宫底下方（见 B），未显示。此图代表了一个多切面合成的整合视图。子宫底由于子宫前倾前屈的位置（见第 326 页）而朝向前，从较深的切面向前突向读者。阴道周围是一个有丰富静脉丛的结缔组织间隙。这种疏松结缔组织允许在阴道分娩时有相当大的扩张空间。动脉血管的断面是营养阴道的动脉分支和膀胱下动脉的断面，见第 394 页盆腔间隙的分区和盆底的结构。

5.3 女性内生殖器：局部解剖及与腹膜的关系，形态和结构

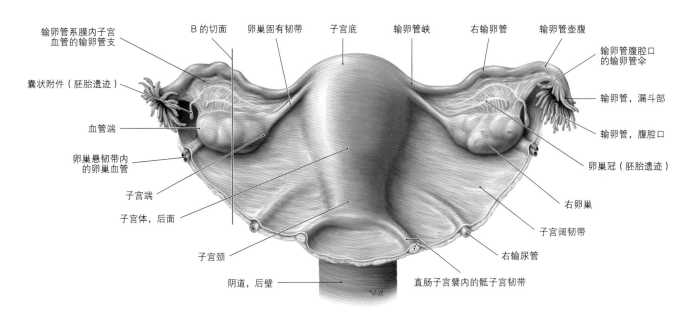

输卵管系膜内子宫
血管的输卵管支

B 的切面　卵巢固有韧带　子宫底　输卵管峡　右输卵管　输卵管壶腹

囊状附件（胚胎遗迹）

输卵管腹腔口
的输卵管伞

血管端

输卵管，漏斗部

卵巢悬韧带内
的卵巢血管

输卵管，腹腔口

子宫端

卵巢冠（胚胎遗迹）

子宫体，后面

右卵巢

子宫颈

子宫阔韧带

阴道，后壁

右输尿管

直肠子宫襞内的骶子宫韧带

A. 子宫及其附件：局部解剖及其与腹膜的关系

子宫、附件和子宫阔韧带后面的后上面观。子宫附件（卵巢和输卵管）附着于腹膜反折形成的阔韧带上缘和后面（卵巢系膜和输卵管系膜，见 B）。子宫系膜沿子宫前屈位将子宫固定在盆腔侧壁上，并传递子宫血管。卵巢通过卵巢悬韧带（这些和其他韧带参见 C）接受其血供。

注意：输尿管在腹膜后隙下行至阔韧带底，行向前在阔韧带两层间，经子宫动脉（此处不可见，见第 351 页）下方至膀胱。这种关系必须在子宫和阔韧带的手术中特别注意（有损伤输尿管的风险）。

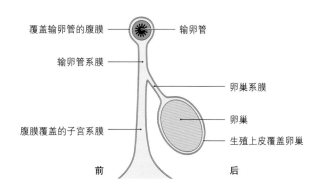

覆盖输卵管的腹膜　　输卵管

输卵管系膜

卵巢系膜

卵巢

腹膜覆盖的子宫系膜

生殖上皮覆盖卵巢

前　　　　后

B. 女性生殖器上的腹膜皱襞

（引自 Graumann，von Keyserlingk 和 Sasse。）

经子宫阔韧带的矢状面。腹膜覆盖卵巢、输卵管和大部分子宫（见 A）。输卵管通过输卵管系膜附着于阔韧带上缘。卵巢通过其自身的腹膜结构附着于阔韧带的后上面。这些腹膜覆盖的结缔组织带对于生殖器而言与肠系膜对于肠的功能相同，且因此而得名（见 C）：对应卵巢的是卵巢系膜、对应输卵管的是输卵管系膜，对应子宫的是子宫系膜。它们合在一起形成阔韧带。

C. 女性生殖器的韧带和腹膜结构

子宫阔韧带	腹膜的宽阔反折从盆腔侧壁伸至子宫（内有至内生殖器的血管）。韧带有三个主要部分延伸至具体器官 •子宫系膜，至子宫 •输卵管系膜，至输卵管 •卵巢系膜，至卵巢 阔韧带的两层腹膜间隙的结缔组织在临床上称为子宫旁组织
颈横韧带（主韧带）	在子宫颈和盆壁间横行的结缔组织带（子宫颈旁组织，见第 396 页）
子宫圆韧带	远端残余的引带（两性的胚索中，引导睾丸或卵巢下降）。从子宫外侧角开始经腹股沟管进入大阴唇的皮下结缔组织
直肠子宫襞	在子宫和直肠之间，腹膜覆盖的结缔组织皱襞；常含有平滑肌（直肠子宫肌）
卵巢固有韧带	近端残余的引带从卵巢子宫极与输卵管一起至子宫角
卵巢悬韧带	从盆壁延伸至卵巢的腹膜皱襞；传递卵巢血管

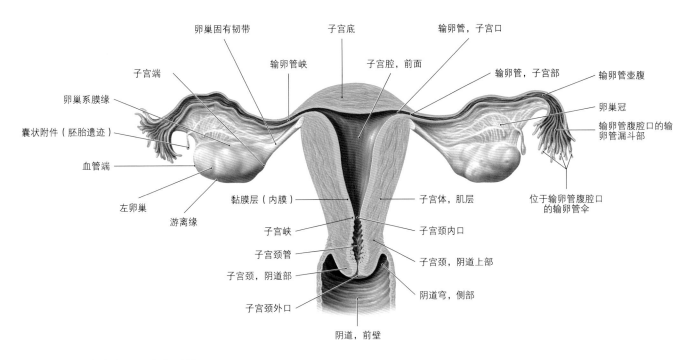

D. 子宫和输卵管：形态和结构

　　子宫拉直后冠状切面的后面观，切除子宫系膜。子宫由子宫体（子宫底）和子宫颈组成，体与颈由一段约 1 cm 长的峡部相连。肉眼上，子宫峡归类为子宫颈，但组织学上其内衬子宫内膜。子宫体和颈在子宫内口相交。子宫内腔，称为子宫腔，与阴道腔通过子宫峡和子宫颈管相通，总长（探查长度）7~8 cm。子宫腔在冠状切面上呈三角形。

　　子宫颈分为阴道上部和阴道部。子宫外口开口于子宫颈阴道部，朝向阴道。子宫颈阴道部探入阴道，形成隐窝，称为阴道穹。输卵管（总长约 10~18 cm）从外到内分为漏斗部、壶腹、峡和子宫部。输卵管腹腔口在漏斗处有许多伞围绕（伞端），并开口于腹膜腔。输卵管在子宫端开口于子宫腔。

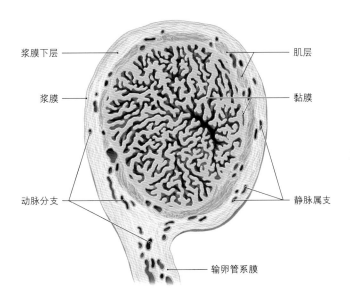

E. 输卵管横断面：壁的结构

　　右输卵管壶腹横断面观。输卵管系膜向下延伸。三层清晰可见（壁厚为 0.4~1.5 cm）。

- **黏膜**形成许多皱襞，占据输卵管腔的大部分。这些皱襞对运送受精卵到子宫至关重要。炎症后黏膜皱襞间的粘连会阻碍，甚至阻止受精卵的运输（见第 334 页）。
- **肌层**由几层薄的平滑肌组成，给输卵管提供动力（见 B，第 332 页），并通过纤毛上皮将受精卵推向子宫。
- 输卵管的**浆膜**（腹膜覆盖）与输卵管系膜相延续。

5.4 女性内生殖器：子宫的壁结构和功能

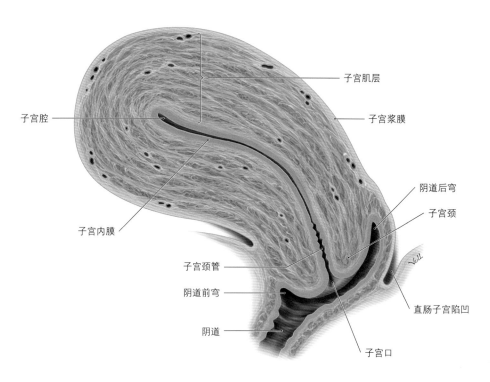

A. 经子宫长轴的断面
左侧面观。

B. 子宫壁的结构

子宫壁由内至外也由 3 层组成
- **黏膜层**或**子宫内膜**（见 D）：单层柱状上皮（上皮层）位于结缔组织基底上（固有层）
- **肌层**或**子宫肌层**（见 C）：几层平滑肌，总厚度约 1.5 cm
- **浆膜层**或**子宫外膜**：浆膜层覆盖在子宫体的前面和后面、子宫颈的后壁。浆膜下层与子宫肌层紧邻，在子宫没有腹膜覆盖的地方变为外膜（例如，在子宫阔韧带附着处）

C. 子宫肌层的分层（引自 Rauber 和 Kopsch）
子宫肌层由外至内分为三层。
- **血管上层**：是最外层纵横交错的薄片，稳定子宫壁。
- **血管层**：厚的中间层，有网状的肌纤维，血管丰富，是分娩时子宫收缩的主要来源。
- **血管下层**：子宫内膜下薄的最内层，负责输卵管子宫口的功能性关闭。其收缩促进月经期子宫内膜剥脱（功能层的脱落）和分娩后胎盘分离。

　　子宫肌层执行两个看似矛盾的功能，即必须在怀孕期间保持子宫关闭，但必须在分娩时打开子宫颈。为了实现这些功能，单独的肌肉层（见上）配有纵行、斜行、横行或环行纤维。子宫颈部环行肌纤维最丰富，保证怀孕时子宫颈保持关闭。在子宫体和底，纵行和斜行的肌纤维最丰富，在分娩时可缩短子宫和降低子宫底。子宫肌层在靠近输卵管口的子宫底处与输卵管的环行肌纤维编织在一起。垂体的催产素是子宫肌层收缩的最有效的刺激。这些收缩不仅发生在阵痛和分娩期间，也发生在月经期，有助于排出子宫黏膜。子宫肌层良性肿瘤（纤维瘤、肌瘤）可能会导致月经异常出血。

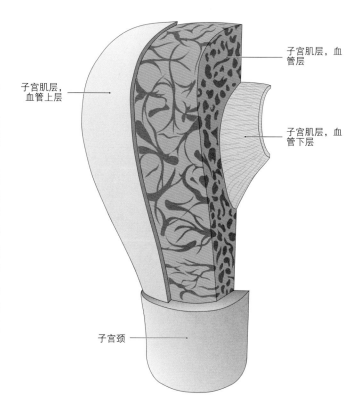

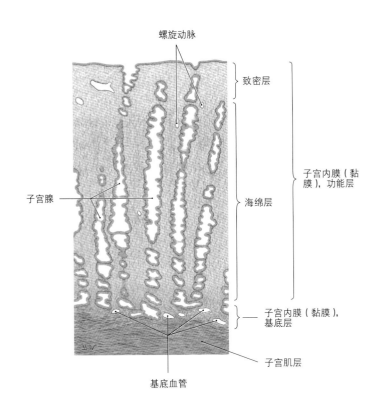

螺旋动脉

致密层

子宫腺

海绵层

子宫内膜（黏膜），功能层

子宫内膜（黏膜），基底层

子宫肌层

基底血管

D. 子宫黏膜层（子宫内膜）的结构

结构上，子宫内膜由单层柱状上皮细胞层和固有层组成。上皮层在子宫表面并包围管状的、卷曲的子宫内膜腺体。固有层包围并支持子宫腺，由结缔组织（基质）组成，有血管嵌入。子宫内膜按功能分为基底层和功能层。基底层大约 1 mm 厚，大部分免于子宫内膜的周期性变化，月经期不脱落。在育龄妇女卵巢周期的不同阶段，功能层厚度不同。每隔大约 28 天的月经期间功能层会脱落。在卵巢周期的分泌期最厚，此时它由一个表面致密层和一个深的海绵层组成。它接受来自弯曲的称为螺旋动脉的血管的供血。而在分泌状态，子宫内膜最容易接受受精卵植入。宫颈的黏膜不参与这些周期性变化。

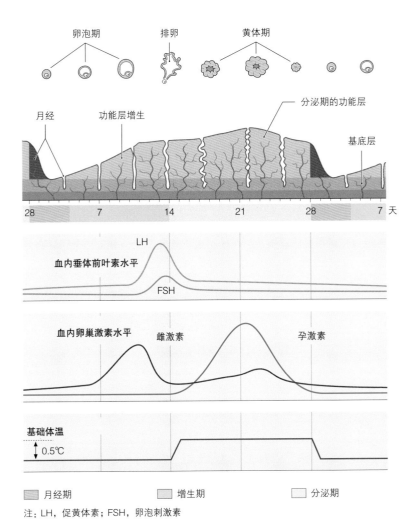

卵泡期　排卵　黄体期

月经　功能层增生　分泌期的功能层　基底层

28　7　14　21　28　7 天

LH

血内垂体前叶素水平

FSH

血内卵巢激素水平　雌激素　孕激素

基础体温
0.5℃

月经期　　增生期　　分泌期

注：LH，促黄体素；FSH，卵泡刺激素

E. 子宫内膜的周期性变化

卵巢周期性地分泌雌激素（如雌二醇）和孕激素（如孕酮）。雌激素刺激子宫内膜的增生，而孕激素诱导其分泌、转化。两种激素的释放主要由垂体周期性分泌的激素卵泡刺激素和促黄体素控制。雌激素由卵泡产生，大量的孕激素仅由黄体产生。如果没有受精，黄体退化并停止产生激素，结果子宫内膜的功能层剥脱，月经期间排出。垂体刺激卵泡启动一个新的周期产生新的雌激素，持续的平均时间为 28 天（1 个农历月）。排卵通常发生在周期的第 14 天。

注意：由于实际原因，月经第 1 天（持续大约 4 天）被认为是周期的第 1 天，尽管周期以月经结束为止。这是因为突发性月经出血比逐渐停止更容易察觉。然而从子宫内膜的角度来看，月经期的最后一天（很难察觉）标志着周期的结束。

5.5 女性内生殖器：子宫和阴道的位置

A. 子宫的曲度和位置

子宫和阴道上部的正中矢状切面，左侧面观。

注意：两个角度决定了子宫正常的前倾前屈（见 D）。子宫的向后成角和弯曲（后屈、后倾）被认为是异常的。后倾的子宫更容易下降，因为它靠近阴道纵轴。此外，后倾的子宫在怀孕期间增大而固定在骶岬（L5/S1 交界）下方，限制了子宫扩张，进一步可危及妊娠过程。

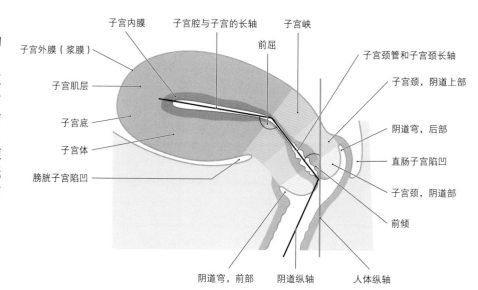

B. 子宫在骨盆中的位置和水平

骨盆冠状切面的前面观。为清楚显示，轻微拉直子宫。正常情况下，子宫约位于正中平面（a），它的阴道部在两坐骨棘连线水平。子宫可从此位置向左或右移位（左位或右位，b 和 c），或位于坐骨棘平面上或下（上升或下降，见 d 和 e）。前和后移位（前位、后位）也可发生，但此处未显示。子宫下垂常由盆底结构薄弱引起（主要是肛提肌，常在多次阴道分娩后）。由于邻近器官的压力（膀胱、直肠）所致的子宫移位可能引起疾病和功能障碍。子宫下降甚至可能导致子宫的阴道部从阴道突出（子宫脱垂）。

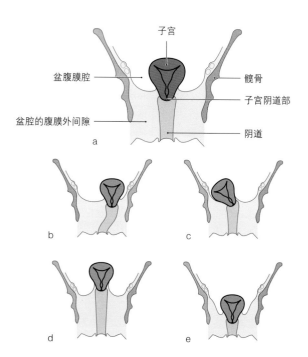

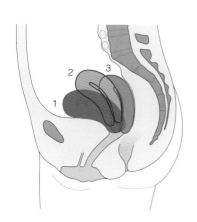

C. 子宫位置的生理变化

骨盆正中矢状切面，左侧面观。子宫的位置直接受膀胱和直肠充盈度影响。1 膀胱和直肠空虚。2 膀胱和直肠充盈。3 膀胱充盈，直肠空虚。

D. 子宫在骨盆中的位置描述

描述子宫在骨盆中位置的术语是倾、屈和位置（角度显示在 A）。

前倾	子宫颈在盆腔内倾斜，定义为子宫颈的轴与人体纵轴的夹角，正常状态是前倾
前屈	子宫体相对于子宫颈的倾斜，定义为宫颈的长轴与子宫长轴的夹角，正常状态是前屈
位置	子宫阴道部在盆腔中的位置。生理上，子宫阴道部在骨盆中央的棘突间线水平

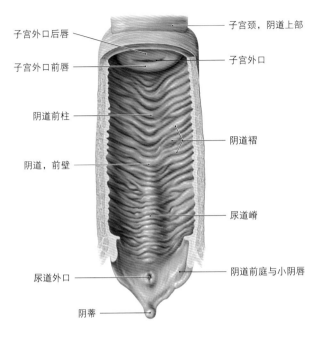

子宫颈，阴道上部
子宫外口后唇
子宫外口前唇
子宫外口
阴道前柱
阴道褶
阴道，前壁
尿道嵴
尿道外口
阴道前庭与小阴唇
阴蒂

E. 阴道

后面观。阴道沿冠状面切开，略微向后倾斜以显示前壁。阴道腔呈 H 形的切面（见 F），但是这个切面的内腔已经被拉伸得更圆（原位时后壁和前壁紧密平行）。阴道黏膜有众多横行皱襞（皱褶），以及由阴道壁内广泛的静脉丛形成的前后嵴（阴道柱）。邻近的尿道使阴道的前下壁拱起，形成突出的纵嵴（尿道隆嵴）。

会阴横韧带　耻骨联合　阴蒂背深静脉
阴蒂背动脉和神经
女性尿道
耻骨下支
会阴深横肌和会阴筋膜　阴道　坐骨海绵体肌

F. 阴道在盆底的位置

此图显示了阴道和尿道极为贴近。会阴深横肌的肌纤维环绕着阴道。

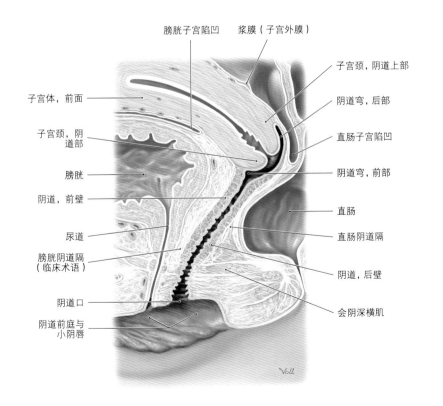

膀胱子宫陷凹　浆膜（子宫外膜）
子宫体，前面
子宫颈，阴道上部
阴道穹，后部
直肠子宫陷凹
子宫颈，阴道部
膀胱
阴道穹，前部
阴道，前壁
尿道
直肠
膀胱阴道隔（临床术语）
直肠阴道隔
阴道，后壁
阴道口
阴道前庭与小阴唇
会阴深横肌

G. 阴道在盆腔的位置

女性盆腔的正中矢状切面，左侧面观。阴道纵轴朝向后上方。阴道前（膀胱阴道隔）、后（直肠阴道隔）和外侧（此处未显示）都有盆腔结缔组织相连。阴道穹围绕着子宫颈阴道部，它本身朝向前上方。后穹显著长于前穹，更向上伸入盆腔。脏腹膜在子宫后壁一直向下延伸，使阴道穹后部紧贴直肠子宫陷凹（女性腹膜腔的最低部分）。

5.6 女性内生殖器：子宫上皮区域

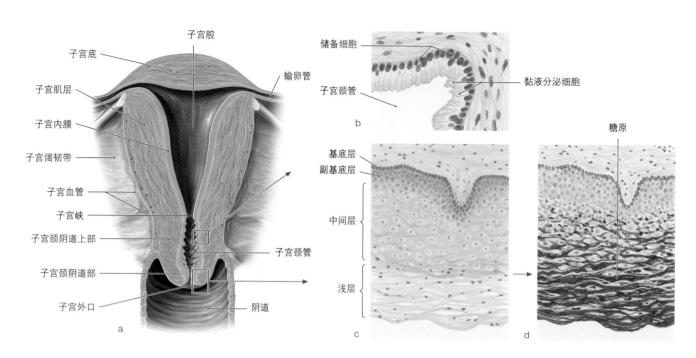

A. 子宫上皮区

a. 经子宫的冠状切面，前面观。b~d 是 a 图的高倍镜下观。b. 子宫颈管黏液分泌柱状上皮。c. 宫颈阴道部鳞状上皮。d. PAS 法显示糖原（引自 Luellmann）。

子宫颈是子宫的下部。子宫颈始于子宫峡远端的子宫颈阴道上部，其周围有宫旁结缔组织包围，终止于伸入阴道的下部（子宫颈阴道部）。在子宫颈阴道上部水平，子宫被韧带（主要是子宫主韧带，见第 388 页）固定。子宫颈的管腔称为子宫颈管，它内衬黏膜，开始于内口，终止于子宫颈阴道部的外口。宫颈管黏膜上皮由单层分泌黏液的柱状上皮构成。平行排列的皱襞（掌状的襞）形成隐窝，使上皮表面粗糙。位于上皮基底部的储备细胞的功能是补充宫颈上皮。与单层宫颈上皮不同，阴道内衬复层非角化鳞状上皮，可能延续到子宫颈阴道部的表面，不过这取决于女性荷尔蒙的情况。这两种上皮层的界限可位于宫颈内或宫颈外（见 C）。

衬于阴道（和子宫颈的阴道部）内的复层非角化鳞状上皮由多达 20 层细胞组成，且分为 4 层：基底层、副基底层、中间层和浅表层。通常，两个最浅层的细胞由于分化而含有丰富的糖原。上皮呈周期性变化：在排卵前，所有的层都发育良好；在排卵后，浅表层和中间层细胞剥脱。释放出的糖原滋养了居住在阴道的乳酸菌（嗜酸乳杆菌）。糖原转化成乳酸导致阴道呈酸性环境（pH 4~5），主要是在月经周期的后半防止病原体（见 B）。微碱性宫颈黏液作为与抵抗感染的生理屏障有着相似的作用。在月经周期的大部分时间里，有一个有弹性质地的保护栓密封子宫颈管（防止细菌上行的屏障）。只有在排卵期黏液稀薄，从而能被精子穿越。

B. 阴道的防御机制与潜在功能障碍

腹膜腔与身体的外部有一个解剖学的通道（阴道—子宫颈—子宫—输卵管）。这使女性容易产生逆行感染，这就是为什么抗感染的生理屏障以阴道防御机制的形式存在。这些机制的障碍可能会导致妇科炎症和增加流产的风险。

保护机制	功能障碍
• 阴道生理性酸性环境，pH 4~5	• pH 升高：月经血 / 宫颈黏液碱化效应
• 雌激素的作用：刺激阴道上皮细胞增殖和分化（糖原贮积）	• 糖原缺乏：内源性雌激素 / 孕激素缺乏（儿童 / 老人 / 疾病）
• 孕激素的影响：导致阴道表层和中层细胞脱落	• 药物：抗生素破坏阴道正常菌群
• 通过嗜酸乳杆菌将糖原转化为乳酸	• 外源性的影响：性生活、卫生棉条、肛门不洁、使用碱性肥皂
	• 感染：特别是由衣原体、滴虫和真菌（白色念珠菌）引起的阴道炎

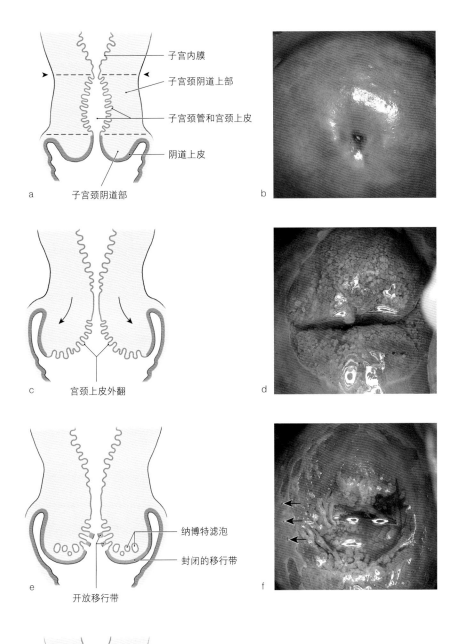

子宫内膜

子宫颈阴道上部

子宫颈管和宫颈上皮

阴道上皮

a　子宫颈阴道部

b

c　宫颈上皮外翻

d

纳博特滤泡

封闭的移行带

e　开放移行带

f

子宫颈管

g

C. 子宫颈：生育前期和后期上皮区

a、c、e、和 g. 子宫和阴道冠状切面示意图，前面观。子宫颈的阴道镜图像，青春期前（b，未产妇）和生育期（d 和 f，经产妇）。b、d 和 f. 引自 Nauth，H.F.：Gynäko-logische Zytodiagnostik. Thieme，Stuttgart 2002。

箭头标记内口的位置，虚线标记子宫颈管的界线（a）。子宫颈管的单层黏液分泌柱状上皮（宫颈上皮）与子宫颈阴道部的复层非角化鳞状上皮之间的界限会根据女性的激素状态而变化（见下文）。子宫颈的可见部分称为外子宫颈，不可见的部分称为内子宫颈。

青春期前（a 和 b）：生育期前，子宫颈颈部被鳞状上皮覆盖，子宫颈内、外分界在子宫颈管（外口上方）。因此，从阴道不可见。

生育期（c~f）：宫颈黏膜在激素（雌激素）刺激下外翻并进入入阴道。它在外宫颈上表现为一个腺状区且表面非常粗糙（d）。子宫颈阴道部光滑的粉红色鳞状上皮的明确分界因此位于子宫外口的外面，从阴道清晰可见。宫颈腺体的外翻被认为与高生育率相关（精子容易进入子宫颈）。宫颈内的柱状上皮，翻转到宫颈外转换成复层非角化鳞状上皮（化生），以适应阴道环境的改变（酸性环境而非子宫颈管的碱性环境）。通过这种方式，它的结构和周期行为与子宫颈阴道部正常鳞状上皮相似。当分泌黏液的宫颈上皮转变为鳞状上皮时，柱状腺体密封起来（封闭移行带与开放移行带相比，腺体没有过度生长反而关闭，f 图中的箭头指向"开放"孔）形成肉眼可见的充满黏液的囊肿（宫颈腺囊肿），这并没有什么问题。转化区鳞状上皮可能恶变成鳞状细胞癌前兆期（癌前期）（见第 330 页）。

在绝经后期（g）：生育末期时雌激素水平降低，引起宫颈上皮细胞的迁移和内、外子宫颈的边界移回子宫颈管（临床表现类似于 b，尽管宫颈在阴道分娩后改变了形状）。

5.7 女性内生殖器：细胞学涂片，锥形切除术，宫颈癌

宫颈涂片

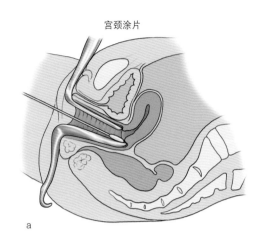

a

宫颈涂片

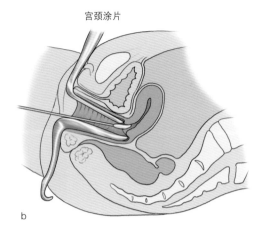

b

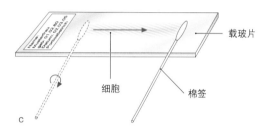

载玻片

细胞   棉签

c

A. 细胞学涂片：阴道和子宫颈阴道部上皮细胞的细胞形态学，宫颈癌的早期检测

a 和 b. 细胞学涂片取自子宫颈阴道部和子宫颈管。c. 将涂片材料转移到玻片上。d. 在细胞学涂片上阴道和宫颈上皮的组织结构和细胞形态。e. 浅表细胞和中间细胞的巴氏染色（e 引自 Nauth H.F.: Gynäkologische Zytodiagnostik. Thieme, Stuttgart 2002）。

特别是在子宫颈移行区，从青春期开始的子宫颈的单层柱状上皮变成复层鳞状上皮（见第 329 页），而鳞状上皮细胞可能发生恶变，变成浸润性鳞状细胞癌。因为宫颈癌通常发展缓慢，在细胞学涂片的帮助下可以早期检测到。因此，细胞诊断是早期发现宫颈癌（见 D）最重要的工具之一。细胞学检测是初始妇科检查和癌症筛查的一个必要部分（在德国从 20 岁开始），也可用来评估宫颈组织的可疑变化。细胞学涂片应始终包括最表浅的上皮细胞层，如果它们正常，就表现出分化的迹象（见第 328 页）。

常规做两个涂片：第一个必须在（a）子宫颈阴道部表面（外子宫颈），而第二个在（b）子宫颈管（子宫颈内膜）。涂片材料是用棉签取出的，再转移到玻片上并固定（c）。然后，对宫颈涂片进行巴氏染色，并评估细胞分化特征（细胞形状、核形状、核浆比，见 D）。由于细胞的结构、高度和成熟度随女性激素状态（月经周期）而变化，要确认涂片是在月经周期的哪个阶段非常重要。如果它是在卵泡期（雌激素影响），则以嗜酸性浅表细胞为主，细胞染成红色且平坦，有固缩核的嗜碱性中间细胞染成蓝绿色（e）。这种增殖期最上层的细胞由基底层细胞不断再生而来，通常持续约一个星期。排卵后期主要以细胞分化和剥离为主。因此，月经周期的第二阶段上皮变薄。

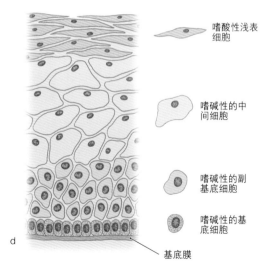

嗜酸性浅表细胞

嗜碱性的中间细胞

嗜碱性的副基底细胞

嗜碱性的基底细胞

d

基底膜

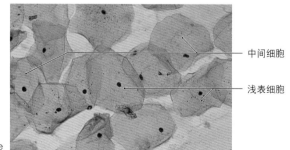

中间细胞

浅表细胞

e

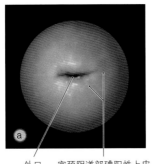
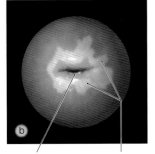

外口　宫颈阴道部碘阳性上皮　　宫颈管上皮　宫颈阴道部碘阴性上皮

B. 异常上皮区域定位的 Schille 碘试验

a. 正常的子宫颈阴道部上皮被碘染成棕褐色。b. 碘阴性，宫颈上皮分化不足。

将内窥镜插入阴道后，首先用肉眼观察宫颈的阴道部，如果有必要，可借助阴道镜将子宫颈放大 6~40 倍。Schille 碘试验利用了周围正常鳞状上皮细胞富含糖原，可以定位异常区域。因此，将碘溶液（Schille 碘试验）涂于子宫颈表面，正常的鳞状上皮，无论是原生的还是化生的，均呈棕褐色。然而，分化不足的鳞状上皮细胞的糖原含量有高有低，只有浅棕色或碘阴性。因此，碘不着色区对应未分化上皮细胞的位置。碘阴性区域不是特异性的，而要结合同一区域的细胞学结果（见上页细胞学涂片），才能明确上皮异常。因此，Schiller 碘试验为宫颈病变的位置和范围提供了一种评估方法。锥形切除术（见 C）用于切除受影响的区域。

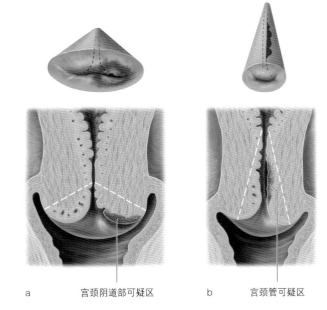

a　　宫颈阴道部可疑区　　b　　宫颈管可疑区

C. 宫颈锥形切除术

为了对可疑区（碘阴性区，涂片中见发育异常的细胞）进行组织学检查，在麻醉下，楔状切除患者子宫颈组织（锥形切除术）。在性成熟女性，异常上皮最有可能在移行区的子宫颈阴道部表面找到。当切除扁宽的楔形组织（a）时，此区域就包括在内。在绝经后妇女，非典型上皮细胞通常发现在子宫颈管。在切除尖锐的楔形组织（b）时，这个区域被包括在内。

	正常	轻度不典型增生	中度不典型增生	重度不典型增生
浅表层				
中间层				
副基底层				
基底层				
组织学	正常	轻度不典型增生	中度不典型增生	重度不典型增生

a

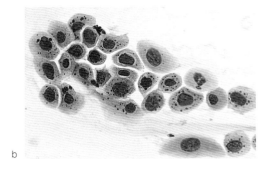

b

D. 宫颈癌及其分期

a. 细胞学涂片中正常和发育异常的细胞。b. 基底旁非典型性和多形核鳞状上皮细胞（"不成熟的核异质细胞"）（引自 Nauth，H.F.：Gynäkologische Zytodiagnostik.Thieme，Stuttgart 2002）。

宫颈癌的先兆期表现最初局限于上皮，深层还没有浸润（见下文）。细胞的改变从底层开始向浅表层发展（细胞形状、核形状、核浆比）是分化增加的迹象。这种情况不存在于细胞仅分裂但不成熟时（不典型增生 = 异常细胞）。不典型增生的细胞通常有增大且浓染的核，从而使核浆比值转向增高。细胞学涂片有助于确定不同程度的不典型增生，从而发现前期宫颈癌（a）。根据国际分类标准，宫颈上皮内瘤样病变（cervical intraepithelial neoplasia，CIN）可分为：轻度不典型增生（CIN Ⅰ）、中度不典型增生（CIN Ⅱ），重度

不典型增生 / 原位癌（CIN Ⅲ）。不典型增生越严重，越有可能转换成浸润性癌。在 50% 的病例中，轻度不典型增生会自动消退。重度不典型增生（b）的非典型变化涉及上皮细胞的全层增厚和常规分层消失。然而，癌尚未穿破基底膜（原位癌）。基底膜入侵的特征是一种浸润性生长模式与随后的转移。大约 20% 的上皮内变化具有浸润性生长模式，在不典型增生形成和浸润之间的潜伏期超过 10 年。

宫颈癌是导致全世界女性癌症相关死亡的第二大原因。每年大约有 500 000 例确诊病例，尽管有早期发现和治疗，仍有 350 000 人死于该病。感染（最常见的性传播感染）和某些类型的乳头状瘤病毒（HPV-16 和 HPV-18）已被确定为一个主要致病因素。这些病毒能使监控细胞生长的蛋白失活（如 p53 和 Rb）。最近，已经有一种对抗产生肿瘤病毒的疫苗面世。

5.8 女性内生殖器：卵巢和卵泡成熟

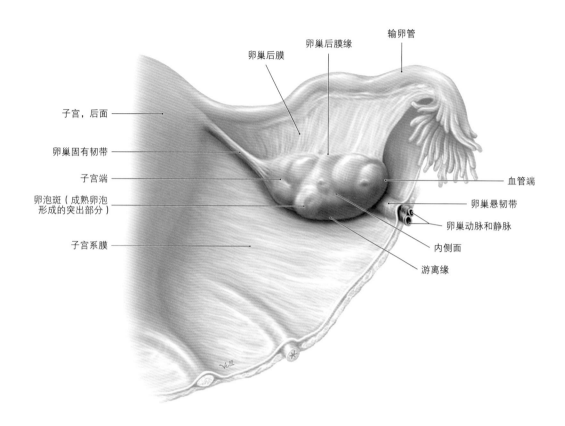

A. 卵巢

右侧卵巢的后面观显示包裹着到达卵巢血管的腹膜形成的韧带（卵巢悬韧带包裹着卵巢动脉和静脉，卵巢固有韧带包裹着子宫动脉的分支及部分子宫静脉丛），以及部分子宫、输卵管和子宫阔韧带。卵巢位于小骨盆的髂窝内。

注意：既然卵巢有来自上腹部（血管伴随卵巢在发育过程中一起下降）及来自子宫动脉（靠近卵巢）的双重血管供应，那么在行子宫切除术时要注意结扎上述两个血管供应系统。

在女性生育期，卵巢长 3~5 cm，形似李子。它由皮质层和髓质层构成（见 C），表面被坚韧的胶原蛋白囊包被（白膜）。卵巢皮质内含有多种不同发育时期的卵泡。卵泡包含一个被卵泡上皮细胞及结缔组织包裹的卵母细胞。雌激素不是由卵母细胞本身产生，而是由它周围的细胞产生。虽然卵巢是腹膜内位器官，但是它的外部被生殖上皮覆盖（在白膜外层），表面光亮。

注意：包被卵巢白膜的脏腹膜是单层立方上皮，通常被称为"生殖上皮"，但它完全不参与卵巢最重要的生殖功能——卵细胞的产生，也不参与卵巢自身细胞的补充。然而，该上皮却在另一个"生殖"方面发挥重要作用，目前认为 90% 的卵巢恶性肿瘤由该细胞层恶变引起。

B. 卵子收集机制

右侧卵巢和输卵管的后面观。卵巢和输卵管都是活动的。输卵管的运动性来源于它的肌层和邻近血管的搏动。输卵管的转动和纵向运动使其输卵管伞部更易于和整个卵巢接触。当输卵管的腹腔口与成熟卵泡的凸起相吻合时，输卵管便停止运动。

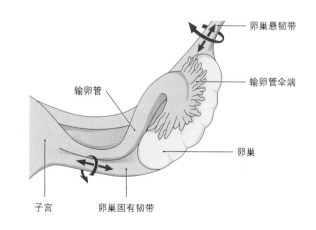

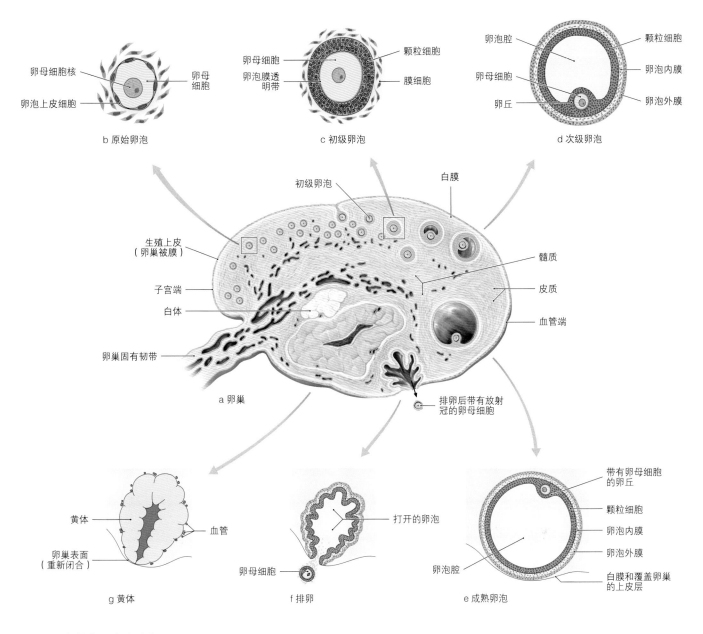

b 原始卵泡

c 初级卵泡

d 次级卵泡

a 卵巢

g 黄体

f 排卵

e 成熟卵泡

C. 卵巢中的卵泡成熟

以卵巢为中心顺时针方向展示了卵泡成熟的顺序。卵泡各个阶段示意图没有按照尺寸等比绘制。

a. 卵巢：成年女性的卵巢切面，显示了卵巢的结构和卵泡的不同阶段。中心的髓质被含有不同发育阶段卵泡的皮质包围。卵巢的下缘，破裂的卵泡释放了一个卵母细胞（排卵）。排卵发生后，成熟卵泡首先发育成能旺盛分泌激素的黄体，之后退化形成白色纤维瘢痕（白体）。

b. 原始卵泡：卵母细胞周围被单层扁平上皮细胞覆盖。

c. 初级卵泡：当卵母细胞周围的单层上皮变为多层但没有形成腔隙时，卵泡称为初级卵泡。

d. 次级卵泡：当上皮（颗粒细胞组成）开始分层并出现腔隙的时候，上皮和卵母细胞被一个明显的透明带分开。上皮细胞之间的充满液体的空间合并成一个包含卵泡液的单腔（卵泡腔），卵泡上皮周围的结缔组织形成卵泡外膜层和卵泡内膜层（分泌激素），与上皮之间由基膜隔离。

e. 成熟卵泡：排卵期的卵泡有一个很大的卵泡腔。卵母细胞与大量内皮细胞聚集所形成的放射冠一起位于卵泡腔一端的偏心隆起，即卵丘中。

注意：成熟卵泡直径大约2 cm，能够在卵巢表面产生一个明显的凸起。

f. 排卵：卵泡破裂后卵母细胞排出，卵丘细胞进入腔内。通常，卵母细胞被输卵管伞端捕获。一些自发性出血进入卵泡腔内。

g. 黄体：这是一个激素分泌旺盛的浅黄色结构，由成熟卵泡转变而来。如果卵子未受精，黄体消失，在月经周期退化（成为月经黄体）。如卵子受精，受精卵所分泌的激素将会刺激黄体，使其继续存在于妊娠的头三个月（成为妊娠黄体），直到其功能被胎盘替代。

注意：每28天会有一个新的卵泡成熟。然而，每个卵泡的成熟则需要更长的时间。

5.9 怀孕和分娩

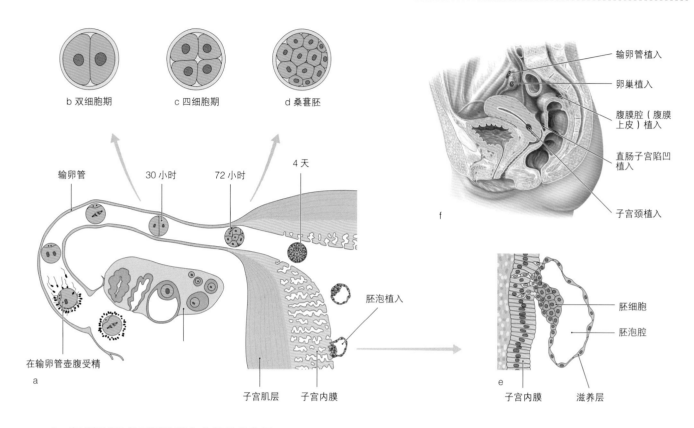

b 双细胞期　　c 四细胞期　　d 桑葚胚

输卵管　　30 小时　　72 小时　　4 天

在输卵管壶腹受精

a

子宫肌层　　子宫内膜

胚泡植入

输卵管植入
卵巢植入
腹膜腔（腹膜上皮）植入
直肠子宫陷凹植入
子宫颈植入

f

胚细胞
胚泡腔

e

子宫内膜　　滋养层

A. 受精卵迁移的不同阶段和宫外孕的位置

a. 受精卵迁移的阶段。正常情况下，受精卵最终迁移到子宫。卵子在输卵管内受精，位置通常在壶腹部。精子通过尾部的摆动使其能逆着纤毛上皮摆动的方向（正向趋流性）游向"上游"，正向趋流性促使受精卵移向子宫腔。当受精卵在输卵管内迁移时，经历了不同的发育阶段。排卵后大约第 6 天，囊胚通过分泌各种酶植入子宫内膜（见 e 局部放大图）。

b~e. 显示了发育的 2 个细胞和 4 个细胞期阶段（30 小时）、16 个细胞的桑椹胚（3 天）和胚泡的植入（e）。

f. 宫外孕的位置。在异常情况下，受精卵可能在子宫腔外的不同位置植入。

- 在接近子宫的位置（输卵管妊娠）。
- 在腹膜腔内（腹腔妊娠）。

出现输卵管妊娠（比如炎症后输卵黏膜粘连阻碍受精卵迁移）时，由于输卵管腔狭小，输卵管有破裂的可能，从而引起具有生命危险的腹膜腔内出血。

B. 妊娠期子宫的位置

a. 前面观。b. 左侧面观。

在不同阴历月份，妊娠期子宫底可以在不同的水平触及（阴历月 =28 天）。

注意：从第 10 个阴历月开始，子宫底向前下转动，其水平比第 9 个月轻微降低。

随着产期邻近，子宫显著增大压迫几乎所有腹腔和盆腔器官。仰卧时，子宫甚至会压迫下腔静脉，阻碍静脉回流到心脏。因此，在紧急情况下，怀孕患者应始终保持左侧卧位，避免血管压迫。

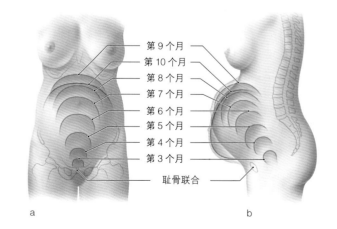

第 9 个月
第 10 个月
第 8 个月
第 7 个月
第 6 个月
第 5 个月
第 4 个月
第 3 个月
耻骨联合

a　　　　　　b

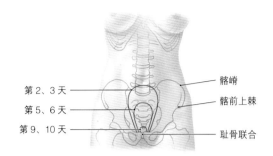

第2、3天
第5、6天
第9、10天

髂嵴
髂前上棘
耻骨联合

C. 子宫的产后恢复

前面观。正常情况下，产后子宫逐渐恢复，可通过体检在不同水平触诊子宫底。有3个可触及的骨性标志（髂嵴、髂前上棘和耻骨联合）可以协助评估子宫底水平。

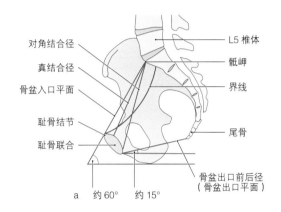

对角结合径
真结合径
骨盆入口平面
耻骨结节
耻骨联合

L5 椎体
骶岬
界线
尾骨

骨盆出口前后径
（骨盆出口平面）

a　约60°　约15°

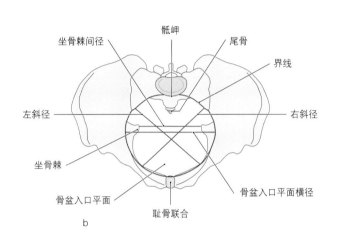

坐骨棘间径
骶岬
尾骨
界线

左斜径
右斜径

坐骨棘

骨盆入口平面
耻骨联合
骨盆入口平面横径

b

D. 重要产科骨盆尺寸，骨盆平面

a. 女性骨盆的正中矢状切面，左侧面观。
b. 女性骨盆的上面观。

分娩时胎儿通过母体骨盆的不同平面。骨盆尺寸中最具临床意义的是骨盆矢状面（最小前后径）。骨盆的最小矢状径在真结合径上，也就是从耻骨联合后表面至骶岬的最小距离。该距离不能小于11 cm，否则正常的阴道分娩可能非常困难或者不可能完成。最重要的胎儿尺寸是颅骨，特别是最大的头部矢状径。主要的骨盆尺寸见 E。

E. 女性骨盆的内部尺寸

外形尺寸	定义	长度
真结合径	骶岬和耻骨联合后缘之间的距离	11 cm
对角结合径	骶岬和耻骨联合下缘之间的距离	12.5~13 cm
骨盆出口平面前后径	耻骨联合下缘和尾骨尖之间的距离	9（+2）cm
骨盆入口平面横径	界线之间的最长距离	13 cm
坐骨棘间径	坐骨棘之间的距离	11 cm
右（Ⅰ）和左（Ⅱ）斜径	在界线水平的骶髂关节与对侧髂耻隆起之间的距离	12 cm

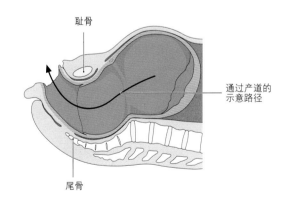

耻骨

通过产道的示意路径

尾骨

F. 分娩过程中的产道

（引自 Rauber 和 Kopsch。）

子宫颈、阴道及盆底被动拉开形成"软组织通道"。因为胎头总是旋转使其最大（矢状）径匹配适应分娩阶段骨盆平面的最大直径，所以头部娩出的轨迹大抵为上面的示意线。大部分的婴儿出生的时候都是枕前位，即枕骨靠近耻骨联合。

5.10 男性外生殖器：附属性腺

A. 附属腺体（前列腺、精囊和尿道球腺）

膀胱、前列腺、精囊及尿道球腺的后面观。切除全部腹膜和盆脏筋膜，保留下输尿管和输精管残端以帮助辨别方位。每一个**精囊**由一个大约 15 cm 长的管道组成，该管道自身缠绕之后长度约为 5 cm。精囊的分泌物约占精液的 70%，略呈碱性（pH 为 7.4），果糖含量很高（精子的能量来源）。由于"精囊"不含精母细胞，所以该术语本身具有一定的误导性。精囊的排泄管与输精管汇合形成射精管，穿过前列腺。精囊和输精管都是从中肾管上皮发育而来，精囊位于输精管的外侧。**尿道球腺**嵌于会阴深横肌，其排泄管大约 2~4 cm 长，开口于尿道后部。尿道球腺分泌一种清澈的水状液体，能够润滑尿道，为精子的通过做准备。前列腺的描述见 B。

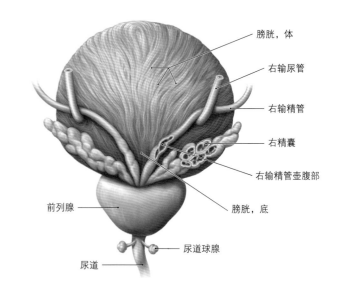

膀胱，体
右输尿管
右输精管
右精囊
右输精管壶腹部
膀胱，底
尿道球腺
前列腺
尿道

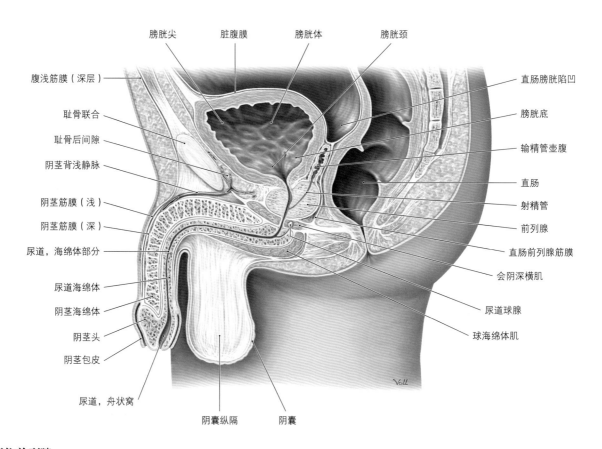

膀胱尖　脏腹膜　膀胱体　膀胱颈
腹浅筋膜（深层）
耻骨联合
耻骨后间隙
阴茎背浅静脉
阴茎筋膜（浅）
阴茎筋膜（深）
尿道，海绵体部分
尿道海绵体
阴茎海绵体
阴茎头
阴茎包皮
尿道，舟状窝
阴囊纵隔　阴囊

直肠膀胱陷凹
膀胱底
输精管壶腹
直肠
射精管
前列腺
直肠前列腺筋膜
会阴深横肌
尿道球腺
球海绵体肌

B. 原位前列腺

男性骨盆矢状面的左侧面观，膀胱和直肠已切开。此图其实是由许多切面复合而成，以显示腹膜的关系和精囊依附于前列腺和尿道后部。输精管壶腹靠近中线的部分被稍微拉直，与射精管与左尿道球腺一起投射到矢状面。前列腺位于膀胱出口并环绕尿道（见 C），它的后界毗邻直肠前壁，两者之间由结缔组织筋膜分隔。前列腺不与腹膜接触，完全在盆腔内的腹膜外间隙。相反，精囊的尖端经常有脏腹膜覆盖。

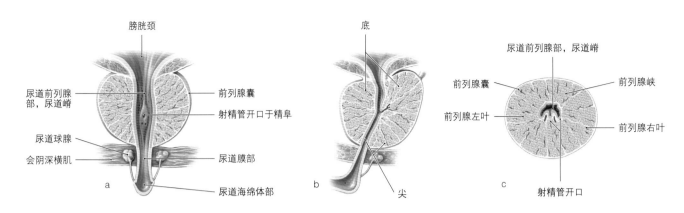

C. 前列腺与尿道的关系

a. 冠状切面（前面观）。b. 矢状切面（左侧面观）。c. 经前列腺和尿道的横切面（上面观）。

前列腺呈栗子般大小，包含两个侧叶（左和右），借后方的中叶和前方的前列腺峡部相连。整个腺体周围被牢固的结缔组织囊包裹（前列腺囊）。前列腺是尿道上皮的衍生物，最初为后上皮芽，然后环绕尿道（前列腺部）生长。

在组织结构上，前列腺由 30~50 个管泡状腺组成，由大约 20 个排泄管开口于尿道前列腺部。前列腺液呈无色、水状、弱酸性（pH6.4），大约构成 30% 的精液，含有激活精子活力的重要的化合物。此外，它还含有一种蛋白（前列腺特异性抗原 PSA），在前列腺恶性肿瘤患者中该物质的血清水平经常升高。

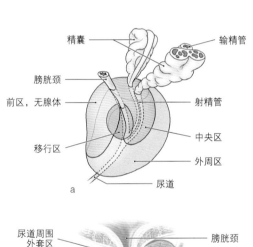

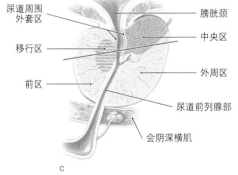

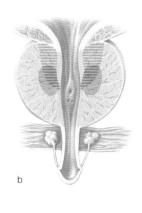

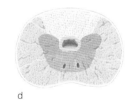

D. 男性附属性腺的正常值

前列腺	
矢状径	约 2~3 cm
宽度	约 4 cm
厚度	约 1~2 cm
腺体数	约 40 个小叶
管道系统	约 20 个导管
分泌物	pH 6.4；含有丰富的酶
重量	约 20 g
精囊	
长度 – 盘绕	约 3~5 cm
– 展开	约 15 cm
分泌物	pH 7.4；含有丰富果糖
尿道球腺	
尺寸	豌豆大小
导管长度	约 4 cm

E. 前列腺的临床和组织学分区（引自 McNeal）

从三个切面观察前列腺的示意图（a）。b. 冠状面。c. 矢状面。d. 水平面。

最常用的前列腺解剖分割系统基于 McNeal 的研究。尿道前列腺部是一个重要的标志，其在精阜水平向前形成一个角度（35°），可分为近端和远段两个部分（c 和 Cb）。前列腺小囊（中肾旁管遗迹）开口于精阜水平，它的两侧是射精管的开口。尿道近段被尿道周围区像衣袖一样包围，而两侧

有包含两叶的移行区，该两叶所含有的前列腺组织不超过总量的 5%。近段尿道后方是楔形的中央区，约占前列腺腺组织的 25%，有射精管和前列腺囊穿过。外周区向后外侧延伸，约占前列腺重量的 70%。前列腺前区由缺少腺体的纤维肌性基质构成。

注意：大约 70% 的前列腺癌发生在靠近前列腺囊的外周区。良性前列腺增生最常见于移行区，会导致移行区体积显著增加（见第 338 页）。

5.11　前列腺肿瘤：前列腺癌，前列腺增生，癌症筛查

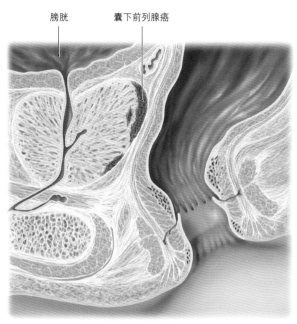

膀胱　　　囊下前列腺癌　　　　　　　前列腺增生　被挤压的尿道　　　直肠

A. 前列腺癌

作为男性泌尿系统最常见的肿瘤，95% 的前列腺癌发生于 45~89 岁，其平均诊断年龄为 70 岁。在德国，每年有 50 000 名男性患者被诊断出患有该癌症。由癌症引起的死亡中（大概占所有病因引起的死亡的 10%），前列腺排第三。前列腺癌大部分（85%）发生在前列腺的外周区（见第 337 页）。因为其主要位于外周，所以只有当癌症局部扩散时才会出现典型临床症状。前列腺骨转移的症状主要表现为背痛、坐骨神经痛及骨盆区牵拉痛。恶性前列腺肿瘤的患者大概有 50% 会发生转移，而一旦出现转移就意味着该疾病不能治愈。因此，前列腺癌的筛查对于改善患者存活率是非常重要的。目前，临床上主要通过三个检测对前列腺癌进行筛查（见 C，D 和 E）。

- 前列腺特异性抗原（prostate specific antigen，PSA）检测。
- 直肠指检（digital rectal examination，DRE）
- 经直肠超声检查（transrectal ultrasonography，TRUS）。

治疗理念： 不同阶段的癌症有不同的治疗方案。没有转移、限于局部的前列腺癌通常通过外科手术治疗（根治性前列腺切除术）或者放射治疗（如近距离放射治疗）。由于前列腺癌具有睾酮依赖性，进展性的肿瘤常用抗雄激素治疗。人工促性腺激素类似物可以永久性地与垂体促性腺激素释放激素的受体结合（功能性阉割），从而抑制促性腺激素释放激素的分泌而减少睾酮的分泌。

B. 良性前列腺增生

良性前列腺增生是老年人中最常见的前列腺疾病。良性前列腺增生主要是由细胞增殖引起的腺体内结节带来的结构性改变引起的，最常见于移行区（见第 337 页），也常发生在外周区。腺体和基质（纤维肌性基质 / 腺体增生）同时增生，结果导致移行区增大进而波及整个前列腺。增生最直接的影响就是对尿道的压迫，引起排尿症状，如尿频、尿无力和排尿困难（每次都要用力将尿液从膀胱挤出），以及淋漓不尽（排尿过程中出现中断，每次排出小部分尿）。在晚期，膀胱出口梗阻会导致膀胱壁肥厚（小梁样膀胱）、残余尿潴留及尿液积压引起的双侧输尿管扩张和肾盂肾盏系统积液。

诊断过程： 除了患者的病史（典型症状？）及直肠触诊（前列腺增大，界限清晰），经膀胱及直肠超声可以用来评估前列腺的大小和结构的变化、测定残余尿量。尿流测量仪可以用来测量尿流（正常值的范围为 15~40 mL/s）。此外，前列腺特异性抗原（PSA，见 D）可以升高，这与前列腺癌类似。

治疗方案： 除了 "等待和观察" 的方法（增生有时不再进展），许多保守疗法可显著减轻症状（本草疗法、抗肾上腺素治疗及抗雄激素治疗——针对睾酮依赖性增生）。最常见的外科治疗是经尿道前列腺切除术，该手术用电环解离组织，并将组织通过尿道冲走。

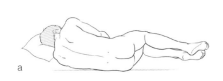

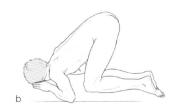

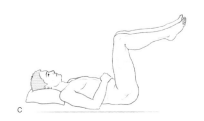

a　　　　　　　　　　b　　　　　　　　　　c

C. 前列腺触诊

a. 左侧卧位。b. 膝肘卧位。c. 截石位。d. 直肠指诊。

前列腺的直肠指检是很重要的前列腺疾病筛查方式，从40岁开始每年都应进行。该检查可于膝肘卧位、截石位及左侧卧位完成，一般在直肠检查之后完成，触诊时，将手指伸进肛门7~8 cm，贴着直肠前壁便可以摸到前列腺（d），此时可以对前列腺的大小、表面、两叶的一致性、前列腺沟、直肠黏膜的移动度及其与邻近组织的分界等进行评估。前列腺通常如栗子大小，质地与收缩的鱼际肌类似。良性前列腺增生（见B）之后，腺体虽明显增大，但表面光滑，直肠黏膜也可移动。这与前列腺癌有所不同，前列腺癌（见A）的腺体变硬，表面凹凸不平，直肠黏膜可移动性降低。而质地柔软、压痛及边界不清是前列腺感染指征。

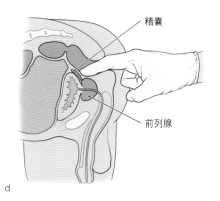

d

D. 前列腺特异性抗原的测定

PSA是丝氨酸蛋白酶，主要由具有活跃分泌功能的上皮细胞产生，对精囊黏性分泌液具有液化作用，故PSA是健康男性体内正常存在的酶。PSA分泌出来之后，有一部分会进入血液，以游离体（f-PSA）或者与其他物质形成复杂混合物的形式参与循环（c-PSA）。正常情况，血清总PSA水平为4 ng/mL，但是不同个体间会有差异。因为前列腺癌细胞中PSA的形成率是正常细胞的10倍，所以PSA可作为肿瘤标志物（虽然有一定局限性）。当PSA水平轻度升高（4~10 ng/mL）时，大概有25%患者最终被诊断出前列腺癌；当PSA明显升高（超过10 ng/mL），大概有50%患者最终被诊断出前列腺癌。由于其他良性疾病（良性前列腺增生症、慢性前列腺炎）、体育活动（骑马、骑自行车）以及仅因便秘而用力大便都可能导致PSA水平升高，所以PSA值用于前列腺癌中的早期检测是有争议的。

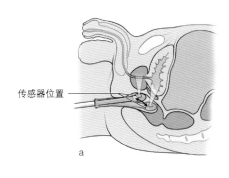

a　　　　　　　　　　b

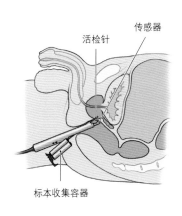

E. 经直肠超声检查

a. 超声探头插入直肠。b. 前列腺的横切面和矢状切面图像，对前列腺体积的评估（引自 Dietrich, CH.: Endosonographie, Lehrbuch und Atlas des endoskopischen Ultraschalls. Thieme, Stuttgart 2008）。

经直肠前列腺超声检查是一种简单、快速及廉价的方法，是评估前列腺的主要影像诊断技术。做检查时，在探头上套上一个装有凝胶的安全套，插入直肠后保证探头与直肠前壁达到最佳的贴合，以尽量减少来自空气或粪便的干扰。当频率调为7.5 MHz时，能够获得前列腺表面以下1~5 cm的高质量图像。为了帮助定位，首先对前列腺的横截面进行观察，然后转动探头，在矢状面上对前列腺进行评估，通过这两个截面的观察可以确定前列腺的确切大小和体积。

F. 经直肠超声引导下的前列腺穿刺活检

超声引导下经直肠环钻活检可以为前列腺癌诊断提供组织学依据。在超声的引导下，可将穿刺针精确地置入经系统判断过的前列腺区域，或者有明显肿块的可疑区域。通过穿刺针导管连在探头上穿刺针在超声图像上清晰可见，因此可以精确定位可疑区域。环钻活检通常每次取8~18块小圆柱状组织用于组织学评估。然而，活检仅评估了部分前列腺，其诊断结果并不能作为最后结论。

5.12 男性生殖器：阴囊、睾丸和附睾

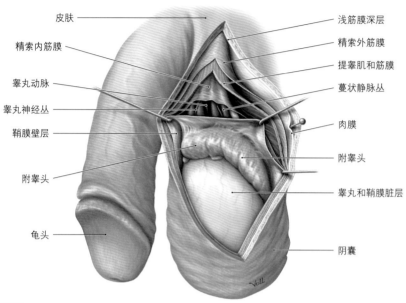

皮肤
精索内筋膜
睾丸动脉
睾丸神经丛
鞘膜壁层
附睾头
龟头

浅筋膜深层
精索外筋膜
提睾肌和筋膜
蔓状静脉丛
肉膜
附睾头
睾丸和鞘膜脏层
阴囊

A. 原位阴囊和睾丸的被膜

阴囊逐层剖开的左侧面观。睾丸是成对的器官，大小、形状与李子相似（见 D）。睾丸被纤维间隔分为约 350 个小叶。阴囊的层次和睾丸的被膜是睾丸在发育时下降过程中，由腹壁前层形成的（见 E）。在下降过程中，睾丸携带一个指状腹膜突起（鞘突）穿过腹股沟管。正常情况下，这一鞘

突在腹股沟内（深）环处闭锁，从而与腹膜腔隔离。因此，腹膜在阴囊内形成一个由脏层和壁层组成的封闭的囊（鞘膜）。如果在两层腹膜之间有浆液异常的积聚（鞘膜积液），睾丸可能受压，从而引起临床症状。在少部分人身上，鞘突没有闭合，从而导致先天性腹股沟斜疝。

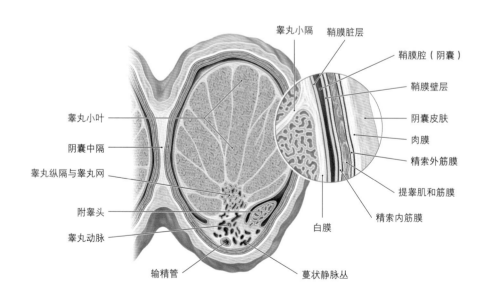

睾丸小隔
鞘膜脏层
鞘膜腔（阴囊）
鞘膜壁层
阴囊皮肤
肉膜
精索外筋膜
提睾肌和筋膜
精索内筋膜
白膜
蔓状静脉丛

睾丸小叶
阴囊中隔
睾丸纵隔与睾丸网
附睾头
睾丸动脉
输精管

B. 阴囊和睾丸被膜（横截面观）

右侧睾丸横切面的上面观。放大的视图显示了构成睾丸被膜的层次。睾丸周围是一个坚韧的纤维囊，称为白膜。白膜向睾丸纵隔方向发出许多细小的放射状结缔组织纤维隔，

将睾丸实质细分为约 350~370 个内含精曲小管（见 C）的睾丸小叶。精曲小管为精母细胞（精子）的发育场所，而在间质结缔组织内的细胞会分泌睾酮。

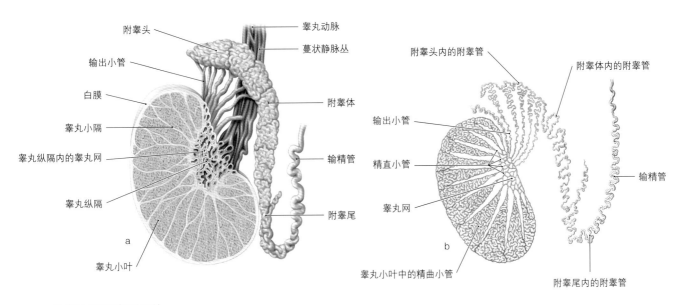

C. 睾丸和附睾的结构

左侧睾丸和附睾的左侧面观。睾丸矢状切面，将附睾从睾丸上提起。睾丸的楔状小叶含有**精曲小管**（卷曲时约3 cm，拉直后约20 cm），是精子发育的场所。精曲小管之间的组织含有间质细胞（睾丸间质细胞），产生雄性激素，主要成分是睾酮。精曲小管汇合成精直小管，然后进入由内衬上皮细胞的管道吻合而成的睾丸网。睾丸网连接为大约12~15条睾丸输出小管进入附睾。**附睾**附于睾丸后部，是储存精子和促进精子进一步成熟的器官。附睾头主要由输出小管组成，而附睾体和尾则由高度卷曲的附睾管（拉直后约长6 m）构成。在附睾头，输出小管汇入附睾管，附睾的尾端移行为输精管。

注意：睾丸和附睾位于阴囊内和腹腔外，这是由于体腔内温度过高而导致精子不能正常发生。因此，睾丸不能正常下降到阴囊（即腹股沟睾丸）常与不育有关。

从精母细胞在睾丸内形成并成熟，到精子迁移到附睾并最终储存于附睾管尾部，一共需要大约80天的时间。

D. 睾丸和附睾的正常值

睾丸	附睾
重量：约20 g	附睾管的长度
长度：约4 cm	− 拉直状态：约6 m
宽度：约2 cm	− 迂曲状态：约6 cm
350~370 个睾丸小叶	
大约12条睾丸输出小管	

E. 睾丸被膜和腹壁层次

腹股沟管由腹壁外突形成，所以腹壁的解剖层次可以找到相对应的阴囊和睾丸被膜的层次。

腹壁层次	精索和睾丸的被膜
腹部皮肤和浅筋膜膜状（深）层	阴囊皮肤及肉膜
腹外斜肌筋膜	精索外筋膜
腹内斜肌及其筋膜	提睾肌及其筋膜
腹横筋膜	精索内筋膜
腹膜	鞘膜：壁层和脏层

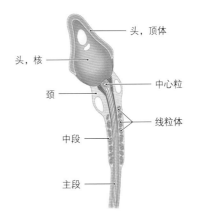

F. 成熟精子的超微结构

一个精子干细胞（精原细胞）需要大约80天发育为成熟的精子。精原细胞发生于精曲小管内，而最终的成熟则发生在附睾。精子约60 μm 长（包括尾），其超微结构特征如下。

- 头由顶体和核构成。
- 尾（鞭毛），其中包含轴索（轴丝）及以下几个部分。
  - 颈
  - 中段
  - 主段
  - 尾段（图中没有显示）

5.13 男性生殖器：输精结构与射精

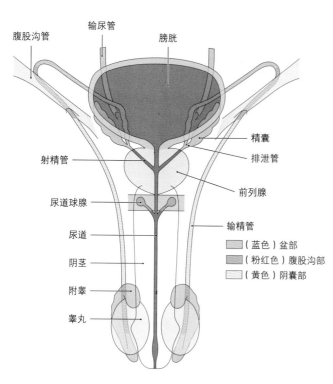

A. 输精结构概述

男性生殖系统的前面观。此处显示膀胱有助于定位。

注意：男性尿道兼具排尿和排精的功能。输精管与精囊排泄管汇合形成射精管，开口于尿道（见 C）。

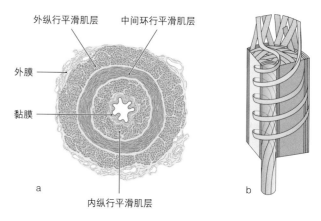

B. 输精管的壁结构和肌肉系统

a. 输精管壁的结构，经管腔的横截面。输精管长约40 cm，直径 3 mm，由附睾尾端的附睾管延续而来，主要作用为在射精过程中迅速将精液传送到尿道。为了这个功能，输精管管壁由强大的平滑肌纤维构成，分为三层排列（纵行、环行、纵行排列，见 b）。输精管的管腔为单层柱状上皮，靠近附睾则变为假复层纤毛细胞，许多细胞具有静纤毛（不动的细胞突起）。

b. 输精管肌肉系统，肌纤维模式的三维示意图（引自 Raober 与 Kopsch）。输精管的平滑肌在横切面上呈三层排列，然而事实上，肌纤维是以一种连续的方式、在不同的角度螺旋状围绕管腔。输精管的平滑肌纤维由极其丰富的交感神经支配，因为射精是由交感神经系统兴奋触发的。

C. 精子发生部位和精子运输途径

严格意义上的输精结构是由输出小管、附睾管和输精管组成的。

睾丸	• 精曲小管（生精） • 精直小管 • 睾丸网 • 输出小管
附睾 • 头 • 体 • 尾	• 输出小管注入附睾管 • 附睾管 • 附睾管注入输精管
腹股沟管和盆腔	输精管
前列腺	射精管（输精管于精囊腺管汇合而成）
盆底和骨盆（尿道海绵体）	尿道

D. 射精（正常值和术语）

射精的精液包含精子和主要来自精囊腺（约 70%）和前列腺液（大约 30%）的精液。

量	2~6 mL
pH	7.0~8.0
精子计数	约每毫升 4 000 万精子（40%~50% 的运动能力旺盛，至少 60% 结构正常）
精子的长度	约 60 μm
精液正常	正常射精
精液缺乏	不射精
精液减少症	一次射精精液 < 2 mL
精子量正常	正常精子计数（见上文）
无精症	无精子
少精症	每毫升 < 2 000 万精子
死精症	所有的精子都无运动能力
畸形精子症	> 60% 精子结构异常

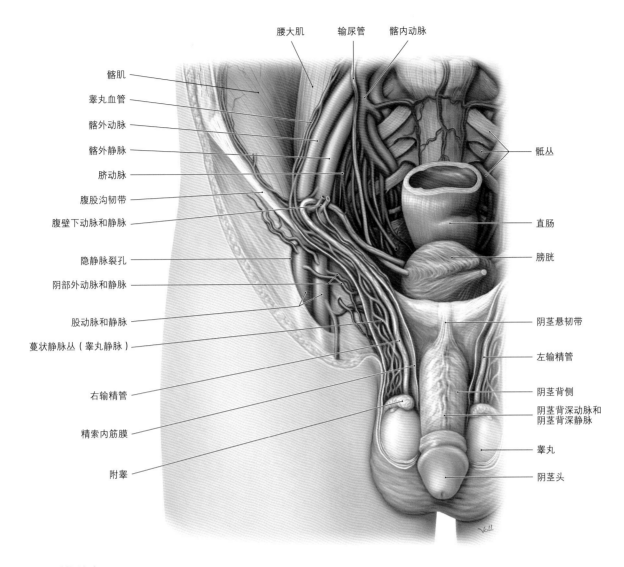

腰大肌　输尿管　髂内动脉

髂肌
睾丸血管
髂外动脉
髂外静脉
脐动脉
腹股沟韧带
腹壁下动脉和静脉

隐静脉裂孔
阴部外动脉和静脉

股动脉和静脉

蔓状静脉丛（睾丸静脉）

右输精管

精索内筋膜

附睾

骶丛

直肠

膀胱

阴茎悬韧带

左输精管

阴茎背侧
阴茎背深动脉和
阴茎背深静脉

睾丸

阴茎头

E. 原位精索

　　前面观。打开双侧腹股沟管，并将精索被膜从前方打开以显示输精管的行程。由于精索的存在，男性的腹股沟管明显比女性的更大。这种更大的腹股沟管及更大的腹股沟环使得男性的腹腔脏器更容易进入腹股沟管（腹股沟疝）。

　　注意：输精管走行于腹壁下动脉和静脉的外侧。在对腹股沟环进行手术操作时应注意这种关系，避免损伤血管。

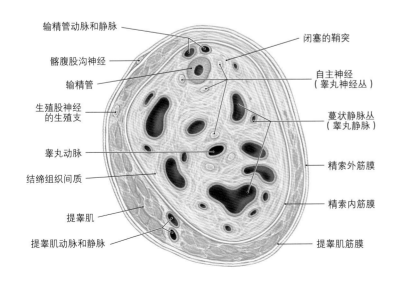

输精管动脉和静脉
髂腹股沟神经
输精管
生殖股神经
的生殖支
睾丸动脉
结缔组织间质
提睾肌
提睾肌动脉和静脉

闭塞的鞘突
自主神经
（睾丸神经丛）
蔓状静脉丛
（睾丸静脉）
精索外筋膜
精索内筋膜
提睾肌筋膜

F. 精索内容物

　　精索横切面显示精索壁的层次和精索内容的排列。即使是正常发育的精索静脉网（蔓状静脉丛），也会收到睾丸静脉异常扩张的影响（由于静脉流出受阻而导致精索静脉曲张），使睾丸的温度升高，导致不育。

　　注意：蔓状静脉丛汇入睾丸静脉，右侧睾丸静脉汇入下腔静脉，而左侧睾丸静脉上行至肾下极附近，以近90°汇入肾静脉。因此，左侧睾丸静脉比右侧更容易发生精索静脉曲张，这与阻碍睾丸静脉回流的状况相关（肾下极的肿块以及静脉以血流动力学不利的角度汇入）。

5.14 髂内动脉的分支：供应盆腔脏器和盆壁的动脉概述

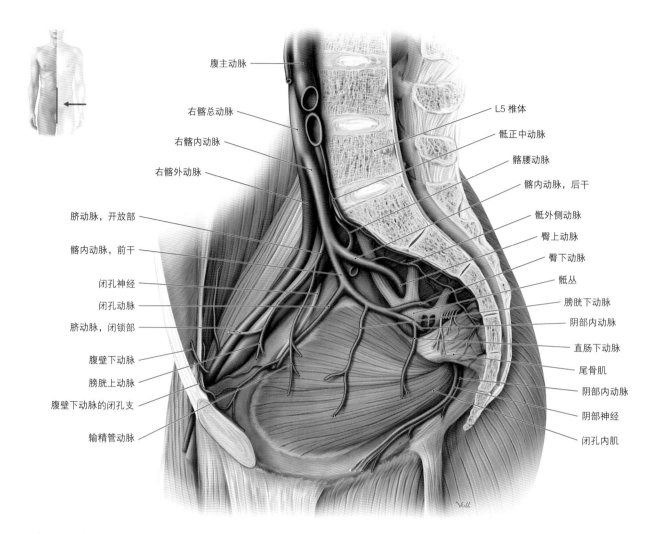

标注（左侧，自上而下）：
腹主动脉
右髂总动脉
右髂内动脉
右髂外动脉
脐动脉，开放部
髂内动脉，前干
闭孔神经
闭孔动脉
脐动脉，闭锁部
腹壁下动脉
膀胱上动脉
腹壁下动脉的闭孔支
输精管动脉

标注（右侧，自上而下）：
L5 椎体
骶正中动脉
髂腰动脉
髂内动脉，后干
骶外侧动脉
臀上动脉
臀下动脉
骶丛
膀胱下动脉
阴部内动脉
直肠下动脉
尾骨肌
阴部内动脉
阴部神经
闭孔内肌

A. 男性骨盆内右髂内动脉的分支

摘除盆腔脏器的骨盆矢状面，理想化的左侧面观。

髂内动脉起自髂总动脉。60% 的人群中，髂内动脉在梨状肌前面（见 D）分为前干和后干。前干发出脏支，也发出成对的壁支；而后干仅发出壁支。分支的顺序如 C 所示。

注意髂内动脉及其分支与骶丛的关系。髂内动脉的几个分支在骶丛后方"消失"了。

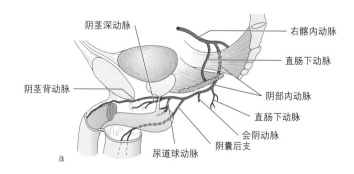

标注：
阴茎深动脉
阴茎背动脉
右髂内动脉
直肠下动脉
阴部内动脉
直肠下动脉
会阴动脉
阴囊后支
尿道球动脉

a

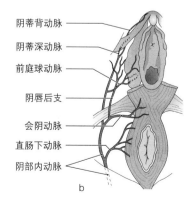

标注：
阴蒂背动脉
阴蒂深动脉
前庭球动脉
阴唇后支
会阴动脉
直肠下动脉
阴部内动脉

b

B. 右阴部内动脉在盆底的行程和分支

在 A 中阴部内动脉仅部分可见，此图显示了其进一步的行程。

a. 男性阴部内动脉的行程（视角与 A 一样）。

b. 女性阴部内动脉的行程。女性阴部内动脉在盆腔中的行程与男性类似。以下面观显示，作为图 a 侧面观的补充，因为这是女性盆底外科手术中一个非常重要的视角。

C. 髂内动脉分支的顺序

每条髂内动脉分别发出 5 条壁支和 5 或 6 条脏支，供应骨盆壁和盆腔脏器。

壁支（骨盆壁）	
髂腰动脉	→腰支
供应骨盆侧壁	→脊支
	→髂支
骶外侧动脉	→脊支
供应骨盆后壁	
闭孔动脉	→耻骨支
供应大腿内侧和骨盆侧壁	→髋臼支
	→前支
	→后支
臀上动脉	→浅支
供应臀部	→深支
臀下动脉	→坐骨神经伴行动脉
供应臀部	

脏支（盆腔脏器）	
脐动脉	→输精管动脉
开放部发出	→膀胱上动脉（至膀胱）
膀胱下动脉	→前列腺支
供应膀胱底	
子宫动脉	→螺旋支
供应子宫、输卵管、阴道和卵巢	→阴道支
	→卵巢支
	→输卵管支
阴道动脉	
可单独发自髂内动脉（如此处所述），或者更常见的是发自膀胱下动脉或子宫动脉（阴道奇动脉）	
肛动脉	→阴道支（女）
供应直肠壶腹和提肛肌	→前列腺前支（男）
阴部内动脉	→肛动脉（供应直肠末段等结构）
（归为髂内动脉脏支，因为它发出肛动脉）	→会阴动脉
	→阴囊后支（男），阴唇后支（女）
	→尿道动脉
	→前庭球动脉（女）、尿道球动脉（男）
	→阴蒂背动脉（女），阴茎背动脉（男）
	→阴蒂深动脉（女）、阴茎深动脉（男）
	→阴茎穿支动脉

D. 盆壁的动脉通路

右侧半骨盆内侧面观，显示动脉和相应静脉穿行的盆底孔径。总共有 6 个通道，以梨状肌、骶棘韧带、骶结节韧带、腹股沟韧带及闭孔膜为标志（见 E）。

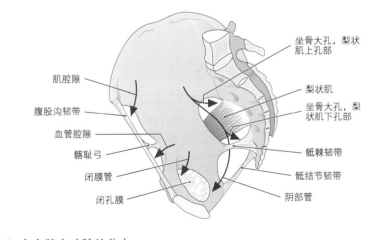

E. 盆壁的神经血管束

盆壁上有 6 个主要的神经血管束，其中 4 个（*）含有髂内动脉的分支。

神经血管束	神经血管结构
后部	
①坐骨大孔，梨状肌上孔部 *（梨状肌上方）	臀上动脉和静脉、臀上神经
②坐骨大孔，梨状肌下孔部 *（梨状肌下方）	臀下动脉和静脉、臀下神经、坐骨神经、阴部内动脉和静脉、阴部神经、股后皮神经
盆底	
③阴部管 *	阴部内动脉和静脉、阴部神经
侧部	
④闭孔管 *	闭孔动脉和静脉、闭孔神经
前部	
⑤肌腔隙（腹股沟韧带后方，髂耻弓外侧）	股神经、股外侧皮神经
⑥血管腔隙（腹股沟韧带后方，髂耻弓内侧）	股动脉和股静脉、淋巴管（股动脉是髂外动脉的分支）、生殖股神经股支

5.15 男性盆腔器官的血供

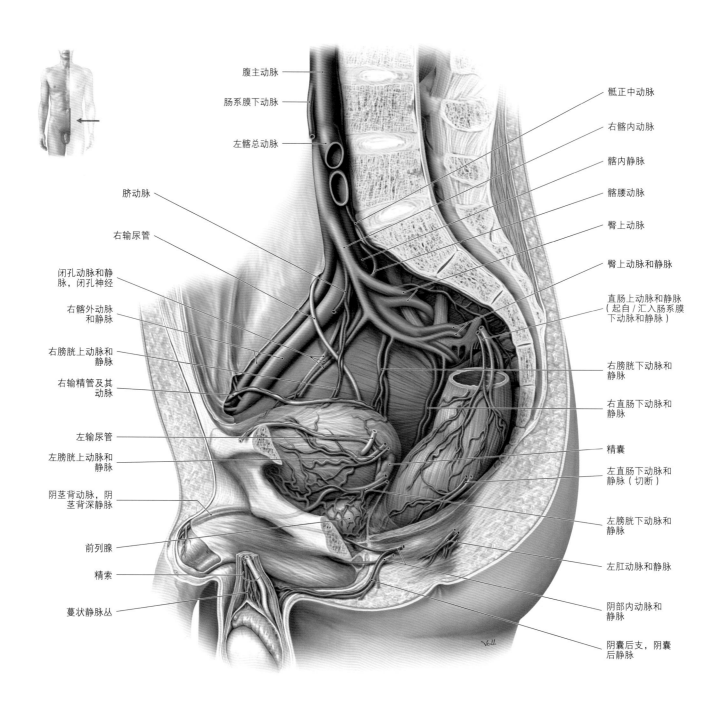

腹主动脉

肠系膜下动脉

左髂总动脉

脐动脉

右输尿管

闭孔动脉和静脉，闭孔神经

右髂外动脉和静脉

右膀胱上动脉和静脉

右输精管及其动脉

左输尿管

左膀胱上动脉和静脉

阴茎背动脉，阴茎背深静脉

前列腺

精索

蔓状静脉丛

骶正中动脉

右髂内动脉

髂内静脉

髂腰动脉

臀上动脉

臀上动脉和静脉

直肠上动脉和静脉（起自／汇入肠系膜下动脉和静脉）

右膀胱下动脉和静脉

右直肠下动脉和静脉

精囊

左直肠下动脉和静脉（切断）

左膀胱下动脉和静脉

左肛动脉和静脉

阴部内动脉和静脉

阴囊后支，阴囊后静脉

A. 男性盆腔器官的动脉供应和静脉回流（概述）

右半骨盆（由多个矢状切面复合而成）理想状态下的左侧面观。

盆腔器官的**动脉供应**来自于髂内动脉的脏支，**静脉回流**则由相应的静脉（常与动脉伴行）汇入髂内静脉。与动脉不同，骨盆两侧往往具有多条静脉，且这些静脉往往在器官附近扩张形成大的静脉丛。男性和女性的盆腔器官的动脉供应和静脉回流的主要差别在于，女性的子宫和阴道有丰富的血供：子宫和阴道由它们自己的主要血管供应；而在男性中，附属性腺的血供是由附近器官（膀胱、直肠）血管的小分支发出的。

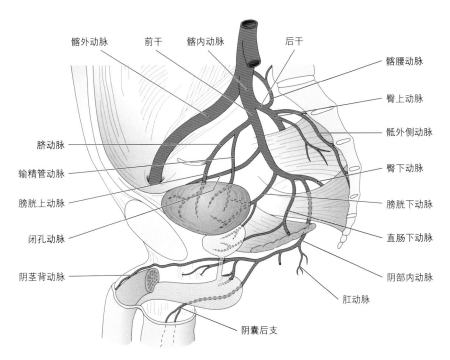

B. 右髂内动脉分支的顺序及在骨盆上的投影

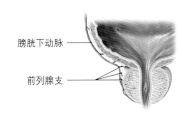

D. 前列腺的动脉供应

　　冠状切面，前面观。大多数前列腺支发自膀胱下动脉，少量发自直肠下动脉（此处未显示）。前列腺支继续分支在前列腺器官囊外形成众多小支。

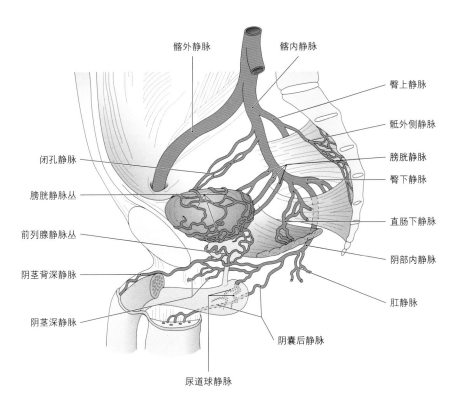

C. 膀胱和男性生殖器的静脉引流

　　大静脉丛围绕膀胱（膀胱静脉丛）和前列腺（前列腺静脉丛）并通过膀胱静脉注入髂内静脉。前列腺静脉丛与椎静脉丛之间互相吻合（此处没有显示，辅助脊柱和椎管的静脉引流），为前列腺癌转移到脊柱建立了一条通路（出现的第一个临床症状可能为背痛）。

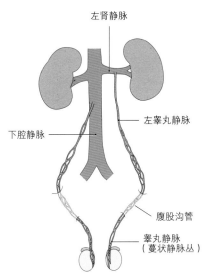

E. 右侧和左侧睾丸的不对称静脉引流

　　来自睾丸和附睾的静脉血汇入睾丸纵隔区的睾丸静脉，在远端交织成细长的静脉网，称为蔓状静脉丛。蔓状静脉丛围绕睾丸动脉的分支并与睾丸动脉伴行，经腹股沟管进入腹膜后隙。右睾丸静脉以锐角注入下腔静脉，左睾丸静脉以直角注入左肾静脉。这种不对称的静脉引流方式具有临床意义：左睾丸静脉以直角汇入左肾静脉，形成一个生理狭窄，阻碍血液从左睾丸静脉流出导致静脉扩张，即精索静脉曲张（见第343页）。因此，蔓状静脉丛失去"恒温器"功能（使睾丸动脉的血液冷却），从而使睾丸温度过高，影响左侧睾丸的生育能力。

5.16 女性盆腔器官的血供

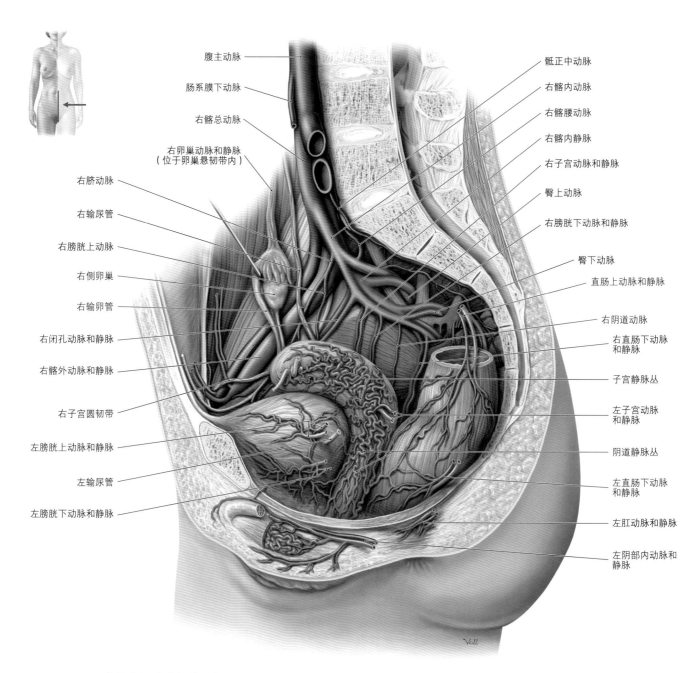

腹主动脉

肠系膜下动脉

右髂总动脉

右卵巢动脉和静脉
（位于卵巢悬韧带内）

右脐动脉

右输尿管

右膀胱上动脉

右侧卵巢

右输卵管

右闭孔动脉和静脉

右髂外动脉和静脉

右子宫圆韧带

左膀胱上动脉和静脉

左输尿管

左膀胱下动脉和静脉

骶正中动脉

右髂内动脉

右髂腰动脉

右髂内静脉

右子宫动脉和静脉

臀上动脉

右膀胱下动脉和静脉

臀下动脉

直肠上动脉和静脉

右阴道动脉

右直肠下动脉
和静脉

子宫静脉丛

左子宫动脉
和静脉

阴道静脉丛

左直肠下动脉
和静脉

左肛动脉和静脉

左阴部内动脉和
静脉

A. 女性盆腔器官的动脉供应和静脉回流（概述）

女性盆腔器官左侧面观。

动脉供应： 子宫由子宫动脉供应，子宫动脉还发出输卵管支和卵巢支。膀胱接受膀胱上、下动脉的血液供应。直肠由起于髂内动脉的直肠下动脉及起于阴部内动脉的肛动脉供应。此外，阴部内动脉还供应盆底和女性外生殖器官。卵巢的一个特征是具有双重血供：在胚胎发育过程中，卵巢与其血管结构（卵巢动脉和静脉）一起从上腹部下降至骨盆区（因此卵巢动脉发出输卵管支供应输卵管），并与子宫动脉吻合。子宫动脉走行于子宫阔韧带内，跨过输尿管（见第 351 页），在子宫体和子宫颈的交界处到达子宫，并在此处发出阴道支，之后迂曲上升到子宫底。子宫动脉这种迂曲的行程使之在妊娠期子宫增大时能够伸长。

静脉回流： 子宫的静脉回流经由子宫静脉丛汇入子宫静脉，静脉的行程与子宫动脉相似，最终汇入髂内静脉。右卵巢静脉直接将卵巢的血液引流入下腔静脉，而左卵巢静脉先汇入左肾静脉，然后汇入下腔静脉。通过膀胱静脉引流膀胱的静脉血。由髂内动脉分支供应的直肠的部分通过同名静脉引流入髂内静脉。

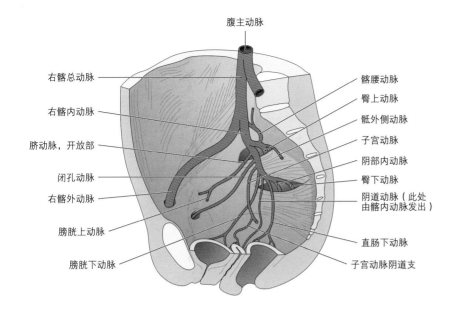

腹主动脉

右髂总动脉
右髂内动脉
脐动脉，开放部
闭孔动脉
右髂外动脉
膀胱上动脉
膀胱下动脉

髂腰动脉
臀上动脉
骶外侧动脉
子宫动脉
阴部内动脉
臀下动脉
阴道动脉（此处由髂内动脉发出）
直肠下动脉
子宫动脉阴道支

B. 女性骨盆髂内动脉分支顺序

左侧面观。子宫和阴道的血管是区别于男性骨盆血管的主要标志（见第 347 页 B）。子宫接受大管径的子宫动脉供应。子宫动脉单独起自髂内动脉（男性的对应血管是输精管动脉，通常为脐动脉的分支）。子宫动脉也可发自直肠下动脉，此时该动脉管径常较粗。阴道动脉供应变异也较多，其血供可来源于髂内动脉发出的阴道动脉，也可以是发自子宫动脉或膀胱下动脉的阴道支。

下腔静脉

右髂内静脉
子宫静脉
闭孔静脉
右髂外静脉
膀胱静脉
膀胱静脉丛

臀上静脉
骶外侧静脉
臀下静脉
阴部内静脉
直肠下静脉（来自直肠静脉丛）
子宫静脉丛和阴道静脉丛

C. 女性盆腔器官的静脉回流

右髂内静脉的左侧面观。女性盆腔器官一般借 4 个静脉丛回流（见第 350 页 Ac）：
- 膀胱静脉丛（膀胱静脉）
- 阴道静脉丛（阴道静脉）
- 子宫静脉丛（子宫静脉）
- 直肠静脉丛（直肠静脉）

直肠下静脉和肛静脉回流到髂内静脉。直肠上静脉回流到肠系膜下静脉（此处没有显示直肠上静脉和肛静脉）。

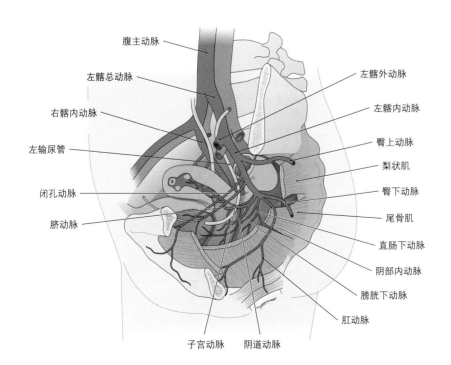

腹主动脉
左髂总动脉
右髂内动脉
左输尿管
闭孔动脉
脐动脉

左髂外动脉
左髂内动脉
臀上动脉
梨状肌
臀下动脉
尾骨肌
直肠下动脉
阴部内动脉
膀胱下动脉
肛动脉

子宫动脉　阴道动脉

D. 子宫、阴道和膀胱的动脉供应

从左侧观察盆腔。切开子宫阔韧带以清楚显示左髂内动脉的分支。

注意：子宫动脉沿着子宫体迂曲的过程在侧面观中展现得非常清晰（也见 A）。子宫动脉和阴道动脉的起源变异常见。

5.17 女性内生殖器和膀胱的血供

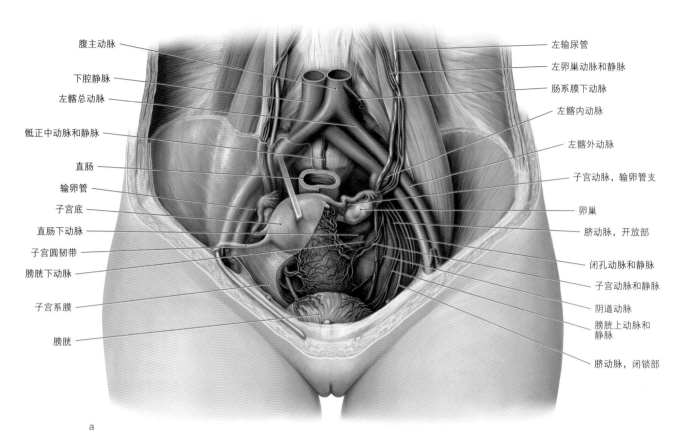

腹主动脉
下腔静脉
左髂总动脉
骶正中动脉和静脉
直肠
输卵管
子宫底
直肠下动脉
子宫圆韧带
膀胱下动脉
子宫系膜
膀胱

左输尿管
左卵巢动脉和静脉
肠系膜下动脉
左髂内动脉
左髂外动脉
子宫动脉，输卵管支
卵巢
脐动脉，开放部
闭孔动脉和静脉
子宫动脉和静脉
阴道动脉
膀胱上动脉和静脉
脐动脉，闭锁部

a

A. 女性内生殖器的血供

a. 概观。左侧腹膜全部切除，右侧腹膜大部分切除。将子宫拉直并向右倾斜。b. 动脉供血。c. 静脉回流。

女性内生殖器主要由两条大动脉或其分支供应。

- 卵巢：接受两个来源的动脉供应：主要来自卵巢动脉，也有子宫动脉的卵巢支参与（见下面的卵巢动脉弓）。
- 子宫：由子宫动脉供应。
- 输卵管：由卵巢动脉和子宫动脉各发出一条分支供应。

这两条大动脉发自不同的动脉干：卵巢动脉通常发自腹主动脉（变异情况见 C），子宫动脉发自髂内动脉（内脏支）。

注意：在手术过程中须注意卵巢动脉弓（见 b），其由卵巢动脉和子宫动脉的卵巢支构成。

女性生殖器官的**静脉回流**主要依赖两大静脉或静脉丛。

- 子宫：主要为子宫静脉<u>丛</u>，部分由阴道静脉<u>丛</u>引流入髂内静脉。
- 卵巢：右侧卵巢静脉直接注入下腔静脉，左侧卵巢静脉先注入左肾静脉再汇入下腔静脉；或通过卵巢静脉<u>丛</u>回流，即卵巢静脉与子宫静脉间的静脉吻合（该静脉丛同时注入子宫静脉与卵巢静脉）。

走行于腹膜内的动脉和静脉：卵巢动脉和静脉走行于卵巢悬韧带中，子宫动脉和静脉走行于子宫阔韧带内。

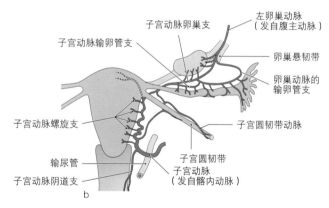

子宫动脉卵巢支
子宫动脉输卵管支
左卵巢动脉（发自腹主动脉）
卵巢悬韧带
卵巢动脉的输卵管支
子宫动脉螺旋支
子宫圆韧带动脉
输尿管
子宫圆韧带
子宫动脉（发自髂内动脉）
子宫动脉阴道支

b

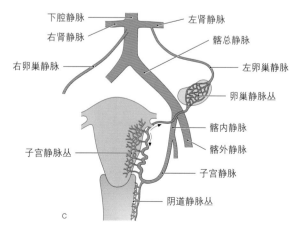

下腔静脉
右肾静脉
左肾静脉
右卵巢静脉
髂总静脉
左卵巢静脉
卵巢静脉丛
髂内静脉
髂外静脉
子宫静脉
子宫静脉丛
阴道静脉丛

c

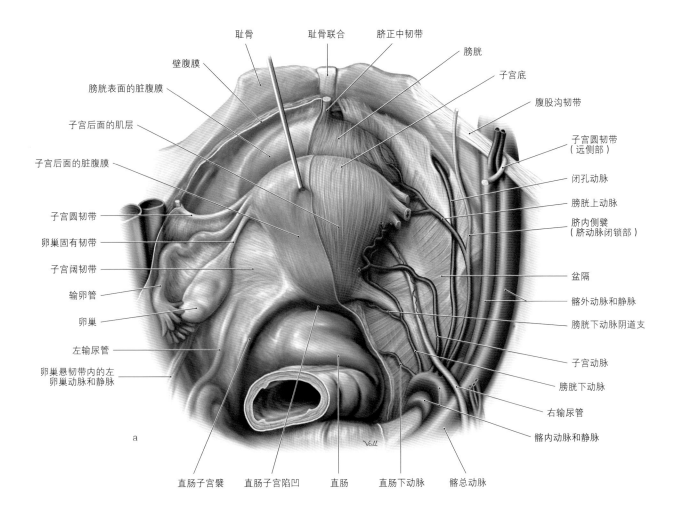

耻骨　耻骨联合　脐正中韧带　膀胱　子宫底　腹股沟韧带

壁腹膜

膀胱表面的脏腹膜

子宫后面的肌层

子宫后面的脏腹膜

子宫圆韧带（远侧部）

闭孔动脉

膀胱上动脉

脐内侧襞（脐动脉闭锁部）

子宫圆韧带

卵巢固有韧带

子宫阔韧带

输卵管

卵巢

左输尿管

卵巢悬韧带内的左卵巢动脉和静脉

盆隔

髂外动脉和静脉

膀胱下动脉阴道支

子宫动脉

膀胱下动脉

右输尿管

髂内动脉和静脉

直肠子宫襞　直肠子宫陷凹　直肠　直肠下动脉　髂总动脉

B. 子宫动脉和输尿管的关系

　　a. 盆腔上面观。可见子宫右侧大部分腹膜已剥离，大肠已经切除，只能见到直肠残端。b. 左侧子宫动脉及左输尿管的左侧面观。

　　子宫动脉走行于子宫阔韧带中（a 图中右侧子宫阔韧带切除，左侧原位保留）。在子宫阔韧带中，输尿管从子宫动脉下方穿过（因此，子宫手术过程中易损伤输尿管）。

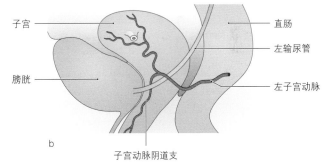

子宫　直肠　左输尿管　膀胱　左子宫动脉

子宫动脉阴道支

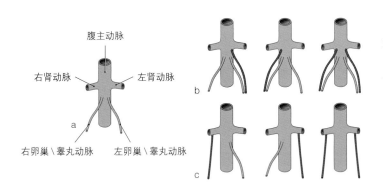

腹主动脉

右肾动脉　左肾动脉

右卵巢\睾丸动脉　左卵巢\睾丸动脉

C. 卵巢动脉和睾丸动脉的起点变异（引自 Lippert 和 Pabst）

　　a. 典型情况：卵巢动脉或睾丸动脉发自腹主动脉（约 70%）。

　　b. 出现副血管（约 15%）。

　　c. 卵巢或睾丸动脉发自肾动脉（约 15%）。

5.18 男性和女性生殖器的淋巴回流

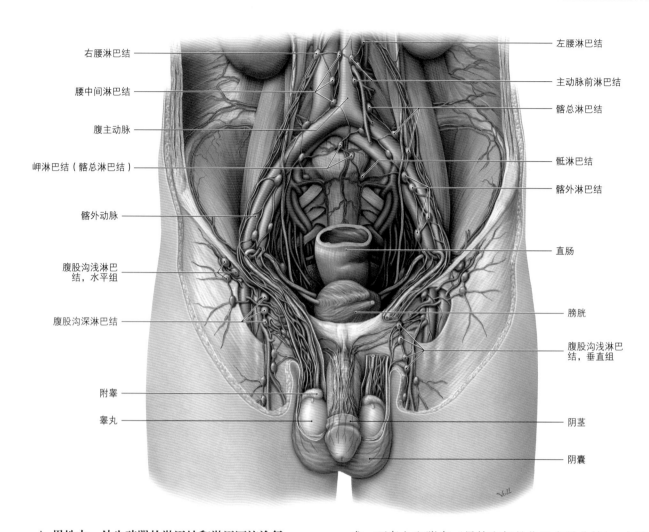

左侧标注（从上到下）：
右腰淋巴结
腰中间淋巴结
腹主动脉
岬淋巴结（髂总淋巴结）
髂外动脉
腹股沟浅淋巴结，水平组
腹股沟深淋巴结
附睾
睾丸

右侧标注（从上到下）：
左腰淋巴结
主动脉前淋巴结
髂总淋巴结
骶淋巴结
髂外淋巴结
直肠
膀胱
腹股沟浅淋巴结，垂直组
阴茎
阴囊

A. 男性内、外生殖器的淋巴结和淋巴回流途径

前面观。除直肠残端外，胃肠道的其余部分均已切除。腹膜已切除，膀胱稍拉向左侧。外生殖器由阴茎和阴囊组成，而睾丸和附睾（尽管它们的位置在骨盆外），由于它们的胚胎起源，与前列腺和精囊一起归为内生殖器（前列腺、睾丸和附睾的淋巴回流详见 B）。

B. 睾丸、附睾和附属性腺的淋巴回流

男性生殖器的所有淋巴管最终由不同的壁淋巴结引流入分布于腹主动脉和下腔静脉周围的腰淋巴结（见第 221 页和第 223 页）。以下是具体的回流途径。

睾丸和附睾： 沿睾丸血管到左、右侧腰淋巴结的长且直接的回流途径。

输精管： 回流到髂淋巴结（髂外淋巴结多于髂内淋巴结）。

精囊： 髂内淋巴结和髂外淋巴结（与输精管同一通路）。

前列腺（多途径）：髂外淋巴结；沿精索血管到髂内淋巴结；骶淋巴结（汇入腰淋巴结）。

注意： 与大多数"内脏淋巴结"相比，引流睾丸和附睾的腰淋巴结与这两个脏器的距离更远。与卵巢一样，睾丸和附睾的淋巴要经过很长的途径才能回流到腰淋巴结。睾丸恶性肿瘤最常转移至腰淋巴结。外生殖器主要由腹股沟深部和

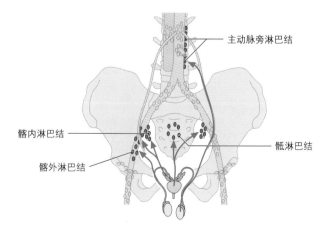

主动脉旁淋巴结
髂内淋巴结
髂外淋巴结
骶淋巴结

浅部淋巴结回流。阴茎背面的淋巴管有吻合连接，允许双侧淋巴引流。由于这种双侧引流的存在，阴茎右侧恶性肿瘤可转移到左、右两侧的腹股沟淋巴结。

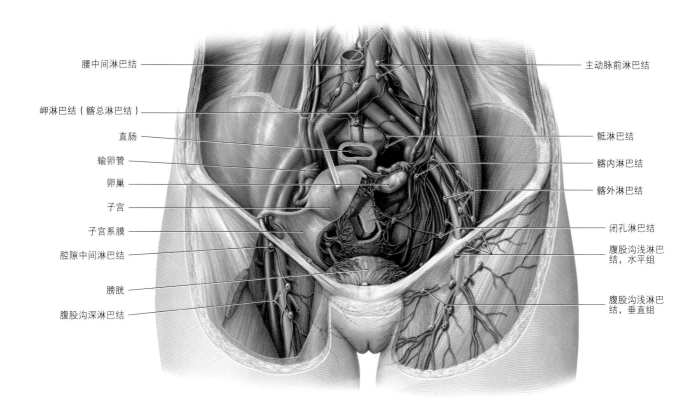

C. 女性内、外生殖器的淋巴结及淋巴回流途径

前面观。将子宫拉向右侧。切除左侧子宫阔韧带（见第 322 页），右侧子宫阔韧带部分打开以显示穿过韧带的众多淋巴管。为了清晰起见，该图只显示某些淋巴组中的一个淋巴结。女性盆腔内生殖器的淋巴主要引流至髂淋巴结和腰淋巴结，而外生殖器淋巴主要引流至腹股沟淋巴结。腹股沟淋巴结按临床标准分为水平组和垂直组，外生殖器的淋巴主要由腹股沟淋巴结垂直组引流。

注意：卵巢虽位于盆腔，但其淋巴回流到腰淋巴结。子宫的大部分淋巴管走行于子宫阔韧带内。因此，子宫恶性肿瘤的淋巴转移常通过韧带向外侧扩散到盆壁。

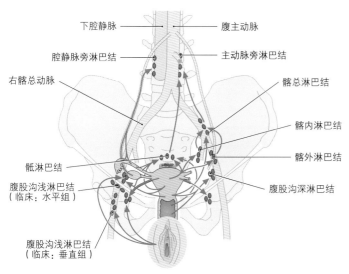

D. 女性生殖器的淋巴回流

所有生殖器的淋巴通过不同的壁淋巴结群回流，最终注入分布于腹主动脉及下腔静脉周围的腰淋巴结（见第 221 页和第 223 页）。

外生殖器（及阴道的最低部分）：腹股沟深、浅淋巴结，加上辅助通道（此处未显示）直接回流到髂淋巴结。

内生殖器淋巴回流路径如下。

- 卵巢、子宫底及输卵管远端通过长途径回流到腹主动脉和下腔静脉周围的腰淋巴结。
- 子宫底、体及输卵管近端回流到髂淋巴结、髂内与髂外淋巴结。
- 子宫（颈）和阴道的中上部回流到腹股沟深淋巴结。

注意：引流子宫和阴道的小内脏淋巴结（子宫旁和阴道旁淋巴结，此处未显示）常位于所引流器官附近的盆腔结缔组织内。

5.19 男性生殖器的自主神经支配

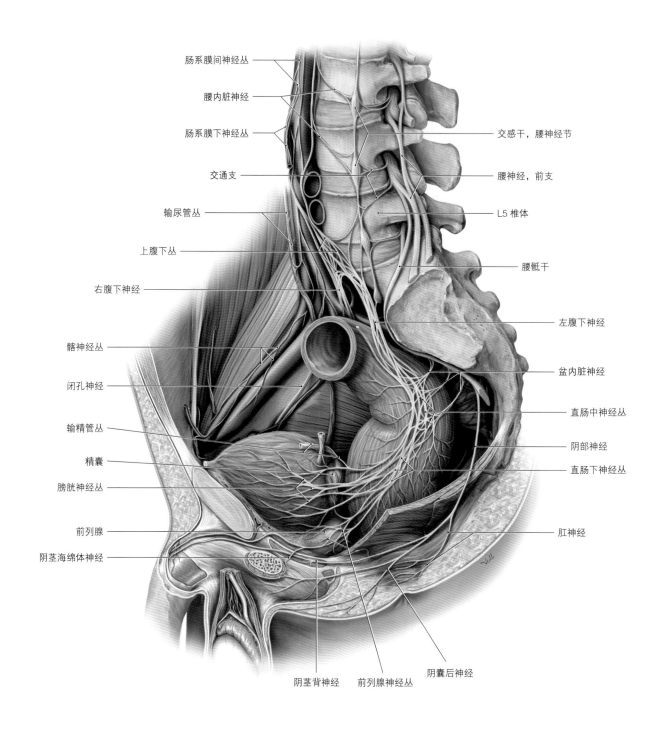

肠系膜间神经丛

腰内脏神经

肠系膜下神经丛

交通支

输尿管丛

上腹下丛

右腹下神经

髂神经丛

闭孔神经

输精管丛

精囊

膀胱神经丛

前列腺

阴茎海绵体神经

交感干，腰神经节

腰神经，前支

L5 椎体

腰骶干

左腹下神经

盆内脏神经

直肠中神经丛

阴部神经

直肠下神经丛

肛神经

阴囊后神经

阴茎背神经　前列腺神经丛

A. 男性生殖器的自主神经支配概述

　　打开的男性盆腔的左侧面观。为了更清楚地显示三维关系，此图由多个剖面图复合而成。支配睾丸的附睾的交感神经来自内脏小神经、内脏最小神经及腰内脏神经。那些支配附属性腺（前列腺、精囊和尿道球腺）、阴茎和输精管的神经来自腰、骶内脏神经。男性生殖器的副交感神经支配不如

交感神经丰富，主要来自盆内脏神经（见 B）。交感神经纤维和副交感神经纤维加入下腹下丛，下腹下丛也接受下腹神经（来自上腹下丛的分支）的加入。成对的下腹下丛发出支配泌尿器官（见第 225 页）的神经丛，然后分为多个神经丛支配生殖器官（见 C）。

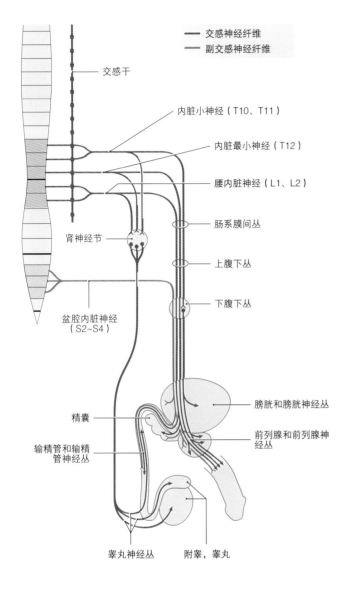

C. 男性生殖器的自主神经支配

第 1 级神经元	周围的行程（交感和副交感）	靶器官	作用
交感神经			
T10~T12（内脏小神经和内脏最小神经）	通过肾神经节到睾丸丛	• 睾丸 • 附睾	• 血管收缩
L1、L2（腰内脏神经和骶内脏神经）	通过上腹下丛和下腹下丛到前列腺丛 输精管丛	• 前列腺 • 尿道球腺和精囊 • 阴茎（部分） • 输精管	• 刺激分泌 • 射精 • 收缩
副交感神经			
S2~S4（盆内脏神经）	通过下腹下丛到前列腺丛，最后延续为阴茎海绵体神经	• 阴茎，勃起组织	勃起

B. 男性生殖器的自主神经支配详述

- **附属性腺（前列腺、精囊腺和尿道球腺）**接受下腹下丛发出的前列腺丛的自主神经支配（目前认为携带痛觉纤维）。
- **阴茎**的自主神经支配来自于前列腺丛的分支和阴茎海绵体神经（见 A）。在这两种支配方式的神经均在下腹下丛的神经节细胞中换神经元。
- **输精管**主要受下腹下丛发出的输精管丛支配。其次，它在某种程度上还接受沿着睾丸动脉走行的睾丸神经丛支配。
- **睾丸**在发育过程中从腹腔下降，所以其大部分自主神经支配来自睾丸丛（交感神经纤维与睾丸动脉伴行，在肾神经节换元）。此外，睾丸丛也发出纤维支配附睾。这两个器官也接受少量的下腹下神经丛的自主神经支配（不包括在 C 中）。

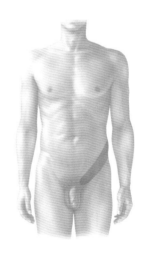

D. 男性生殖腺的牵涉痛

由睾丸疾病引起的疼痛（如炎症）可能会出现在腹股沟周围的区域。性腺的疼痛，与肠道疼痛类似，通常不表现在器官所在解剖位置。

5.20 女性生殖器的自主神经分布

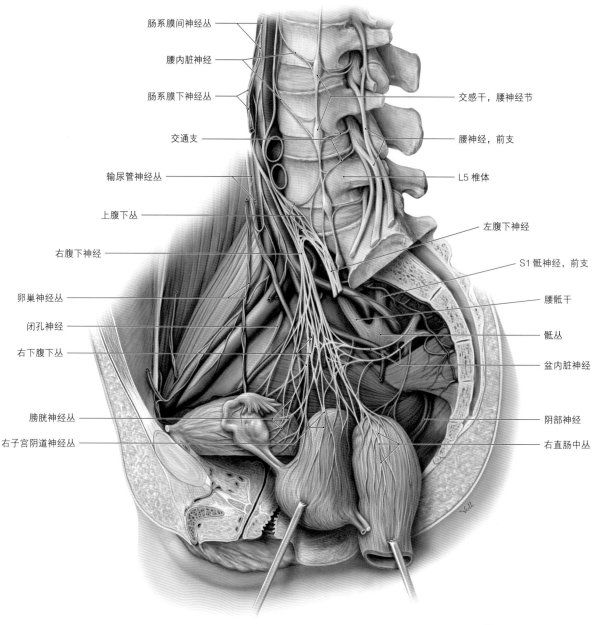

肠系膜间神经丛

腰内脏神经

肠系膜下神经丛

交通支

输尿管神经丛

上腹下丛

右腹下神经

卵巢神经丛

闭孔神经

右下腹下丛

膀胱神经丛

右子宫阴道神经丛

交感干，腰神经节

腰神经，前支

L5 椎体

左腹下神经

S1 骶神经，前支

腰骶干

骶丛

盆内脏神经

阴部神经

右直肠中丛

A. 女性生殖器自主神经分布概况

　　打开的女性盆腔左侧面观，直肠和子宫牵向一侧。为了更清楚地显示三维关系，此图由多个剖面图复合而成。子宫、输卵管和卵巢的交感神经纤维主要来自内脏小神经、内脏最小神经及腰内脏神经。副交感神经纤维来自盆内脏神经。

　　注意：分布于卵巢的神经纤维主要在肾神经节换神经元，主要原因是卵巢在发育过程中下降，从腹部过来的自主神经会随之下降。这些神经继续构成卵巢丛，卵巢神经丛也接受来自肠系膜上丛的神经纤维。这与男性的睾丸由肾节，肠系膜上、下丛及睾丸丛来支配的方式类似。

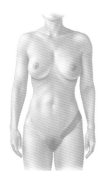

B. 女性生殖腺的牵涉痛

　　卵巢疾病引起的疼痛（如炎症）可能投射到腹股沟区域，而不出现在卵巢所在的位置。

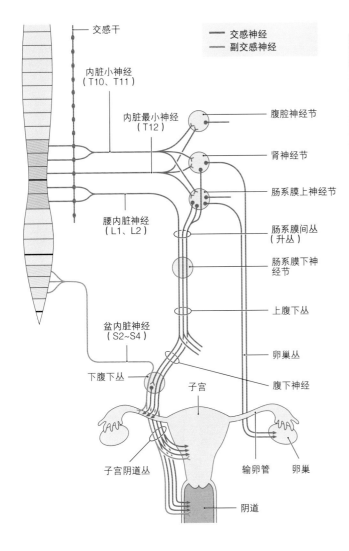

D. 女性生殖器的自主神经支配

第 1 级神经元	周围的行程（交感和副交感）	靶器官	作用
交感神经			
T10~T12（内脏小神经和内脏最小神经）	通过肾神经节和肠系膜上神经节到卵巢丛	· 卵巢	· 血管收缩
L1、L2（腰内脏神经和骶内脏神经）	通过上腹下丛、下腹下神经和下腹下丛到子宫阴道丛	· 子宫 · 输卵管 · 阴道	· 收缩（子宫收缩受激素水平调控）
		· 阴道	· 血管收缩
副交感神经			
S2~S4（盆内脏神经）	通过下腹下丛到子宫阴道丛，并延续为阴蒂海绵体神经	· 子宫、输卵管 · 阴道 · 阴蒂	· 血管扩张 · 分泌渗出物 · 勃起

C. 女性生殖器的自主神经支配

由于**卵巢**在发育过程中下降，卵巢的神经在卵巢悬韧带内与卵巢动脉伴行延伸相当长的距离（卵巢丛，起自腹主动脉丛并通过肾神经节——类似于睾丸的神经通过睾丸丛支配）。

子宫、输卵管和**阴道**接受来自下腹下神经丛的自主神经支配。交感神经部分来自内脏小神经、内脏最小神经和腰内脏神经，部分在肠系膜神经节换元，部分在下腹下丛的神经节细胞中换元。副交感神经纤维来自盆内脏神经（S2~S4），在下腹下丛或器官壁内或壁上换元。下腹下丛分支形成了位于子宫两侧明显的子宫阴道丛（Frankenhauser 神经丛）。卵巢可能还接受沿输卵管来自下腹下丛的额外自主神经支配。

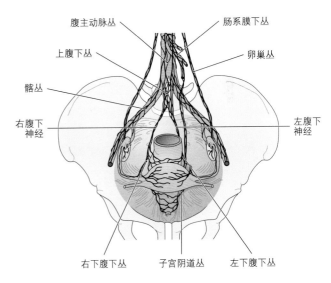

E. 女性盆腔的自主神经丛概述

前面观。

注意上腹下丛分为两条腹下神经，然后分别延续为两个下腹下丛。下腹下丛分别发出到直肠、子宫、阴道和膀胱各个器官的内脏丛（见 A）。

卵巢主要受卵巢丛支配，卵巢丛在卵巢悬韧带内沿卵巢动脉走行。尽管女性盆腔的神经丛由于子宫丰富的神经支配而更加发达，但是女性盆腔的自主神经支配基本与男性的相对应。

6.1 体表解剖、毗邻和可扪及的骨性标志

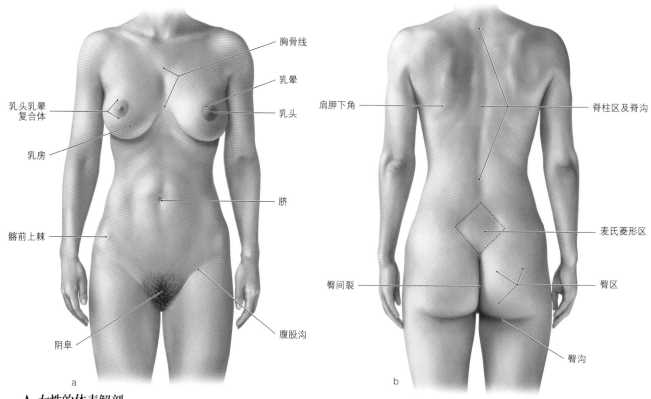

A. 女性的体表解剖
a. 前面观。b. 后面观。

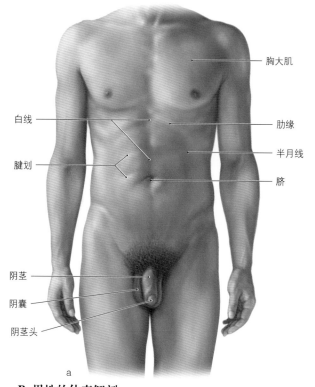
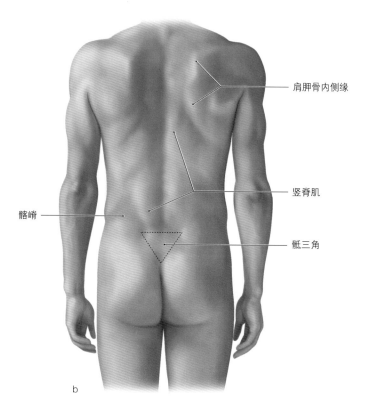

B. 男性的体表解剖
a. 前面观。b. 后面观。

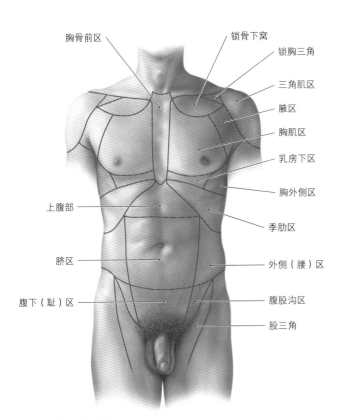

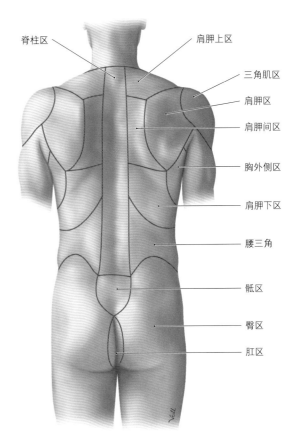

胸骨前区
锁骨下窝
锁胸三角
三角肌区
腋区
胸肌区
乳房下区
胸外侧区
季肋区
上腹部
脐区
外侧（腰）区
腹下（耻）区
腹股沟区
股三角

脊柱区
肩胛上区
三角肌区
肩胛区
肩胛间区
胸外侧区
肩胛下区
腰三角
骶区
臀区
肛区

C. 胸部和腹部
前面观。

D. 背部与臀部
后面观。

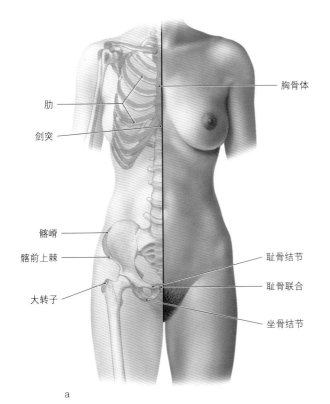

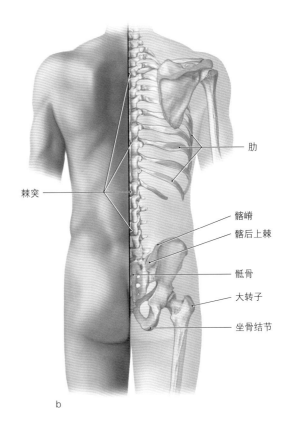

肋
剑突
胸骨体
髂嵴
髂前上棘
耻骨结节
大转子
耻骨联合
坐骨结节

棘突
肋
髂嵴
髂后上棘
骶骨
大转子
坐骨结节

a

b

E. 躯干的体表轮廓和可触及的骨性标志
a. 前面观。b. 后面观。

6.2 腹腔和盆腔脏器的位置及其在躯干壁上的投影

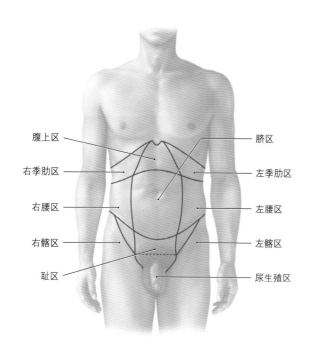

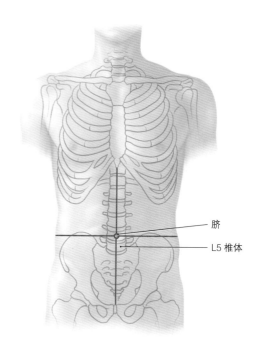

A. 躯干前壁区

腹壁自上而下可分三部分：上腹部、中腹部和下腹部。每个部分包括三个区域。

- 上腹部中间区域是腹上区。它的两侧分别为左、右季肋区。
- 中腹部中间区域是脐区，其两侧是左、右腰区。
- 下腹部中间区域是腹下（耻）区，其两侧是左、右髂（腹股沟）区。腹下区的下界毗邻尿生殖区。

腹部的分区是由明显的骨性标志决定的水平面来划分的（见 C）。

B. 躯干前壁的象限

躯干前壁以脐为中心（位于 L3、L4 椎体的水平）分为四个象限，分别命名为左上（LUQ）、右上（RUQ）、左下（LLQ）和右下（RLQ）象限。

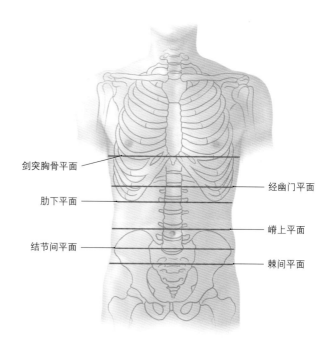

C. 躯干前壁的水平（横切）面

躯干前壁有以下假想的断面横向分割。

- **剑突胸骨平面**：通过剑突和胸骨体之间的软骨结合。
- **经幽门平面**：在胸骨颈静脉切迹和耻骨联合上缘之间的平面。位于 L1 椎体水平，将躯干前壁分为上半和下半两部分。胃的幽门通常位于这个平面的稍下方。
- **肋下平面**：在 L2 椎体的水平上，经第 10 肋的肋弓最低点。它是上腹部和中腹部之间的境界（见 A）。
- **嵴上平面**：通常经 L4 椎体，连接髂嵴最高点。
- **结节间平面**：连接髂结节并通过 L5 椎体。结节间平面是中腹部和下腹部之间的境界。
- **棘间平面**：连接两侧髂前上棘。

注意：上方的三个平面在位置上是可变的，主要取决于胸廓的位置和形状。影响胸廓的位置和形状的关键变量是呼吸体位、年龄、性别和体型。

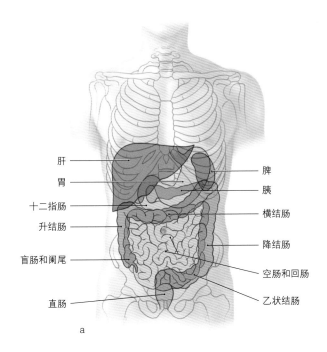

a

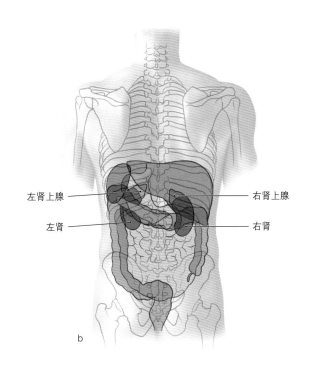

b

D. 腹部和盆腔器官在躯干壁上的投影

a. 躯干前壁。b. 躯干后壁。

脏器在躯干壁的表面投影取决于身体姿势、年龄、体型、性别、营养状况和呼吸位置。

注意腹腔和胸腔的重叠。例如，腹腔伤及肝的贯通伤，同时还有可能涉及胸膜腔（"多腔损伤"）。每个器官的投影如 E 所示。

E. 盆腔和腹腔内的解剖结构在脊柱上的投影

脊柱符号指的是椎体。

T7	肝上缘
T12	主动脉裂孔
L1	• 经幽门平面（一般幽门位于或低于这个平面） • 胆囊底 • 肾门 • 十二指肠上部 • 胰（颈） • 腹腔干起始处 • 肠系膜上动脉起始处 • 横结肠系膜附着处 • 脾（门）
L1/2	• 肾动脉起始处
L2	十二指肠空肠曲
L3	肠系膜下动脉起始处
L3/4	脐
L4	主动脉分叉处
L5	髂总静脉合成下腔静脉处
S3	直肠上界

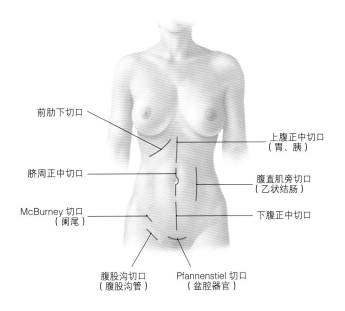

F. 腹前壁的外科皮肤切口位置

注意：脐周正中切口从脐的左侧绕过，以避免切断右侧的脐静脉残体（肝圆韧带，见第 253 页）。脐静脉残体通常是闭锁的，但也有少数情况下它仍然有血流通过，这时如果损伤该血管可能导致严重出血。

McBurney 切口也叫条状切口，因为其切口方向不在任何一个躯干平面（矢状面、冠状面和水平面上）。在切口内沿不同肌层的纤维方向进入深层，可以最大化减少对躯干壁肌的损伤。

6.3 打开腹膜腔的局部解剖（结肠上区与结肠下区）

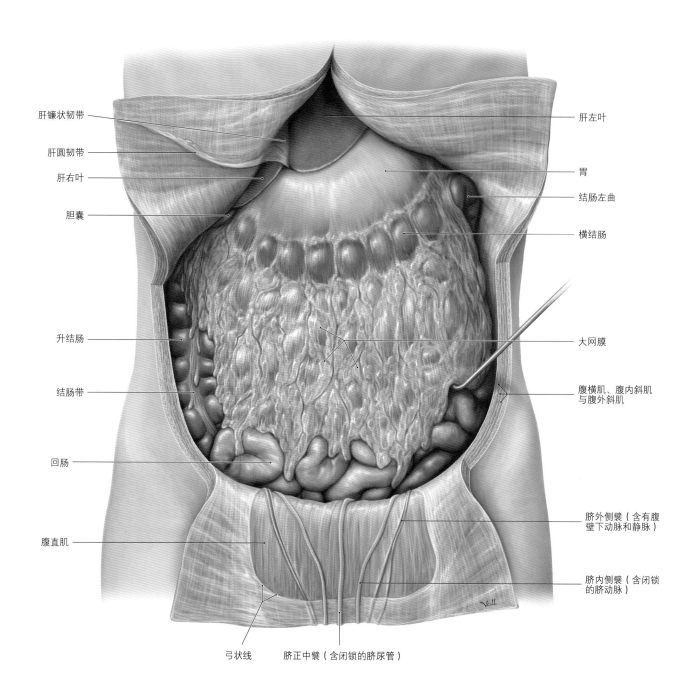

左侧标注（自上而下）	右侧标注（自上而下）
肝镰状韧带	肝左叶
肝圆韧带	胃
肝右叶	结肠左曲
胆囊	横结肠
升结肠	大网膜
结肠带	腹横肌、腹内斜肌与腹外斜肌
回肠	脐外侧襞（含有腹壁下动脉和静脉）
腹直肌	脐内侧襞（含闭锁的脐动脉）

弓状线　　脐正中襞（含闭锁的脐尿管）

A. 大网膜

前面观。打开腹壁各层并向远端牵开，以显示解剖学位置的大网膜。小肠袢被大网膜覆盖，只在大网膜的下缘可见。大网膜是围裙状折叠的腹膜，悬挂于胃大弯上覆盖横结肠前方。大网膜由胚胎的背侧胃系膜发育而来，扩大形成悬于胃大弯的腹膜囊。大网膜活动度较大，且有相当大的变异性。在很多情况下，特别是存在局部炎症时，大网膜和与器官的脏腹膜会形成粘连。虽然粘连的形成有助于抑制炎症扩散，但同时也限制了被粘连器官的移动。粘连的腹膜可能会随着时间延长逐渐纤维化，形成有疤痕组织的硬索，导致器官（例如，小肠）的外源性狭窄和阻塞。在许多情况下，大网膜上有中继淋巴结而被认为是重要的淋巴器官。小网膜将在第 364 页描述。

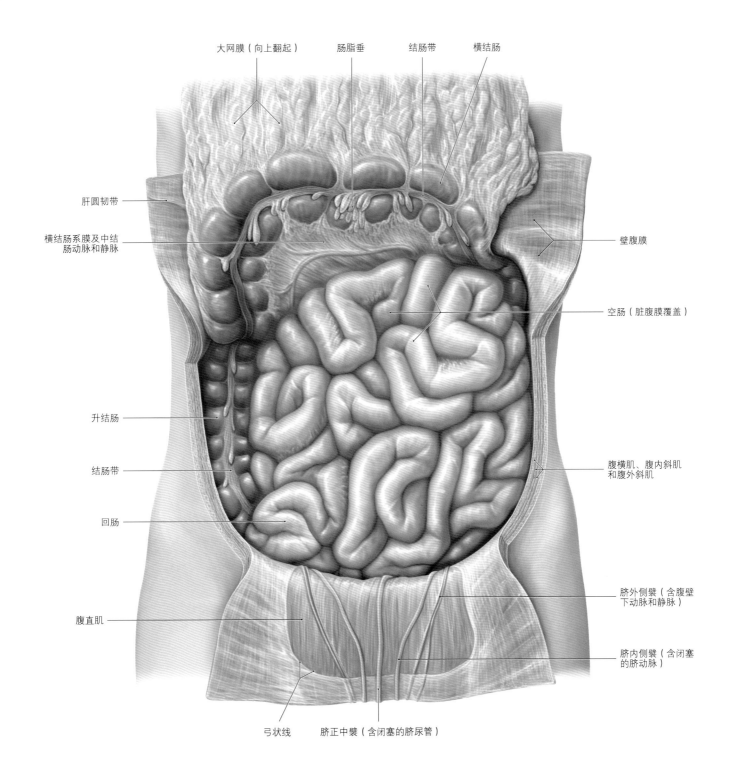

大网膜（向上翻起）　肠脂垂　结肠带　横结肠

肝圆韧带

横结肠系膜及中结
肠动脉和静脉

升结肠

结肠带

回肠

腹直肌

弓状线　脐正中襞（含闭塞的脐尿管）

壁腹膜

空肠（脏腹膜覆盖）

腹横肌、腹内斜肌
和腹外斜肌

脐外侧襞（含腹壁
下动脉和静脉）

脐内侧襞（含闭塞
的脐动脉）

B. 大网膜翻向上方及原位小肠的解剖视图

前面观。将大网膜与横结肠一起翻向上方，显示不同的
结肠节段是怎样将腹膜腔内的小肠围柱的。横结肠系膜将腹
膜腔分成结肠上区和结肠下区（见 B，第 208 页）。

腹膜表面的大面积上皮具有重要临床意义。

- 细菌感染（外伤或阑尾炎症脓毒性物质外渗）时，病
原微生物在腹膜腔内易传播，细菌毒素易被吸收并进

入血液。因此，细菌性腹膜炎（腹膜炎症）通常是一
种非常严重且危及生命的疾病。

- 局限的炎症可导致腹膜粘连和瘢痕组织带（见 A）。

- 巨大的表面积可用于肾衰患者的腹膜透析：将透析液
注入腹腔内，通过腹膜吸收血液中的废物，最后将废
物排出体外。

6.4 腹膜腔内的引流间隙和隐窝

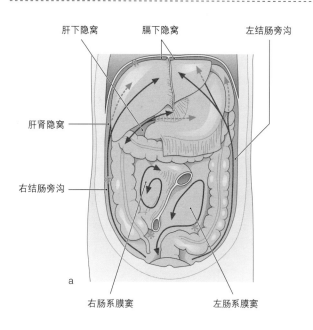

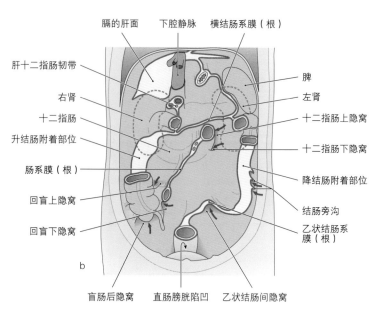

A. 腹膜腔内的引流间隙和隐窝

a. 切除大网膜和小肠的前面观。肿瘤转移易发生的部位（见蓝色星号）。

b. 腹膜腔后壁的前面观。肠系膜根和器官附着部位构成了部分空间（隐窝或沟）的边界。腹膜上皮分泌的腹腔液（渗出液）可以在这些间隙内自由流动。

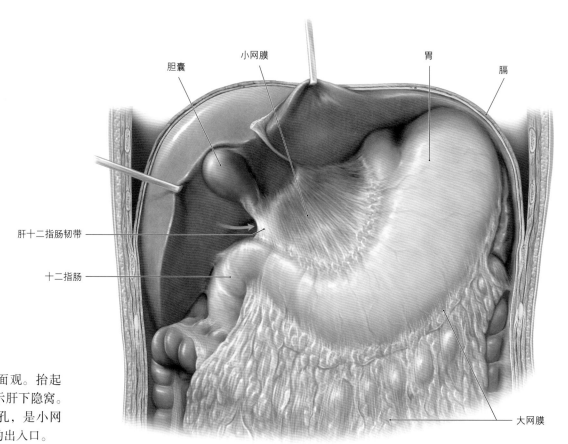

B. 上腹部

上腹部前面观。抬起肝以更好地显示肝下隐窝。箭头指向网膜孔，是小网膜后方网膜囊的出入口。

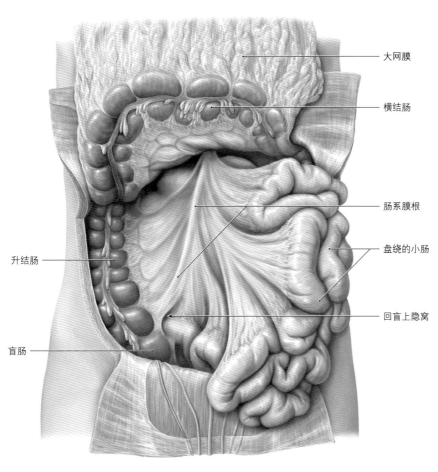

大网膜

横结肠

肠系膜根

盘绕的小肠

升结肠

回盲上隐窝

盲肠

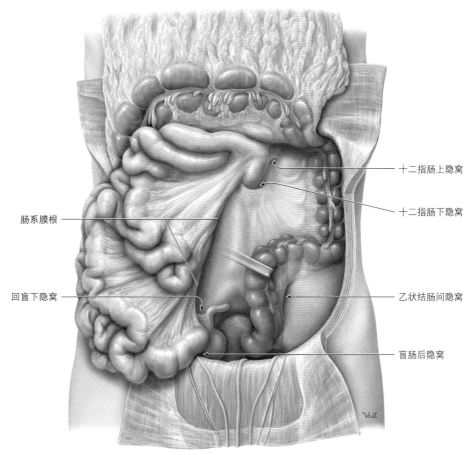

C. 腹膜腔后壁的隐窝

男性腹腔与盆腔前面观。腹膜在脏器间延伸形成隐窝和沟（见 A）。在某种意义上可认为网膜囊是腹膜腔内最大的隐窝（见第 368 页）。

注意：隐窝可位于器官与腹膜腔壁之间或器官之间，活动自由的小肠袢可能会嵌入这些隐窝中（内疝），从而阻碍肠内容物通行，还有可能进一步造成致命的肠梗阻（机械性肠梗阻）。

十二指肠上隐窝

十二指肠下隐窝

肠系膜根

乙状结肠间隐窝

回盲下隐窝

盲肠后隐窝

6.5 肠系膜概述

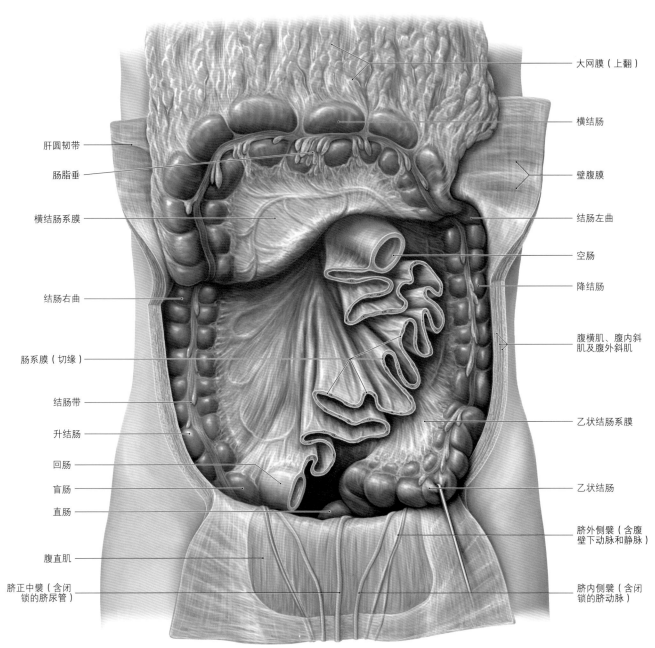

肝圆韧带

肠脂垂

横结肠系膜

结肠右曲

肠系膜（切缘）

结肠带

升结肠

回肠

盲肠

直肠

腹直肌

脐正中襞（含闭
锁的脐尿管）

大网膜（上翻）

横结肠

壁腹膜

结肠左曲

空肠

降结肠

腹横肌、腹内斜
肌及腹外斜肌

乙状结肠系膜

乙状结肠

脐外侧襞（含腹
壁下动脉和静脉）

脐内侧襞（含闭
锁的脐动脉）

A. 肠系膜概观（大网膜上翻，移除小肠）

前面观。横结肠和大网膜向上翻开，切除腹膜内位的小
肠，保留较短的空肠和回肠残端。与大肠和小肠相关的三个
主要肠系膜如下（关于肠系膜形成的描述见第 42 页）。

- 小肠系膜（小肠固有系膜）
- 横结肠系膜
- 乙状结肠系膜

各系膜的来源如 B 所示。更小的系膜见于阑尾（阑尾系
膜），直肠上部偶可见系膜（直肠系膜，见 C）。

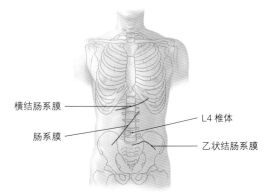

横结肠系膜

肠系膜

L4 椎体

乙状结肠系膜

B. 肠系膜根在骨骼上的投影

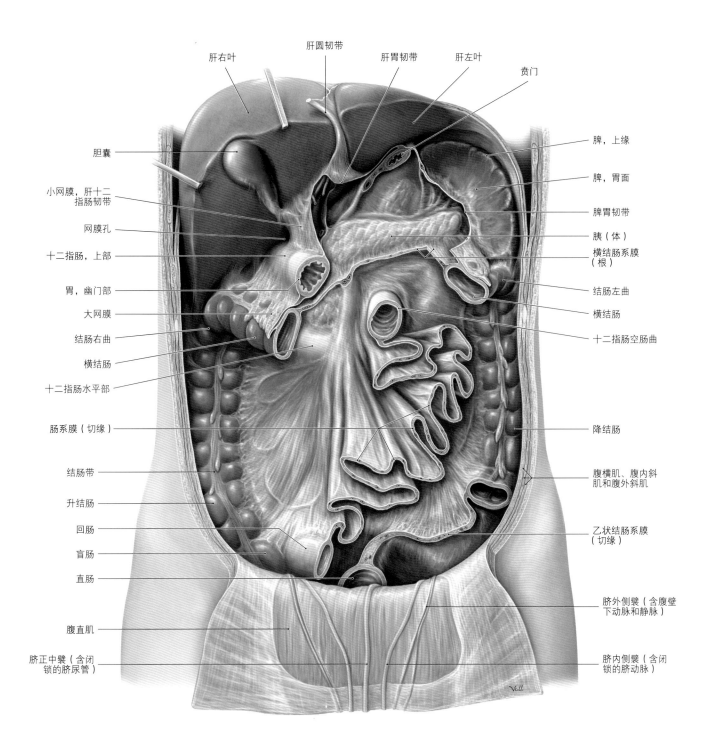

肝右叶　肝圆韧带　肝胃韧带　肝左叶　贲门

胆囊

小网膜，肝十二指肠韧带

网膜孔

十二指肠，上部

胃，幽门部

大网膜

结肠右曲

横结肠

十二指肠水平部

肠系膜（切缘）

结肠带

升结肠

回肠

盲肠

直肠

腹直肌

脐正中襞（含闭锁的脐尿管）

脾，上缘

脾，胃面

脾胃韧带

胰（体）

横结肠系膜（根）

结肠左曲

横结肠

十二指肠空肠曲

降结肠

腹横肌、腹内斜肌和腹外斜肌

乙状结肠系膜（切缘）

脐外侧襞（含腹壁下动脉和静脉）

脐内侧襞（含闭锁的脐动脉）

C. 切除大网膜后的肠系膜概观 *

前面观。切除胃、空肠和回肠，仅保留短的小肠残端以显示肠系膜。肝向上翻起以显示部分小网膜，即肝十二指肠韧带，是连接肝与幽门和十二指肠的部分。小网膜的另一部分，即肝胃韧带（连于肝与胃小弯之间的腹膜皱襞）已经与胃一起切除，打开了网膜囊的前壁。切除大部分横结肠和乙状结肠以显示结肠系膜根和乙状结肠系膜根。

注意：在胚胎发育的第 4 个月，升结肠和降结肠开始附着于腹膜腔后壁，升结肠系膜和降结肠系膜与腹膜腔后壁融

合。横结肠系膜跨过十二指肠上方，十二指肠系膜在胚胎发育过程中也与腹膜后壁融合（见第 46 页）。横结肠系膜必须跨过十二指肠的"腹膜后部"，因为十二指肠附着于腹腔后壁。在发育过程中，几乎所有肠系膜都来源于背系膜，只有上腹部的器官，如胃和肝有腹系膜。

* 广义上的"肠系膜"指所有连接于小肠和大肠的腹膜皱襞，狭义上特指连于空肠和回肠的系膜，因此没有"空肠系膜"和"回肠系膜"这样的术语。

6.6 网膜囊的局部解剖学

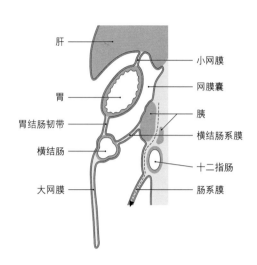

A. 网膜囊在矢状面上的形态与位置

左外侧面观。网膜囊位于胃和小网膜的后方，是腹膜腔内最大的潜在间隙。

注意：在胚胎发育过程中，由于胃旋转，使网膜囊位于胃后方。胰继发性迁移至腹膜后方，构成了网膜囊后壁的一部分，因此网膜囊可以作为胰外科手术的一个入路。胃顺时针旋转时（正面观），胃小弯指向右上方，同时将肝挤向右上方，因此网膜囊有部分位于肝后方。

B. 网膜囊的边界

前界	小网膜、胃结肠韧带
后界	胰、腹主动脉、腹腔干、脾动脉和静脉、胃胰韧带、左肾上腺、左肾上极
上界	肝（包括尾状叶）、网膜囊上隐窝
下界	横结肠系膜、网膜囊下隐窝
左界	脾、脾胃韧带、网膜囊脾隐窝
右界	肝、十二指肠球部

C. 网膜囊的手术入路（见 A）

- 经网膜孔（天然孔道，见 E）
- 经胃大弯和横结肠之间的胃结肠韧带
- 提起横结肠后经横结肠系膜（下方入路）
- 经胃小弯和肝之间（经小网膜）

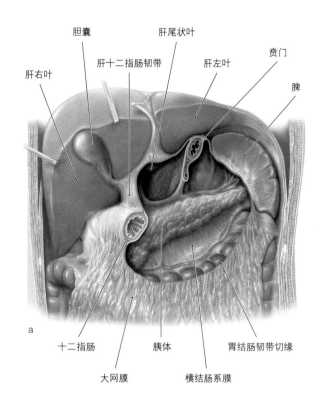

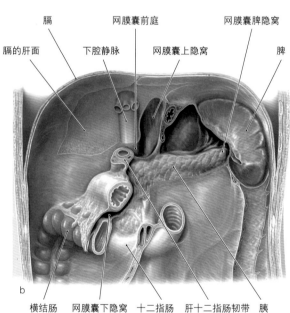

D. 网膜囊，前面观

a. 网膜囊各界及胃床的位置与形态。

b. 网膜囊后壁的结构。

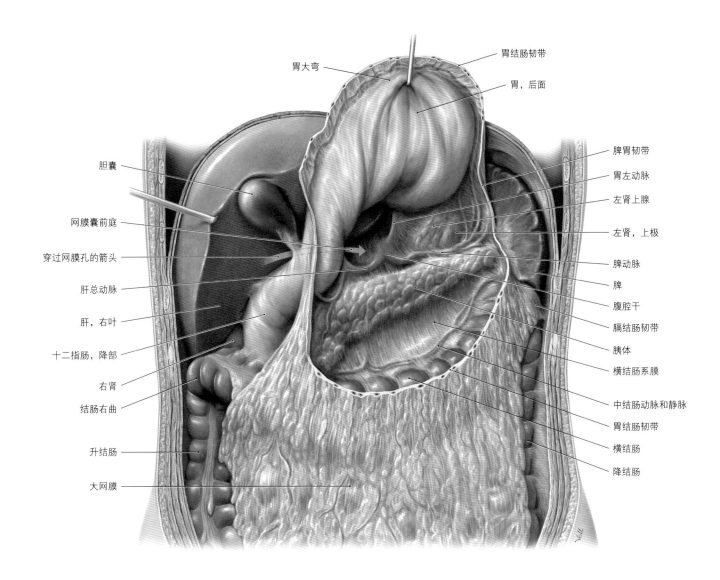

胃大弯

胃结肠韧带

胃，后面

胆囊

网膜囊前庭

穿过网膜孔的箭头

肝总动脉

肝，右叶

十二指肠，降部

右肾

结肠右曲

升结肠

大网膜

脾胃韧带

胃左动脉

左肾上腺

左肾，上极

脾动脉

脾

腹腔干

膈结肠韧带

胰体

横结肠系膜

中结肠动脉和静脉

胃结肠韧带

横结肠

降结肠

E. 上腹部的网膜囊

前面观。切断胃结肠韧带，向上翻起胃（手术入路），将肝拉向外上方。网膜孔（箭头）是网膜囊唯一的天然孔道，开口于肝十二指肠韧带后方。进入网膜孔口后就是网膜囊前庭，为网膜囊的起始部分。

F. 网膜囊的横切面

T12/L1 水平的腹部平横断面，下面观。

注意在胚期发育过程中胃旋转形成网膜囊及随之产生的壁和隐窝。由于在胃旋转 90° 的过程中，胚胎体腔初始的右上部向后移动，原先位于胃后方的结构（脾）移至其左侧，而原先位于胃前方的结构（肝）移至其右侧。网膜囊中的隐窝延伸至这些器官附近（见 B）。

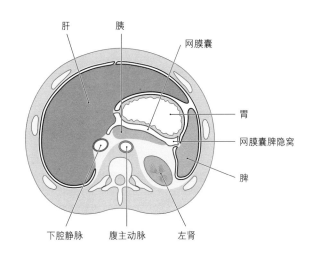

肝　胰　网膜囊

胃

网膜囊脾隐窝

脾

下腔静脉　腹主动脉　左肾

6.7 上腹部器官的局部解剖学：肝、胆囊、十二指肠和胰

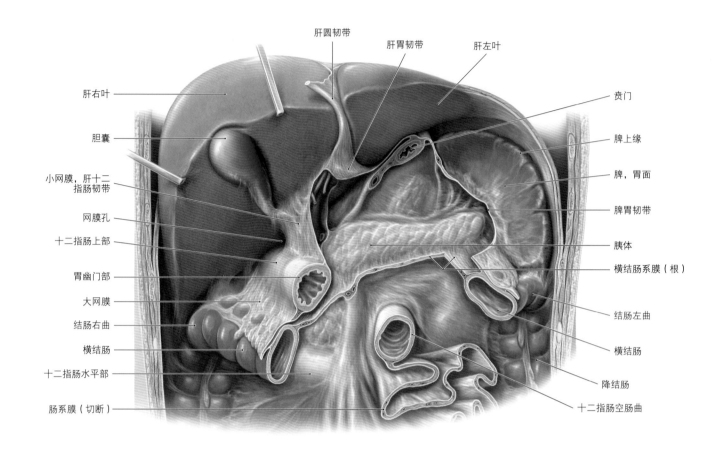

肝右叶　肝圆韧带　肝胃韧带　肝左叶

胆囊　贲门

小网膜，肝十二指肠韧带　脾上缘

网膜孔　脾，胃面

十二指肠上部　脾胃韧带

胃幽门部　胰体

大网膜　横结肠系膜（根）

结肠右曲　结肠左曲

横结肠　横结肠

十二指肠水平部　降结肠

肠系膜（切断）　十二指肠空肠曲

A. 肝和胆囊的位置

前面观。切除胃和小肠，保留一短段空肠残端。切除大部

分横结肠，将肝提起，以更好地显露部分小网膜、肝十二指肠韧带和胰（肝十二指肠韧带内容物见 Eb）。

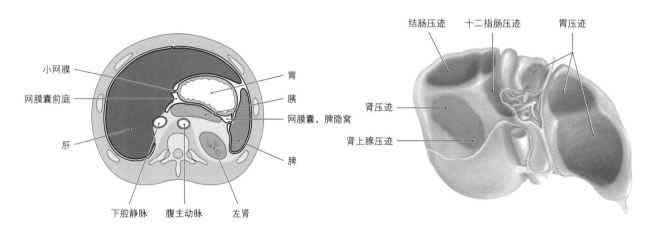

小网膜　胃

网膜囊前庭　胰

网膜囊，脾隐窝

肝　脾

下腔静脉　腹主动脉　左肾

结肠压迹　十二指肠压迹　胃压迹

肾压迹

肾上腺压迹

B. 肝的位置

约平 T12/L1 的腹部横断面，下面观。肝除"裸区"（此图没有显示）均有腹膜覆盖。肝左叶伸入腹腔左上象限，位于胃前方。图中可见连于肝和胃小弯之间的腹膜襞（小网膜）。部分肝构成了网膜囊的右界。

C. 肝与其他器官接触的区域

肝的脏面观。

注意：直接与肝接触的器官在肝的脏面形成的压迹，只有在肝被化学防腐剂（"固定剂"）作用后原位变硬才能看到。未经防腐处理的肝质地柔软，通常不显示器官压迹。肝病容易通过与邻近器官的直接接触（由于肝的大小和毗邻，接触面积广泛）而扩散，反之亦然。

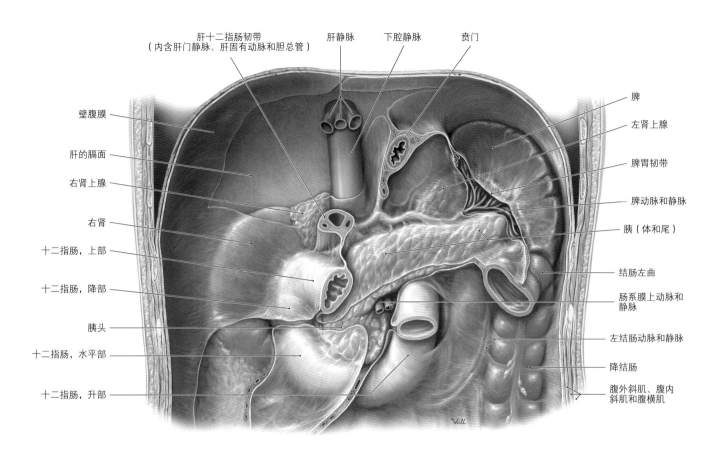

肝十二指肠韧带
(内含肝门静脉、肝固有动脉和胆总管)   肝静脉   下腔静脉   贲门

壁腹膜

肝的膈面

右肾上腺

右肾

十二指肠,上部

十二指肠,降部

胰头

十二指肠,水平部

十二指肠,升部

脾

左肾上腺

脾胃韧带

脾动脉和静脉

胰(体和尾)

结肠左曲

肠系膜上动脉和静脉

左结肠动脉和静脉

降结肠

腹外斜肌、腹内斜肌和腹横肌

D. 十二指肠和胰的位置

前面观。切除肝、胃和小肠,保留十二指肠和一小段空肠残端。切除升结肠和横结肠,以显露右肾、胰和十二指肠袢。继发性腹膜后位器官(在胚胎初始阶段为腹膜内位,之后逐渐往腹膜后方移动)降结肠、胰和十二指肠保留在原位

(各器官与腹膜的关系见第 209 页)。肾和肾上腺均是原发性腹膜后位器官(在胚胎发育的整个过程中都位于腹膜后),位于腹膜后间隙,透过壁腹膜可见。脾属于腹膜内位器官,位于腹部左上象限称为"脾床"的区域。

注意:横结肠系膜根(腹膜内位)行于十二指肠和胰前面。

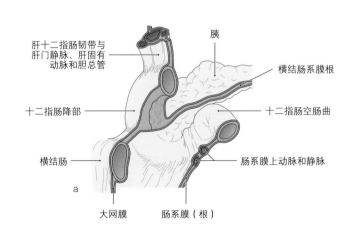

肝十二指肠韧带与肝门静脉、肝固有动脉和胆总管

胰

横结肠系膜根

十二指肠降部

十二指肠空肠曲

横结肠

肠系膜上动脉和静脉

大网膜   肠系膜(根)

a

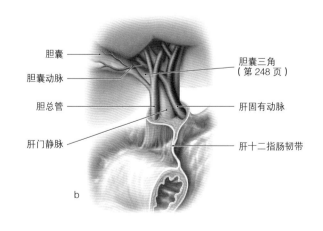

胆囊

胆囊动脉

胆总管

肝门静脉

胆囊三角
(第 248 页)

肝固有动脉

肝十二指肠韧带

b

E. 十二指肠和胰与腹膜的关系,肝十二指肠韧带的内容物

a. 十二指肠和胰与腹膜的关系,前面观。横结肠系膜根行经十二指肠降部和胰上方。

b. 肝十二指肠韧带内容物。肝十二指肠韧带是小网膜的一部分,连接肝与幽门和十二指肠上部,内含有肝门静脉、肝固有动脉和胆总管。

6.8 上腹部器官的局部解剖学：胃和脾

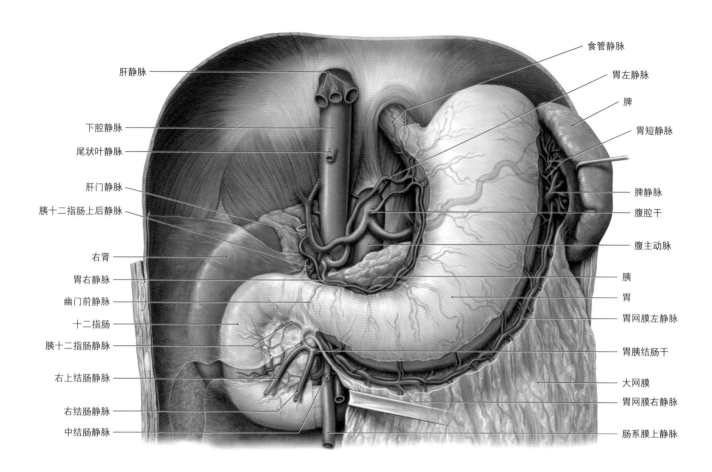

左侧标注（从上到下）：
肝静脉
下腔静脉
尾状叶静脉
肝门静脉
胰十二指肠上后静脉
右肾
胃右静脉
幽门前静脉
十二指肠
胰十二指肠静脉
右上结肠静脉
右结肠静脉
中结肠静脉

右侧标注（从上到下）：
食管静脉
胃左静脉
脾
胃短静脉
脾静脉
腹腔干
腹主动脉
胰
胃
胃网膜左静脉
胃胰结肠干
大网膜
胃网膜右静脉
肠系膜上静脉

A. 胃和脾的位置

前面观。切除肝和小网膜，打开大网膜被并向左牵开。为了更好地显露视野，胃稍拉向下方。为了更好地显露肝静脉注入下腔静脉的开口，以及胃静脉在肝十二指肠韧带（这里已完全切开）边缘注入肝门静脉的开口，在多个位置切除了腹膜或者在腹膜上开窗。脾从它的脾床位置拉开，使之靠近胃底和胃大弯处。腹膜内位器官胃覆盖了大部分腹膜外位器官胰。大网膜是胃背侧系膜的遗迹，悬挂于胃大弯处。此图将部分胃体透明化处理，以显示发自腹腔干、走行在胃体后面并进入脾的脾动脉。

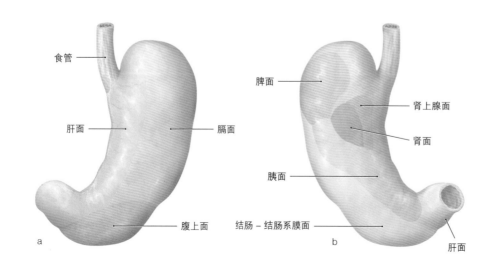

左图（a）标注：
食管
肝面
膈面
腹上面

右图（b）标注：
脾面
肾上腺面
肾面
胰面
结肠 - 结肠系膜面
肝面

B. 与邻近器官接触的区域

a、b. 分别是胃壁的前、后面观。由于胃是腹膜内位器官，相对于邻近器官，胃的移动性较大。由于胃与其他器官紧密接触，胃壁的穿透性病变（如溃疡和恶性肿瘤）可以扩散到临近器官或者导致胃和邻近器官的粘连。

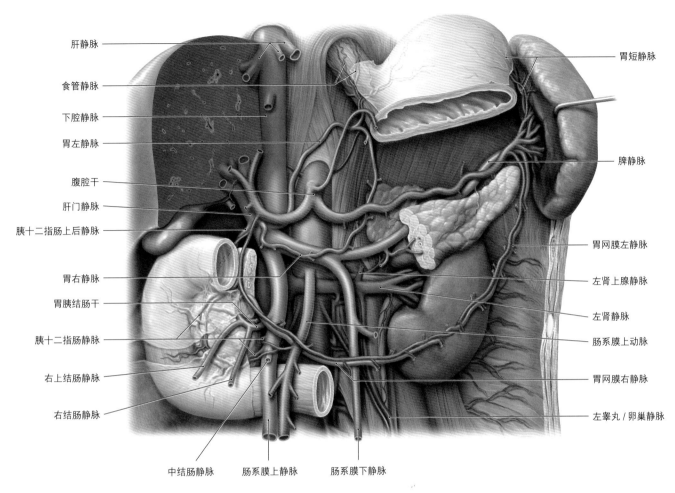

肝静脉

食管静脉

下腔静脉

胃左静脉

腹腔干

肝门静脉

胰十二指肠上后静脉

胃右静脉

胃胰结肠干

胰十二指肠静脉

右上结肠静脉

右结肠静脉

胃短静脉

脾静脉

胃网膜左静脉

左肾上腺静脉

左肾静脉

肠系膜上动脉

胃网膜右静脉

左睾丸/卵巢静脉

中结肠静脉　肠系膜上静脉　肠系膜下静脉

C. 胰、脾和主要血管的位置

前面观。切除部分胃并拉向下方，切除大部分肠管，只保留十二指肠。从脾床上提起脾并拉向前外侧至靠近胃底。部分胰体、大部分腹膜以及腹膜后的脂肪和结缔组织都已切除并清理干净。

在腹膜后隙中，继发性腹膜外位器官胰跨过左肾上极。该图所展示的腹膜后位器官并不是呈冠状位排列而是从前到后排列的。位于右上腹最前方的器官是十二指肠。在十二指肠后方是胰，横向走行于左上腹和右上腹。最后方的器官是两个肾（此处只有左肾清晰可见，右肾被十二指肠和胰头遮挡）。

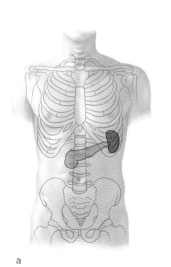
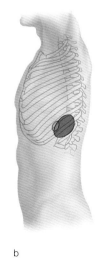

D. 胰和脾的体表投影

前面观（a）和外左侧面观（b）。

胰体位于 L1/L2 水平，胰头的位置略低；胰体和胰尾向左上方走行（至 T12 平面）。脾位于左上腹，其长轴与第 10 肋一致。胰尾末端看似与脾门接触，但实际上并没有接触，因为胰位于腹膜后，脾位于腹膜内，它们被腹膜腔分开。

特别注意图（b）所示，脾的位置很靠后。与肝相似，脾与腹膜腔后壁相接触。

a　　　　　　　　b

6.9 上腹部器官的断层解剖学

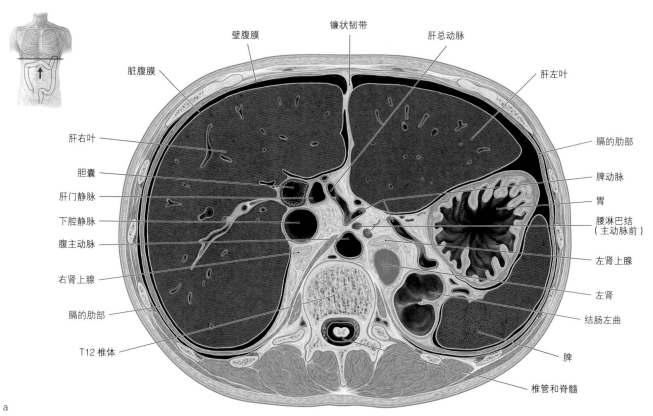

壁腹膜　镰状韧带　肝总动脉

脏腹膜

肝右叶

胆囊

肝门静脉

下腔静脉

腹主动脉

右肾上腺

膈的肋部

T12 椎体

肝左叶

膈的肋部

脾动脉

胃

腰淋巴结（主动脉前）

左肾上腺

左肾

结肠左曲

脾

椎管和脊髓

a

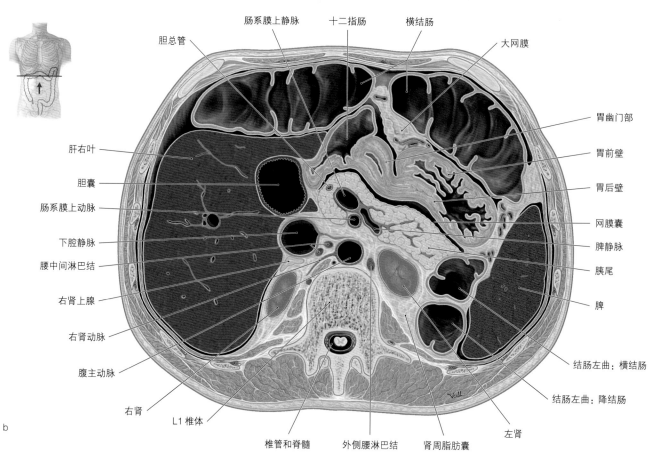

肠系膜上静脉　十二指肠　横结肠

胆总管

大网膜

肝右叶

胆囊

肠系膜上动脉

下腔静脉

腰中间淋巴结

右肾上腺

右肾动脉

腹主动脉

右肾

L1 椎体

椎管和脊髓　外侧腰淋巴结　肾周脂肪囊　左肾

胃幽门部

胃前壁

胃后壁

网膜囊

脾静脉

胰尾

脾

结肠左曲：横结肠

结肠左曲：降结肠

b

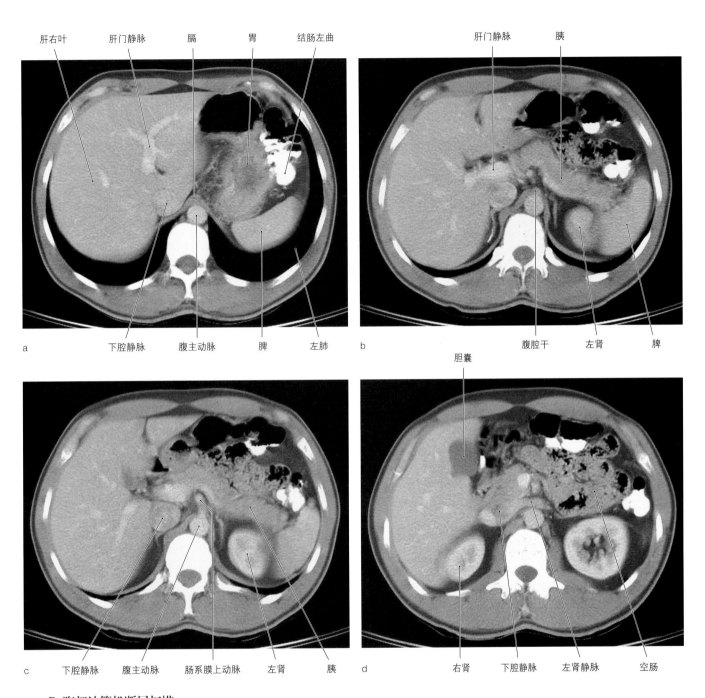

肝右叶　肝门静脉　膈　胃　结肠左曲

肝门静脉　胰

a　下腔静脉　腹主动脉　脾　左肺

b　腹腔干　左肾　脾

胆囊

c　下腔静脉　腹主动脉　肠系膜上动脉　左肾　胰

d　右肾　下腔静脉　左肾静脉　空肠

B. 腹部计算机断层扫描

经 T12 水平（a）、L1 水平（b、c）和 L2 水平（d）的上腹部器官的轴向扫描。下面观（引自 Möller，T.B.，E. Reif：Taschenatlas der Schnit tbildanatomie，Band II：Thorax，

Abdomen，Becken，2. Aufl. Thieme，Stuttgart 2000）。

注意：胰通常位于 L1/L2 水平，腹腔干（b）和肠系膜上动脉（c）在腹主动脉的起点之间。

A. 腹部横断面

a. T12 水平。b. L1 水平，下面观。

大多数器官在体内所处的位置与年龄、姿势、体型、营养状态及呼吸相关。因此，器官在某一水平上的位置可能有相当大的变化，特别是在切面边缘的器官。T12 水平的切面

（a）仅通过左肾，左肾比右肾位置高（右肾由于肝的存在而位置较低，在 T12 切面以下）。然而，两个肾上腺都是可见的，从右肾上腺的位置可以推测右肾位于 T12 水平。在 L1 水平，切面几乎全部经过双肾（见 b）。

6.10 小肠和大肠的局部解剖学

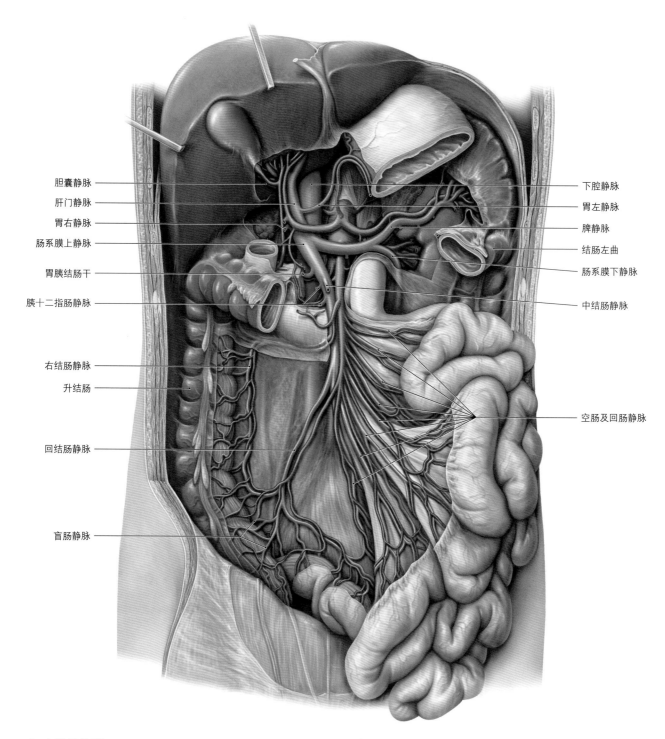

胆囊静脉
肝门静脉
胃右静脉
肠系膜上静脉
胃胰结肠干
胰十二指肠静脉
右结肠静脉
升结肠
回结肠静脉
盲肠静脉

下腔静脉
胃左静脉
脾静脉
结肠左曲
肠系膜下静脉
中结肠静脉
空肠及回肠静脉

A. 小肠的位置

打开腹腔的前面观。将肝提起，切除大部分的胃、横结肠和胰。

小肠是人体最长的器官，其位置变异很大，因此没有可触及的骨性标志可以用来对其进行定位。参考点只对小肠的头、尾两端有定位作用。小肠的起始部分是十二指肠，呈 C 形襻状结构，位于腹部右上象限肝下方（稍靠后）的腹膜后

间隙，约在 L1~L3 水平。横结肠系膜跨过十二指肠。小肠的末端是位于盲肠和升结肠交界处的回肠。回肠位于右下腹，髂棘水平稍下方。大部分空肠及回肠（两者均为腹膜内位）在横结肠系膜和骨盆入口之间的下腹部，以卷曲的形式位于结肠围成的"框架"内。空肠及回肠有大网膜覆盖（图中已去除），位置比十二指肠更靠前（腹部的前层）。在这张图里，肠系膜大部分已切除，以显露大量的空回肠动脉和静脉。

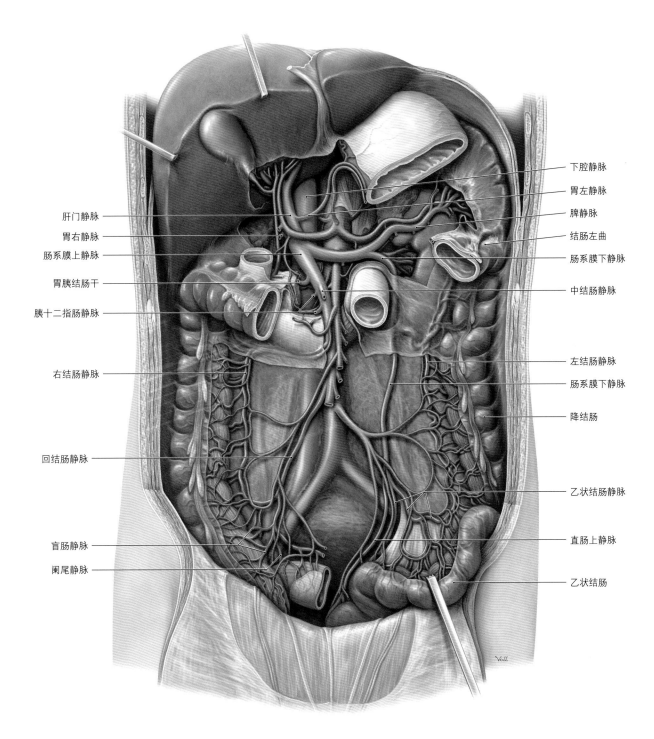

左侧标注（从上到下）：
肝门静脉
胃右静脉
肠系膜上静脉
胃胰结肠干
胰十二指肠静脉
右结肠静脉
回结肠静脉
盲肠静脉
阑尾静脉

右侧标注（从上到下）：
下腔静脉
胃左静脉
脾静脉
结肠左曲
肠系膜下静脉
中结肠静脉
左结肠静脉
肠系膜下静脉
降结肠
乙状结肠静脉
直肠上静脉
乙状结肠

B. 大肠的位置

打开腹腔的前面观。将肝提起，切除大部分的胃、横结肠和胰。切除大部分小肠，只留下十二指肠和小段空肠与回肠断端。去除大片腹膜，显露升、降结肠的神经与血管。

大肠在小肠的周围形成一个框架。虽然它的位置也可改变，但是相对于小肠来说相对固定。

* 升、降结肠（均为继发性腹膜后位）走行于腹腔左、右两侧。
* 横结肠（腹膜内位）水平走行在上、下腹的交界区。

* 乙状结肠位于左下腹的骨盆上缘。
* 直肠和肛管（腹膜后位或者下位）位于盆腔内骶骨前方。

直肠位于骶骨前方的 S2 和 S3 交界处至盆底之间，骨性标志只能作为直肠起始点的参考点。由于结肠毗邻肝脏（结肠右曲或结肠肝曲）和脾（结肠左曲或结肠脾曲），这两个器官也作为毗连的参照标志。如果腹部从前向后分层，腹膜内位器官横结肠位于前层，腹膜后器官升、降结肠位于中间层。然而，与升结肠相比，降结肠位置明显更靠后。

6.11 小肠和大肠的 X 线片

A. 站立位的腹部 X 线片

针对不同的医学问题可以获得不同的胃肠道的影像，如常规 X 射线（有或无摄入造影剂）、计算机断层扫描（CT 和 MRI）或超声。左侧卧位或者站立位的腹部 X 线片可以用来检查腹腔内是否存在游离气体，用来判断有无空腔脏器穿孔；或者怀疑肠梗阻时，可以用来检查肠腔内的液体平面。

a. 站立位的正常腹部影像：横膈界限清晰（箭头），膈顶下无游离气体存在。在正常的生理条件下，可见少量气体（肠气或胃泡）。

b. 右半结肠切除术后的机械性肠梗阻：在狭窄部位近端可见明显胀大的线圈样回肠，还可以在剩余的结肠内见到不同高度的气液平面。这种气液平面的分布模式可提示梗阻部位（见 c）。

c. 不同部位发生机械性肠梗阻所出现的不同气液平面的 X 线影像结果示意图：Ⅰ，十二指肠梗阻表现为"两个气泡"的特点；Ⅱ，高位小肠梗阻；Ⅲ，深位小肠梗阻（四周结肠里无气体存在）；Ⅳ，大肠梗阻，梗阻之后沿着结肠行程分布的气液平面（引自 Reiser，M. et al：Radiologie [Duale Reihe]，2. Aufl. Thieme，Stuttgart 2006）。

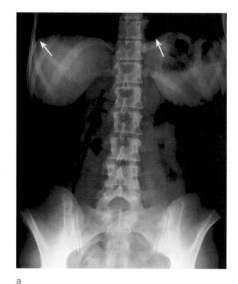
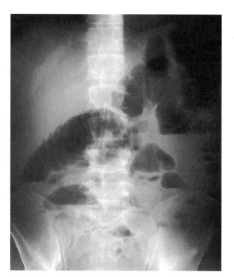

a　　　　　　b

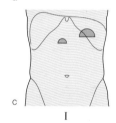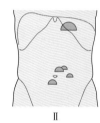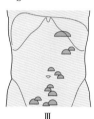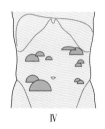

c　　Ⅰ　　　　　Ⅱ　　　　　Ⅲ　　　　　Ⅳ

B. 小肠的双重造影 X 线片

小肠双重造影前后位片（X 线光源在患者前面，胶片－屏幕组合在患者后面）。前面观：在双造影过程中，患者摄入不透射线的造影剂（硫酸钡），同时将空气利用导管导入肠内，从而可以得到具有极高对比度的图像。这种双重造影技术能保证高的形态分辨率，可以敏感地发现黏膜病变。右侧图像显示了正常的双重对照图像，在这幅影像中可以非常清晰地看到横向走行的小肠环形皱襞。

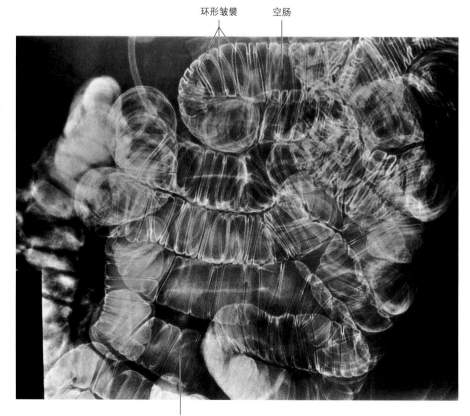

环形皱襞　　空肠

回肠

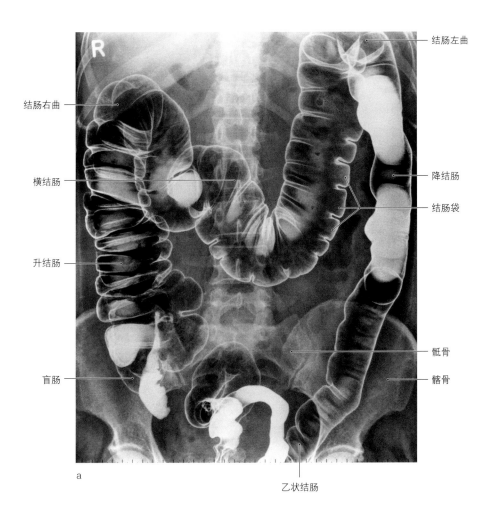

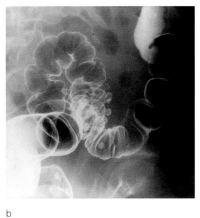

结肠左曲

结肠右曲

横结肠

升结肠

盲肠

降结肠

结肠袋

骶骨

髂骨

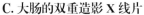

乙状结肠

a

b

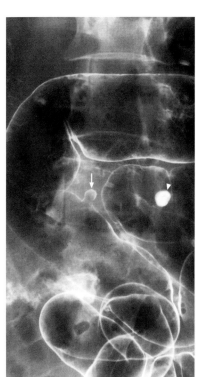

c

C. 大肠的双重造影 X 线片

（引自 Reiser，M. et al：Radiologie [Duale Reihe]，2.Aufl.Thieme，Stuttgart 2006。）

正常大肠双重造影前后位片。前面观：a 为正常影像；b 为乙状结肠憩室的多个外翻；c 箭头指示结肠憩室轮廓侧面观（箭头）与正面观（箭头尖）；d 结肠息肉；e 息肉和憩室影像学鉴别标准的示意图。

在 a 图中，大肠的各部分和结肠袋清晰可见。不透射线的造影剂分布不均匀，造影剂集中的区域更加不透明，更加白。

注意：大肠息肉和大肠憩室是各具特点的大肠病理学改变。憩室是局部大肠壁的外翻，而息肉在初期是良性的、局限的、带蒂的，或者是黏膜壁突起。憩室与息肉在双重造影 X 线影像中的区别非常明显，因为不管是侧面观还是正面观都可以看到不同的特点（见 e）。憩室的炎症变化称为憩室炎。急性憩室炎能够导致严重的狭窄，增加穿孔的危险。结肠憩室越大，恶变的风险越高（结肠癌见第 248 页）。

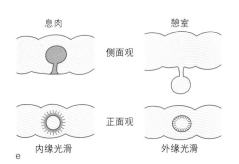

息肉   憩室

侧面观

正面观

e   内缘光滑   外缘光滑

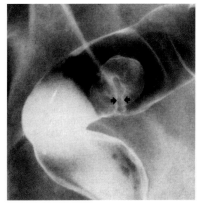

d

6.12 直肠的局部解剖学

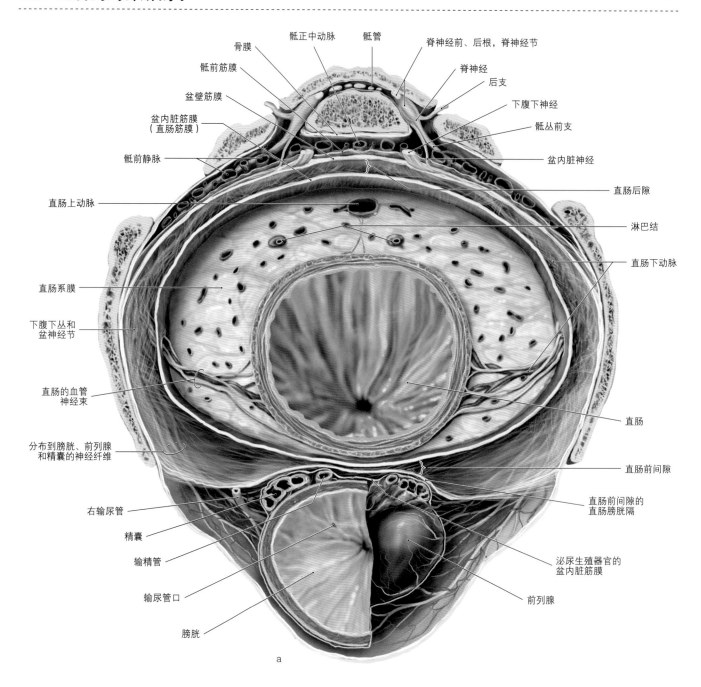

骶正中动脉　骶管　脊神经前、后根，脊神经节

骨膜

骶前筋膜

盆壁筋膜

盆内脏筋膜
（直肠筋膜）

骶前静脉

直肠上动脉

直肠系膜

下腹下丛和
盆神经节

直肠的血管
神经束

分布到膀胱、前列腺
和精囊的神经纤维

右输尿管

精囊

输精管

输尿管口

膀胱

脊神经

后支

下腹下神经

骶丛前支

盆内脏神经

直肠后隙

淋巴结

直肠下动脉

直肠

直肠前间隙

直肠前间隙的
直肠膀胱隔

泌尿生殖器官的
盆内脏筋膜

前列腺

a

A. 直肠周围区的系膜筋膜封套（引自 Wedel 和 Stelzner）

　　男性骨盆。a. 经膀胱下 1/3 横切面的上面观。b. 正中矢状切面的左侧面观。c. 直肠周围区的示意图（横断面，上面观）。

　　保留排便控制结构手术，如全直肠系膜切除术在直肠癌手术中发挥着越来越重要的作用（见第 241 页）。直肠系膜筋膜封套分隔直肠周围区域，保护供应直肠和其他盆腔器官的神经、血管，对直肠癌的外科手术治疗具有重要意义。这些筋膜封套来源于腹横筋膜并延续到盆腔，称为盆筋膜。其

脏层覆盖盆腔器官，壁层覆盖骨性和肌性的盆腔壁。

　　在脏器贴附于盆底的部位，筋膜层融合。直肠系膜由直肠周围脂肪和结缔组织（又称为直肠外膜）构成，是一个重要的筋膜腔。系膜内有直肠上血管和直肠淋巴管及其淋巴结。因此，直肠系膜是直肠癌的主要扩散区域。环绕直肠系膜的盆脏筋膜（常称为直肠筋膜）前后紧靠乏血管神经的狭缝间隙（直肠后间隙和直肠前间隙）。在全直肠系膜切除术过程中，打开这两个间隙可以使直肠在前后方向上活动（见

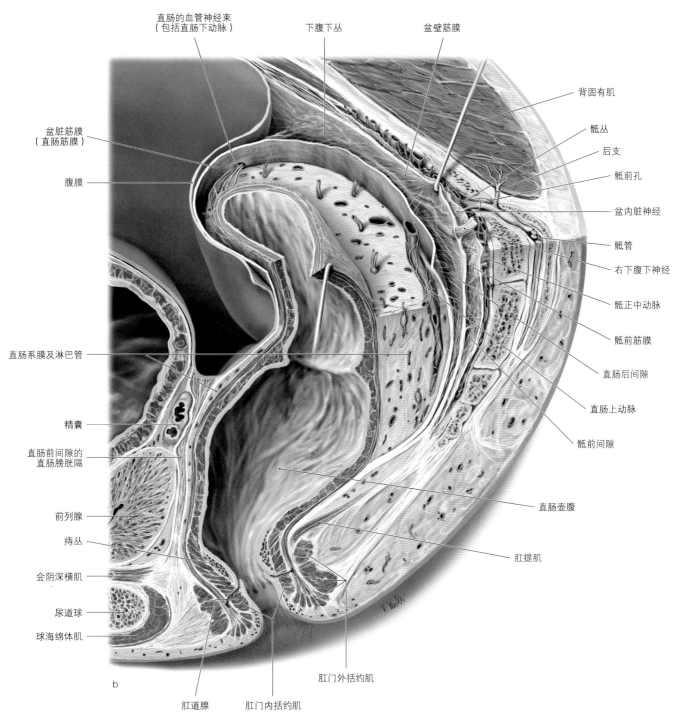

直肠的血管神经束
（包括直肠下动脉）

下腹下丛

盆壁筋膜

背固有肌

盆脏筋膜
（直肠筋膜）

骶丛

后支

腹膜

骶前孔

盆内脏神经

骶管

右下腹下神经

骶正中动脉

骶前筋膜

直肠系膜及淋巴管

直肠后间隙

直肠上动脉

骶前间隙

精囊

直肠前间隙的
直肠膀胱隔

直肠壶腹

前列腺

痔丛

肛提肌

会阴深横肌

尿道球

球海绵体肌

b

肛门外括约肌

肛道腺　肛门内括约肌

第 249 页）。再往后是盆壁筋膜（也称为 Waldeyer 筋膜），
筋膜内有两条交感神经干（左、右腹下神经）向外侧走行
（见 c）。骶神经在直肠旁筋膜区发出盆内脏神经，盆内脏神
经的副交感纤维加入腹下神经后，腹下神经与直肠下动脉伴
行走向直肠外侧壁。盆壁筋膜与骶骨骨膜之间的骶前间隙有
丰富的静脉丛（骶前静脉）。直肠系膜的前方以泌尿生殖器
官的直肠膀胱（Denonviliers）隔为界，在男性的前列腺和
精囊水平，由一个明显的结缔组织板构成。

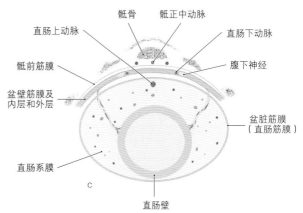

骶骨　　骶正中动脉

直肠上动脉

直肠下动脉

骶前筋膜

腹下神经

盆壁筋膜及
内层和外层

盆脏筋膜
（直肠筋膜）

直肠系膜

直肠壁

c

6.13 腹膜后间隙：概述和分区

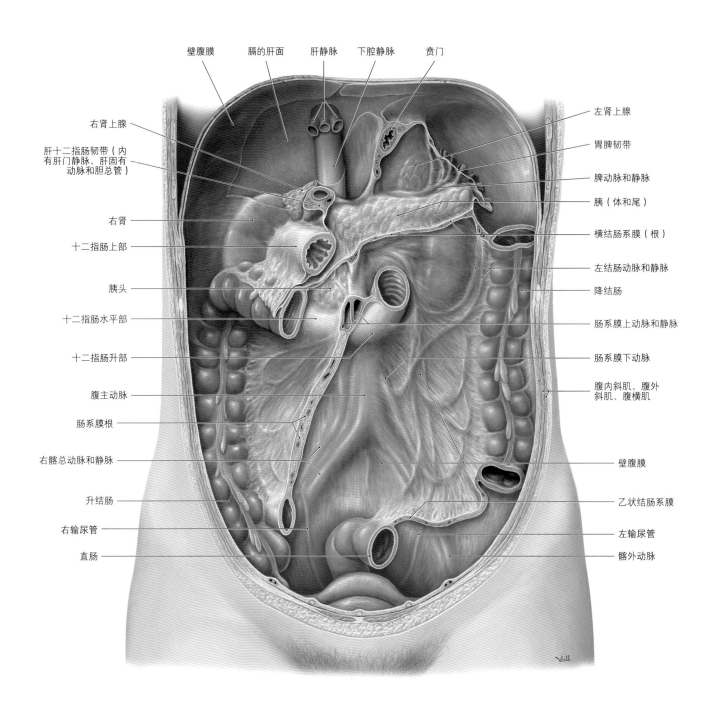

壁腹膜	膈的肝面	肝静脉	下腔静脉	贲门	

右肾上腺

肝十二指肠韧带（内有肝门静脉、肝固有动脉和胆总管）

右肾

十二指肠上部

胰头

十二指肠水平部

十二指肠升部

腹主动脉

肠系膜根

右髂总动脉和静脉

升结肠

右输尿管

直肠

左肾上腺

胃脾韧带

脾动脉和静脉

胰（体和尾）

横结肠系膜（根）

左结肠动脉和静脉

降结肠

肠系膜上动脉和静脉

肠系膜下动脉

腹内斜肌、腹外斜肌、腹横肌

壁腹膜

乙状结肠系膜

左输尿管

髂外动脉

A. 腹膜后间隙概述

女性腹部和盆部的前面观。切除了大部分的胃、脾、小肠、横结肠和乙状结肠（腹腔内位器官）。食管残端在贲门口处可见，可作为一个解剖标志。

注意：一些腹膜后器官完全融入这个间隙，即腹膜后间隙，包括肾、肾上腺、大血管和神经。其他结构先在腹膜腔形成，然后继发性迁移到腹膜后（胰、十二指肠，见 B）。这些脏器的脏腹膜与腹后壁的壁腹膜融合，但在其前表面仍有腹膜覆盖。原发性腹膜后器官没有腹膜覆盖，因为它们已经完全融合到腹膜后结缔组织中。

B. 腹膜后间隙的器官和神经血管结构

器官	血管	神经
原发性腹膜后位（或腹膜外位） • 左、右肾 • 左、右肾上腺 • 左、右输尿管 继发性腹膜后位 • 胰 • 十二指肠降部和水平部，部分升部 • 升结肠和降结肠 • 可变部分：盲肠 • 直肠到骶曲	（全部为原发性腹膜后位） • 主动脉（腹部）及其分支 • 下腔静脉及其属支 • 腰升静脉 • 门静脉（进入肝十二指肠韧带之前）及其属支 • 腰、骶、髂淋巴结，腰干、乳糜池	（全部为原发性腹膜后位） • 腰丛的分支（髂腹下神经、髂腹股沟神经、生殖股神经、股外侧皮神经、股神经、闭孔神经） • 交感干 • 自主神经节及神经丛

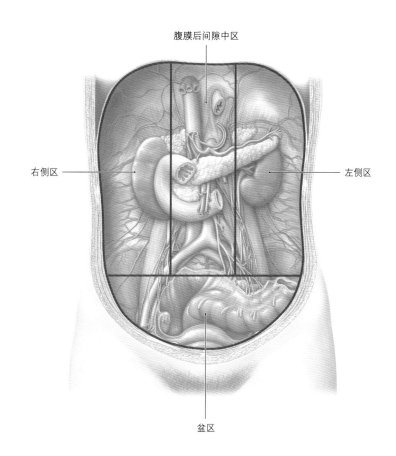

腹膜后间隙中区

右侧区

左侧区

盆区

C. 腹膜后间隙的分区（引自 Von lanz 和 Wachsmuth）

与其他体腔一样，腹膜后间隙可根据临床标准分为不同的区域。这种分类方法对于评估当某一器官出现病变或损伤时其邻近的哪些器官可能受到牵连具有重要意义，即便这些器官属于完全不同的功能系统。腹膜后间隙可分为三个区。

1区：腹膜后间隙中区及十二指肠和大血管。

2区：左、右侧区及肾、输尿管、升结肠和降结肠（为更清楚地显示其他器官，此处未显示）。

3区：盆区（对应于腹下区）及膀胱、输尿管远端、直肠和内生殖器。

6.14 腹膜后间隙：腹膜的关系

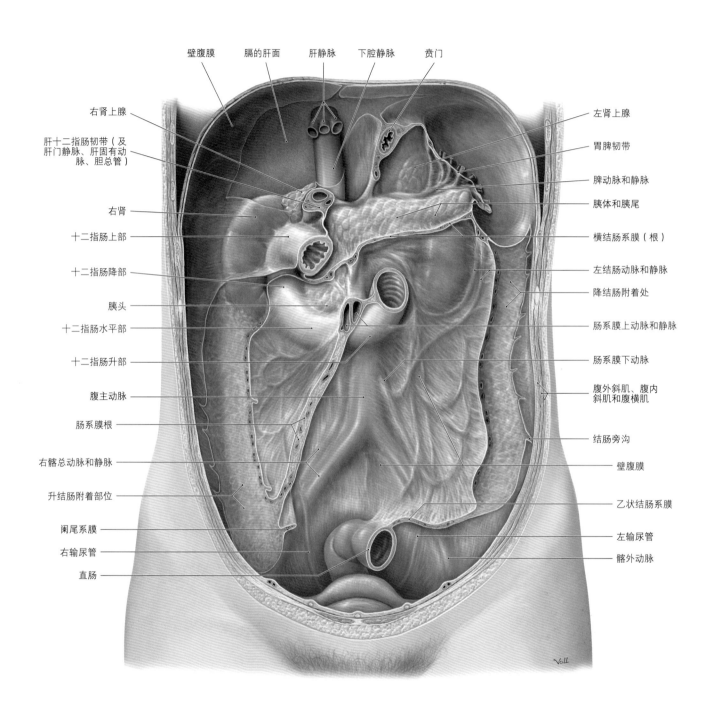

左侧标注（自上而下）：
壁腹膜　膈的肝面　肝静脉　下腔静脉　贲门

右肾上腺

肝十二指肠韧带（及肝门静脉、肝固有动脉、胆总管）

右肾

十二指肠上部

十二指肠降部

胰头

十二指肠水平部

十二指肠升部

腹主动脉

肠系膜根

右髂总动脉和静脉

升结肠附着部位

阑尾系膜

右输尿管

直肠

右侧标注（自上而下）：
左肾上腺

胃脾韧带

脾动脉和静脉

胰体和胰尾

横结肠系膜（根）

左结肠动脉和静脉

降结肠附着处

肠系膜上动脉和静脉

肠系膜下动脉

腹外斜肌、腹内斜肌和腹横肌

结肠旁沟

壁腹膜

乙状结肠系膜

左输尿管

髂外动脉

A. 腹膜腔后壁上的腹膜关系

打开的胸腔和腹腔的前面观。为了展示腹膜后间隙，切除了所有腹膜内位器官。腹膜腔的后壁也是腹膜后间隙的前壁。不同于由肌和筋膜组成的腹膜腔前壁，腹膜后壁大部分是由腹膜后隙中的脏器组成，这些腹膜后器官在此图中透过壁腹膜可见。为了清晰起见，将腹膜后结缔组织和脂肪变薄，以显示腹膜后血管和输尿管的走行。膈的肝面没有腹膜，对应于肝裸区。升结肠和降结肠（为了清晰显示，此图中已切除）借结缔组织连于腹膜腔后壁，因此它们也位于腹膜后间隙（见第 382 页）。在这个标本中，升结肠的附着区比一般个体伸入盆腔更低。横结肠系膜与横结肠一样，位于十二指肠前方（属腹膜内位）。在胚胎发育过程中，这些器官的迁移过程已在第 42 页描述。乙状结肠系膜跨过左髂血管和左输尿管前方。

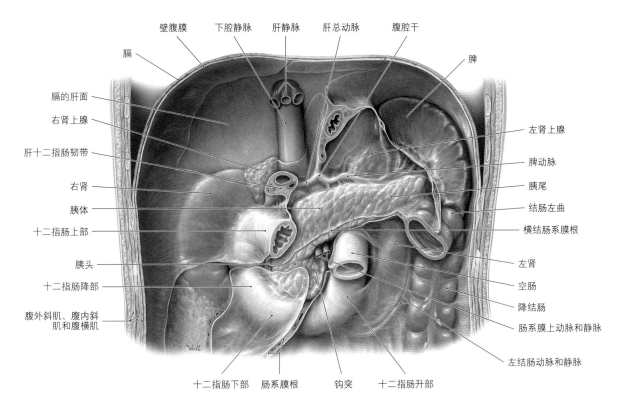

壁腹膜　下腔静脉　肝静脉　肝总动脉　腹腔干

膈

膈的肝面　　　　　　　　　　　　　　　　　　　　脾

右肾上腺　　　　　　　　　　　　　　　　　　　左肾上腺

肝十二指肠韧带　　　　　　　　　　　　　　　　脾动脉

右肾　　　　　　　　　　　　　　　　　　　　　胰尾

胰体　　　　　　　　　　　　　　　　　　　　　结肠左曲

十二指肠上部　　　　　　　　　　　　　　　　横结肠系膜根

胰头　　　　　　　　　　　　　　　　　　　　　左肾

十二指肠降部　　　　　　　　　　　　　　　　　空肠

腹外斜肌、腹内斜　　　　　　　　　　　　　　降结肠
肌和腹横肌　　　　　　　　　　　　　　　　　肠系膜上动脉和静脉

左结肠动脉和静脉

十二指肠下部　肠系膜根　钩突　十二指肠升部

B. 腹膜后间隙

前面观。除了脾和一小段空肠残端（保留两者是用来辅助定位），切除所有腹膜内位器官。切除了腹膜后位的升结肠以更好地显示肾，腹膜后结缔组织只象征性显示。

透过壁腹膜可以看到腹膜后位器官。横结肠系膜横跨右肾、十二指肠和胰。横结肠系膜根从上至下跨过胰头。降结肠向远迁移靠近体后壁直至几乎与左肾在同一冠状平面上。腹膜内位器官脾位于左季肋区的小脾床内，与胰尾、降结肠和左肾相邻。然而脾与这些器官之间有腹膜腔分隔。

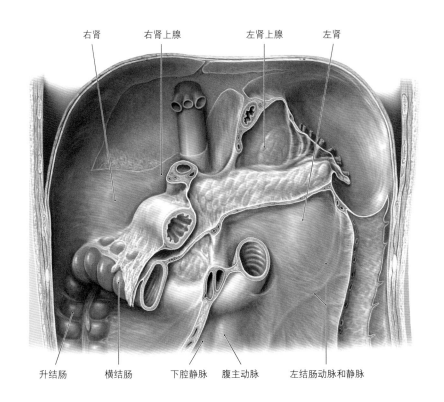

右肾　　右肾上腺　　左肾上腺　　左肾

升结肠　横结肠　下腔静脉　腹主动脉　左结肠动脉和静脉

C. 腹膜后间隙的经腹膜观

前面观。除一小部分横结肠，切除了腹膜内位器官。也切除了腹膜后位的降结肠。此幅解剖图中显示的是正常体积的腹膜后结缔组织和脂肪。在胚胎发育过程中，肾在腹膜后形成，并嵌入腹膜后脂肪和结缔组织中。因此，肾与大血管一样，由腹膜后间隙的前壁覆盖，仅可看到为壁腹膜后的凸起。此外，肾筋膜的前层位于肾与壁腹膜之间（见第 292 页）。由于胰为继发性腹膜后位器官，它并没有完全融入腹膜后脂肪和结缔组织中。胰只通过融合的脏腹膜和壁腹膜附着于腹膜后间隙的后壁，因此可以较清晰地看到胰，尽管胰的前面有腹膜覆盖，但是腹膜比腹膜后结缔组织和脂肪更透明。

6.15 腹膜后间隙：腹膜后间隙的器官

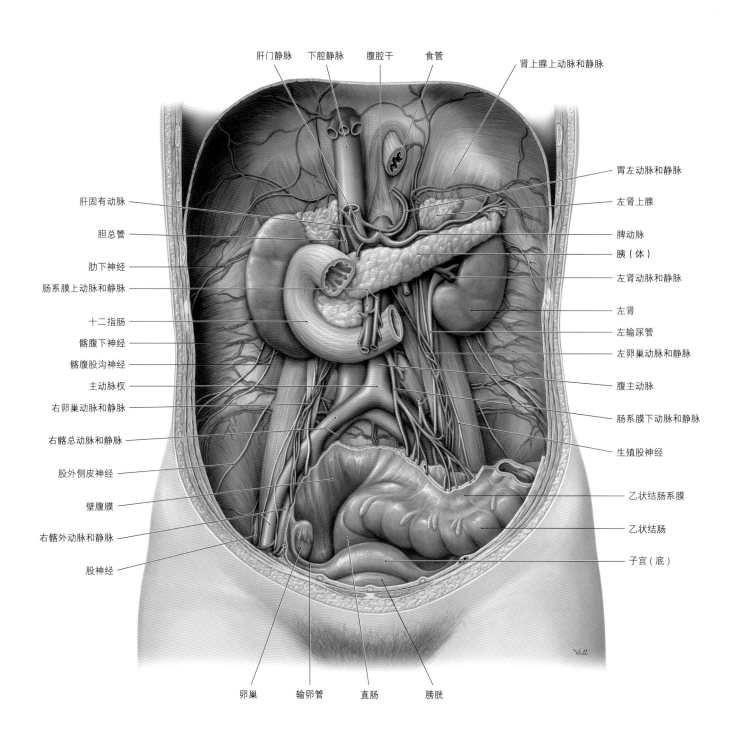

肝门静脉　下腔静脉　腹腔干　食管　　肾上腺上动脉和静脉

肝固有动脉
胆总管
肋下神经
肠系膜上动脉和静脉
十二指肠
髂腹下神经
髂腹股沟神经
主动脉权
右卵巢动脉和静脉
右髂总动脉和静脉
股外侧皮神经
壁腹膜
右髂外动脉和静脉
股神经

胃左动脉和静脉
左肾上腺
脾动脉
胰（体）
左肾动脉和静脉
左肾
左输尿管
左卵巢动脉和静脉
腹主动脉
肠系膜下动脉和静脉
生殖股神经
乙状结肠系膜
乙状结肠
子宫（底）

卵巢　　输卵管　　直肠　　膀胱

A. 腹膜后间隙的器官，前面观

腹膜后间隙上部器官，前面观。腹腹内位器官除乙状结肠均已切除。保留子宫及其附件以及腹膜下膀胱在原位来帮助定位。结肠的腹膜后部分、壁腹膜和腹膜后结缔组织已完全切除，只在上述盆腔脏器的区域内保留腹膜。腹腔后壁及其神经血管结构可见，最主要的结构是腹膜后血管主干、腹主动脉和下腔静脉，位于腹膜后间隙内器官的前面或外侧。

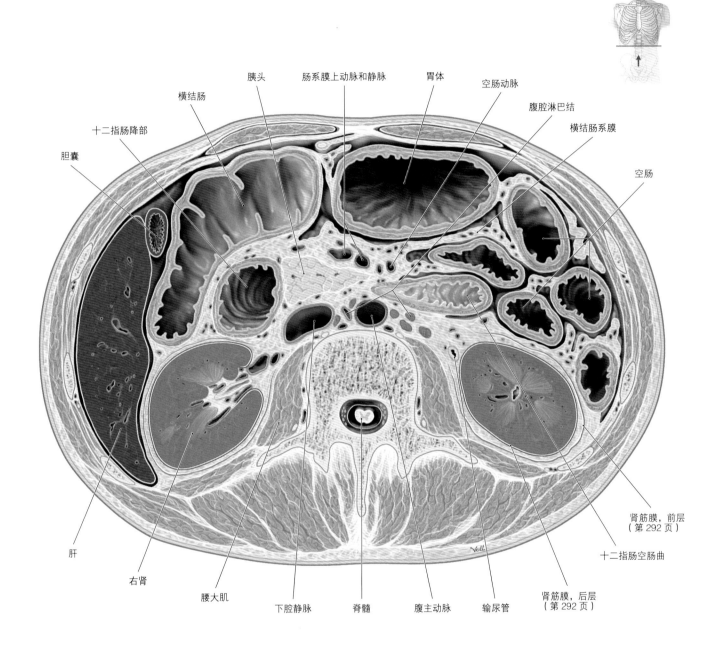

胰头　肠系膜上动脉和静脉　胃体　空肠动脉

横结肠　　　　　　　　　　　　　　　　腹腔淋巴结

十二指肠降部　　　　　　　　　　　　　横结肠系膜

胆囊　　　　　　　　　　　　　　　　　空肠

肾筋膜，前层
（第 292 页）

十二指肠空肠曲

肝

右肾

腰大肌　下腔静脉　脊髓　腹主动脉　输尿管　肾筋膜，后层
（第 292 页）

B. 腹膜后间隙器官的横切面

约在 L1 水平的腹部横切面，下面观。横切面显示腹膜
后间隙内各器官从前往后的相对位置关系。

- 胰头和十二指肠位于最前方。
- 胰尾（此处不可见，因其位于切面以上）位于胰头后
  方，因为胰整体向后斜行。

- 两肾位于最后方。

主要的腹膜后血管干位于"十二指肠－胰"平面和肾平
面之间，主动脉位于脊柱前方，下腔静脉位于脊柱的右前
方。此处可以清晰地观察到肝和腹膜腔稍伸到右肾后方。降
结肠和左肾几乎处在同一水平面上。此切面可清晰看见肾
如何嵌入到腹膜后脂肪和肾脂肪囊的结缔组织中。

6.16 腹膜后间隙：肾的位置

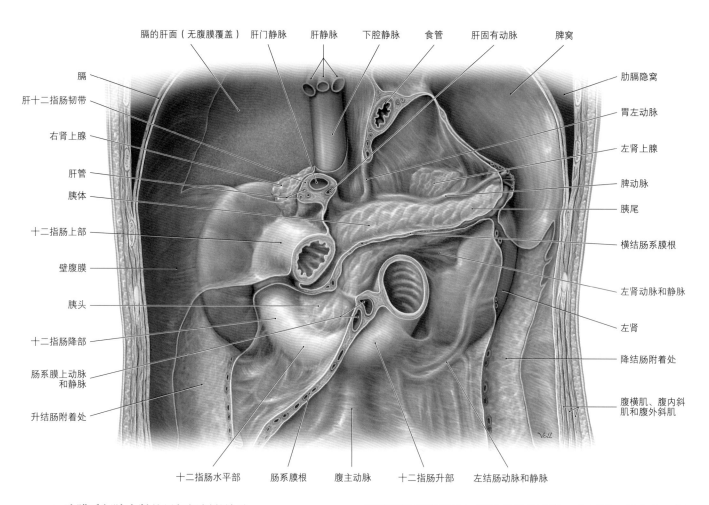

膈的肝面（无腹膜覆盖）　肝门静脉　肝静脉　下腔静脉　食管　肝固有动脉　脾窝

膈

肝十二指肠韧带

右肾上腺

肝管

胰体

十二指肠上部

壁腹膜

胰头

十二指肠降部

肠系膜上动脉和静脉

升结肠附着处

肋膈隐窝

胃左动脉

左肾上腺

脾动脉

胰尾

横结肠系膜根

左肾动脉和静脉

左肾

降结肠附着处

腹横肌、腹内斜肌和腹外斜肌

十二指肠水平部　　肠系膜根　　腹主动脉　　十二指肠升部　　左结肠动脉和静脉

A. 腹膜后间隙内肾的局部解剖学关系

前面观。切除所有腹膜内位器官和结肠的继发性腹膜部分（升结肠和降结肠），只原位保留十二指肠和胰。也切除肾前方大部分的脂肪囊。升、降结肠在腹膜腔后壁的附着处

和横结肠系膜根均与双肾有部分重叠。由于胰、部分十二指肠和结肠左、右曲都是继发性腹膜后位器官，与原发性腹膜后结构——双肾紧密毗邻，但仍由肾脂肪囊的脂肪和结缔组织分隔（见 B）。

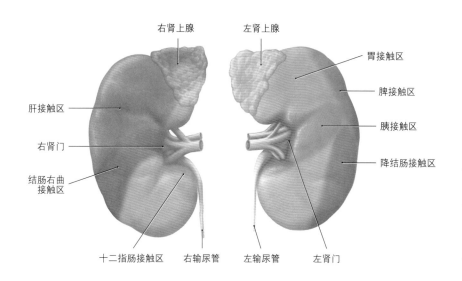

右肾上腺　　左肾上腺

胃接触区

脾接触区

胰接触区

降结肠接触区

肝接触区

右肾门

结肠右曲接触区

十二指肠接触区　右输尿管　　左输尿管　左肾门

B. 肾与腹腔和盆腔器官的接触区

前面观。肾上腺（为清楚起见，在此处显示）非常靠近肾但并不直接接触，与肾表面之间由肾周脂肪囊分隔。双肾的前面与众多的腹部器官相邻，而腹膜后位器官借肾床筋膜与肾分隔。此外，肾也借腹膜与腹腔内位器官分隔。肾质地紧致，大小也相对稳定，周围器官并没有在肾表面形成压迹。肾与其他器官的接触区对其局部解剖学关系较为重要，但临床意义不大。

C. 肾与髂腹下神经和腹股沟神经的关系

a. 躯干后壁前面的神经血管结构。切除躯干前壁和外侧壁、所有筋膜、腹膜及腹膜内位器官和腹膜后位器官（肾除外）的右侧腰窝。下腔静脉部分切除。前面观。

b. 右肾后面观。切除肾脂肪囊和部分躯干后壁。

c. 髂腹下神经和髂腹股沟神经所支配的皮区，也是牵涉痛区。

切除多层躯干壁后，可以见到肾与髂腹下神经和髂腹股沟神经位置邻近。这两条神经是腰椎两侧 T12 和 L1 神经根所组成的腰丛发出的分支，支配躯干壁肌和腹前外侧壁的皮肤感觉。如果一个异常肿大的肾压迫到髂腹下神经和髂腹股沟神经，牵涉痛可见于 c 图所示的区域。肾与肋下神经之间的距离足够大，所以肿大的肾一般不会压迫肋下神经。

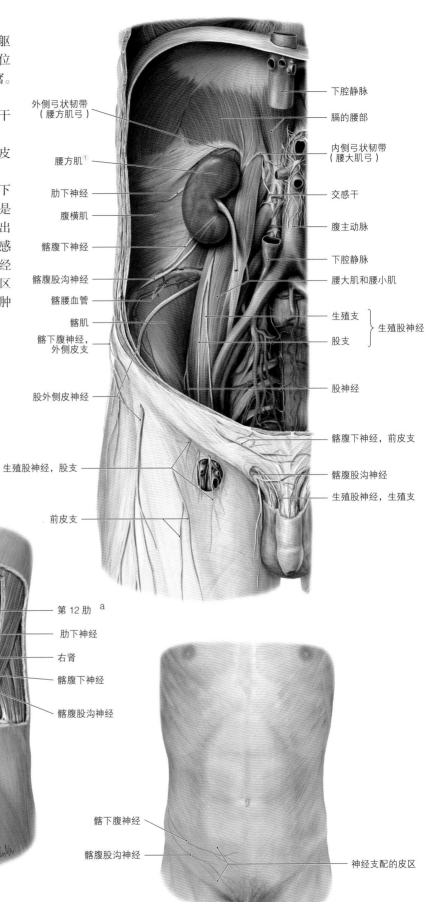

外侧弓状韧带（腰方肌弓）
腰方肌①
肋下神经
腹横肌
髂腹下神经
髂腹股沟神经
髂腰血管
髂肌
髂下腹神经，外侧皮支
股外侧皮神经
生殖股神经，股支
前皮支

下腔静脉
膈的腰部
内侧弓状韧带（腰大肌弓）
交感干
腹主动脉
下腔静脉
腰大肌和腰小肌
生殖支
股支　｝生殖股神经
股神经
髂腹下神经，前皮支
髂腹股沟神经
生殖股神经，生殖支

a

第 12 肋
肋下神经
右肾
髂腹下神经
髂腹股沟神经

b

髂下腹神经
髂腹股沟神经
神经支配的皮区

c

① 腰方肌，肾透明化后方的肌。——译者注

6.17 腹壁前腹膜关系

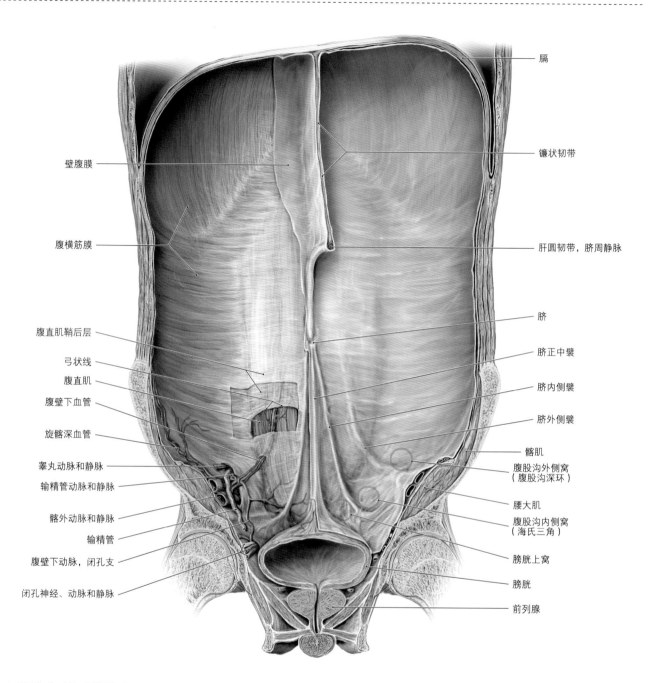

壁腹膜

腹横筋膜

腹直肌鞘后层
弓状线
腹直肌
腹壁下血管
旋髂深血管
睾丸动脉和静脉
输精管动脉和静脉
髂外动脉和静脉
输精管
腹壁下动脉，闭孔支
闭孔神经、动脉和静脉

膈

镰状韧带

肝圆韧带，脐周静脉

脐
脐正中襞
脐内侧襞
脐外侧襞
髂肌
腹股沟外侧窝（腹股沟深环）
腰大肌
腹股沟内侧窝（海氏三角）
膀胱上窝
膀胱
前列腺

A. 腹壁后面的腹膜关系

腹前壁的后面，后面观。切除左侧腹膜以显示腹膜皱襞（脐襞）的内容。腹膜皱襞由腹膜覆盖腹前壁后面的结构形成。腹膜皱襞之间的壁腹膜形成浅凹，称为窝。

腹膜襞（脐襞）包括以下几项。

• 一条脐正中襞：壁腹膜覆盖脐正中韧带，即闭锁的脐尿管（胚胎发育期间尿囊闭锁后的遗迹）。

注意：脐尿管的不完全闭锁可在出生后导致脐瘘。

• 两条脐内侧襞：壁腹膜覆盖脐动脉的部位（出生时该部分动脉已闭锁）。

• 两条脐外侧襞：壁腹膜覆盖腹壁下动脉和静脉的部位。

每条成对的脐动脉都有一个开放的近端（发出膀胱上动脉及男性的输精管支）和一个闭塞的远端。不成对的脐静脉通常闭锁后形成肝圆韧带。

腹膜隐窝包括以下几项。

• 两个膀胱上窝。

• 两个腹股沟内侧窝（腹股沟浅环后方）。

• 两个腹股沟外侧窝（腹股沟管深环所在的部位）。

注意：腹股沟深环（腹内环）是腹壁的结构薄弱点，形成腹股沟管的入口。正常发育过程中腹股沟管为睾丸下降提供了通道，同时也为腹腔脏器疝（腹股沟斜疝）提供了一条潜在的路径。

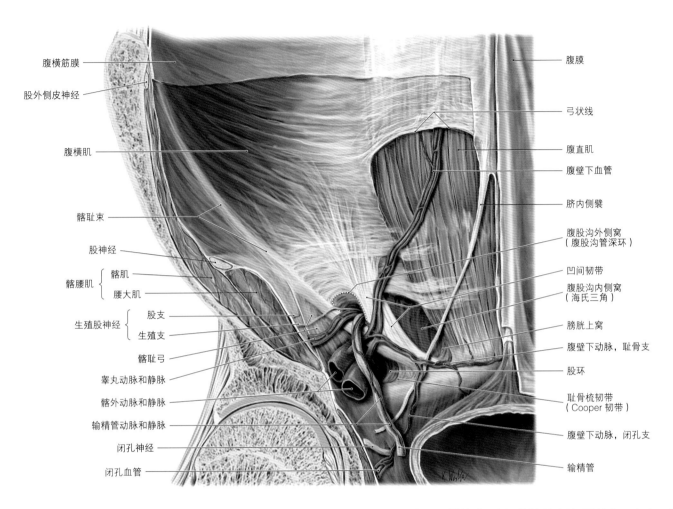

腹横筋膜

股外侧皮神经

腹横肌

髂耻束

股神经

髂腰肌 { 髂肌 腰大肌 }

生殖股神经 { 股支 生殖支 }

髂耻弓

睾丸动脉和静脉

髂外动脉和静脉

输精管动脉和静脉

闭孔神经

闭孔血管

腹膜

弓状线

腹直肌

腹壁下血管

脐内侧襞

腹股沟外侧窝（腹股沟管深环）

凹间韧带

腹股沟内侧窝（海氏三角）

膀胱上窝

腹壁下动脉，耻骨支

股环

耻骨梳韧带（Cooper 韧带）

腹壁下动脉，闭孔支

输精管

B. 男性腹股沟区和股区的内疝孔
这是 A 的详细图，后面观。为更好地显露疝孔，切除

了部分腹膜和腹横筋膜。用不同颜色标记了斜疝、直疝、股疝和耻骨上膀胱（膀胱上）疝的内疝孔（见 C）。

C. 腹腔疝的内、外开口概述
在腹股沟韧带上方，脐正中襞、内侧襞和外侧襞（见 A）在每侧腹壁上形成三个薄弱点，为腹股沟直疝、斜疝和耻骨上疝通常发生的部位。另一个薄弱点在腹股沟韧带下方，位于股静脉内侧的血管腔隙内。此处的股环只由柔软的结缔组织——股隔覆盖，内含丰富的淋巴管。

内口	疝	外口
腹股沟韧带上方		
膀胱上窝	膀胱上疝	腹股沟管浅环
腹股沟内侧窝（海氏三角）	腹股沟直疝	腹股沟管浅环
腹股沟外侧窝（腹股沟深环）	腹股沟斜疝	腹股沟管浅环
腹股沟韧带下方		
股环	股疝	大隐静脉裂孔（卵圆窝）

6.18 小骨盆内腹膜关系

A. 小骨盆的旁正中切面（经正中线稍外侧的切面）

a. 女性骨盆。b. 男性骨盆，两图均为右外侧面观。

清除了大部分盆腔内腹膜外的结缔组织，故器官之间看起来有明显空隙。此图中的膀胱充盈，因此未被腹膜覆盖的膀胱部分位于耻骨联合上方（即耻骨上膀胱穿刺部位）。

男性的腹膜腔是完全封闭的，而女性由于输卵管腹腔口的开放成为腹膜腔与外界的潜在通道。宫颈黏液栓构成一个防菌屏障，保护小骨盆免受上行性感染。

男性和女性的腹膜均在小骨盆中形成陷凹，在女性为直肠子宫陷凹（子宫和直肠之间），在男性中为直肠膀胱陷凹（盆腔中膀胱和直肠之间的最深部分）。这些陷凹的具体形状取决于子宫和直肠或膀胱和直肠的充盈程度。一般来说，直肠子宫陷凹比较深，直肠膀胱陷凹比较浅。直肠子宫陷凹（Douglas 凹陷）是女性腹膜腔的最深处（见 B）。该陷凹具有重要的临床意义，因为通过阴道可以对该部位进行穿刺或超声检查。

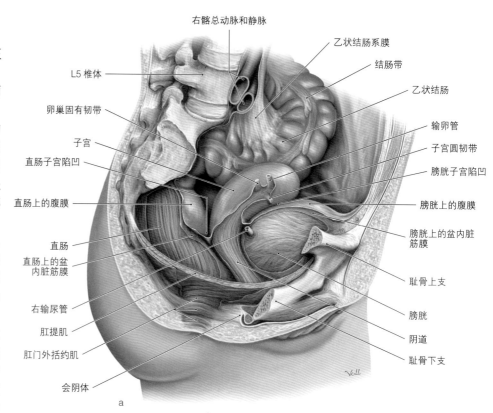

右髂总动脉和静脉
乙状结肠系膜
结肠带
乙状结肠
L5 椎体
卵巢固有韧带
子宫
直肠子宫陷凹
输卵管
子宫圆韧带
膀胱子宫陷凹
直肠上的腹膜
膀胱上的腹膜
直肠
膀胱上的盆内脏筋膜
直肠上的盆内脏筋膜
右输尿管
耻骨上支
肛提肌
膀胱
肛门外括约肌
阴道
会阴体
耻骨下支

a

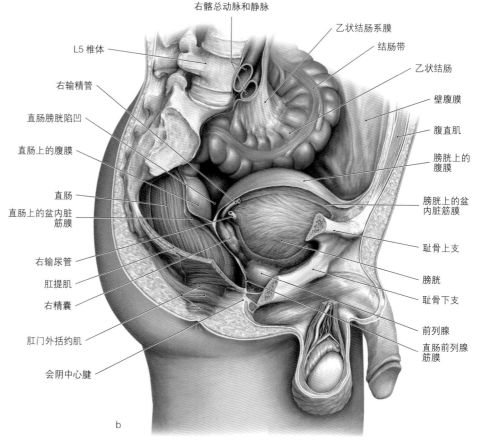

右髂总动脉和静脉
乙状结肠系膜
结肠带
乙状结肠
L5 椎体
右输精管
直肠膀胱陷凹
壁腹膜
腹直肌
直肠上的腹膜
膀胱上的腹膜
直肠
膀胱上的盆内脏筋膜
直肠上的盆内脏筋膜
耻骨上支
右输尿管
肛提肌
膀胱
右精囊
耻骨下支
前列腺
肛门外括约肌
直肠前列腺筋膜
会阴中心腱

b

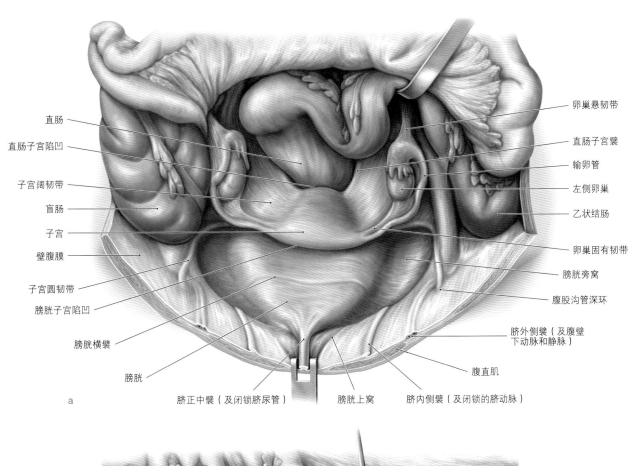

直肠
直肠子宫陷凹
子宫阔韧带
盲肠
子宫
壁腹膜
子宫圆韧带
膀胱子宫陷凹
膀胱横襞
膀胱
脐正中襞（及闭锁脐尿管）　膀胱上窝　脐内侧襞（及闭锁的脐动脉）

卵巢悬韧带
直肠子宫襞
输卵管
左侧卵巢
乙状结肠
卵巢固有韧带
膀胱旁窝
腹股沟管深环
脐外侧襞（及腹壁下动脉和静脉）
腹直肌

a

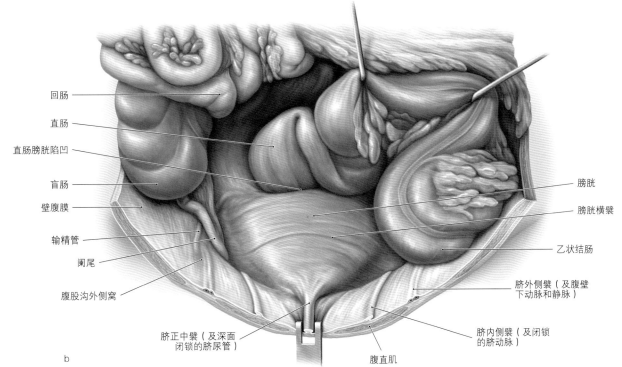

回肠
直肠
直肠膀胱陷凹
盲肠
壁腹膜
输精管
阑尾
腹股沟外侧窝

膀胱
膀胱横襞
乙状结肠
脐外侧襞（及腹壁下动脉和静脉）
脐内侧襞（及闭锁的脐动脉）

脐正中襞（及深面闭锁的脐尿管）　腹直肌

b

B. 小骨盆，前上面观

a. 女性骨盆。b. 男性骨盆。将小肠襻和部分大肠拉向外侧以显示膀胱和直肠。

壁腹膜在膀胱表面反折，继续延伸到直肠前壁（男性）或者子宫和直肠前壁（腹膜覆盖其上部）（女性）。膀胱的后壁和直肠下半部分无腹膜覆盖。图中所示的相对空虚的膀胱上可见到腹膜形成的横向皱褶，称为膀胱横襞，该结构在膀胱充盈时消失。脐襞见第 390 页。女性的腹膜覆盖大部分子宫和子宫旁结缔组织（子宫旁组织），但是不覆盖子宫颈。作为腹膜内位器官，卵巢和输卵管有腹膜覆盖。在男性，腹膜也覆盖通过腹股沟管走行于腹前壁的输精管。

6.19 盆腔结缔组织、盆腔层次和盆底的局部解剖学

A. 以间隙和筋膜划分的小骨盆分区

经骨盆结缔组织的横切面（a 和 b）和正中矢状切面（c 和 d），前上面观和外侧面观。

间隙：小骨盆由盆腹膜腔和盆腹膜外间隙组成（见第 9 页）。后者进一步被肛提肌分为上部和下部，形成小骨盆的三个层次（见 B）。各间隙由不同密度的结缔组织填充 *。就局部解剖学而言，根据与腹膜和盆腔壁的关系，腹膜外间隙可以进一步分为以下几项。

- 耻骨后间隙：膀胱与耻骨联合之间。
- 腹股沟后间隙：腹膜下面的腹股沟区后方。
- 腹膜后间隙：腹膜和骶骨之间（腹腔腹膜后间隙的延续）。

筋膜：盆筋膜由壁筋膜（覆盖盆壁）和脏筋膜（覆盖盆腔器官）构成。脏筋膜的结缔组织在器官间和器官周围增厚，并移行为盆腔器官的外膜或囊。

- 直肠前列腺筋膜：直肠膀胱隔（Denonvilliers 筋膜）（男性盆腔的直肠和膀胱之间）。
- 直肠阴道筋膜：直肠阴道隔（女性盆腔直肠和阴道之间）。

器官周围的结缔组织也增厚，一般有供应器官的神经血管束走行其间。

- 直肠外侧韧带（直肠旁筋膜内）。
- 膀胱外侧韧带（膀胱旁筋膜内）。
- 耻骨膀胱韧带。
- 宫颈横韧带（子宫旁组织下方）。

* 腹膜外间隙大部分填满着疏松的脂肪结缔组织（结缔组织的滑动层，适用于盆腔器官）。在特定部位，结缔组织变厚成为与致密纤维结缔组织类似的结构（整个盆壁筋膜和部分盆脏腔筋膜，以及韧带（如主韧带）等；这种韧带与肌骨系统的韧带性质不同）。

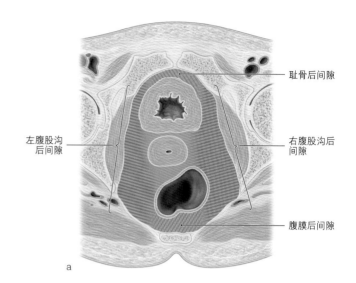

耻骨后间隙

左腹股沟后间隙

右腹股沟后间隙

腹膜后间隙

a

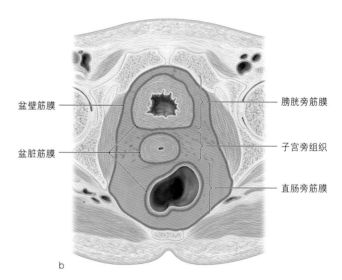

盆壁筋膜

盆脏筋膜

膀胱旁筋膜

子宫旁组织

直肠旁筋膜

b

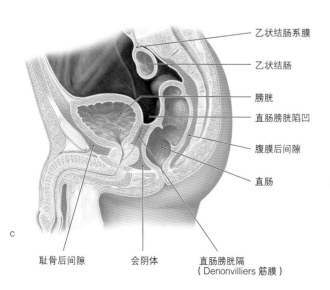

乙状结肠系膜

乙状结肠

膀胱

直肠膀胱陷凹

腹膜后间隙

直肠

耻骨后间隙　　会阴体　　直肠膀胱隔（Denonvilliers 筋膜）

c

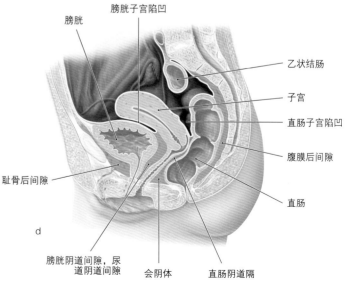

膀胱子宫陷凹

膀胱

乙状结肠

子宫

直肠子宫陷凹

腹膜后间隙

耻骨后间隙

直肠

膀胱阴道间隙，尿道阴道间隙　　会阴体　　直肠阴道隔

d

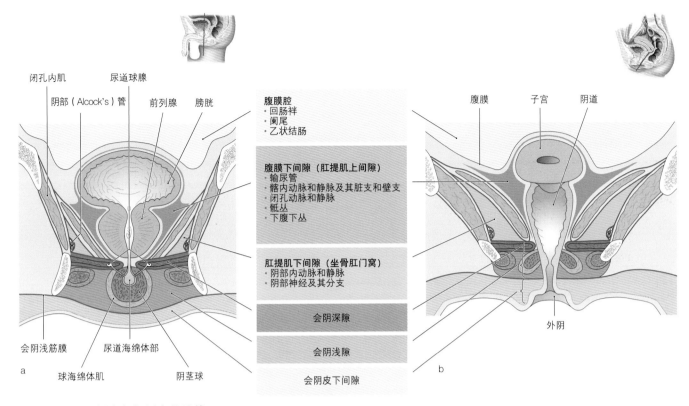

| **腹膜腔** |
| · 回肠袢 |
| · 阑尾 |
| · 乙状结肠 |

| **腹膜下间隙（肛提肌上间隙）** |
| · 输尿管 |
| · 髂内动脉和静脉及其脏支和壁支 |
| · 闭孔动脉和静脉 |
| · 骶丛 |
| · 下腹下丛 |

| **肛提肌下间隙（坐骨肛门窝）** |
| · 阴部内动脉和静脉 |
| · 阴部神经及其分支 |

| **会阴深隙** |

| **会阴浅隙** |

| **会阴皮下间隙** |

B. 盆区的层次和每层内的结构

男性（a）和女性（b）盆腔的冠状切面（切面的准确位置见上方嵌入的小图）。除了盆区的层次，盆区下的会阴间隙（深隙、浅隙和皮下间隙）也用颜色标出。

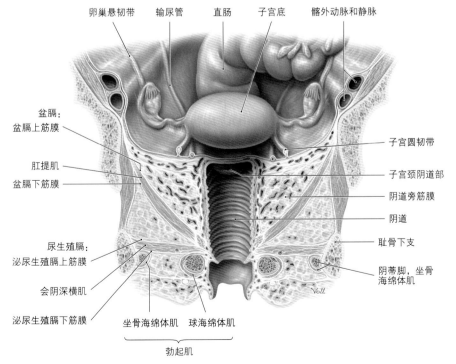

C. 盆底结构

盆底由 3 块肌和结缔组织板构成，可分为三层。
- **上层：** 盆膈。
- **中层：** 尿生殖膈。
- **下层：** 泌尿生殖管道和肠道的括约肌和勃起肌。

漏斗形的盆膈主要由肛提肌及其上、下肌筋膜（盆膈上、下筋膜）组成。尿生殖膈是肌纤维结缔组织薄片，呈水平位伸展于双侧坐骨耻骨支之间，主要由会阴深横肌及其上、下肌筋膜（尿生殖膈上、下筋膜）组成。括约肌和勃起肌包括球海绵体肌、坐骨海绵体肌、尿道外括约肌、肛门外括约肌及其各自的肌筋膜。

6.20 子宫悬吊装置

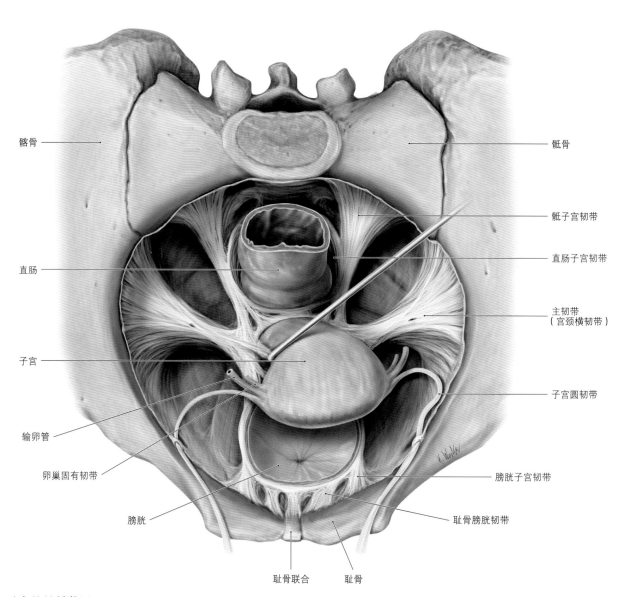

髂骨

骶骨

骶子宫韧带

直肠子宫韧带

直肠

主韧带
（宫颈横韧带）

子宫

子宫圆韧带

输卵管

卵巢固有韧带

膀胱子宫韧带

膀胱

耻骨膀胱韧带

耻骨联合　耻骨

A. 子宫的悬吊装置

位置和功能：子宫的悬吊装置位于小骨盆内的腹膜下结缔组织中，是由骨盆结缔组织中致密纤维部分组成的带状结构（见第 394 页）。子宫主要由在子宫颈处的矢状和横向伸展的带状组织固定。就像一个瓶子倒过来朝下，子宫峡或子宫颈阴道上部被夹住并附着于小骨盆上。这样，子宫颈的阴道部就位于坐骨棘间线上，也就是通常所认为的子宫的正常位置。一般而言，悬吊装置允许子宫的生理活动，因此可以适应周围器官的充盈情况。当膀胱充盈时，子宫就会变得更直立。当直肠充盈时，子宫就被推向前方。如果膀胱和直肠同时充盈，子宫就会升高。

组成：最有力的支撑结构是主韧带（Mackenrodt's 韧带），也称为宫颈横韧带，为子宫旁组织的纤维层。主韧带

从盆腔侧壁筋膜呈扇形发出，附着于子宫颈阴道上部。此纤维结构使子宫悬挂于某个由盆底肌支撑的位置上。在矢状方向上，子宫由耻骨联合和骶骨之间的带状结构所固定。连接膀胱和子宫颈以及直肠和子宫颈之间的这些结缔组织（耻骨膀胱韧带、膀胱子宫韧带、子宫骶韧带和直肠子宫韧带）固定了这些器官。圆韧带起自于子宫角，沿腹股沟管走行，止于大阴唇。该韧带内含平滑肌细胞，维持子宫正常的位置（前倾 - 前屈位，见第 326 页）。

注意：子宫在腹膜腔内的位置变化大多是先天性的。然而，肿瘤、炎性过程以及悬韧带的缩短也会影响子宫的位置。分娩后，子宫可能变成后倾 - 后屈位（由于子宫支撑系统的临时过度拉伸）。当身体恢复到非孕状态时，子宫也会恢复到其正常位置。

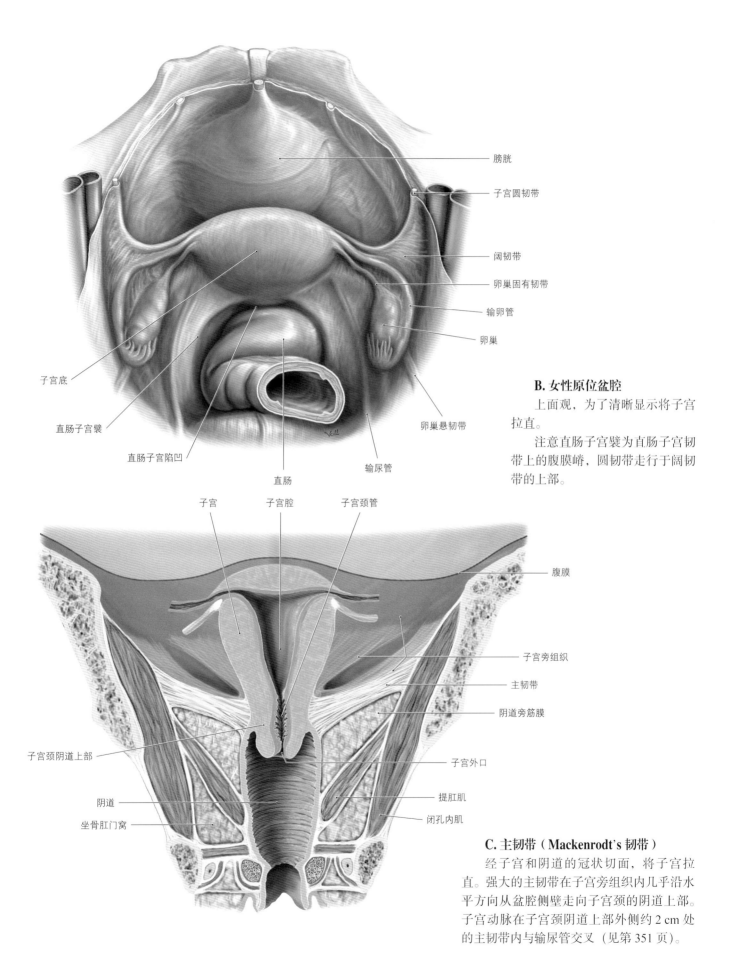

膀胱

子宫圆韧带

阔韧带

卵巢固有韧带

输卵管

卵巢

子宫底

直肠子宫襞

直肠子宫陷凹

直肠

输尿管

卵巢悬韧带

B. 女性原位盆腔

上面观，为了清晰显示将子宫拉直。

注意直肠子宫襞为直肠子宫韧带上的腹膜嵴，圆韧带走行于阔韧带的上部。

子宫

子宫腔

子宫颈管

腹膜

子宫旁组织

主韧带

阴道旁筋膜

子宫颈阴道上部

子宫外口

阴道

提肛肌

坐骨肛门窝

闭孔内肌

C. 主韧带（Mackenrodt`s 韧带）

经子宫和阴道的冠状切面，将子宫拉直。强大的主韧带在子宫旁组织内几乎沿水平方向从盆腔侧壁走向子宫颈的阴道上部。子宫动脉在子宫颈阴道上部外侧约 2 cm 处的主韧带内与输尿管交叉（见第 351 页）。

6.21 女性原位盆腔

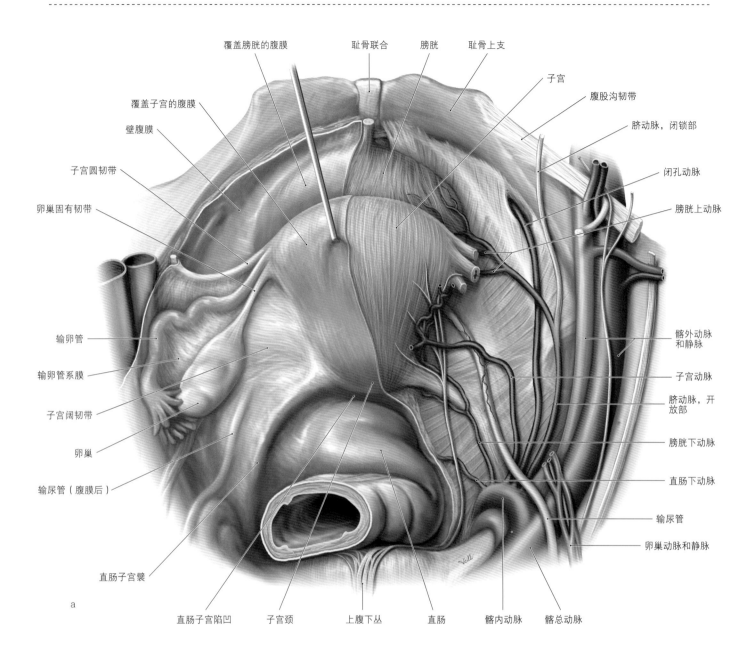

覆盖膀胱的腹膜　耻骨联合　膀胱　耻骨上支

覆盖子宫的腹膜

壁腹膜

子宫圆韧带

卵巢固有韧带

输卵管

输卵管系膜

子宫阔韧带

卵巢

输尿管（腹膜后）

直肠子宫襞

子宫

腹股沟韧带

脐动脉，闭锁部

闭孔动脉

膀胱上动脉

髂外动脉和静脉

子宫动脉

脐动脉，开放部

膀胱下动脉

直肠下动脉

输尿管

卵巢动脉和静脉

a

直肠子宫陷凹　子宫颈　上腹下丛　直肠　髂内动脉　髂总动脉

A. 女性原位盆腔

a. 后上面观。切除了覆盖子宫、膀胱和盆腔的外侧壁和后壁的部分腹膜，将子宫略微向前拉。切除阔韧带（子宫旁组织的一部分，见第 394 页）、右卵巢和输卵管。

注意：输尿管在子宫颈外侧约 2 cm 处从子宫动脉下方穿过。

b. 女性泌尿生殖管道的血供示意图，左外侧面观（引自 Platzer）。

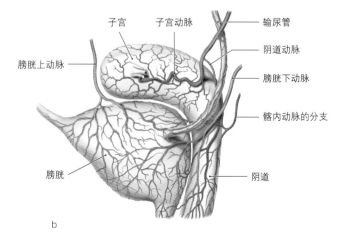

子宫　子宫动脉　输尿管

膀胱上动脉

阴道动脉

膀胱下动脉

髂内动脉的分支

膀胱

阴道

b

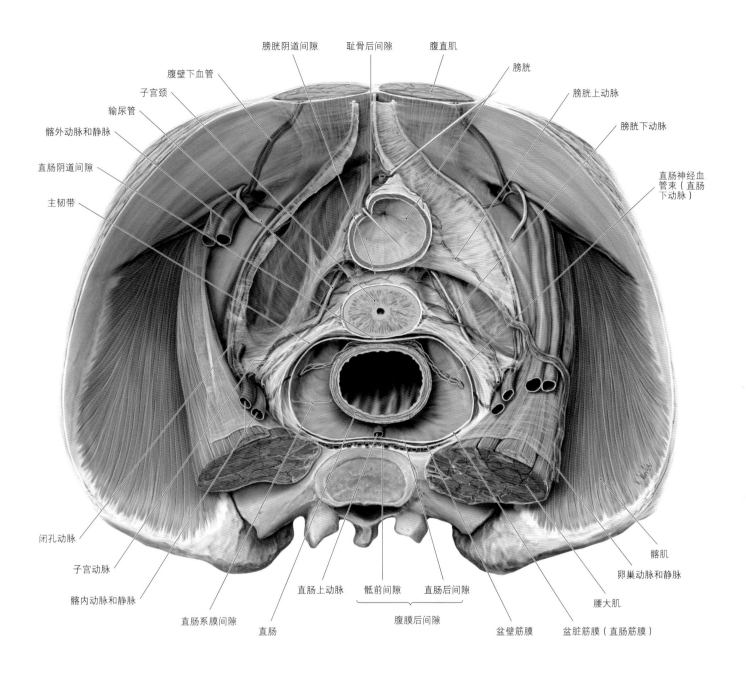

膀胱阴道间隙　耻骨后间隙　腹直肌

腹壁下血管

子宫颈

输尿管

髂外动脉和静脉

直肠阴道间隙

主韧带

膀胱

膀胱上动脉

膀胱下动脉

直肠神经血管束（直肠下动脉）

闭孔动脉

子宫动脉

髂内动脉和静脉

直肠系膜间隙

直肠

直肠上动脉　骶前间隙　直肠后间隙

腹膜后间隙

盆壁筋膜　盆脏筋膜（直肠筋膜）

腰大肌

卵巢动脉和静脉

髂肌

B. 女性原位盆腔，上面观

盆腔的横切面。为了清晰起见，切除了许多器官。切除了子宫和附件，膀胱和直肠向上开放，切断血管近端，使盆腔间隙清晰可见。

- 膀胱前方的耻骨后间隙
- 膀胱与子宫之间的膀胱阴道间隙
- 直肠与子宫之间的直肠阴道间隙

- 直肠后方的腹膜后间隙（含直肠后间隙和骶前间隙）

为了更好地显露供应直肠的神经血管束（直肠下动脉和下腹下神经丛的神经纤维），彻底清除了直肠和直肠筋膜之间的直肠系膜脂肪组织（见第 380 页）。可以清楚地看到，子宫动脉在主韧带内走行于子宫颈外侧（见第 396 页），位于子宫阔韧带的基底部，并且在距子宫颈外侧约 2 cm 处越过输尿管。

6.22 男性原位盆腔

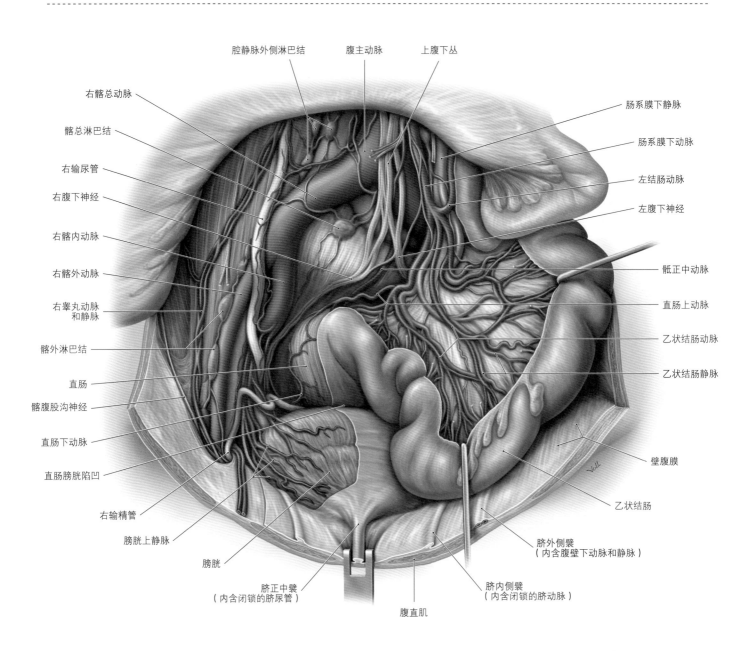

腔静脉外侧淋巴结　　腹主动脉　　上腹下丛

右髂总动脉

髂总淋巴结

右输尿管

右腹下神经

右髂内动脉

右髂外动脉

右睾丸动脉
和静脉

髂外淋巴结

直肠

髂腹股沟神经

直肠下动脉

直肠膀胱陷凹

右输精管

膀胱上静脉

膀胱

肠系膜下静脉

肠系膜下动脉

左结肠动脉

左腹下神经

骶正中动脉

直肠上动脉

乙状结肠动脉

乙状结肠静脉

壁腹膜

乙状结肠

脐外侧襞
（内含腹壁下动脉和静脉）

脐正中襞
（内含闭锁的脐尿管）

脐内侧襞
（内含闭锁的脐动脉）

腹直肌

A. 男性原位盆腔，前上面观

将乙状结肠拉向前外侧及上方，切除覆盖了乙状结肠、直肠、膀胱、骨盆侧壁与后壁的大范围腹膜以暴露其下方结构。为了清晰起见，淋巴结和自主神经丛以示意图的形式展示。在男性骨盆中，腹膜从膀胱反折至直肠，形成直肠膀胱窝（陷凹）。

B. 盆腔筋膜、直肠系膜和神经血管束（见右页）

a. 男性盆腔的前上面观，切除直肠和膀胱的上 2/3。

直肠系膜的脂肪组织和走行于其中的直肠上动脉，以及环绕直肠系膜的筋膜封套（直肠筋膜或脏盆筋膜，见第 380 页）清晰可见。双侧的神经血管束在脏盆筋膜和壁盆筋膜之间向前走行。一起形成下腹下神经丛，即由交感神经（下腹下神经）与副交感神经（盆内脏神经）和神经节组成的神经网络。下腹下神经丛的神经纤维与直肠下动脉一起进入直肠，与膀胱动脉一起进入前列腺、精囊和膀胱。

b. 男性盆腔的矢状切面，切除大部分盆腔结缔组织和绝大部分盆筋膜。左外侧面观。

展开直肠与直肠系膜筋膜封套（直肠筋膜／脏盆筋膜），以显露下腹下丛的位置和神经血管束在两层盆腔筋膜之间的行程。部分直肠膀胱隔原位保留在膀胱、精囊、前列腺与直肠之间（见第 380 页）。

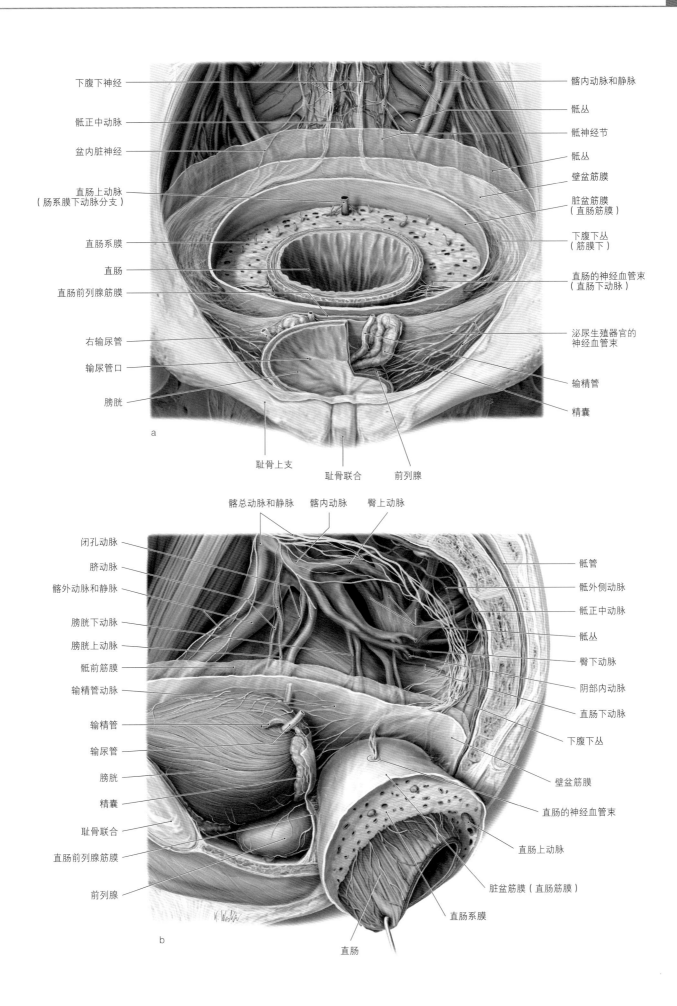

下腹下神经

骶正中动脉

盆内脏神经

直肠上动脉
（肠系膜下动脉分支）

直肠系膜

直肠

直肠前列腺筋膜

右输尿管

输尿管口

膀胱

a

耻骨上支　耻骨联合　前列腺

髂内动脉和静脉

骶丛

骶神经节

骶丛

壁盆筋膜

脏盆筋膜
（直肠筋膜）

下腹下丛
（筋膜下）

直肠的神经血管束
（直肠下动脉）

泌尿生殖器官的
神经血管束

输精管

精囊

髂总动脉和静脉　髂内动脉　臀上动脉

闭孔动脉

脐动脉

髂外动脉和静脉

膀胱下动脉

膀胱上动脉

骶前筋膜

输精管动脉

输精管

输尿管

膀胱

精囊

耻骨联合

直肠前列腺筋膜

前列腺

b

骶管

骶外侧动脉

骶正中动脉

骶丛

臀下动脉

阴部内动脉

直肠下动脉

下腹下丛

壁盆筋膜

直肠的神经血管束

直肠上动脉

脏盆筋膜（直肠筋膜）

直肠系膜

直肠

6.23 女性盆腔的断层解剖学

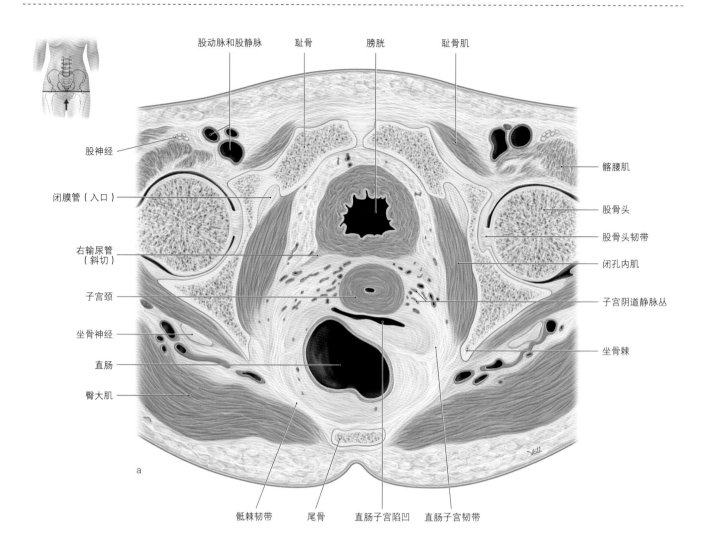

股动脉和股静脉　耻骨　膀胱　耻骨肌

股神经

闭膜管（入口）

右输尿管
（斜切）

子宫颈

坐骨神经

直肠

臀大肌

髂腰肌

股骨头

股骨头韧带

闭孔内肌

子宫阴道静脉丛

坐骨棘

a

骶棘韧带　尾骨　直肠子宫陷凹　直肠子宫韧带

A. 横切面上女性盆腔器官的位置

　　a. 经女性骨盆耻骨联合上缘的横切面。这个切面在输尿管开口稍下方经过膀胱。膀胱后方是子宫颈的切面，再后方为直肠（与子宫颈借直肠子宫陷凹的底分隔）。与男性骨盆相同，结缔组织分布于膀胱与直肠的周围。另外，子宫颈周围也有结缔组织，为宫颈横韧带向下伸展的部分。在结缔组织里嵌有子宫阴道静脉丛，该静脉网络在这个切面上有许多切口。这个静脉丛引流子宫与阴道的静脉血。

　　注意：腹膜陷凹存在于子宫前方和后方，膀胱子宫陷凹在前，直肠子宫陷凹在后。该切面为经直肠子宫陷凹的骨盆切面。膀胱子宫陷凹向下延伸的程度不如直肠子宫陷凹，故其底部终止在切面上方。因此，该切面显示的子宫颈与膀胱之间的区域填充了结缔组织（以前称为"膀胱阴道隔"）。

　　b. 盆腔 MRI，横向扫描（引自 Hamm, B. et al.: MRT von Abdomen und Becken, 2. Aufl. Thieme, Stuttgart 2006）。该图显示了低信号强度的子宫颈间质（箭头）环绕着狭窄的高信号强度的子宫颈管。

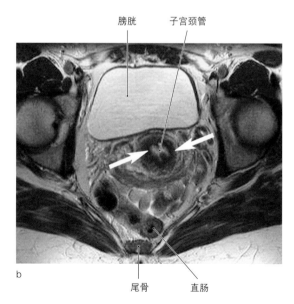

膀胱　子宫颈管

b

尾骨　直肠

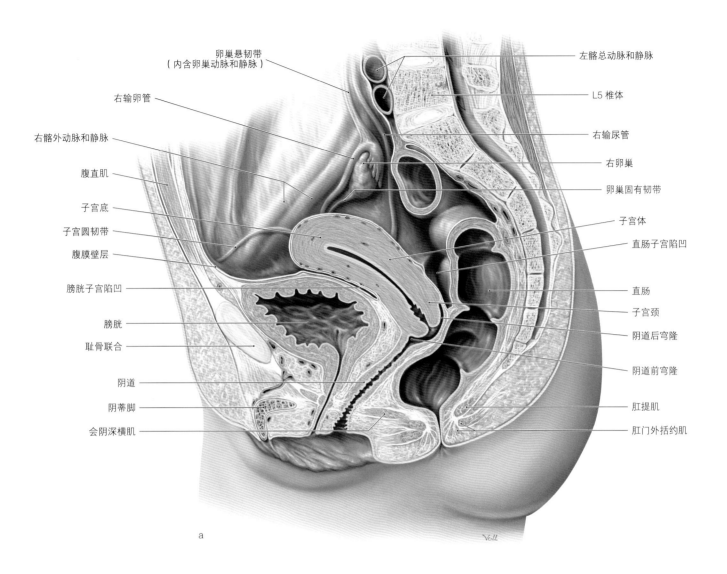

卵巢悬韧带
（内含卵巢动脉和静脉）

右输卵管

右髂外动脉和静脉

腹直肌

子宫底

子宫圆韧带

腹膜壁层

膀胱子宫陷凹

膀胱

耻骨联合

阴道

阴蒂脚

会阴深横肌

左髂总动脉和静脉

L5 椎体

右输尿管

右卵巢

卵巢固有韧带

子宫体

直肠子宫陷凹

直肠

子宫颈

阴道后穹隆

阴道前穹隆

肛提肌

肛门外括约肌

a

B. 正中矢状切面上女性盆腔器官的位置

a. 左侧面观，切除小肠和除乙状结肠和直肠的大肠。

注意：在女性，子宫及其韧带位于膀胱和直肠之间，与男性盆腔相比形成了独特的腹膜关系变化特征。与男性相同，女性腹膜由腹前壁反折至膀胱表面，然而由此女性腹膜从膀胱表面反折至子宫前壁。由于子宫在膀胱尚是典型的前屈前倾位（见第 326 页），腹膜在膀胱与子宫之间形成一个深且窄的凹陷，即膀胱子宫陷凹。

b. 盆腔的 MRI，矢状切面（引自 Hamm, B. et al.: MRT von Abdomen und Becken, 2. Aufl. Thieme, Stuttgart 2006）。该图显示了月经周期前半段（增生期）的薄子宫内膜和信号强度相对较低的子宫肌层。

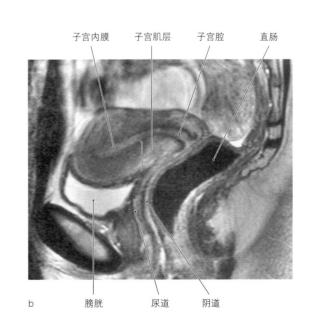

子宫内膜　　子宫肌层　　子宫腔　　直肠

膀胱　　尿道　　阴道

b

6.24 男性盆腔的断层解剖学

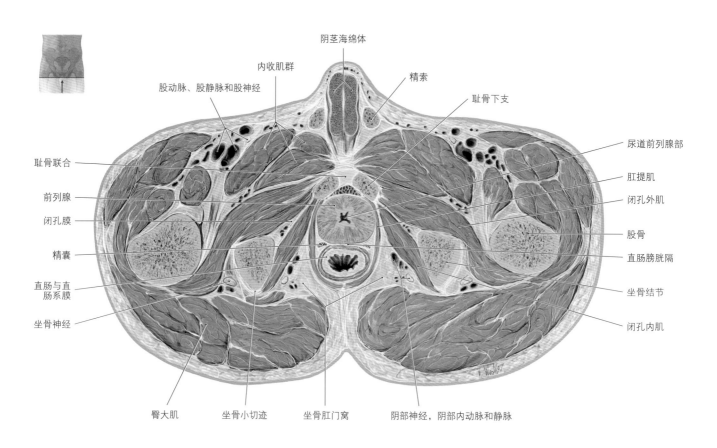

阴茎海绵体

内收肌群

股动脉、股静脉和股神经

精索

耻骨下支

尿道前列腺部

耻骨联合

肛提肌

前列腺

闭孔外肌

闭孔膜

股骨

精囊

直肠膀胱隔

直肠与直
肠系膜

坐骨结节

坐骨神经

闭孔内肌

臀大肌　　坐骨小切迹　　坐骨肛门窝　　阴部神经，阴部内动脉和静脉

A. 横切面上男性盆腔器官的位置

经前列腺的男性盆腔横切面，下面观。

图中显示前列腺位于耻骨下支和耻骨联合后方。前列腺后方是横切的精囊。直肠膀胱隔为直肠前方的一层结缔组织，位于前列腺和直肠之间。它是直肠系膜和泌尿生殖器官的分界。肛提肌是坐骨直肠窝的后外侧界。

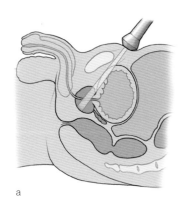
a

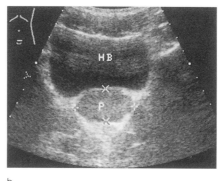
b

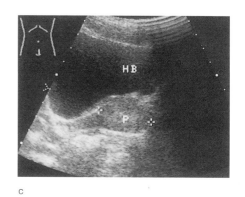
c

B. 经膀胱的前列腺超声探查

a. 男性盆腔正中矢状切面示意图，显示耻骨上探头的位置，左侧面观。b. 横切面尚正常的前列腺影像。c. 经前列腺的矢状切面（引自 Reiser, Met al.：Radiologie [Duale Reihe]，2. Aufl. Thieme, Stuttgart 2006）。

只有当膀胱（HB）充分充盈时，经膀胱的前列腺成像才可行。与经直肠前列腺超声探查能够评估前列腺结构并辅助证明癌症已经开始扩散（见第 330 页）不同，耻骨弓上经膀胱超声探查能够提供器官的三维影像（水平面、矢状面和冠状面），通过公式 $V=0.523 \times a \times b \times c$ 对体积进行测量。

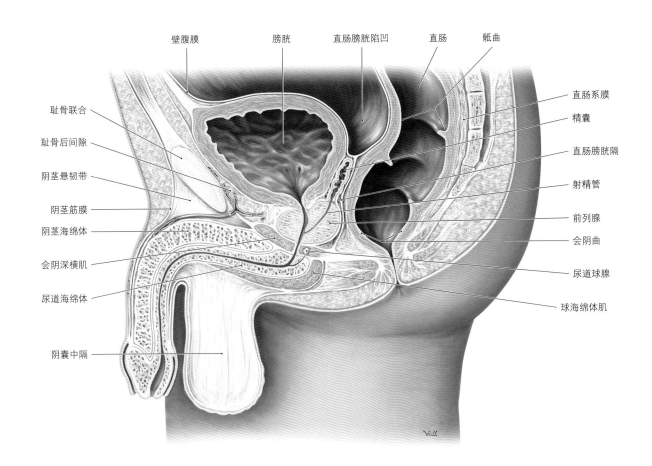

壁腹膜　　膀胱　　直肠膀胱陷凹　　直肠　　骶曲

耻骨联合

耻骨后间隙

阴茎悬韧带

阴茎筋膜

阴茎海绵体

会阴深横肌

尿道海绵体

阴囊中隔

直肠系膜

精囊

直肠膀胱隔

射精管

前列腺

会阴曲

尿道球腺

球海绵体肌

C. 正中矢状切面上男性盆腔器官的位置

正中矢状切面左侧面观。

此图显示了充分充盈膀胱的大小和位置。当膀胱空虚时，它的体积要小很多，并且位于耻骨联合后方，腹膜在其表面形成了一个横崤，称膀胱横襞。腹膜从膀胱延伸至直肠前壁，形成一个浅凹，称为直肠膀胱陷凹（男性腹膜腔最低的部位）。腹膜没有延伸至前列腺。

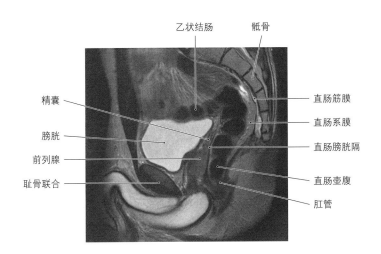

乙状结肠　　骶骨

精囊

膀胱

前列腺

耻骨联合

直肠筋膜

直肠系膜

直肠膀胱隔

直肠壶腹

肛管

D. 男性盆腔矢状位 MRI（T2 加权 TSE 序列）

注意：在 T2 加权 MRI 扫描中，直肠周围脂肪组织（直肠系膜）是高信号。包绕直肠系膜的直肠系膜筋膜（直肠筋膜＝脏盆筋膜）显示为一条细窄的低信号强度线（引自 Hamm, B. et al.: von Abdomen und Becken, 2. Aufl. Thieme, Stuttgart 2006）。

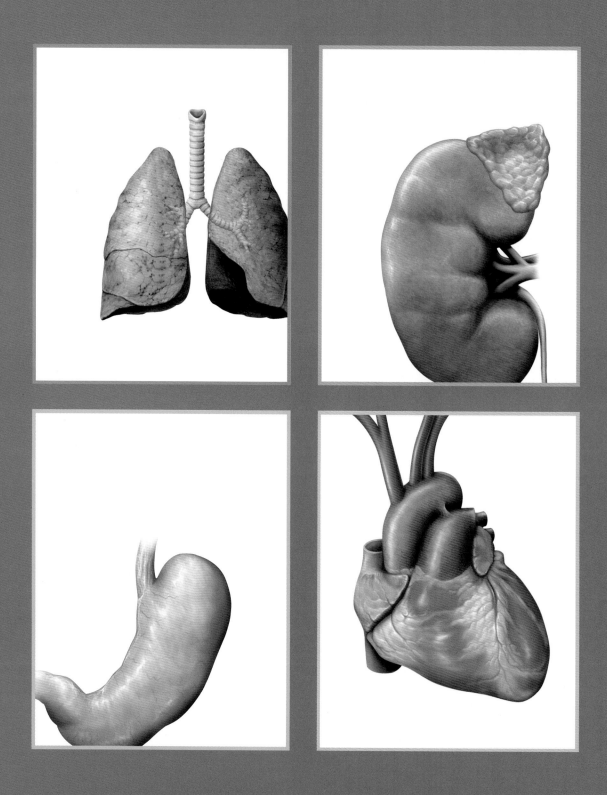

D

器官的神经血管结构供应

如何使用本章

本章中的每一部分以图解形式回顾了每个器官或者每组器官的神经血管结构供应。按照以下的分组在图中用不同颜色区分：

- 动脉供应（红色）
- 静脉引流（蓝色）
- 淋巴引流（绿色）
- 神经支配（黄色）

这些图表具有以下用途。

- 考试复习：学生可以很快地基本掌握器官的神经血管结构和走行。
- 查找特定的结构：该图表易于定位和识别特定的神经血管结构供应。
- 通过学习图表中器官的基本神经血管结构供应来理解复杂的解剖知识，然后回到前面章节所涉及的更复杂的毗邻关系。

使用示意图时要牢记的要点。

- 这些图是简化且理想化的。
- 这些图忽略了局部解剖学关系，且所有结构没有按比例绘制。
- 位置互相邻近但神经血管结构供应不同的器官，分别在不同的图中显示。
- 总体而言，这些图没有考虑变异因素。
- 对于双侧对称的神经血管结构供应情况，只显示了一侧。

1.1 胸腺

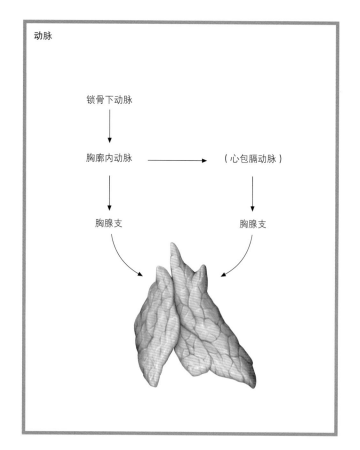

动脉

锁骨下动脉

↓

胸廓内动脉　→　（心包膈动脉）

↓　　　　　　　　↓

胸腺支　　　　　　胸腺支

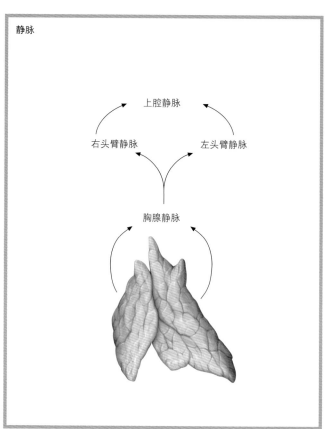

静脉

上腔静脉

右头臂静脉　　　　左头臂静脉

胸腺静脉

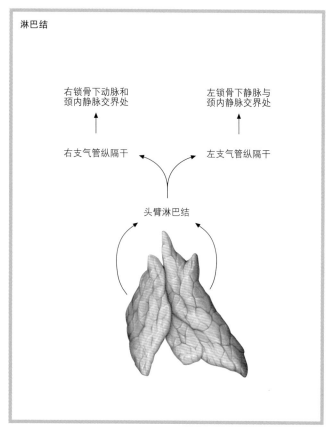

淋巴结

右锁骨下动脉和　　　　　左锁骨下静脉与
颈内静脉交界处　　　　　颈内静脉交界处

↑　　　　　　　　　　↑

右支气管纵隔干　　　　　左支气管纵隔干

头臂淋巴结

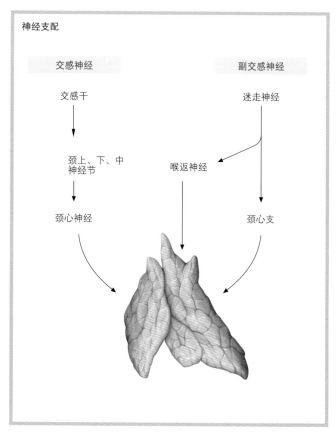

神经支配

交感神经　　　　　　　　　副交感神经

交感干　　　　　　　　　　迷走神经

↓

颈上、下、中　　　　喉返神经
神经节

↓

颈心神经　　　　　　　　　颈心支

1.2 食管

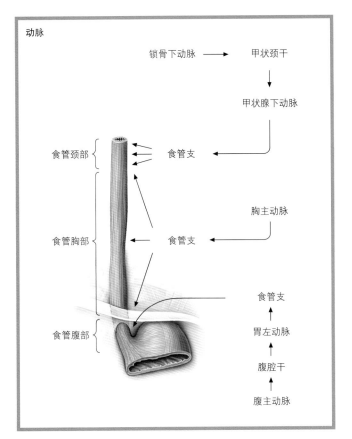

动脉

锁骨下动脉 → 甲状颈干
↓
甲状腺下动脉

食管颈部 {
食管支
食管胸部 {
食管支 ← 胸主动脉
食管腹部 {
食管支
↑
胃左动脉
↑
腹腔干
↑
腹主动脉

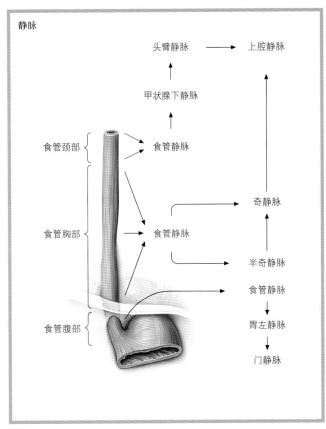

静脉

头臂静脉 → 上腔静脉

甲状腺下静脉

食管颈部 {
食管静脉
食管胸部 {
食管静脉
奇静脉
半奇静脉
食管静脉
食管腹部 {
胃左静脉
门静脉

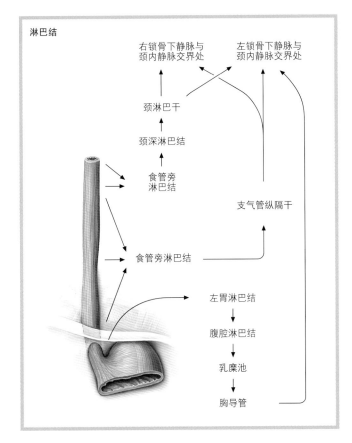

淋巴结

右锁骨下静脉与　　　左锁骨下静脉与
颈内静脉交界处　　　颈内静脉交界处

颈淋巴干
颈深淋巴结
食管旁
淋巴结
支气管纵隔干
食管旁淋巴结
左胃淋巴结
腹腔淋巴结
乳糜池
胸导管

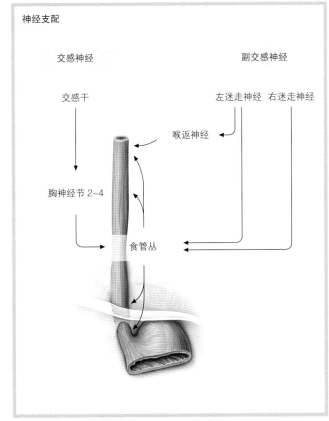

神经支配

交感神经　　　　　　　　副交感神经

交感干　　　　左迷走神经　右迷走神经
喉返神经
胸神经节 2~4
食管丛

1.3 心

动脉

左心室
↓
升主动脉
右冠状动脉　　　左冠状动脉
后室间支　　　前室间支　　旋支

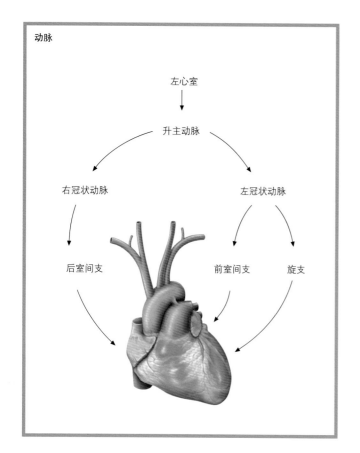

静脉

右心房
↑
冠状静脉窦
心中静脉　　　心大静脉
心小静脉　　　　　　　　　左室后静脉
前室间静脉

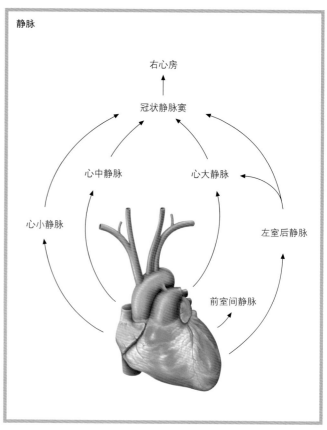

淋巴结

支气管纵隔干
↑
头臂淋巴结, 气管支气管淋巴结

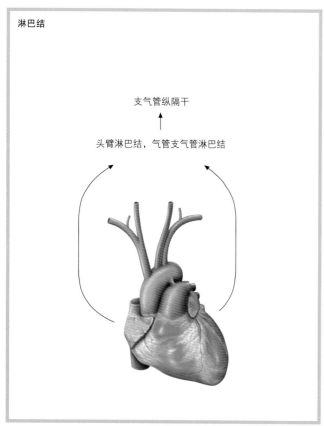

神经支配

交感神经　　　　　　　副交感神经

交感干　　　　　　　　迷走神经
胸神经节　　颈神经节
2~4 (5)
　　　　颈心神经　　颈心支
胸心支　　　　胸心支
　　　　　　心丛
心肌
冠状动脉　　窦房结　　房室结

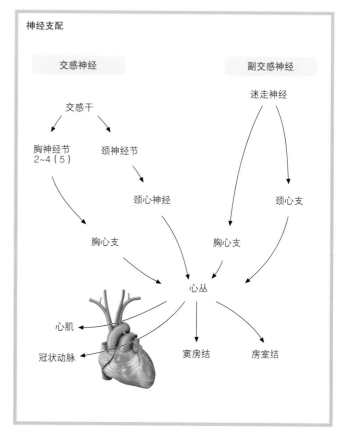

1.4 心包

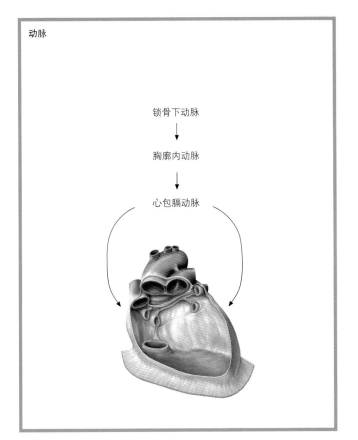

动脉

锁骨下动脉
↓
胸廓内动脉
↓
心包膈动脉

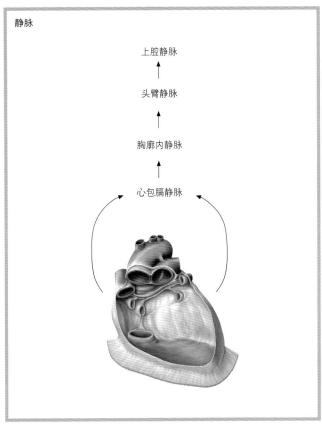

静脉

上腔静脉
↑
头臂静脉
↑
胸廓内静脉
↑
心包膈静脉

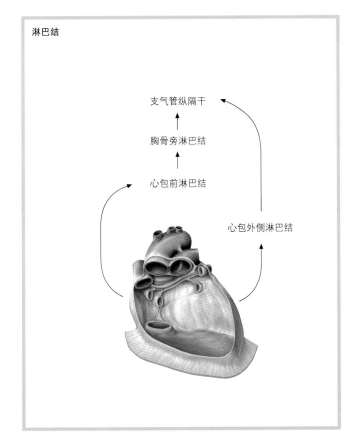

淋巴结

支气管纵隔干
↑
胸骨旁淋巴结
↑
心包前淋巴结

心包外侧淋巴结

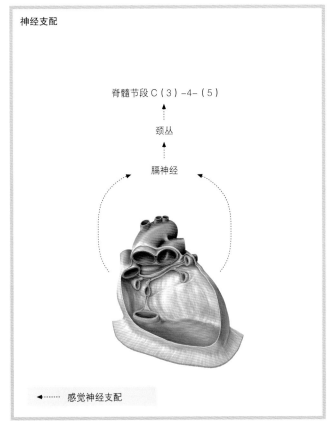

神经支配

脊髓节段C（3）-4-（5）
↑
颈丛
↑
膈神经

◁······ 感觉神经支配

1.5 肺和气管

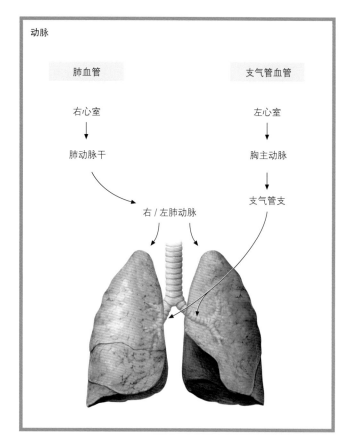

动脉

肺血管	支气管血管

右心室
↓
肺动脉干
↓
右/左肺动脉

左心室
↓
胸主动脉
↓
支气管支

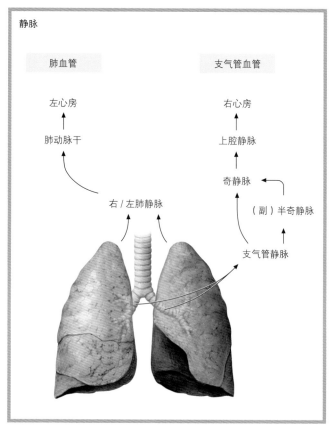

静脉

肺血管	支气管血管

左心房
↑
肺动脉干
↑
右/左肺静脉

右心房
↑
上腔静脉
↑
奇静脉 ←
↑
（副）半奇静脉
↑
支气管静脉

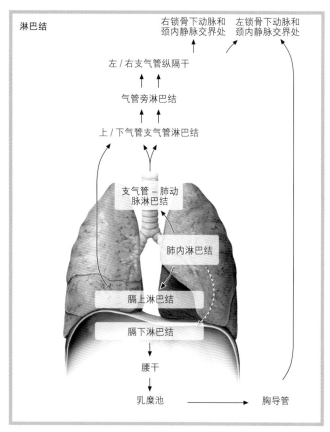

淋巴结

右锁骨下动脉和颈内静脉交界处　左锁骨下动脉和颈内静脉交界处
↑
左/右支气管纵隔干
↑
气管旁淋巴结
↑
上/下气管支气管淋巴结
↑
支气管－肺动脉淋巴结

肺内淋巴结
膈上淋巴结
膈下淋巴结
↓
腰干
↓
乳糜池　→　胸导管

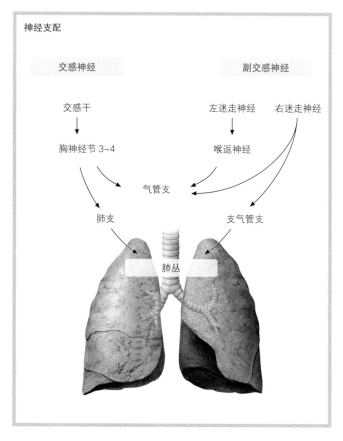

神经支配

交感神经	副交感神经

交感干
↓
胸神经节 3~4

左迷走神经　右迷走神经
↓
喉返神经

气管支

肺支　支气管支

肺丛

1.6 膈

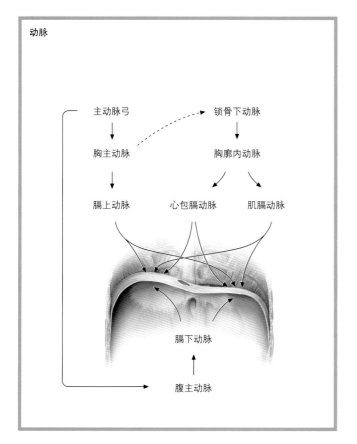

动脉

主动脉弓 ┄┄▶ 锁骨下动脉

胸主动脉   胸廓内动脉

膈上动脉   心包膈动脉   肌膈动脉

膈下动脉

腹主动脉

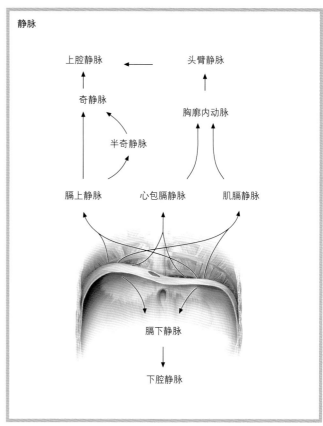

静脉

上腔静脉 ◄── 头臂静脉

奇静脉   胸廓内动脉

半奇静脉

膈上静脉   心包膈静脉   肌膈静脉

膈下静脉

下腔静脉

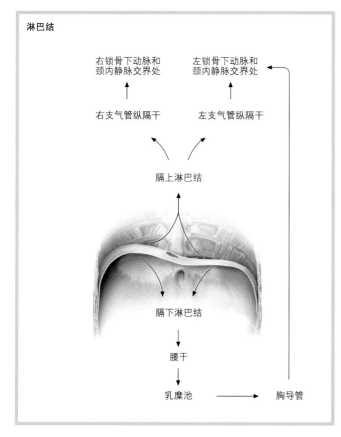

淋巴结

右锁骨下动脉和颈内静脉交界处   左锁骨下动脉和颈内静脉交界处

右支气管纵隔干   左支气管纵隔干

膈上淋巴结

膈下淋巴结

腰干

乳糜池 ──▶ 胸导管

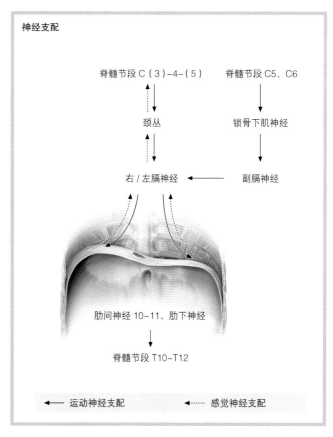

神经支配

脊髓节段 C（3）-4-（5）   脊髓节段 C5、C6

颈丛   锁骨下肌神经

右／左膈神经 ◄── 副膈神经

肋间神经 10～11、肋下神经

脊髓节段 T10～T12

←── 运动神经支配   ◄┄┄ 感觉神经支配

1.7 肝、胆和脾

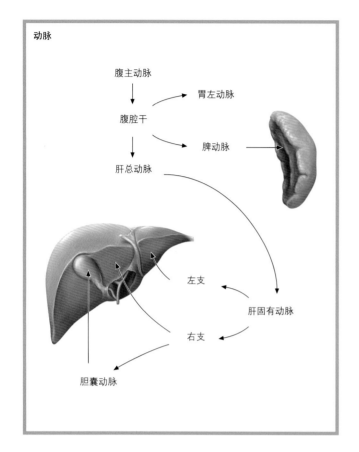

动脉

腹主动脉

胃左动脉

腹腔干

脾动脉

肝总动脉

左支

肝固有动脉

右支

胆囊动脉

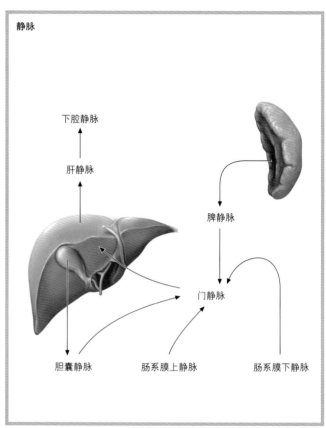

静脉

下腔静脉

肝静脉

脾静脉

门静脉

胆囊静脉　肠系膜上静脉　肠系膜下静脉

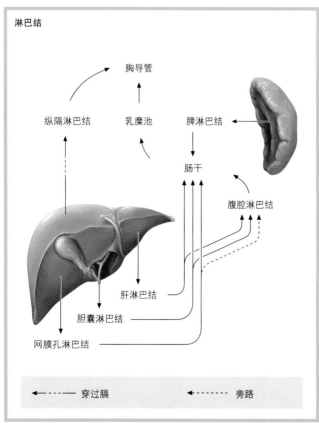

淋巴结

胸导管

纵隔淋巴结　乳糜池　脾淋巴结

肠干

腹腔淋巴结

肝淋巴结

胆囊淋巴结

网膜孔淋巴结

◄‑‑‑‑ 穿过膈　　◄‑‑‑‑ 旁路

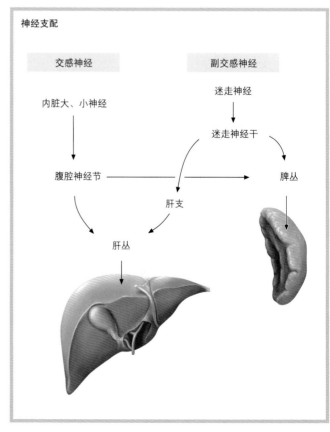

神经支配

交感神经　　　　副交感神经

迷走神经

内脏大、小神经

迷走神经干

腹腔神经节　　　　　脾丛

肝支

肝丛

1.8 胃

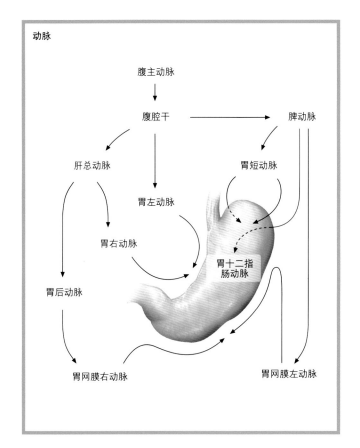

动脉

腹主动脉 → 腹腔干 → 脾动脉

腹腔干 → 肝总动脉

腹腔干 → 胃左动脉

脾动脉 → 胃短动脉

肝总动脉 → 胃右动脉

肝总动脉 → 胃后动脉

胃左动脉

胃十二指肠动脉

胃后动脉 → 胃网膜右动脉

胃网膜左动脉

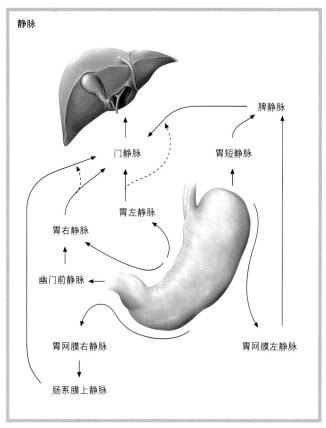

静脉

脾静脉

门静脉

胃短静脉

胃左静脉

胃右静脉

幽门前静脉

胃网膜右静脉

胃网膜左静脉

肠系膜上静脉

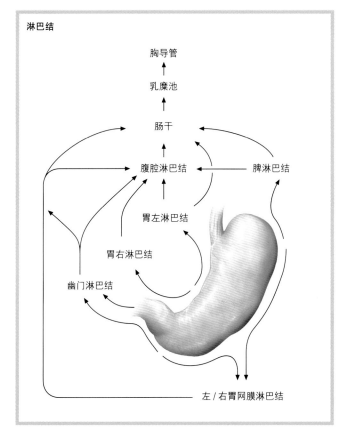

淋巴结

胸导管

乳糜池

肠干

腹腔淋巴结   脾淋巴结

胃左淋巴结

胃右淋巴结

幽门淋巴结

左/右胃网膜淋巴结

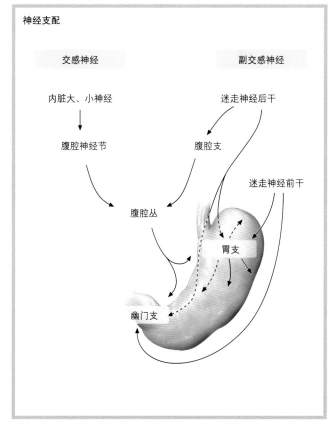

神经支配

交感神经   副交感神经

内脏大、小神经   迷走神经后干

腹腔神经节   腹腔支

腹腔丛   迷走神经前干

胃支

幽门支

1.9 十二指肠和胰

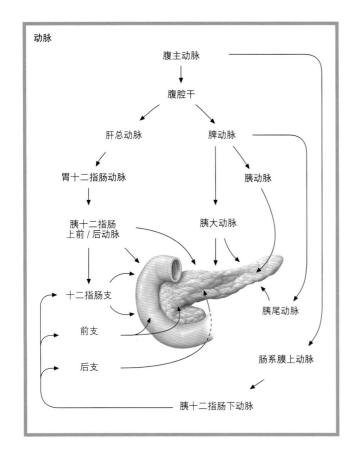

动脉

- 腹主动脉
- 腹腔干
- 肝总动脉
- 脾动脉
- 胃十二指肠动脉
- 胰动脉
- 胰十二指肠上前/后动脉
- 胰大动脉
- 十二指肠支
- 胰尾动脉
- 前支
- 后支
- 肠系膜上动脉
- 胰十二指肠下动脉

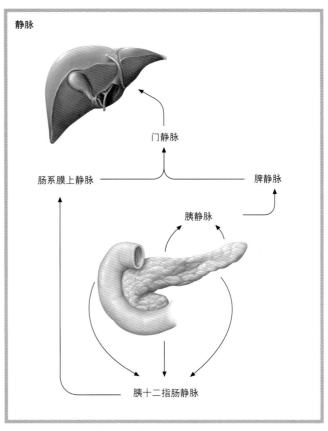

静脉

- 门静脉
- 肠系膜上静脉
- 脾静脉
- 胰静脉
- 胰十二指肠静脉

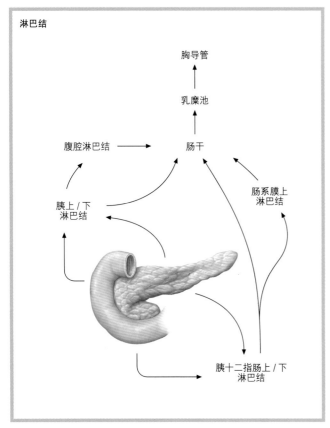

淋巴结

- 胸导管
- 乳糜池
- 腹腔淋巴结
- 肠干
- 胰上/下淋巴结
- 肠系膜上淋巴结
- 胰十二指肠上/下淋巴结

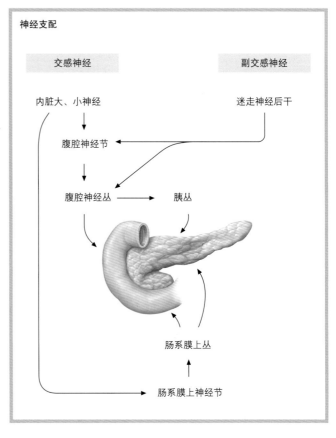

神经支配

- 交感神经
- 副交感神经
- 内脏大、小神经
- 迷走神经后干
- 腹腔神经节
- 腹腔神经丛
- 胰丛
- 肠系膜上丛
- 肠系膜上神经节

1.10 空肠和回肠

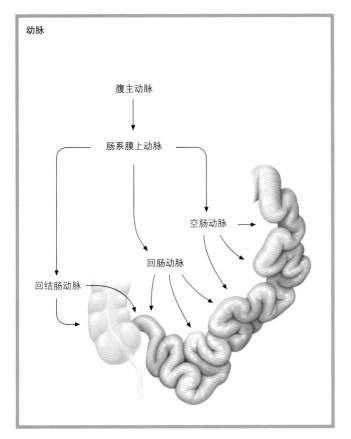

动脉

腹主动脉

肠系膜上动脉

空肠动脉

回肠动脉

回结肠动脉

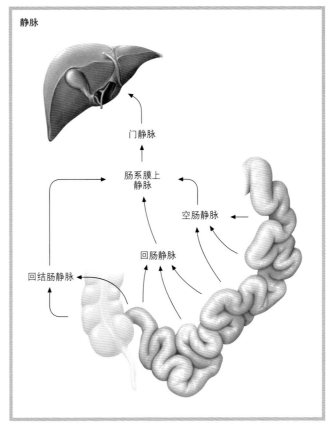

静脉

门静脉

肠系膜上静脉

空肠静脉

回肠静脉

回结肠静脉

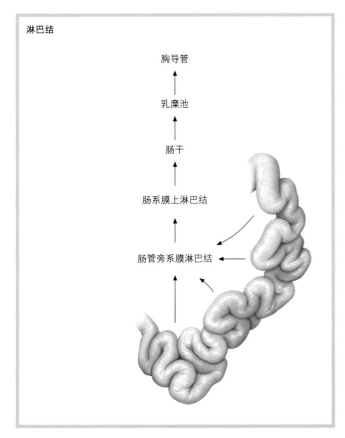

淋巴结

胸导管

乳糜池

肠干

肠系膜上淋巴结

肠管旁系膜淋巴结

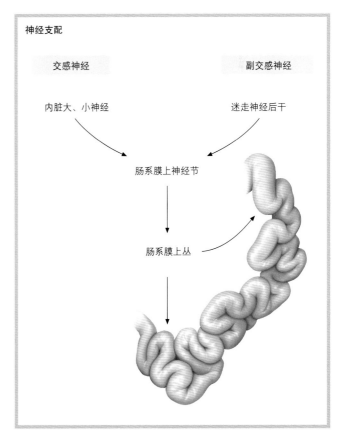

神经支配

交感神经　　　　　　　　　副交感神经

内脏大、小神经　　　　　　迷走神经后干

肠系膜上神经节

肠系膜上丛

1.11 盲肠、阑尾、升结肠和横结肠

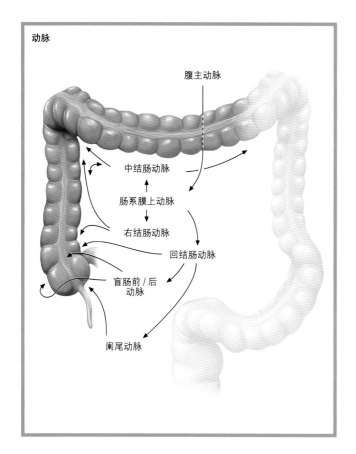

动脉

腹主动脉
中结肠动脉
肠系膜上动脉
右结肠动脉
回结肠动脉
盲肠前 / 后动脉
阑尾动脉

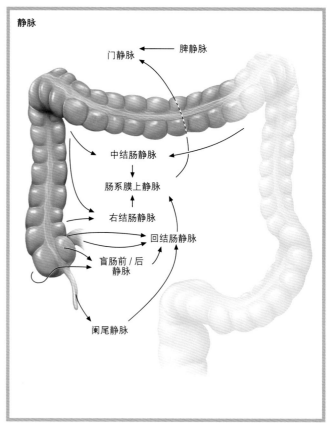

静脉

脾静脉
门静脉
中结肠静脉
肠系膜上静脉
右结肠静脉
回结肠静脉
盲肠前 / 后静脉
阑尾静脉

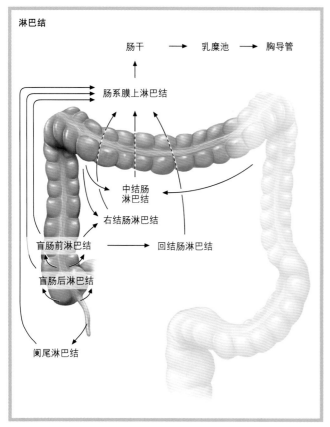

淋巴结

肠干 ⟶ 乳糜池 ⟶ 胸导管
肠系膜上淋巴结
中结肠淋巴结
右结肠淋巴结
盲肠前淋巴结 ⟶ 回结肠淋巴结
盲肠后淋巴结
阑尾淋巴结

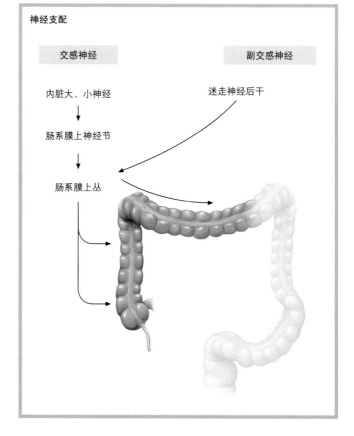

神经支配

交感神经　　　　　　　　副交感神经

内脏大、小神经　　　　　迷走神经后干
↓
肠系膜上神经节
↓
肠系膜上丛

1.12 降结肠和乙状结肠

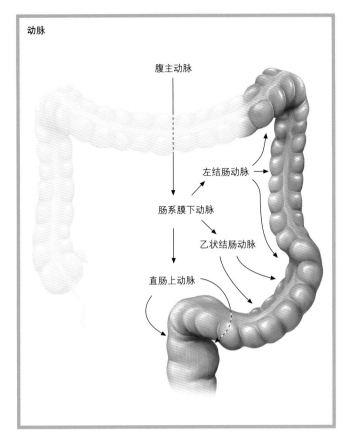

动脉

腹主动脉

肠系膜下动脉

左结肠动脉

乙状结肠动脉

直肠上动脉

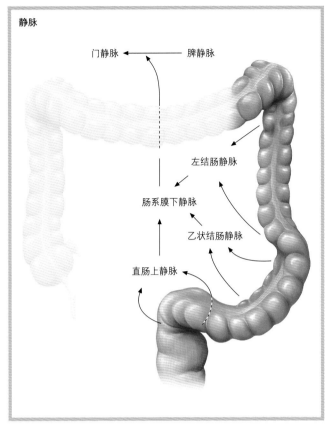

静脉

门静脉 ← 脾静脉

左结肠静脉

肠系膜下静脉

乙状结肠静脉

直肠上静脉

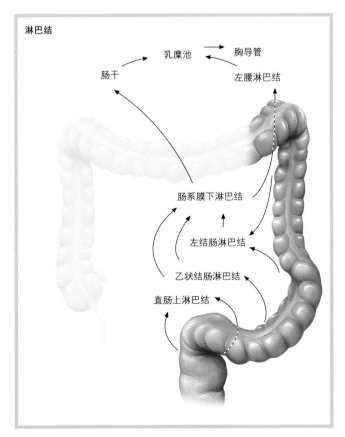

淋巴结

肠干   乳糜池 → 胸导管

左腰淋巴结

肠系膜下淋巴结

左结肠淋巴结

乙状结肠淋巴结

直肠上淋巴结

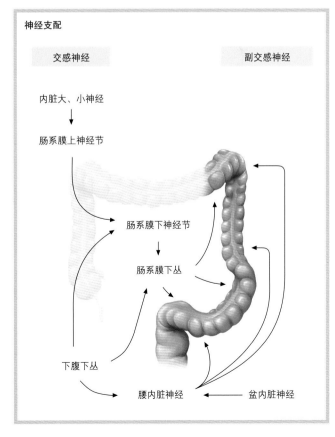

神经支配

交感神经   副交感神经

内脏大、小神经

肠系膜上神经节

肠系膜下神经节

肠系膜下丛

下腹下丛

腰内脏神经 ← 盆内脏神经

1.13 直肠

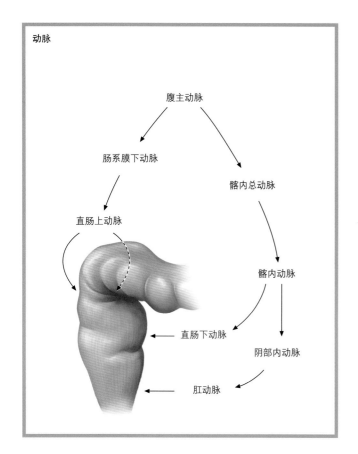

动脉

腹主动脉

肠系膜下动脉　　　　　髂内总动脉

直肠上动脉

髂内动脉

直肠下动脉　　阴部内动脉

肛动脉

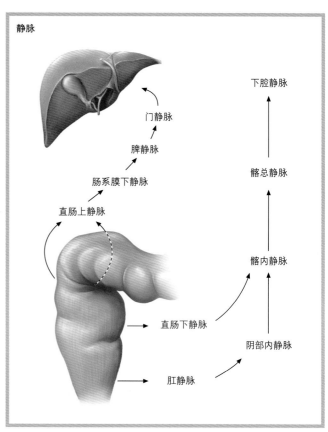

静脉

门静脉　　　　　下腔静脉

脾静脉

肠系膜下静脉　　　　髂总静脉

直肠上静脉

髂内静脉

直肠下静脉

阴部内静脉

肛静脉

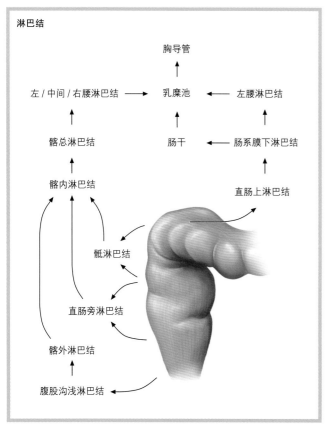

淋巴结

胸导管

左/中间/右腰淋巴结　→　乳糜池　←　左腰淋巴结

髂总淋巴结　　　肠干　←　肠系膜下淋巴结

髂内淋巴结

直肠上淋巴结

骶淋巴结

直肠旁淋巴结

髂外淋巴结

腹股沟浅淋巴结

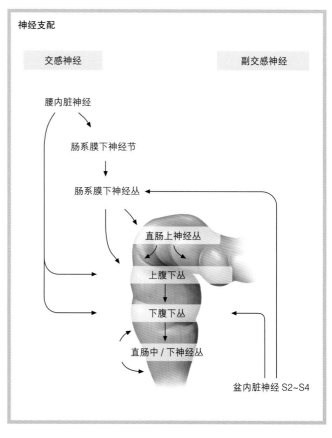

神经支配

交感神经　　　　　　　　　副交感神经

腰内脏神经

肠系膜下神经节

肠系膜下神经丛

直肠上神经丛

上腹下丛

下腹下丛

直肠中/下神经丛

盆内脏神经 S2~S4

1.14 肾、输尿管和肾上腺

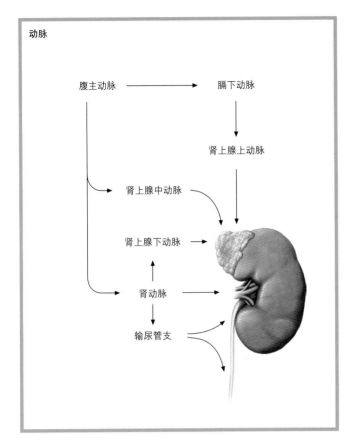

动脉

腹主动脉 → 膈下动脉

肾上腺上动脉

肾上腺中动脉

肾上腺下动脉

肾动脉

输尿管支

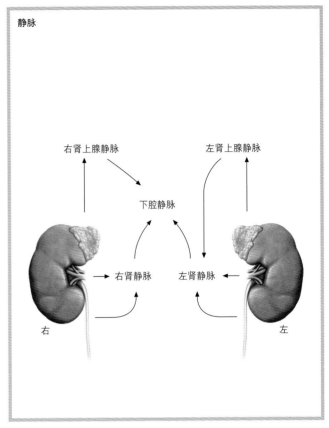

静脉

右肾上腺静脉　　左肾上腺静脉

下腔静脉

右肾静脉　左肾静脉

右　　　　　　　　左

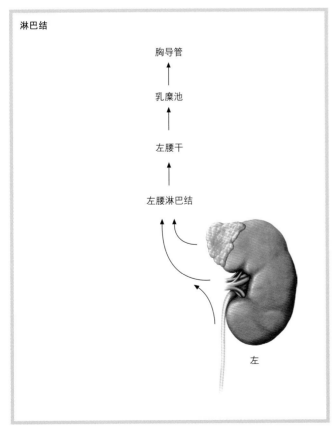

淋巴结

胸导管

乳糜池

左腰干

左腰淋巴结

左

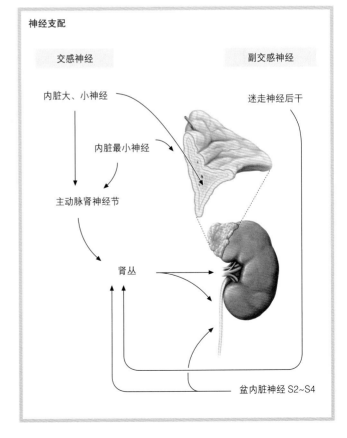

神经支配

交感神经　　　　　　　　　副交感神经

内脏大、小神经　　　　　　迷走神经后干

内脏最小神经

主动脉肾神经节

肾丛

盆内脏神经 S2~S4

1.15 膀胱、前列腺和精囊

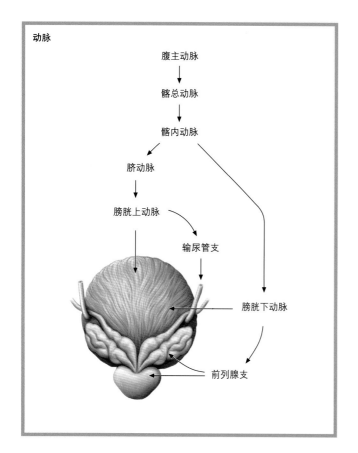

动脉

腹主动脉
↓
髂总动脉
↓
髂内动脉
↓
脐动脉
↓
膀胱上动脉 → 输尿管支
↓
膀胱下动脉 →
前列腺支 →

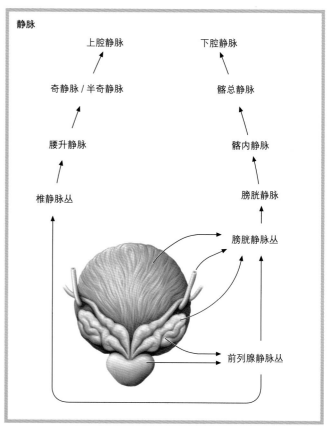

静脉

上腔静脉　　下腔静脉
↑　　　　　　↑
奇静脉 / 半奇静脉　　髂总静脉
↑　　　　　　↑
腰升静脉　　髂内静脉
↑
椎静脉丛　　膀胱静脉
↓
膀胱静脉丛
前列腺静脉丛 →

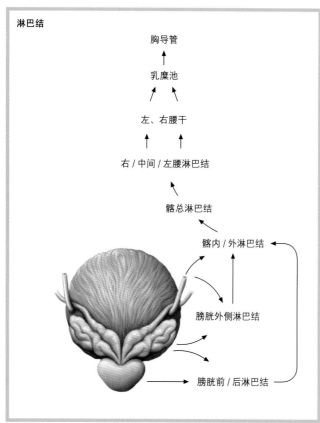

淋巴结

胸导管
↑
乳糜池
↑　↑
左、右腰干
↑　↑
右 / 中间 / 左腰淋巴结
↑
髂总淋巴结
↑
髂内 / 外淋巴结 ←
膀胱外侧淋巴结
膀胱前 / 后淋巴结 →

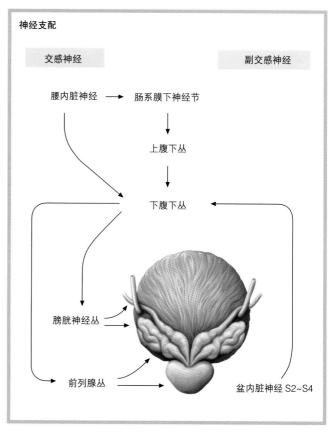

神经支配

交感神经　　　　　　副交感神经

腰内脏神经 → 肠系膜下神经节
↓
上腹下丛
↓
下腹下丛
膀胱神经丛 →
前列腺丛 →
盆内脏神经 S2~S4

1.16 睾丸、附睾和输精管

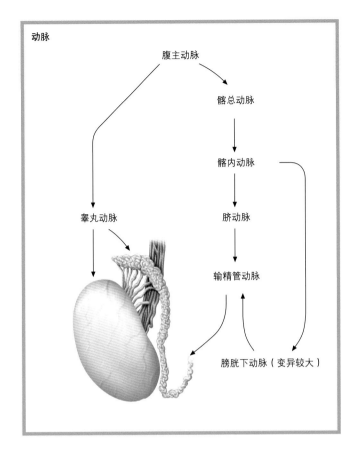

动脉

腹主动脉 → 髂总动脉 → 髂内动脉 → 脐动脉 → 输精管动脉

睾丸动脉

膀胱下动脉（变异较大）

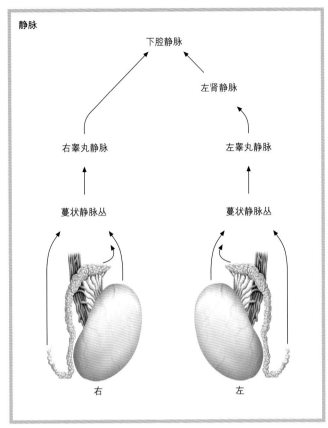

静脉

下腔静脉　左肾静脉

右睾丸静脉　　左睾丸静脉

蔓状静脉丛　　蔓状静脉丛

右　　　左

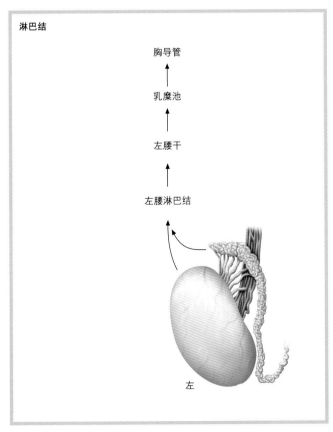

淋巴结

胸导管

乳糜池

左腰干

左腰淋巴结

左

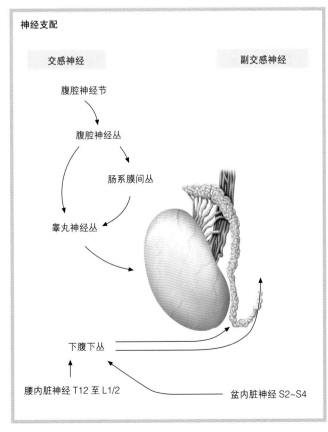

神经支配

交感神经　　　　　副交感神经

腹腔神经节

腹腔神经丛

肠系膜间丛

睾丸神经丛

下腹下丛

腰内脏神经 T12 至 L1/2　　　盆内脏神经 S2~S4

1.17 子宫、输卵管和阴道

动脉

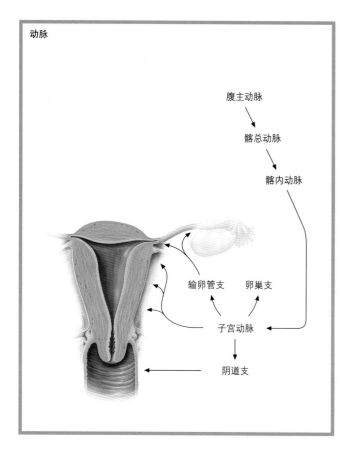

腹主动脉

↓

髂总动脉

↓

髂内动脉

输卵管支　卵巢支

↑　　　↑

子宫动脉 ←

↓

阴道支

静脉

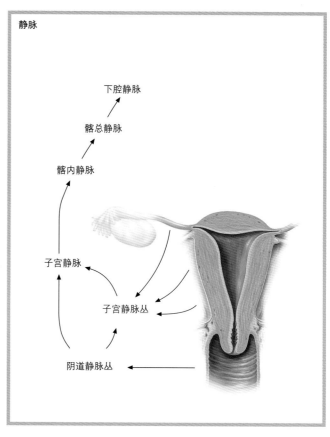

下腔静脉

↑

髂总静脉

↑

髂内静脉

子宫静脉

↑

子宫静脉丛

阴道静脉丛

淋巴结

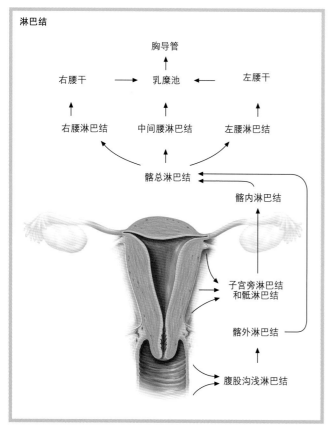

胸导管

↑

右腰干 → 乳糜池 ← 左腰干

↑　　　↑　　　↑

右腰淋巴结　中间腰淋巴结　左腰淋巴结

髂总淋巴结

髂内淋巴结

子宫旁淋巴结
和骶淋巴结

髂外淋巴结

腹股沟浅淋巴结

神经支配

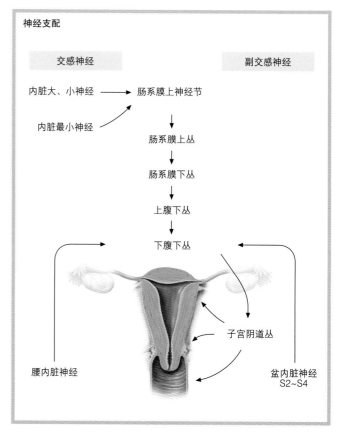

交感神经	副交感神经

内脏大、小神经 → 肠系膜上神经节

内脏最小神经

↓

肠系膜上丛

↓

肠系膜下丛

↓

上腹下丛

↓

下腹下丛

子宫阴道丛

腰内脏神经

盆内脏神经
S2~S4

1.18 输卵管及卵巢

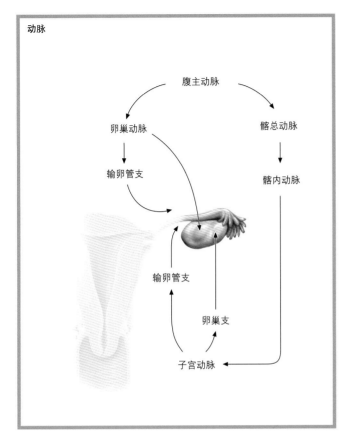

动脉

腹主动脉

卵巢动脉　髂总动脉

输卵管支　髂内动脉

输卵管支

卵巢支

子宫动脉

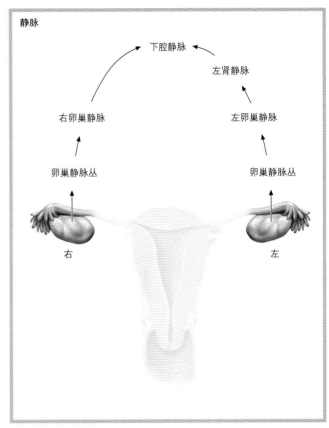

静脉

下腔静脉　左肾静脉

右卵巢静脉　左卵巢静脉

卵巢静脉丛　卵巢静脉丛

右　左

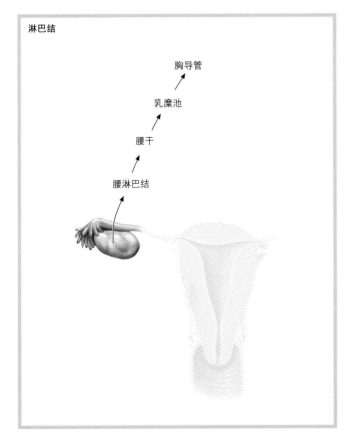

淋巴结

胸导管

乳糜池

腰干

腰淋巴结

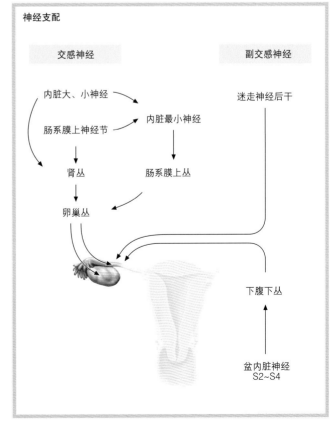

神经支配

交感神经　副交感神经

内脏大、小神经　迷走神经后干

肠系膜上神经节　内脏最小神经

肾丛　肠系膜上丛

卵巢丛

下腹下丛

盆内脏神经
S2~S4

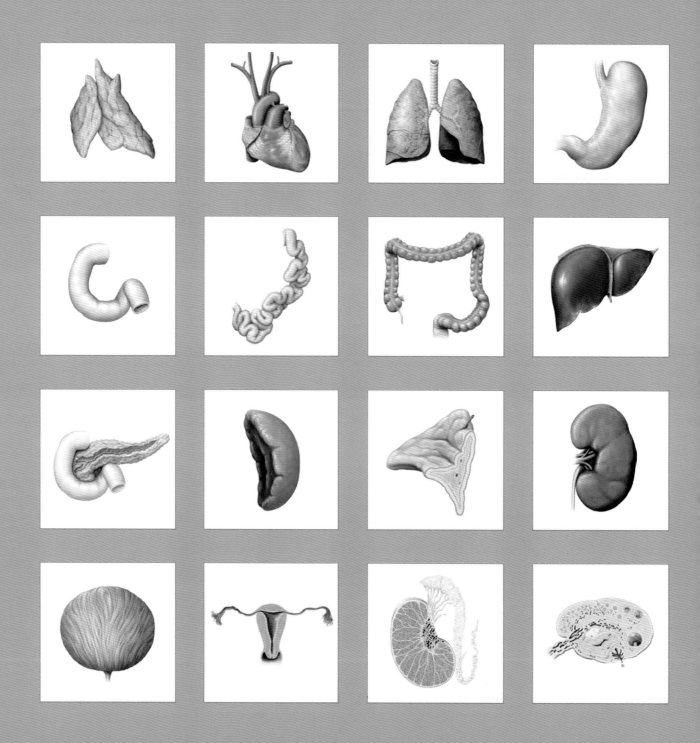

器官总结表

1.1 胸腺

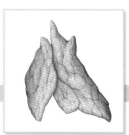

位置	• 位于上纵隔，胸骨之后，心包和心底大血管前方。 • 在胸部的投影称为胸腺三角。

	• 为淋巴上皮器官，常由两叶构成（左叶和右叶）。 • 有薄层结缔组织囊，被膜发出小梁伸入胸腺实质，将其分为诸多小叶。 • 每个小叶可分为（较暗的）皮质和（较亮的）髓质。上皮细胞在纤维小梁周围形成致密的被膜下层（血 −	胸腺屏障），且在胸腺内连接形成一个三维网状结构，将淋巴细胞包裹在其内。髓质中的上皮细胞聚集形成赫氏小体。 • 其他细胞类型：巨噬细胞、肌样细胞、树突状细胞。
神经血管结构 （也见第 408 页）	纵隔循环。由于胸腺位于上纵隔，故受纵隔的神经血管结构（出入头部）供应和支配。 • 动脉：胸腺动脉发自胸廓内动脉（近胸骨端）。 • 静脉：胸腺静脉汇入头臂静脉。	• 淋巴系统：胸腺淋巴经头臂淋巴结至支气管纵隔干。 • 自主神经支配。 　− 副交感神经来自双侧迷走神经，特别是喉返神经。 　− 交感神经来自颈神经节的分支（颈心支）。
功能	• T 细胞分化和成熟的场所（赋予免疫能力）。 • 诱导 T 细胞对抗原反应的程序性死亡（凋亡）：约 90% 的不成熟 T 细胞在胸腺内死亡。 • 产生免疫调节激素（胸腺素、促胸腺生成素及胸腺刺激素）。	• 初级淋巴器官。 注意：胸腺是一个"儿童和青少年"的器官，在青春期达到最大体积（接近 30 克），成人胸腺组织的萎缩程度各不相同。
胚胎期发育	• 胸腺上皮来源于第 3 咽囊的上皮（内胚层起源）。 • 上皮原基中充满淋巴细胞（中胚层起源）。	
主要疾病	• 胸腺疾病非常少见。 • 胸腺缺如可能是致命的（胸腺发育不全），可导致细胞免疫缺失。 • 淋巴疾病（如某种类型的白血病）可能影响胸腺。	• 胸腺瘤：胸腺上皮细胞起源的肿瘤。由于胸腺具有免疫功能，胸腺瘤常伴有自身免疫性疾病——重症肌无力（肌萎缩）。

1.2 心包

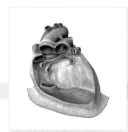

位置	位于胸腔（中纵隔）。

形态与结构	包裹心的纤维囊包括以下几项。 • 纤维心包（最外层，由致密结缔组织构成，伸入心底大血管根部）。 • 浆膜心包（浆膜）。 　– 壁层（贴于纤维心包内面）。	– 脏层（即心外膜，附着于心肌）。 • 壁层与脏层之间：心包腔（狭窄的间隙）。 • 脏层在心底反折为壁层的部位，形成两个窦。 　– 横窦（动脉和静脉之间）。 　– 斜窦（左、右肺静脉之间）。

开口	• 一个升主动脉开口。 • 一个肺动脉干开口。	• 两个腔静脉开口。 • 四个肺静脉开口。

神经血管结构 （也见第411页）	• 纵隔循环。 • 动脉：心包膈动脉（起自胸廓内动脉）。 • 静脉：心包膈静脉（汇入胸廓内静脉）。 • 淋巴引流：心包前淋巴结、心包侧淋巴结（还包括注入支气管纵隔干的膈上淋巴结和气管支气管淋巴结）。	• 自主神经支配：可忽略。 • 躯体感觉神经支配：膈神经（来自颈丛）。

功能	为心脏提供滑动的表面，但心包不是生命活动所必需的。

胚胎发育	来自中胚层外侧板 • 脏层源于胚脏壁。 • 壁层来自胚体壁。

主要疾病	• 心包炎：通常由病毒或细菌感染引起的炎症。 • 结核性心包炎：现今罕见，可导致心包钙沉着，导致心包收缩，心不能扩张（又称缩窄性心包炎）。

1.3 心

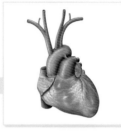

位置	• 位于胸腔的心包内。 • 心底朝向右后上方，是静脉（上、下腔静脉，肺静脉）注入和动脉（主动脉、肺动脉干）输出的部位。 • 心尖朝向左前下方。　　　　　　• 心的长轴（自心底至心尖，是心的解剖轴）与所有身体平面成 45°。
形态与结构	• 心是一个中空的器官，形似圆锥体。长 12~14 cm，最宽处 9 cm。　　　　• 重量：多达 300 克。
心的外部结构	• 表面 　– 胸肋面（前面）。　　　　– 前/后室间沟。 　– 左、右肺面。　　　　　– 冠状沟。 　– 膈面（下面）。　　　• 心耳（左/右）：心房在血管根部的突起（类似于原始 • 心表面的沟　　　　　心房，血栓形成的潜在部位），生产调节血压的心房利尿钠肽。

心的内部结构

心的腔室与开口

• 4 个可收缩的腔室。
- 2 个心房：左、右心房借房间隔（肌）分隔。
- 2 个心室：左、右心室借室间隔（分为肌部和膜部，因此部分为肌组织，部分为结缔组织）分隔，两个心室都有沿血流方向的一个流入道（有肉柱）和一个流出道（内壁平滑）。

• 4 个开口连接心房和心室、右心室和肺动脉干，以及左心室和升主动脉。
- 心右侧的两个开口：右心房室口、肺动脉口。
- 心左侧的两个开口：左心房室口、主动脉口。

• 此外，2 个腔静脉口（位于右心房）和 4 个肺静脉口（位于左心房，见下面血液流动部分）以及冠状窦口（位于右心房，冠状窦口有冠状窦瓣）。

心腔的血液流动

• 一般而言：血液从右心到肺（吸收氧），从肺进入左心，再到主动脉（氧气被释放到全身的器官）。
• 具体而言：来自上、下腔静脉的血液流入右心房，经右心房室口流入右心室，经肺动脉口流入肺动脉干，通过左、右肺动脉进入肺；从肺经 4 条肺静脉进入左心房，经左房室口进入左心室，最终经主动脉口进入主动脉。

心瓣膜

• 通过关闭和打开（乳头肌，见下文）4 个瓣膜，可以保证血液在心内只能单向流动。
- 2 个房室瓣。
- 2 个半月瓣（肺动脉瓣和主动脉瓣）。
心室收缩时，房室瓣防止血液从心室回流入心房；心室舒张时，半月瓣防止血液从肺动脉干或升主动脉回流入

心室。
• 心右侧的瓣膜。
- 右房室瓣位于右房室口，是有 3 个瓣的尖瓣（隔侧/前/后尖），即三尖瓣。
- 肺动脉瓣位于右心室流出道，是有 3 个瓣的半月瓣（前/左/右半月瓣）。
• 心左侧的瓣膜。
- 左房室瓣位于左房室口，是有 2 个瓣的尖瓣，即二尖瓣（前、后瓣）。
- 主动脉瓣位于左心室流出道的主动脉口，是 3 个瓣的半月瓣（后/左/右半月瓣）。

心腔内壁的沟和嵴

沟（仅存在于心房）

• 右侧：房间隔上的卵圆窝是胚胎期卵圆孔闭合后的遗迹。
• 左侧：卵圆孔瓣对应于右侧的卵圆孔。

嵴（存在于心房和心室）

• 左、右心房：梳状肌，心耳内的嵴状肌性突起，对应于胚胎心的原始心房，见上文。
• 左、右心室：
- 肉柱（衬于心室内的肌柱，右心室肉柱比左心室肉柱明显）。
- 乳头肌：特化的肉柱，向心室腔突出；在心室收缩时防止瓣膜反折或者脱垂。
- 右心室内：3 条乳头肌分别与三尖瓣的 3 个瓣尖相连，见上文（前、后和隔侧乳头肌）。
- 左心室内：2 条乳头肌，分别与二尖瓣的 2 个瓣尖相连，见上文（前乳头肌和后乳头肌）。

	心的纤维性支架 心的所有瓣膜均位于一个平面（瓣平面），且有心内膜覆盖。瓣环由致密结缔组织组成。所有纤维环及胶原带彼此相连，构成心的纤维性支架。 **心壁的层次** 心壁分为3层，由里到外分别为以下结构。	• 心内膜（单层鳞状上皮细胞）：衬于心腔内面并覆盖心瓣膜。 • 心肌（心肌纤维呈不同方向排列）：肌纤维大致可分为3层。 • 心外膜（心包的浆膜，单层鳞状上皮细胞）：尽管心外膜常常归为心的一部分，但严格意义上，它其实是心包的一部分。
神经血管结构 （也见第410页）	• 纵隔循环。 • 动脉：左冠状动脉（前室间支和旋支）和右冠状动脉（后室间支），两者均发自主动脉出左心室口处。 • 静脉：心静脉（心大静脉、心中静脉、心小静脉），与左心室后静脉相同，心静脉血通过冠状窦回流至右心房。	• 淋巴回流：经头臂淋巴结和气管支气管淋巴结进入支气管纵隔干。 • 自主神经支配：副交感神经来自两条迷走神经（颈心神经和胸心神经分支）。神经元细胞体位于迷走神经背核中，交感神经来自2~5胸神经节（上、中、下颈心神经）和胸心神经。
功能	心功能如吸压泵一样将血液输送到全身各处（心容积约为780 mL，心室搏出量为70 mL）。 • 心跳可以借助脉搏感知（静息心率约1 Hz）。 • 心活动分为两个周期：收缩期（心肌收缩）和舒张期（心肌舒张）。 • 心室肌收缩（房室瓣闭合），主动脉瓣与肺动脉瓣关	闭所产生的心音为第1与第2心音。 • 心传导系统由特殊分化的心肌细胞组成。右心房邻近上腔静脉处的窦房结节产生兴奋冲动，兴奋通过右心房与右心室交界部位的房室结传递到心室；然后，兴奋通过房室束及其左、右束支终止于浦肯野纤维。
胚胎发育	来源于中胚层，起源于原始心管然后发育为心环。	
主要疾病	• 心脏疾病很重要，是工业化国家的主要死亡原因：心肌梗塞是由于冠状动脉梗阻导致心肌重要部位供血不足，从而发生心肌坏死。 • 心律不齐和心传导系统功能紊乱。 • 瓣膜缺陷（先天性或由心内膜炎症引起）为瓣膜开放不全（瓣膜狭窄）或瓣膜关闭不全（瓣膜功能不全）。	• 心包完整的心肌创伤，心继续将血液泵入心包腔直到发生心脏骤停（心脏压塞）。 • 当病理性血栓在心内形成时，血栓有可能随血流到达大脑。

1.4 气管、支气管和肺

位置	• 气管颈部位于颈部。 • 气管胸部和主支气管位于纵隔。 • 肺叶支气管和所有下方的肺段位于肺内。 • 肺分别位于纵隔的两侧。	• 肺表面由脏胸膜（肺胸膜）覆盖。壁胸膜在纵隔面肺韧带处移行，反折为脏胸膜。
肺的外部结构	• 肺尖。 • 肺底。 • 肺叶。右肺有 3 个肺叶：上叶，中叶和下叶。左肺有 2 个肺叶：上叶和下叶。 • 裂。右肺有 2 个：水平裂位于上叶下方，斜裂位于中叶和下叶之间。左肺只有 1 个斜裂位于上叶和下	叶之间。 • 两个缘：前缘和下缘。 • 四个面：肋面（与肋毗邻），膈面（肺底，与膈毗邻），纵隔面（与纵隔毗邻），叶间面（在肺叶间的裂中）。 注意：术语"肺后缘"（肋面和纵隔面相交处）没有列入官方解剖专业术语。
气道的形状和结构	• 一般情况下气道按一分为二的方式分支，管径逐级减小。 • 肺内气道、结缔组织、神经血管结构组成一个海绵状器官——肺。 **气管和支气管树的结构** • 气管到终末性细支气管 = 传导部分（运输空气）。 • 终末性细支气管到肺泡 = 呼吸部分（气体交换）。 **传导部分的组成** • 气管的颈部：第 1 气管环至胸廓上口。 • 气管的胸部：胸廓上口到气管分叉处。 • 在气管分叉处：气管分出左、右主支气管。	• 右主支气管分出 3 个肺叶支气管：上叶、中叶、下叶支气管。 • 左主支气管分出 2 个肺叶支气管：上叶、下叶支气管。 • 肺叶支气管分支为肺段支气管：右肺的 10 个肺段支气管和左肺的 9 个肺段支气管。 • 肺段支气管分支为亚肺段支气管。 **呼吸部分的组成** • 呼吸性细支气管：1 级分支到 3 级分支（肺泡开始出现的部位）。 • 肺泡管。 • 肺泡囊。
气道壁结构	**气管** • 由 16~20 个马蹄形的软骨环组成的中空、管状器官。 • 气管环由胶原纤维和弹性纤维（环状韧带）连接起来。 • 气管黏膜上覆呼吸上皮细胞，包含多种腺体（气管腺）。 • 气管后壁：没有软骨，由结缔组织组成（气管的膜性壁），内有平滑肌细胞（气管肌）。 **主支气管、肺叶支气管、肺段支气管和亚肺段支气管** • 大致结构与气管相似。	• 所有的细支气管都有平滑肌细胞构成的同心或螺旋形板状结构（主动调控口径）。 • 肺段支气管和亚肺段支气管软骨环被软骨片替代。 • 假复层呼吸道上皮细胞与气管黏膜相似。 **从呼吸性细支气管开始** • 无软骨壁。 • 纤毛上皮细胞与 I 型和 II 型肺泡壁细胞（肺泡内）。
肺的内部结构	**气道的结构决定了肺的结构** • 双肺由气管通气。 • 左、右主支气管分别为对应的左、右肺通气。 • 肺每个叶支气管为对应的肺叶充气。	• 每个肺段细支气管为对应的肺段充气（支气管肺段）。 • 每个小叶支气管分别为肺小叶充气。 • 每个终末性细支气管为一个肺泡充气，一组肺泡组成一个小叶。

神经血管结构 (也见第 412 页)	**纵隔循环** • 肺内的神经、血管或沿着支气管树的分支走行，或走行于结缔组织框架内。 • 肺的特点：两个循环系统。支气管动脉和静脉供应肺自身，肺动脉和静脉为全身交换气体。 **支气管动脉和静脉** • 动脉：支气管动脉直接发自胸主动脉或间接发自肋间后动脉。 • 静脉：右侧支气管静脉注入奇静脉，左侧注入半奇静脉或副半奇静脉。	**肺动脉和静脉** • 动脉：肺动脉（左、右）携带来自肺动脉干的低氧血。肺动脉的节段性分支（肺段动脉）与肺段支气管伴行进入 10 个或 9 个肺段之一的中央。 • 静脉：富氧血的引流通常经 4 条肺静脉进入左心房。 • 淋巴引流：经肺内淋巴结、支气管肺淋巴结、气管支气管淋巴结和气管旁淋巴结引流至气管纵隔干。 • 自主神经支配。 　－ 双侧迷走神经发出副交感纤维进入肺丛。 　－ 交感神经主要通过来自第 2 或者第 3~4 胸神经节发出的分支，最终也加入肺丛。
功能	一般而言，气管在空气和血液之间交换氧气和二氧化碳，具体特征如下。 • 气管和支气管以及其分支（支气管树），除了最细的末端部分——气道。 • 支气管树的最后分支（肺泡）：血气之间的气体交换部位。因此，肺有以下重要功能。 　－ 能量生成：从外界大气中提取氧气并进行氧化。	－ 调节酸碱平衡（在呼气时将二氧化碳释放，借此影响体内血液中的碳酸氢盐水平）。 • 两层胸膜随胸腔容积变化（毛细力作用令附在肺表面的脏胸膜与附在胸壁内面的壁胸膜相互粘合）；肺容积的变化导致肺内压的变化，进而促使肺吸入或者排出气体。
胚胎发育	内胚层起源，来自颅前肠。 • 肺芽或者呼吸憩室由胚胎食管腹面的一个小外囊发育而来。	• 肺芽经过反复的一分为二的分叉（总共 22 次）形成气管以及支气管树（包括肺泡）。 注意：肺大约在十岁左右完全成熟。
主要疾病	支气管树和肺都是全身最容易生病的部分（是传染性病原体的入侵点）。 • 支气管树的急性炎症（气管炎、支气管炎及感冒）通常由病毒感染引起且一般无害。 • 慢性炎症（慢性气管炎）常见于吸烟者。 • 呼气时小支气管和细支气管扩张不足会导致支气管哮喘（常由过敏引起）。 • 肺组织过度扩张和肺泡破裂（肺气肿）。	• 慢性阻塞性肺病：上述三种疾病的终末阶段，伴随气体交换组织的破坏。 • 恶性肿瘤（支气管癌）是吸烟者死亡的重要原因。 • 肺栓塞：急性肺动脉栓塞通常由静脉形成的血栓经右心进入肺所致。这种情况下，肺拥有的两套循环具有重要意义。来自支气管动脉分支的血液为组织提供足够营养。因此，肺动脉的阻塞并不会造成组织供养不足和随之而来的破坏。

1.5　食管

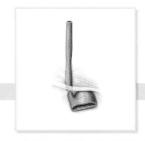

位置	在颈部和胸部（纵隔）位于气管和脊柱之间，还有一小部分位于腹部。	
形状、大小及节段	• 管状器官，从食管上口至其终端长约 23~27 cm。 • 宽约 20 mm（但是注意存在"食管狭窄"）。根据食管所在身体的区域可分为三个部分（详见上"位置"）。	• 颈段（C6~T1）：至胸廓上口。 • 胸段（T1~T11）：至食管裂孔（食管穿过膈的部位）。 • 腹段：至胃的贲门（该段最短，只有 2~3 cm，位于腹腔内）。
食管狭窄 （最大宽度不超过 14 mm 而不是平均宽度 20 mm）	• 上狭窄：C6 水平的咽食管狭窄，距离中切牙 14~16 cm。 • 中狭窄：T 4/T 5 水平的胸狭窄，距离中切牙 25~27 cm，食管走行于胸主动脉右侧。	• 下狭窄：T10/T11 水平的膈狭窄，距中切牙 36~38 cm，位于食管穿膈处；食管壁的肌、静脉丛以及膈肌可以功能性关闭食管。
食管壁结构	• 基本上与胃肠道相同，包括黏膜、黏膜下层、肌层和外膜。靠近胃的下段包括浆膜下层和浆膜层。 • 黏膜为复层非角质鳞状上皮细胞（无消化功能，但在食物经过食管时具有机械性保护作用。食管腺具有润滑食物的作用）。	• 食管上段肌组织为具有一定扩张能力的横纹肌（如咽肌），中下段主要为平滑肌（如胃），下段的静脉丰富。 • 肌组织含有斜行环绕食道的肌纤维。 • 环形和纵向的肌纤维相结合，使得食管入口和出口可以扩张和收缩（吞咽）。
神经血管结构 （也见第 409 页）	• 主要为纵隔循环（胸段），也包括少部分颈部（颈段）和上腹部循环（腹段）。 • 动脉：甲状腺下动脉（颈段）、胸主动脉（胸段）和胃左动脉（腹段）发出许多食管支。 • 静脉：许多食管静脉汇入甲状腺下静脉（颈段）、奇静脉、半奇静脉（胸段）和胃左静脉（腹段）。 • 淋巴引流经食管旁淋巴结进入颈深淋巴结（颈段）、	支气管纵隔干（胸段）和胃左淋巴结（腹段）。 • 自主神经支配。 　– 副交感神经支配来自两条迷走神经（迷走神经干），在颈段通过喉返神经支配。食管平滑肌的神经元位于迷走神经背核，横纹肌的神经元位于疑核。 　– 交感神经支配来自第 2~5 胸神经节的分支。自主神经纤维在食管上形成食管神经丛。
功能	吞咽时，将固体和液体从咽主动运输到胃；呕吐时，	将胃内容物从胃运输到咽。
胚胎发育	• 来源于颅前肠的内胚层。 • 食管系膜的下部可能仍以肝食管韧带的形式存在（连接肝与食管腹段）。	注意：在胚胎内胃的旋转使得食管也有轻微的移动。因此，食管壁的纵肌层为右螺旋模式。
主要疾病	食管本身的疾病（除了食管反流，较为少见）。 • 憩室（食管壁外翻），最易发生于下咽（喉咽）和食管交界处（也称为 Zenker 憩室，此憩室为下咽憩室而不是食管憩室）。 • 恶性肿瘤（食管癌，相对少见）。 • 长期饮酒引起的食管黏膜炎症。	• 食管反流：由贲门关闭功能不足引起胃酸反流所导致的食管上皮炎。 • Barrett's 综合征：慢性食管反流引起食管鳞状上皮转变为胃黏膜柱状上皮，增加癌变风险。 肝硬化时，食管静脉丛异常扩张（食管静脉曲张，有出血风险）成为门－腔静脉的通道（汇入奇静脉系统）。

1.6 胃

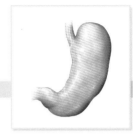

位置	左上象限（即腹上部）的腹膜内位器官。

形状和分段
- 具有前壁和后壁的囊状中空器官，可能会呈现多种形态（钩状胃、牛角状胃、长胃）。
- 从上至下胃分为 4 个部分。
  - 右上方：贲门＝贲门口＝食道入口。
  - 胃底（胃的基底部或圆顶部；在 X 线片中表现为液体平面上的含气空间）。
  - 胃体。
  - 右下方：胃的幽门部＝由幽门窦和幽门管组成的幽门；胃终止于幽门，关闭幽门口（出胃进入十二指肠）。
- 胃体有两个弯曲。
  - 胃小弯，朝向右上方，小网膜（连接肝和胃）连于此。
  - 胃大弯，朝向左下方，大网膜连于此。
- 胃有两个切迹。
  - 贲门切迹在贲门与胃体的交界处。
  - 角切迹在胃体与幽门的交界处。

胃壁结构
- 一般而言，胃壁结构和全部胃肠道一样：黏膜、黏膜下层、肌层、浆膜下层和浆膜。
- 例外：肌层有 3 层——斜肌纤维、环形层和纵行层（对蠕动很重要）。
- 黏膜含有特化的腺细胞产生 HCL 和内因子（壁细胞）、胃蛋白酶原（主细胞，消化蛋白）以及黏液（表面上皮细胞和佐细胞，生产黏蛋白，保护自我组织，防止被消化）。

神经血管结构
（也见第 415 页）

上腹部循环
- 动脉：由于位于上腹部，所有胃动脉直接（胃左动脉）或间接（通过肝总动脉或脾动脉）起自腹腔干。胃左和胃右动脉营养胃小弯，胃网膜左和胃网膜右动脉营养胃大弯；变异时可见一条胃后动脉营养胃的后壁。
- 静脉：胃左和胃右静脉、胃网膜左和胃网膜右静脉、幽门前静脉和胃短静脉直接或间接（经脾或肠系膜上静脉）注入肝门静脉。
- 淋巴回流：通过胃小弯（胃左和胃右淋巴结）、胃大弯（胃网膜左和胃网膜右淋巴结）和幽门（包含幽门前淋巴结和幽门后淋巴结的幽门淋巴结）的淋巴结群汇入腹腔淋巴结，并从此注入乳糜池。
- 自主神经支配
  - 副交感神经来自 2 条迷走神经（迷走神经干）。
  - 交感神经主要来自内脏大神经，部分来自内脏小神经（经腹腔神经节）。

功能
- 暂时储存食物，因此它的体积大（1.2~1.8 L）、弹性好。
- 开始消化过程的条件。
  - 产生含有 HCL 的胃液（大概 2 L/d，浓度 5 M/L，负责蛋白变性和食物杀菌）和蛋白消化酶（胃蛋白酶）。
  - 液化和机械研磨（通过胃壁的蠕动）食物，成为食糜并小量通过幽门进入十二指肠。
  - 分泌内因子，促进肠道对维生素 B12 的重吸收。

胚胎发育
- 起源于内胚层，由前肠发育而来。
- 胃有一个背侧和一个腹侧胃系膜，分别发育为大网膜和小网膜。
- 由于胃和胃系膜的旋转，肝和脾转移到右上和左上象限，十二指肠位于腹膜后。

主要疾病
- 急性和慢性炎症（胃炎）。
- 溃疡（通常由幽门螺杆菌引起）。
- 胃恶性肿瘤（胃癌）。

1.7 小肠：十二指肠

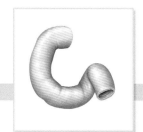

位置	• 位于肝下的右上象限，为继发性腹膜后位器官；靠近胃上部约 2 cm 仍为腹膜内位器官。 • 由于胚胎发育时胃的倾斜和旋转，十二指肠移向右，右上和右后方。	
十二指肠的形状和分部	• 中空、管状器官，前部观为 C 形。 • 是小肠最短的部分，长度约为 12 根指头宽。	• 从头到尾分为 4 个部分。 　– 上部 　– 降部 　– 下部或水平部 　– 升部
肠壁结构	• 总体而言，十二指肠壁的结构与整个胃肠道一样：黏膜、黏膜下层、肌层（环形和纵行层）、浆膜下层和浆膜或外膜。十二指肠黏膜皱襞在小肠中最为明显，	且在靠近小肠末端变小。 • 黏膜有特殊的环形褶皱（也称为 Kerckring's 褶皱）。十二指肠腺（也称为 Brunner's 腺）开口于小肠腔。
神经血管结构 （也见第 416 页）	**上腹部循环和肠系膜上循环** • 动脉：腹腔干的间接分支（胃十二指肠动脉发出十二指肠支，后者又继续分为胰十二指肠前动脉和胰十二指肠后上动脉）和肠系膜上动脉（胰十二指肠下动脉的小分支）。 • 静脉：通过胰十二指肠静脉引流注入肝门静脉。	• 淋巴引流：间接通过胰十二指肠淋巴结和胰淋巴结引流至腹腔淋巴结或注入肠干。 • 自主神经支配。 　– 副交感神经主要来自右侧迷走神经（迷走神经后干）。 　– 交感神经主要来自内脏大神经（腹腔神经节）。
功能	• 通过酶分解碳水化合物、脂肪和蛋白质，从而消化食物。这些酶是十二指肠上皮细胞产生或者是胰分泌后通过十二指肠大乳头（胆总管和主胰管的联合开口）或十二指肠小乳头（副胰管开口）进入十二指肠腔。胆总管还排出胆汁乳化脂肪。	• 将血液中吸收的营养物质直接输送到肝（脂肪除外）。 • 蠕动运输食糜。 注意：胆结石可能阻塞胆管和胰管的共同开口，令含有高活性酶的胰液回流，可能会引起胰的急性炎症（胰腺炎）。
胚胎发育	• 起源于内胚层，由前肠发育而来。 • 一个背侧和一个较小的腹侧十二指肠系膜。	注意：十二指肠上皮形成肝、胆囊和胰腺的原基。
主要疾病	• 十二指肠溃疡。 • 急性和慢性炎症（十二指肠炎）。	• 恶性肿瘤（很少见）。

1.8 小肠：空肠和回肠

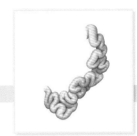

位置	• 位于腹膜腔上部，是横结肠系膜和骨盆上口之间的腹膜内位器官。 • 因为小肠襻活动度大，所以无法借助骨性标志确定其位置，总体上小肠被大肠环绕和包围。	
形状和分部	• 中空、管状器官，有众多肠襻。 • 为最长的单器官（长达 5 m），确保食物通过的时间足够长。空肠约占全长的 2/5，回肠（最长的节段）	约占 3/5。 注意：回肠以端侧吻合方式与盲肠相连。
肠壁结构	• 基本上与全部胃肠道的壁结构一样，包括黏膜、黏膜下层、肌层（环形层和纵形层）、浆膜下层和浆膜。 • 黏膜有数量众多的皱襞和绒毛。黏膜皱襞的高度从近端到远端，也就是从空肠到回肠逐渐减小。	黏膜下层（特别是在回肠末端）含有许多独特的淋巴滤泡，能够对肠道内容物带有的抗原发生免疫反应（集合淋巴滤泡 =peyer 斑）。口腔接种的效果建立在对 peyer 斑的刺激上。
神经血管结构 (也见第 417 页)	**肠系膜上循环** • 动脉：数量众多的空肠和回肠动脉（肠系膜上动脉的分支）。另外，在回肠末端有回结肠动脉。动脉在肠系膜内走向肠段，在靠近小肠处相互吻合，形成动脉弓，所以肠道循环障碍非常罕见。 • 静脉：空肠和回肠静脉注入肠系膜上静脉并由此注入肝门静脉。回肠末端也通过回结肠静脉引流。	• 淋巴引流：通过位于肠系膜内的淋巴结（近肠系膜淋巴结）注入肠系膜上淋巴结。 • 自主神经支配。 – 副交感神经主要来自右迷走神经（迷走神经后干）。 – 交感神经来自内脏大和内脏小神经（部分是腹腔神经节，但主要是肠系膜上神经节）。
功能	• 对碳水化合物、蛋白质和脂肪进行酶分解和消化，并吸收其成分；另外，还吸收维生素、微量元素和矿物质。 • 通过空肠和回肠的慢速蠕动（通过时间为 8~16 小时）	运输食糜，黏膜上皮密切接触食物。 吸收的营养物质通过血液循环直接运输到肝（通过肝门静脉）（脂类除外，它们通过毛细淋巴管送到乳糜池）。
胚胎发育	• 起源于内胚层，由中肠发育而来。	• 空肠和回肠有背侧系膜。
主要疾病	• 急性和慢性炎症（小肠炎）。 • 有慢性炎症存在时，还会出现溃疡（克罗恩病）、恶性肿瘤（很少见）。	• 在三个狭窄处（幽门口、十二指肠 – 空肠曲和回肠口），吞入的异物可能会阻塞于此（危及生命的机械性肠梗阻）。

1.9 大肠：盲肠、阑尾和结肠

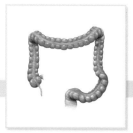

位置	围框状，主要分布于下腹部，包括横行节段和外侧纵行节段。 •升结肠和降结肠为继发性腹膜后位器官。 •横结肠和乙状结肠为腹膜内位器官。 •盲肠为腹膜内位器官，或多或少有部分为继发性腹膜	后位。 •阑尾属于腹膜内位器官。 注意：只有成熟的腹膜内位器官有背侧肠系膜。
形态和分部	中空管状器官，整体形状是框架结构，下面开口，包括盲肠和阑尾；结肠包括升结肠、横结肠、降结肠、	乙状结肠。
肠壁结构	•基本上与整个胃肠道壁的结构相同。 •黏膜凹陷（隐窝）较深，但与小肠不同，无环状襞和绒毛。 •黏膜下层有大量淋巴滤泡（识别肠道抗原），与小肠的无菌状态不同，大肠里有大量的细菌存在。 注意：结肠的纵行肌层形成3条不连续的结肠带（网膜带、系膜带、独立带）。	•环状肌层形成收缩环（内面可见半月襞），收缩环之间的肠壁向外膨出成囊状（结肠袋）。浆膜上有脂肪沉积（肠脂垂）。 •结肠带、结肠袋和肠脂垂是结肠和盲肠显著的形态学特征，在术中常凭借此特点鉴别大肠与小肠。结肠带在直肠处消失，纵行肌束再次形成连续层（结肠和直肠的交界处在大肠外壁上可以观察到）。
神经血管结构 （也见第418页）	近结肠左曲近侧为**肠系膜上循环**。 •动脉：右结肠动脉、中结肠动脉和回结肠动脉（起自肠系膜上动脉）。回结肠动脉发出盲肠前、后动脉和阑尾动脉。 •静脉：右结肠静脉、中结肠静脉和回结肠静脉（包括盲肠前、后静脉和阑尾静脉）汇入肠系膜上静脉，最终汇入肝门静脉。 •淋巴引流：通过盲肠前淋巴结、盲肠后淋巴结、阑尾淋巴结、右结肠淋巴结和中结肠淋巴结，汇入肠系膜上淋巴结。 •自主神经。 　–副交感神经主要来自右迷走神经（迷走神经后干）。 　–交感神经来自内脏大神经和内脏小神经（肠系膜上神经节）。	结肠左曲远端为**肠系膜下循环**。 •动脉：左结肠动脉和乙状结肠动脉起自肠系膜下动脉。 •静脉：左结肠静脉和乙状结肠静脉汇入肠系膜下静脉，最终汇入肝门静脉。 •淋巴引流：通过肠系膜淋巴结（左结肠淋巴结和乙状结肠淋巴结）汇入肠系膜下淋巴结，然后经腰干或左腰淋巴结汇入乳糜池。 •自主神经支配。 　–副交感神经来自于加入下腹下丛的盆内脏神经（S2~S4）。 　–交感神经来自腰内脏神经（经下腹下丛）；部分来自内脏大、小神经（肠系膜上神经节）。 注意：靠近结肠左曲处中结肠动脉和左结肠动脉明显吻合丰富（Riolan吻合），自主神经聚集（Cannon-Böhm点）标志着中肠和后肠的界限。
功能	•对经酶分解的食物成分进行一定程度的再吸收。 •重吸收盐和水分使食糜变稠，缓慢蠕动推动食糜。	•免疫识别食物中的抗原［主要是在盲肠和阑尾（胃肠道的"扁桃体"）］。
胚胎发育	起源于内胚层，由中肠和后肠发育而来。	
主要疾病	•急性和慢性炎症（肠炎）。 •良性肿瘤（息肉），往往会发展成恶性肿瘤（大肠癌是发达国家最常见的恶性肿瘤之一）。	•阑尾的急性炎症（大多是细菌性的）非常常见（急性阑尾炎，"盲肠炎"是误称）。炎症扩散到腹膜会导致致命的腹膜炎。治疗：外科切除阑尾（阑尾切除术）。

1.10 大肠：直肠

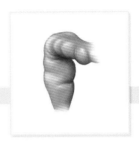

位置	位于小骨盆，在骶骨前方延伸至盆底，大部分位于盆腔的腹膜外间隙。近端为腹膜内位器官，其余位于腹膜外间隙（腹膜后和腹膜下间隙）。

形态和分部	中空管状结构如下。 • 直肠壶腹（壶腹 = 起储存粪便作用的局部膨大）。 • 肛管。	注意：直肠并不意味着就是"直的"，骶骨近端（骶曲）和盆膈上（会阴曲）处有两个弯曲。
肠壁结构	组织学结构与胃肠道基本相同，有黏膜层、黏膜下层、肌层（环形肌层和纵行肌层）、浆膜下层、浆膜层或外膜。	注意：直肠有一些区别于其余大肠的特征，没有结肠带、结肠袋和肠脂垂。有三条直肠横襞而没有半月襞。
神经血管结构 （也见第 420 页）	血管和淋巴管（不含自主神经）主要有**两个来源**。 后肠发育而来的直肠，主要是壶腹部，来源于**肠系膜下循环**。 • 动脉：来自于肠系膜下动脉发出的单根直肠上动脉。 • 静脉：直肠上静脉汇入肠系膜下静脉，然后通过肝门静脉入肝。 • 淋巴引流：2 个途径。 　– 通过直肠上淋巴结进入肠系膜下淋巴结。 　– 通过骶淋巴结和直肠旁淋巴结进入肠系膜上淋巴结。 盆底的结构，肛管与肛门，来源于**盆腔循环（髂循环）**。	• 动脉：发自髂内动脉的一对直肠下动脉（不恒定）和发自阴部内动脉的肛动脉。 • 静脉：成对直肠下静脉直接汇入髂内静脉，肛静脉经阴部内静脉汇入髂内静脉。 • 淋巴引流：通过直肠旁淋巴结和腹股沟浅淋巴结汇入髂内淋巴结。 **自主神经支配（两部分相同）。** • 副交感神经来自盆内脏神经（S2~S4）。 • 交感神经大部分来自腰内脏神经，小部分来自骶内脏神经（经上、中、下直肠神经丛）。
功能	作为大肠的一部分，可以临时存储粪便（控便）和排出粪便（排便）。 注意：功能性控便是通过直肠的气密性实现的。直肠	海绵丛（痔丛）的血液来自直肠上动脉，由于直肠括约肌的持续收缩而始终保持充血状态。
胚胎发育	• 大部分（主要是直肠壶腹）由内衬内胚层的后肠发育而来。 • 直肠远端，即肛管，由盆底的外胚层细胞发育而来。	注意：从专业名词上来讲，肛管可视为直肠的一部分（直肠壶腹来源于内胚层）或肠道的一个独立部分。
主要疾病	• 恶性肿瘤（直肠癌）是发达国家中最常见的恶性肿瘤之一。	• 痔疮：痔丛扩张；出血时为鲜红色动脉血。 • 肛瘘和肛周脓肿。

1.11 肝

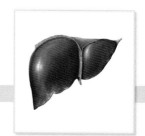

位置	• 位于腹腔右上象限的腹膜内。 • 由于胚胎时期胃和腹侧系膜的扭转，肝移至膈下方，并部分附着于膈（没有腹膜的肝＝裸区），随呼吸移动。
形态和分部	• 人体最重的实质性器官（重约 1.5 kg），前面观近似一个三角形。 • 形态学上可以分为左叶和右叶，尾状叶和方叶位于脏面。 • 基于血管结构，从功能和临床上可以分为 8 个肝段；每个肝段对应于每根肝动脉肝段支所供应的区域。 **描述肝实质显微结构模型。** • （中央静脉）肝小叶：小叶的大小为 1~2 mm，中央静脉位于中心。方形的肝细胞以中央静脉为中心向四周呈星状分布。静脉引流对这个肝组织的概念非常重要。 • 门管（周围）小叶：许多小叶借门静脉周围区域（结缔组织及小叶间动脉、静脉和胆管＝门脉三联管）彼此连接。门管小叶的中央是门管周围区或门脉三联管。肝的这种结构概念基于胆汁分泌（肝作为外分泌腺），然而，此模型已不再使用。 • 肝腺泡：呈菱形，外角由两个相对的门静脉周围区和两个相对的中央静脉组成。这个概念以动脉供应作为结构基础。作为最新概念，对肝的病理变化有重要意义。
神经血管结构 （也见第 414 页）	属于上腹部循环。 • 动脉：肝固有动脉来源于肝总动脉（腹腔干的分支）。 • 门静脉：门静脉收集几乎整个胃肠道的静脉血。 • 静脉：肝静脉（通常有 3 条）汇入下腔静脉。 • 淋巴回流：主要通过肝淋巴结流入腹腔淋巴结，也穿过膈流入纵隔淋巴结。 • 自主神经支配。 – 副交感神经支配来自迷走神经（迷走神经干）。 – 交感神经支配主要来自内脏大神经，小部分来自内脏小神经（腹腔神经节）。 注意：肝有双重血液流入，肝固有动脉和肝门静脉。来自肝固有动脉的血液可保障肝功能。肝静脉在肝裸区处汇入下腔静脉。肝段可以单独切除，因为其余的肝有较强的再生能力。
功能	• 人体最大的"代谢实验室"。肝门静脉将来自胃肠道的营养丰富的血液汇入肝。 • 外分泌腺：通过肝内、肝外胆管，胆汁根据需要间断地分泌进入十二指肠。在十二指肠中，胆汁乳化食物中的脂肪，乳化后的脂肪分子表面积得以增大，从而使之更容易被十二指肠酶进一步分解。 • 内分泌腺：合成血液中的大部分蛋白，包括凝血因子和血管紧张素原激素原。这些蛋白质释放入肝静脉。 • 多种药物的解毒（代谢）作用：代谢药物使其变成水溶性的，从而可通过胆汁分泌或血液（肾）排出。
胚胎发育	起源于内胚层，由肝芽发育而来。十二指肠上皮细胞发芽进入腹侧胃系膜和非常小的腹侧十二指肠系膜。
主要疾病	• 急性或慢性炎症（肝炎），通常由酒精或病毒感染（A、B、C 型肝炎）引起。 • 原发性肝细胞癌在欧洲罕见，然而肝是大肠癌转移的主要部位（转移的癌细胞主要通过肝门静脉的静脉血液）。

1.12 胆囊和胆管

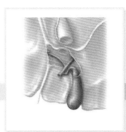

位置	• 胆囊：位于肝脏面的腹腔内位器官。胆囊颈（胆囊出口）朝向肝门。胆囊底在肝薄、锐的下缘可见，位于肋弓下方的锁骨中线上（当胆囊发炎时，这个部位会有压痛）。 • 肝外胆道：在肝十二指肠韧带（小网膜的一部分）内的主要部分为腹膜内位结构。胆总管的末段跨过胰并进入十二指肠，是继发性腹膜后位结构。	注意：从定义上看，胆囊是胆道系统的一部分。然而，为了更好地描述，而且考虑到它是一个与十二指肠相连的盲囊，我们将胆囊单独列出。肝内胆道（胆小管和小叶间胆管）作为肝的固有结构（见肝）在此没有单独列出。
形态、分部和壁结构	• 胆囊：小，梨形囊袋，长约 12 cm。 • 肝外胆道分为以下几项。 　– 左、右肝管。 　– 肝总管。	– 胆囊管。 　– 胆总管（由肝总管和胆囊管合并而成）注入十二指肠。 注意：注入十二指肠之前，胆管和胰管汇合。胆囊壁和肝外胆道包括黏膜和运输胆汁的强壮肌层。
神经血管结构 （也见第 414 页）	• 动脉：因为动脉靠近肝，因此动脉供应（胆囊动脉）主要发自肝固有动脉（右支）。 • 静脉：胆囊静脉注入肝门静脉。 • 淋巴引流主要（通过肝淋巴结和胆囊淋巴结）注入腹	腔淋巴结。 • 自主神经支配与肝相同。 　– 副交感神经支配通过迷走神经（迷走神经干）。 　– 交感神经支配来自内脏神经（腹腔神经节）。
功能	• 贮存和浓缩由肝细胞产生的胆汁，通过胆囊管和胆总管控制胆汁排入十二指肠（通过管壁肌的收缩）。	• 储存功能：胆囊可以储存达 50 mL 的胆汁。
胚胎发育	起源于内胚层。胆管的所有部分都由肝芽发育而来。十二指肠上皮细胞发芽进入腹侧胃系膜和非常小的腹	侧十二指肠系膜。
主要疾病	• 胆结石（结石，晶体样，胆汁中的硬物质）本身是不疼的，只有在胆囊通过有节律的肌收缩要排出这些结石的时候，才会突发原位的严重疼痛（绞痛）；外科手术切除胆囊后，脂肪仍然可以消化，因为肝仍然继	续产生胆汁。然而，由于胆汁储存器缺失，就再不能消化大量的脂肪了。 • 胆囊的炎症（胆囊炎）和恶性肿瘤少见。

1.13 胰

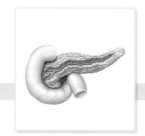

位置	沿网膜囊的后壁斜卧于上腹部。大部分胰体位于 L1 水平，胰头伸入 L2 水平。

形态和分部	细长的腺体包含少量结缔组织，分为： • 胰头 • 胰体　　　　　　　　　　　• 钩突 　　　　　　　　　　　　　　　• 胰尾

结构	按照组织学和功能可将胰分为以下两项。 • 外分泌部：大量小腺体的分泌物通过流出管道（胰管）——大部分与胆管一起进入十二指肠。通常，胰 腺里面存在第二（副）胰管。 • 内分泌部：上皮细胞组成的小岛状结构散布于外分泌腺体中。胰岛细胞释放的激素直接进入血流。

神经血管结构 （也见第 416 页）	上腹部和纵隔循环。 • 动脉：胰腺动脉的供应来自胰腺动脉弓，有两个来源。 　－上方动脉来自腹腔干的分支（脾动脉分支，包括胰大动脉、胰支、胰下动脉；肝总动脉的分支，包括胃十二指肠动脉和胰十二指肠上前、后动脉）。 　－下方动脉来自肠系膜上动脉的分支：胰十二指肠下动脉。 • 静脉：通过胰静脉（汇入脾静脉）或者胰十二指肠静 脉（汇入肠系膜上静脉）或者直接注入肝门静脉。 • 淋巴引流：通过胰上、下淋巴结和胰十二指肠淋巴结注入腹腔淋巴结和肠系膜上淋巴结。 • 自主神经支配。 　－副交感神经支配来自迷走神经（主要来自右迷走神经，即迷走神经后干）。 　－交感神经支配来自内脏大、小神经（腹腔神经节和肠系膜上神经节）。

功能	• 内分泌腺（胰岛细胞）：主要分泌胰岛素和胰高血糖素（两种互相拮抗的血糖代谢激素）。 • 外分泌腺：产生多种酶，在小肠中消化碳水化合物、脂肪、蛋白质和核酸。

胚胎发育	• 胰的外分泌腺起源于内胚层，由来自十二指肠的两个上皮芽（腹侧和背侧胰芽）发育后融合而来。 • 胰的内分泌腺来自于内胚层，由原始胰岛发育而来。

主要疾病	• 胰的炎症（胰腺炎）可由胆结石堵塞胆总管导致胆汁逆流引起，或者由长期饮酒引起。外分泌腺分泌不足会引起消化酶缺乏和消化不良。 • 内分泌腺（或胰）最常见的疾病是由胰岛细胞分泌胰 岛素不足引起的 I 型糖尿病。 **注意**：肠系膜上动脉、静脉走行于胰头和胰体之间的胰组织附近。胰腺肿瘤可能导致这些血管堵塞。胰头的肿瘤也可以导致胆总管堵塞。

1.14 脾

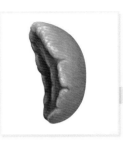

位置	是结肠左曲左上方的左季肋区的腹膜内位器官。长轴与第 10 肋平行。由于其位于膈下，因此脾的位置随呼吸而变化。
形态和分部	外观似"咖啡豆"。 • 脾门，神经血管结构出入的部位，朝向胃。 • 一个极朝向前下方（前极），一个极朝向后上方（后极）；还有上、下两缘。 • 脾的膈面朝向膈和肋。胃、结肠及肾面则朝向相应的器官。 • 厚度 × 宽度 × 长度大约为 4 cm×7 cm×11 cm，由于脾含有丰富的红细胞，所以呈红棕色。
显微结构	• 结缔组织带（小梁）中血管的血液通过周围聚集了淋巴细胞（淋巴网状器官）的丰富的血管分支流入网状结构。 • 血管终止于网状结构（脾窦），血液以低速（允许验证红细胞的年龄）流入结缔组织（开放的循环，是脾的一个显著特征），然后血液再从血窦回流进入小梁静脉。
神经血管结构 （也见第 414 页）	上腹部循环。 • 动脉：脾动脉来自腹腔干。 • 静脉：通过脾静脉流入肝门静脉。 • 淋巴引流：通过脾淋巴结（一些通过腹腔淋巴结）流入肠干。 • 自主神经支配。 　－副交感神经：主要来自右迷走神经（迷走神经后干）。 　－交感神经支配来自内脏大神经，部分来自内脏小神经（腹腔神经节）。
功能	• 最大的淋巴器官。 • 对血液进行免疫监测。 • 清除衰老的红细胞（80~100 天）。
胚胎发育	• 来源于中胚层组织，发芽进入背侧胃系膜。 • 伴随胃的旋转，脾移至腹部的左上象限。 **注意**：在体育锻炼（如跑步）过程中，流向脾的血液增加，结果导致脾增大。拉伸了位于脾和结肠之间的腹膜连接（脾结肠韧带），认为这是造成"岔气"（胸腔下的刺痛感）的原因。
主要疾病	• 造血系统功能紊乱（如白血病）。 • 单核细胞增多（一种常见的病毒感染）引起的脾肿痛。 • 直至近期，在非常严重的上腹部损伤中，破裂的脾通常要切除，因为脾的柔性而非常难以修复。现在，由于脾的免疫功能非常重要，因此保存脾的术式（使用纤维蛋白胶）在不断增加。5% 的脾切除术患者会出现脾切除术后凶险感染（overwhelming post-splenectomy infection，OPSI）综合征，该症状中被包裹起来的细菌可引起致命的败血症。

1.15 肾上腺

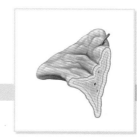

位置	• 腹腔里腹膜后间隙内的原发性腹膜后（腹膜外）位器官，每个腺体位于相应肾的上极。 • 与肾一起位于肾周脂肪囊内。	
形态与结构	• 三角形（拿破仑的三角帽；肾面、前面和后面）。 • 外皮质层（分三层，球状带、束状带和网状带）较厚，皮质的上皮细胞形成柱和集合体。 • 较小的髓质由交感神经元组成，分泌物直接入血：交	感神经旁神经元。 • 肾上腺内皮细胞具有活跃的吞噬作用，属于 Aschoff 网状内皮系统的一部分。
神经血管结构 （也见第 421 页）	腹膜后的腹部循环。 • 动脉：由三重的动脉提供动脉血。 　– 来自膈下动脉的肾上腺上动脉。 　– 来自腹主动脉的肾上腺中动脉。 　– 来自肾动脉的肾上腺下动脉。 • 静脉：通过肾上腺静脉引流，右侧汇入下腔静脉，左侧汇入肾静脉。 • 淋巴引流：直接进入腰淋巴结。 • 自主神经支配。	– 副交感神经：不清楚。 　– 交感神经：内脏大神经的节前纤维支配髓质。 注意：交感神经节前纤维与节后神经元在肾上腺髓质直接形成突触，而不像一般交感神经系统中在交感干内换元。然而，与一般情况下的交感神经系统相同，第 1 级交感神经元的节后神经递质是乙酰胆碱，而第 2 级副神经元主要分泌肾上腺素和一些去甲肾上腺素（10%）。
功能	成对的肾上腺由两个具有不同胚胎起源的内分泌部分组成。 • 肾上腺皮质：生产类固醇激素（糖皮质激素、盐皮质激素和男性性激素），影响葡萄糖、脂肪、蛋白质代谢和矿物质平衡。	• 肾上腺髓质：将肾上腺素和去甲肾上腺素直接释放入血液；交感神经系统的功能部分（两个腺体，一个器官）。 注意：血液从皮质流向髓质（顺流）。
胚胎发育	• 肾上腺皮质：细胞来源于类固醇区（中胚层）。	• 肾上腺髓质：细胞从神经嵴迁移而来（外胚层）。
主要疾病	肾上腺皮质功能障碍。 • 肾上腺皮质损失（肾上功能减退，艾迪生病；如果没有激素替代会威胁生命）。例如，由结核或者癌症转	移（黑色素瘤）导致的肾上腺破坏。 • 肿瘤产生 ACTH 所引起的肾上腺皮质功能亢进（库欣综合征）。

1.16 肾

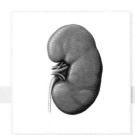

位置	•位于腹腔里腹膜后隙内，L1/L2 水平的原发性腹膜后（外）位器官，与肾上腺一起位于肾周脂肪囊。 •由于大体积肝的下压，右肾较左肾位置低。
形态与结构	•蚕豆形，12 cm × 6 cm × 3 cm（长 × 宽 × 厚）。 •肾门朝向内侧，是神经血管结构和输尿管的出入部位。 •分为上极和下极，前面和后面。　•外侧缘和内侧缘。 •全部肾组织实质有一层坚韧的纤维性肾被膜包绕。
显微结构	•外层肾皮质含有很多肾小体，其通过超滤形成原尿。 •显微镜下肾髓质区有细小管道系统（近直小管和远直　小管，近曲小管和远曲小管以及髓襻）浓缩原尿。 •尿液经肾盏排至邻近肾门的肾盂，然后进入输尿管。
神经血管结构 （也可见 421 页）	腹膜后的腹部循环。 •动脉：左、右肾动脉直接起自腹主动脉。 •静脉：左、右肾静脉直接汇入下腔静脉。 •淋巴引流：直接汇入腰椎淋巴结。 •自主神经支配。 　–副交感神经支配主要来自迷走神经（迷走神经后干），部分来自从 S2~S4 发出的盆腔内脏神经（主要支配肾盂）。 　–交感神经支配主要来自内脏大、小神经（腹腔神经节和主动脉肾节），部分来自下腹下丛（主要支配肾盂）。 **注意**：左肾静脉接收左侧睾丸/卵巢静脉和左肾上腺静脉的血液。左肾静脉走行于腹主动脉和肠系膜上动脉之间，在向右走行汇入下腔静脉时，可能受到压迫（"胡桃夹综合征"）。
功能	•调节水、酸碱和钠平衡。 •通过尿液排出代谢产物。 •调节血压。　•刺激红细胞生产。 •通过影响维生素 D 的代谢而调节钙。
胚胎发育	来源于中胚层（中间中胚层），由原始后肾（生后肾原基）发育而来。原始后肾在盆腔发育并向上迁移至膈下（肾上升）。
主要疾病	•肾结石：当尿液中化合物超过其溶解度时，可溶解的成分会析出结晶核，出现在肾的任何位置（如肾盂中的鹿角形结石）。如果结石卡在输尿管，可能会刺激肌收缩，引起严重的疼痛（绞痛）。 •肾的炎症（肾炎）可由肾盂的细菌侵袭（肾盂肾炎）引起或者由肾皮质的自身免疫（肾小球性肾炎）引起。 •粥样硬化引起的肾动脉狭窄（伴血压下降）可能会导致肾在血压调节方面的代偿能力引起的系统性血压升高。 •长期血糖升高（糖尿病）可损伤肾内小动脉（微血管病变）而导致肾功能不全和血压升高。

1.17 输尿管

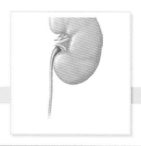

部位	主要位于腹腔的腹膜后方（腹膜外）和骨盆内。
形态和分部	管腔狭窄的中空管型器官（管道）；长约 24~31 cm，分为三部分。 • 腹部：位于腹腔内的腹膜后隙，邻近脊柱，从肾盂走行到骨盆的界限。 • 盆部：位于骶骨前面的腹膜后隙和盆腹膜下隙内，从骨盆的边界走行到膀胱壁。 • 壁内部：位于膀胱壁内。 注意：女性的输尿管走行于阔韧带内，走行于子宫动脉下方（有手术损伤的风险）。
结构	• 黏膜层含有特化尿道上皮（保护输尿管免受高渗尿液损伤）。 • 黏膜下层。 • 肌层的肌纤维强大（主动转输）。 • 外膜与腹腔和盆腔中腹膜外隙的结缔组织互相融合。
神经血管结构 （也见第 421 页）	腹膜后的腹腔循环和盆腔循环（髂循环）。 • 动脉：取决于输尿管的分段，输尿管动脉支分别来自邻近的腹腔动脉（肾动脉）和盆腔动脉（膀胱上动脉，也可能是髂内动脉）。 • 静脉：取决于输尿管的分段，分别汇入邻近的腹部静脉（肾静脉）和盆部静脉（膀胱静脉丛，也可能是髂内静脉）。 • 淋巴引流：取决于输尿管的分段，分别直接汇入腰淋巴结、膀胱外侧淋巴结或髂淋巴结。 • 自主神经支配。 － 副交感神经支配来自 S2~S4 发出的盆内脏神经。 － 交感神经支配来自腹腔神经节和主动脉肾节发出的内脏小神经或者内脏最小神经，及下腹下丛发出的腰内脏神经。
功能	• 通过主动蠕动将定量尿液从肾盂运输至膀胱。 • 在膀胱感染时，防止尿液回流造成上行性感染。
胚胎发育	男性和女性的输尿管都来自中胚层，由中肾管发育而来。输尿管在盆腔中发育，并随肾一起上升。
特征	具有临床意义的狭窄（三个输尿管狭窄）。 • 输尿管近端邻近肾下极处。 • 输尿管在骨盆的界线处跨过血管（髂总动脉）处。 • 输尿管穿过肌性膀胱壁处。 • 另外，第 4 个狭窄可能发生在输尿管在睾丸或卵巢血管下相交处。 这些狭窄是肾结石嵌顿的潜在发生部位（输尿管结石）。
主要疾病	• 输尿管结石可能嵌顿于输尿管狭窄处，当输尿管收缩将结石推向膀胱时可造成剧痛（输尿管绞痛）。 • 膀胱的细菌性炎症可以使病原体经输尿管进入肾，导致输尿管的炎症（输尿管炎）。

1.18 膀胱

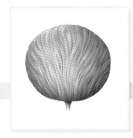

位置	位于耻骨联合后方的小骨盆内的腹膜外间隙，位于盆底上方。	
与腹膜的关系	膀胱的上面有尿生殖（脏层）腹膜覆盖。脏腹膜在腹前壁上反折为壁腹膜，在膀胱后方覆盖邻近器官（子宫或者直肠）的前壁并继续移行为壁腹膜。	注意：充盈的膀胱推腹膜上移。当膀胱超过耻骨联合时，膀胱前壁无腹膜覆盖，为膀胱前壁的穿刺提供了通路。（耻骨上膀胱穿刺）
形态	中空性器官，外形根据充盈程度呈盖碗状或球形，能容纳500~1 000 mL尿液。膀胱可分为体和尖（上部）、底和膀胱颈（朝向盆底）。	输尿管口和尿道内口（及膀胱悬雍垂）在膀胱底的内壁形成一个三角形区域（膀胱三角）。
壁结构	• 黏膜层具有特殊的膀胱上皮（防止尿液的渗透作用）。 • 黏膜下层。 • 独特的多层平滑肌，负责膀胱的关闭（控尿）和开放	（排尿）。 • 外膜层（脏盆筋膜）将膀胱与其周围结缔组织融合。膀胱上面有尿生殖腹膜（浆膜）覆盖。
神经血管结构 （也见第422页）	盆腔循环（髂循环）。 • 动脉：为髂内动脉脏支发出的膀胱上、下动脉。 • 静脉：经髂内静脉的脏支膀胱静脉引流。 • 淋巴引流：引流入髂内淋巴结。	• 自主神经支配。 – 副交感神经来自S2~S4的盆腔内脏神经。 – 交感神经来自腰、骶内脏神经（经下腹下丛）。
功能	暂时的、可控性的储存终尿（控尿）和控制排放尿（排尿）。	
胚胎发育	大部分起源于内胚层，由泄殖腔的一部分生殖窦发育而来；小部分（一部分后壁）起源于中胚层，由左、右中肾管融合形成膀胱。	注意：位于膀胱后方增大的子宫（怀孕或者子宫肌瘤引起）会减小膀胱容量导致尿频。由于多次顺产引起的盆底结构薄弱可致膀胱关闭机制受损，进而导致尿失禁。
主要疾病	• 细菌经尿道进入膀胱可引起细菌性炎症（膀胱炎）。由于女性尿道短，所以女性的膀胱炎较男性更为常见。 • 膀胱癌，恶性肿瘤。	• 盆底下降引起的尿失禁（盆底力学机能不全，多次顺产后导致的盆膈松弛及下降）。 • 小梁样膀胱：良性前列腺增生引起的肌束肥大，导致尿道内口阻塞。

1.19 尿道

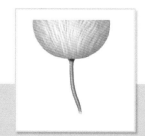

	注意：由于性别引起的形态和功能上差异，尿道可分为以下两种。 •女性尿道 •男性尿道	
位置	男性和女性的尿道都位于盆腔腹膜外间隙，膀胱的正下方。男性的尿道有部分位于阴茎的尿道海绵体中，	有部分被前列腺包裹（膀胱下方）。
形态	中空性管状器官，有两个口。 •尿道内口为膀胱出口（男性和女性都一样）。	•尿道外口在体表：女性位于阴道前庭，男性位于阴茎头。
分部	女性尿道（直，长约 3~5 cm）分为两个部分。 •壁内部（非常短，在膀胱壁内）。 •海绵体部（较长的部分，开口于阴道前庭）。 男性尿道（长约 20 cm，有两个弯曲）分为四个部分。 •壁内部（非常短，位于膀胱壁内，仅有尿液通过；有尿道内括约肌）。 •前列腺部（长约 3 cm，是尿道和生殖道，被前列腺包围，有尿道嵴和精阜）。 •膜部（长约 1~2 cm，穿过盆膈的尿生殖裂孔，远端扩张为尿道球部）。 •海绵体部（长约 15 cm，在尿道海绵体内，在尿道外口前的扩张部分称为舟状窝，海绵体的近端部分附着	于盆底，远端部分悬挂）。 •男性尿道的两个弯曲。 　－耻骨下弯：在尿道膜部和尿道海绵体部交界处。 　－耻骨前弯：在尿道海绵体部远端与近端交界处。 •男性尿道的三个狭窄。 　－壁内部。 　－膜部（近端部分）。 　－尿道外口。 •男性尿道的三个扩张。 　－前列腺部。 　－尿道球部。 　－舟状窝。
壁结构	含有尿道球腺的黏膜层（近端部分为膀胱上皮，远端为	未角化的复层鳞状上皮）、肌层、外膜层。
神经血管结构	盆腔血液循环。 •动脉：尿道动脉来自阴部内动脉和其小分支（男性来自前列腺支；女性来自膀胱下动脉和直肠下动脉）。 •静脉：回流至膀胱静脉丛（女性）或者膀胱静脉丛、前列腺静脉丛和阴茎静脉（男性）。	•淋巴引流：腰淋巴结（通过髂淋巴结或者腹股沟淋巴结）。 •自主神经支配（稀少）。 　－副交感神经来自盆内脏神经（S2~S4）。 　－交感神经来自骶内脏神经或者下腹下丛。 　－躯体感觉神经来自阴部神经。
功能	排出体内的尿（男性和女性都一样）；在射精时输送精	液（男性）。
胚胎发育	由尿生殖窦（男性和女性）发育而来，外胚层细胞从	阴茎头向内生长（男性）。
主要疾病	•由细菌（大多数情况下）或真菌（不常见）引起的急性或慢性炎症（尿道炎，很常见）。排尿时有灼烧感。女性比男性更易受到感染。	•胚胎发育的畸形，包括在年轻女孩中出现的尿道阴道瘘，或者年轻男孩中出现的阴茎上的异常开口（多数情况是在阴茎下方，称为尿道下裂）。

1.20 阴道

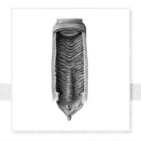

位置	位于腹膜外，即盆腔内腹膜外间隙中。阴道于尿道后方穿过盆底的盆膈裂孔，开口于阴道前庭的小阴唇间。	
形态	中空的细长管状器官（长度为 8~10 cm）。	
壁结构	• 由复层上皮（具有力学弹性）组成的特殊黏膜，阴道内的细菌可将糖原转化为乳酸（酸性环境可防止上行感染）。	• 发达的肌层。 • 外膜将阴道与周围的盆腔结缔组织融合在一起。 注意：阴道壁不含腺体，主要以渗出的形式得到滋润。
神经血管结构 （也见第 424 页）	盆腔的循环（髂循环）。 • 动脉：阴道动脉（不恒定存在）是髂内动脉的分支或子宫动脉的阴道支。 • 静脉：阴道静脉丛直接汇入子宫静脉或通过子宫静脉丛汇入。 • 淋巴引流：部分（只有上部）引流到子宫旁淋巴结，	大多数汇入腹股沟淋巴结（由于阴道是盆底的衍生物），然后汇入髂外淋巴结。 • 自主神经支配。 　– 副交感神经来自盆腔内脏神经（S2~S4）。 　– 交感神经通过腰、骶内脏神经（通过下腹下丛）。 • 躯体感觉神经来自阴部神经。
功能	交配器官，产道。	
胚胎发育	由盆底上皮外翻发育而来（窦阴道球融合形成阴道板）。	阴道板发育初期为实心结构，然后慢慢形成管道结构。
主要疾病	• 由于正常阴道环境被破坏，由细菌或真菌引起的感染。 • 恶性肿瘤（阴道癌）相当罕见。 • 罕见，先天性的尿道或直肠瘘导致尿液或粪便经阴道流出（细菌感染），可以解释发育的过程。	• 绝经后阴道上皮萎缩：严格说来这并不是一种疾病，因为停经是一种生理过程。然而可能引起主观症状（阴道干涩）。

1.21　子宫和输卵管

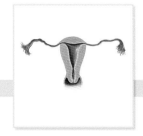

位置	位于小骨盆（尿生殖器脏腹膜覆盖）内的腹膜内位器官。仅有小部分宫颈位于腹膜外。 **子宫** • 膀胱和直肠之间。 • 子宫阔韧带将子宫固定于盆腔侧壁；子宫向前倾斜（前倾）；子宫体与子宫颈形成一个角度，向前弯曲（前曲）。 注意：子宫阔韧带是一片结缔组织，其中有走向子宫	和输卵管的神经血管结构，部分也会走行到卵巢。这就是为什么它被认为是"系膜"（子宫系膜／输卵管系膜／卵巢系膜＝子宫／输卵管／卵巢的系膜部分）。 **输卵管** 位于阔韧带的上缘内。
形态和分部	• 中空的肌性梨状器官（子宫）。 • 在其左、右两侧各发出一条 7~10 cm 长的中空管状器官（左、右输卵管）。 • 输卵管末端（输卵管壶腹部）覆盖在一个大小和形状都像李子的器官（卵巢）上以接受排出的卵子（见卵巢）。 **子宫的分部** • 子宫体（2/3）包括前、后面和盲端的子宫底。 • 子宫颈（1/3）包括子宫峡部及宫颈管，子宫颈阴道上部和子宫颈阴道部。 • 子宫外口（开口于阴道）。	注意：子宫颈黏液栓将子宫颈与阴道封闭，并防止细菌从阴道上行。 **输卵管的分部** 从外侧到内侧。 • 腹腔口（伞形漏斗状末端）。 • 输卵管漏斗。 • 输卵管壶腹部。 • 输卵管峡部。 • 输卵管子宫部分（非常狭窄，穿过子宫壁）及输卵管子宫口。
壁的结构	**子宫** • 黏膜（具有基底层和功能层的子宫内膜），专门接受受精卵。性成熟女性的子宫内膜随月经而发生周期性变化。 • 肌层（子宫肌层）：怀孕期间保持子宫闭合（子宫颈关闭）；娩出胎儿。 • 浆膜层（子宫外膜）：允许孕期的子宫在腹腔内长大。 注意：子宫壁肌的收缩不仅受神经控制，还受激素（催产素）控制。	**输卵管** • 黏膜专门产生流向子宫的液体（动纤毛），协助运输不能运动的受精卵，也将可以运动的精子按照需要的方向移动（正向趋流性）。 • 肌层：负责运动输卵管扫过卵巢表面。 • 输卵管的浆膜（腹膜覆盖）与输卵管系膜是连续的（见上面的"位置"）。
神经血管结构 （也见第 424 页）	盆腔循环（髂循环）。 **子宫** • 动脉：子宫动脉发自髂内动脉。 • 静脉：引流至子宫静脉丛并汇入髂内静脉。 • 淋巴引流：通过子宫旁淋巴结和骶淋巴结引流至髂内和髂总淋巴结（主要引流子宫体）以及腹股沟淋巴结（宫颈，与外生殖器的引流相同）。 • 自主神经支配。 　– 副交感神经：盆内脏神经（S2~S4）。 　– 交感神经：主要是腰内脏神经和部分骶内脏神经（通过下腹下丛）。	**输卵管** • 动脉：子宫动脉和卵巢动脉的输卵管支。 • 静脉：汇入子宫静脉丛或卵巢丛。 • 淋巴引流：直接或间接（通过子宫旁淋巴结）引流到腰淋巴结。 • 自主神经支配：见子宫。 注意：子宫 – 输卵管角：女性的子宫圆韧带与淋巴管一起穿过腹股沟管。因此，子宫 – 输卵管角转移的肿瘤细胞可能落在腹股沟淋巴结内。

功能	**子宫** •怀孕期间孕育和庇护胎儿。 •娩出胎儿。	**输卵管** •收集排出的卵子。 •精子上行的通道。 •受精场所。 •将受精卵运送到子宫。
胚胎发育	子宫和输卵管起源于中胚层，由中肾旁管发育而来。 •融合的中肾旁管发育为子宫。	•中肾旁管未融合的部分发育为输卵管。
主要疾病	**子宫** •良性肌瘤（肌瘤或纤维瘤），其生长受性激素的影响。肌瘤可能会压迫周围器官（膀胱、直肠）或子宫黏膜（可能中断月经周期）。 •恶性肿瘤可能发生于子宫体（子宫内膜癌）或宫颈（宫颈癌）的黏膜。 •盆底下降可能导致子宫下垂。	**输卵管** •细菌性炎症（子宫附件炎）通常从子宫上行感染。 •慢性炎症可能导致输卵管腔闭塞（可能抑制受孕）。 •感染可能会从输卵管的腹腔口蔓延到腹腔。

1.22　前列腺和精囊

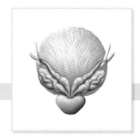

位置	**前列腺**：位于膀胱下方，盆腔内腹膜下间隙的腹膜外位器官；在肛提肌上方包绕尿道近端部分（尿道前列腺部）。 **精囊**：大部分位于腹膜外，紧邻膀胱后壁（最后上方	的尖端部分是唯一有腹膜覆盖的部位）。
形态与结构	**前列腺** •由纤维囊包裹的单个腺体。 •有许多上皮导管分支，通过小导管流入尿道。 •每侧精囊排泄管与相邻的输精管合成射精管，穿过前列腺。	**精囊** •成对的长条形（5 cm）器官，由迂曲的管道组成。 •腺体有完整的囊包围。 注意：前列腺的组织学分区具有临床意义。"精囊"一词具有误导性，因为该腺体不储存精液。精囊的分泌物约占射出精液的 70%。
神经血管结构 （也见第 422 页）	两个器官的盆腔循环（髂循环）。 •动脉：主要来自膀胱下动脉的前列腺支。 •静脉：前列腺静脉丛引流到膀胱静脉丛（通常一起称为膀胱前列腺静脉丛）。 •淋巴引流：部分引流进入膀胱前/后的淋巴结，然后	引流到髂内淋巴结、骶淋巴结和腰淋巴结。 •自主神经支配。 　–副交感神经来自盆内脏神经（S2~S4）。 　–交感神经来自腰内脏神经和（在较小程度上）骶内脏神经（通过下腹下丛）。
功能	产生的分泌物是精液的组成部分，含有对精子运动有重要作用的物质。分泌物为碱性（特别是精囊）富含	果糖（精子的能量来源）。
胚胎发育	**前列腺**：由尿道上皮细胞发育而来。	**精囊**：由中肾管上皮发育而来。
主要疾病	**前列腺**：良性肿瘤和恶性肿瘤。 •老年男性过渡区的上皮和间质良性增生伴尿道狭窄和尿潴留非常常见。由于前列腺增大，膀胱强力收缩，试图将尿排出而引起膀胱壁增厚（称为小梁样膀胱）。可用尿道扩张术治疗。 •前列腺癌：多发于包囊下周围区的上皮细胞。前列腺	癌是老年男性最常见的恶性肿瘤之一。通常肿瘤细胞会扩散到骨，尤其是脊柱，因为前列腺静脉丛和脊髓静脉丛之间的静脉缺乏瓣膜（老年男性脊柱下部的疼痛）。 **精囊**：由生殖器感染引起炎症较为罕见。

1.23 附睾和输精管

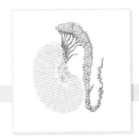

位置	**附睾：** 位于腹膜外，睾丸后外侧的阴囊内（不在包绕睾丸的鞘膜内）。 **输精管：** （附睾的直接延续）经过腹股沟管，沿着膀胱的上面和后面走行至前列腺。位于膀胱上面的部分有尿生殖腹膜覆盖（"腹膜下位"）。
形态与结构	**附睾：** 长达 12 m，高度迂曲的导管（附睾管）分为附睾头、附睾体和附睾尾。附睾尾延续为输精管。 **输精管：** 长约 40 cm，具有螺旋形强大肌纤维，管腔狭窄（组织学切片通常呈现三层结构），上皮表面有纤毛。 输精管末端在前列腺处扩大成壶腹，然后穿过前列腺继续移行为射精管（与精囊排泄管汇合后）。 **注意：** 由于肌纤维发达，输精管粗细与铅笔差不多，在腹股沟管处可以触及。
神经血管结构	**附睾：** 来自腹腔的腹膜后循环（睾丸血管供应）。部分来自盆腔循环（髂循环）。一些附睾的神经血管结构加入睾丸的神经血管结构。 • 动脉：睾丸动脉的分支。 • 静脉：引流到蔓状静脉丛注入睾丸静脉。 • 淋巴引流：腰淋巴结。 • 自主神经。 　– 副交感神经来自盆内脏神经（S2~S4）。 　– 交感神经来自从下腹下丛发出的腰内脏神经。 **输精管：** 盆腔循环（髂循环）。 • 动脉：来自脐动脉的输精管动脉。 • 静脉：部分引流到蔓状静脉丛，部分引流到膀胱静脉丛。 • 淋巴引流：腰淋巴结。 • 自主神经支配。 　– 副交感神经来自盆内脏神经（S2~S4）。 　– 交感神经来自经下腹下丛发出的腰内脏神经。
功能	**附睾：** 储存睾丸产生的精子，并促精子成熟。 **输精管：** 射精时快速将精子运输到尿道。 **注意：** 精子在睾丸和附睾中生成和成熟，精子迁徙到附睾并储存在附睾管尾部大约需要 80 天。
胚胎发育	两个器官都来源于中胚层，由中肾管尾部发育而来。
主要疾病	附睾炎症（附睾炎）、输精管炎少见。

1.24 睾丸

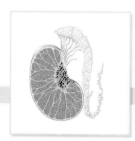

位置	位于体外的阴囊内；大部分被封闭的腹膜囊（鞘膜）包裹。睾丸位于阴囊中的位置是胎儿睾丸下降的结果。
形态与结构	睾丸是成对的器官，大小和形状近似李子，纤维隔将睾丸分成大约 350 个小叶。每个小叶包含 2~4 条迂曲的精曲小管，精曲小管内衬上皮，精母细胞在此发育（即精子生成）。小叶间组织内含有可生成睾酮的睾丸间质细胞。
神经血管结构 （也见第 423 页）	来自腹膜后的腹腔循环（尽管位于体外）。 在胚胎发育过程中，睾丸连同其神经血管结构从上腹部降入阴囊。因此，神经血管结构不是由盆腔内的结构发育而来的（类似于卵巢）。 • 动脉：睾丸动脉起于腹主动脉上段。 • 静脉：引流至蔓状静脉丛，然后右侧通过睾丸静脉直接注入下腔静脉，左侧则注入左肾静脉。	• 淋巴引流：腰淋巴结。 • 自主神经支配。 　– 来自骶神经 S2~S4（盆内脏神经）。 　– 交感神经支配主要来自由肠系膜上神经节和主动脉肾节发出的内脏小神经和内脏最小神经支配（通过睾丸丛）。
功能	产生精子和雄性激素（睾酮）。
胚胎发育	来源于中胚层，由上腰椎区尿生殖嵴内尚未分化的性腺原基发育而来。精子前体细胞从卵黄囊壁二次迁移。	注意：睾丸位于阴囊内（体外）是因为腹腔内较高的温度会抑制精子形成。
主要疾病	• 睾丸无法正常下降导致腹腔位睾丸（睾丸停留于腹腔或者盆腔）或者腹股沟位睾丸（睾丸停留于腹股沟）。腹腔或盆腔内较高的温度（因为睾丸靠近核心）抑制精子的生成，也有可能导致男性不育症（激素分泌正常）。	• 蔓状静脉丛的扩张（精索静脉曲张，主要是左侧）可能导致睾丸过热（由于温血量的增加）和生育力下降。 • 恶性睾丸癌是年轻男性最常见的癌症之一。恶性睾丸癌（精原细胞瘤、畸胎瘤）的风险随隐睾症（位于体腔内未降到阴囊的睾丸）而增加。

1.25 卵巢

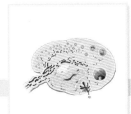

位置	为腹膜内位器官，位于小骨盆的髂窝内（下降后）。 注意：覆盖在卵巢表面的腹膜被误称为生殖上皮，虽然它不参与产生卵子。相反，睾丸的"生殖上皮"没有腹膜覆盖，但该上皮参与精子生成。
形态与结构	•成对的器官，大小形状近似李子，有输卵管端（血管极）和子宫端（子宫极）。 •分为以下两项。 　－结缔组织囊（白膜）。 　－卵巢皮质和卵巢髓质。　卵巢皮质由各个不同发育阶段的卵泡组成。每个卵泡包含一个被滤泡上皮细胞包围的卵母细胞和一个结缔组织囊（卵泡膜）。 注意：雌激素不是由卵子产生的，而是由它周围的结缔组织细胞产生。
神经血管结构 （也见第 425 页）	以腹膜后的腹腔循环为主，盆腔循环（髂循环）为辅。 •动脉：来自腹主动脉的卵巢动脉和子宫动脉的卵巢支（共同构成卵巢血管弓）。 注意：由于卵巢具有双重血液供应，手术切除卵巢时需要结扎两套血管系统。 •静脉：右侧卵巢静脉直接注入下腔静脉，左侧卵巢静脉注入左肾静脉，也通过卵巢静脉丛汇入子宫静脉丛。 •淋巴引流：引流入腰淋巴结。 •自主神经支配。 　－副交感神经主要通过迷走神经支配。 　－交感神经主要通过内脏小神经和内脏最小神经支配（经由肠系膜上神经节和主动脉肾节发出）。
功能	•产生卵子。　•周期性分泌女性激素。
胚胎发育	由上腰椎区尿生殖嵴的中间中胚层内的性腺原基发育而来。卵巢由此处下降到小骨盆内（卵巢下降）。 注意：胚胎卵巢最初位于腹膜后，随着尿生殖嵴的融合而移动到腹膜内。随着卵巢从上腹部降入骨盆，其神经血管结构也被牵拉而同时下降。因此，卵巢的神经血管结构走行于腹膜皱襞（卵巢悬韧带）内。
主要疾病	•卵巢癌：尤其是恶性的，肿瘤细胞容易在整个腹腔扩散。　•卵泡发育功能障碍导致生育力下降或月经周期紊乱。

参考文献

Agur AMR. Grants Anatomie. Lehrbuch und Atlas. Stuttgart: Enke; 1999

Anschütz F. Die körperliche Untersuchung. 4. Aufl. Heidelberg: Springer; 1985

Aumüller G, Aust G, Engele J et al. Anatomie. Duale Reihe. 4. Aufl. Stuttgart: Thieme; 2017

Bähr M, Frotscher M. Neurologisch-topische Diagnostik. 10. Aufl. Stuttgart: Thieme; 2014

Becker C. CT-Diagnostik der koronaren Herzkrankheit. Teil I: Indikation, Durchführung und Normalbefundung der CT-Koronarographie. Radiologie up2date 2008; 1: 55-67; DOI 10.1055/s-2007-995498

Behrends JC, Bischofberger J, Deutzmann R et al. Physiologie. Duale Reihe. 3. Aufl. Stuttgart: Thieme; 2016

Block B, Meier PN, Manns MP. Lehratlas der Gastroskopie. Stuttgart: Thieme; 1997

Block B, Schachschal G, Schmidt H. Der Gastroskopie-Trainer. 2. Aufl. Stuttgart: Thieme; 2005

Brambs H-J. Pareto-Reihe Radiologie. Gastrointestinales System. Stuttgart: Thieme; 2007

Bücheler E. Einführung in die Radiologie. 11. Aufl. Stuttgart: Thieme; 2005

Claussen CD, Miller S, Fenchel M et al. Pareto-Reihe Radiologie. Herz. Stuttgart: Thieme; 2007

Dauber, W. Bild-Lexikon der Anatomie. 10. Aufl. Stuttgart: Thieme; 2008

Dietrich Ch, Hrsg. Endosonographie. Lehrbuch und Atlas des endoskopischen Ultraschalls. Stuttgart: Thieme; 2007

Dorschner W, Stolzenburg J-U, Neuhaus J. Structure and Function of the Bladder Neck. Advances in Anatomy, Embryology and Cell Biology Vol. 159. Berlin: Springer; 2001

Drews U., Brand-Saberi B. Taschenlehrbuch der Embryologie. 12. Aufl. Stuttgart: Thieme; 2014

Faller A, Schünke M. Der Körper des Menschen—Einführung in Bau und Funktion. 17. Aufl. Stuttgart: Thieme; 2016

Fanghänel J, Pera F, Anderhuber F, Nitsch R, Hrsg. Waldeyer—Anatomie des Menschen. 24. Aufl. Berlin: De Gruyter; 2009

Flachskampf F. Kursbuch Echokardiografie. 6. Aufl. Stuttgart: Thieme; 2017

Földi M, Földi E, Kubik S. Lehrbuch Lymphologie. 7. Aufl. Stuttgart: Urban & Fischer, Elsevier; 2010

Frick H, Leonhardt H, Starck D. Allgemeine und spezielle Anatomie. Taschenlehrbuch der gesamten Anatomie, Bd. 1 u. 2. 4. Aufl. Stuttgart: Thieme; 1992

Fritsch H, Kühnel W. Taschenatlas der Anatomie. Bd. 2. 11. Aufl. Stuttgart: Thieme; 2013

Gonska BD, Heinecker R. EKG in Klinik und Praxis. 14. Aufl. Stuttgart: Thieme; 1999

Graumann W, von Keyserlingk D, Sasse D. Taschenbuch der Anatomie. Stuttgart: Gustav Fischer; 1994

Greten H, Hrsg. Innere Medizin. 13. Aufl. Stuttgart: Thieme; 2010

Hamm B, Krestin GP, Laniado M, Paul G, Volkmar N, Taupitz M, Hrsg. MRT von Abdomen und Becken. 2. Aufl. Stuttgart: Thieme; 2010

Haferlach T. Taschenatlas Hämatologie. 7. Aufl. Stuttgart: Thieme; 2018

Hegglin J. Chirurgische Untersuchung. 4. Aufl. Stuttgart: Thieme; 1988

Ignjatovic D et al. Can the gastrocolic trunk of Henle serve as an anatomical landmark in laparoscopic right colectomy? A postmortem anatomical study. The American Journal of Surgery 2010; 199: 249–254

Jin G, Tuo H, Sugiyama M et. al. Anatomic study of the superior right colic vein: its relevance to pancreatic and colonic surgery. The American Journal of Surgery 2006; 191: 100–103

Kuzu MA, Ismail E, Çelik S et al. Variations in the Vascular Anatomy of the Right Colon and Implications for Right-Sided Colon Surgery. Diseases of the Colon & Rectum Volume 60: 3 (2017): 290–298

Lange S. Radiologische Diagnostik der Thoraxerkrankungen. 4. Aufl. Stuttgart: Thieme; 2010

von Lanz T, Wachsmuth W. Praktische Anatomie. Bd. II/6 Bauch. Berlin: Springer; 1993

Lippert H, Pabst R. Arterial Variations in Man. München: Bergmann; 1985

Loeweneck H. Diagnostische Anatomie. Berlin: Springer; 1981

Lüllmann-Rauch R. Taschenlehrbuch Histologie. 5. Aufl. Stuttgart: Thieme; 2015

Masuhr KF, Neumann M. Neurologie. Duale Reihe. 7. Aufl. Stuttgart: Thieme; 2013

McNeal JE. Regional morphology and pathology of the prostate. Am J Clin Pathol 1968; 49: 347–357

Möller TB, Reif E. Taschenatlas der Röntgenanatomie. 6. Aufl. Stuttgart: Thieme; 2016

Möller TB, Reif E. Taschenatlas der Schnittbildanatomie. Bd. 2: Thorax, Abdomen, Becken. 3. Aufl. Stuttgart: Thieme; 2010

Moore KL, Persaud TVN. Embryologie. 5. Aufl. München: Urban & Fischer bei Elsevier; 2007

Nauth HF. Gynäkologische Zytodiagnostik. 2. Aufl. Stuttgart: Thieme; 2013

Netter FH. Farbatlanten der Medizin. Stuttgart: Thieme; 2000

Pape HC, Kurtz A, Silbernagl S. Physiologie. 8. Aufl. Stuttgart: Thieme; 2018

Platzer W. Taschenatlas der Anatomie. Bd. 1. 11. Aufl. Stuttgart: Thieme; 2013

Platzer W. Atlas der topographischen Anatomie. Stuttgart: Thieme; 1982

Rauber A, Kopsch F. Anatomie des Menschen. Bd. 1–4. Stuttgart: Thieme; Bd 1. 2. Aufl. 1997; Bde. 2 u. 3 1987; Bd. 4 1988

Reiser M, Kuhn FP, Debus J. Radiologie. Duale Reihe. 4. Aufl. Stuttgart: Thieme; 2017

Rohde H. Lehratlas der Proktologie. Stuttgart: Thieme; 2006

Rohen JW. Topographische Anatomie. 10. Aufl. Stuttgart: Schattauer; 2007

Romer AS, Parson TS. Vergleichende Anatomie der Wirbeltiere. 5. Aufl. Hamburg und Berlin: Parey; 1983

Sadler ThW. Medizinische Embryologie. 12. Aufl. Stuttgart: Thieme; 2014

Schneider H, Ince H, Kische S, Rehders TC et al. Management der Aortenisthmusstenose im Erwachsenenalter: Diagnostik, Prognose und Behandlung. Kardiologie up2date 2008; 4: 85–99; DOI: 10.1055/s-2007-995625

Schünke M. Topografie und Funktion des Bewegungssystems-Funktionelle—Anatomie. 2. Aufl. Stuttgart: Thieme; 2014

Schumacher GH, Aumüller G. Topographische Anatomie des Menschen. 7. Aufl. Stuttgart: Urban & Fischer, Elsevier; 2004

Schumpelick V, Bleese N, Mommsen U. Kurzlehrbuch Chirurgie. 8. Aufl. Stuttgart: Thieme; 2010

Schwalenberg T, Neuhaus J, Dartsch M et al. Funktionelle Anatomie des männlichen Kontinenzmechanismus. Der Urologe 2010; 49: 472–480

Silbernagl S. Taschenatlas der Physiologie. 8. Aufl. Stuttgart: Thieme; 2012

Stelzner F. Chirurgie an viszeralen Abschlußsystemen. Stuttgart: Thieme; 1998. Unter Benutzung der Ergebnisse von Widmer O. Die Rektalarterien des Menschen. Z Anat Entwickl-Gesch 1955; 118

Stelzner F. Der Verschluß der terminalen Speiseröhre. Deutsch Med Wochensch 1968; 93: 1679–1685

Strohmeyer G, Dölle W. Ösophagusvarizen: Bedeutung, Ursachen und Behandlung. Med Klein 1963; 58: 1649–1653

Thelen M, Erbel R, Kreitner KF, Barkhausen J, Hrsg. Bildgebende Kardiodiagnostik. Stuttgart: Thieme; 2010

Tillmann B. Farbatlas der Anatomie. Zahnmedizin-Humanmedizin. Stuttgart: Thieme; 1997

Wallner C, Dabhoiwala NF, DeRuiter MC et al. The Anatomical Components of Urinary Continence. European Urology 2009; 55/4: 932–944

Wedel T. Funktionelle Anatomie-Voraussetzung zum Verständnis von Defäkationsstörungen. In: Chir Gastroenterol 2007; 23: 220–227

Wedel T, Stelzner S. Persönliche Mitteilung